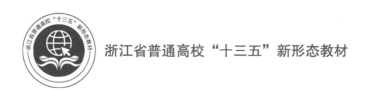

浙江省普通高校"十三五"新形态教材

医学基础

YIXUE JICHU

主编 李宏伟 李 洁 刘玉新

ZHEJIANG UNIVERSITY PRESS
浙江大学出版社

图书在版编目(CIP)数据

医学基础/李宏伟,李洁,刘玉新主编.—杭州:
浙江大学出版社,2019.8(2025.8重印)
ISBN 978-7-308-18609-4

Ⅰ.①医… Ⅱ.①李… ②李… ③刘… Ⅲ.①基础医
—学—教材 Ⅳ.①R3

中国版本图书馆 CIP 数据核字(2018)第 207964 号

医学基础

李宏伟 李 洁 刘玉新 主编

责任编辑	秦 瑕	
责任校对	王安安	
封面设计	周 灵	
出版发行	浙江大学出版社	
	(杭州市天目山路 148 号 邮政编码 310007)	
	(网址:http://www.zjupress.com)	
排 版	大千时代(杭州)文化传媒有限公司	
印 刷	杭州钱江彩色印务有限公司	
开 本	787mm×1092mm 1/16	
印 张	23.5	
字 数	572 千	
版 印 次	2019 年 8 月第 1 版 2025 年 8 月第 9 次印刷	
书 号	ISBN 978-7-308-18609-4	
定 价	79.00 元	

《医学基础》编委会

主　　编　李宏伟　李　洁　刘玉新
副主编　姚晓敏　郭　芹　徐　俊
编　　者（按姓氏笔画排序）

王　　芳（浙江药科职业大学）

支雅军（浙江药科职业大学）

朱宁伟（浙江药科职业大学）

刘玉新（宁波卫生职业技术学院）

李　　庆（宁波市鄞州第二医院）

李　　洁（浙江药科职业大学）

李宏伟（浙江药科职业大学）

李彩虹（宁波大学）

杨　　辉（浙江药科职业大学）

吴静怡（浙江药科职业大学）

岑丹维（浙江药科职业大学）

余园媛（重庆医药高等专科学校）

陈　　磊（浙江药科职业大学）

林爱斌（浙江药科职业大学）

俞淑芳（浙江药科职业大学）

姚晓坤（浙江药科职业大学）

姚晓敏（浙江药科职业大学）

徐　　俊（宁波市鄞州第一医院）

郭　　芹（浙江药科职业大学）

梅新路（浙江药科职业大学）

曹伟娟（浙江药科职业大学）

崔相一（浙江药科职业大学）

彭　　兰（重庆医药高等专科学校）

谭学莹（浙江药科职业大学）

前　言

　　《医学基础》是浙江省第一批"十三五"新形态教材,是在原有的《医学基础实用教程》基础上重新修订完成的,是与"医学基础"省级精品在线开放课程(网址:http://zjedu.moocollege.com/province/index)相配套的高水平新形态教材。在编写过程中,我们严格遵循医药职业教育以人才市场需求为导向、以技能培养为核心构建教材体系,力求编出一本培养医药卫生类应用型人才的高水平医药职业教育新形态教材。

　　在编写过程中,我们坚持"三高"(高起点、高要求、高质量),"五性"(思想性、科学性、启发性、先进性、适用性),"三基"(基本理论、基本知识、基本技能)的原则,以符合课程重组的思想和新形态教材的编写要求。每一章节的内容都由学习目标和案例导入,并且把案例的答案和分析以二维码的形式附在书中,方便学习者及时查询,还提供课件、微课等数字资源。

　　本教材特色明显,也适用于非医学院校需要医学基础知识的各专业学生和社会公众学习使用。编者均为长期在教学一线授课的教师和医院工作的临床医生、专家。在此对各参编单位领导、老师以及浙江大学出版社教材出版中心表示衷心的感谢。本教材在编写过程中,参考了国内外已出版的解剖学、生理学、病理学、诊断学等相关教科书,在此一并表示衷心感谢。

　　本教材的编写与出版是新形态教材的首批探索和尝试,由于我们学术水平有限,书中缺点和不妥之处在所难免,敬请使用本教材的读者批评指正。

编　者

2019 年 6 月

目　录

上篇　总　论

第一章　绪　论 ……………………………………………… 1

　　第一节　走近医学 ……………………………………… 1

　　第二节　医学的起源与变革 …………………………… 3

　　第三节　医学模式的转变 ……………………………… 3

　　第四节　中西医的主要区别 …………………………… 4

　　第五节　医学与药学的关系 …………………………… 6

　　本章小结 ………………………………………………… 7

　　思考题 …………………………………………………… 7

第二章　人体解剖学基本概念 …………………………… 8

　　第一节　解剖学姿势 …………………………………… 8

　　第二节　人体的轴和面 ………………………………… 8

　　本章小结 ……………………………………………… 10

　　思考题 ………………………………………………… 10

第三章　人体正常形态结构 ……………………………… 11

　　第一节　人体结构及功能概况 ……………………… 11

　　第二节　细胞的结构与功能 ………………………… 12

　　第三节　组织的结构与功能 ………………………… 20

　　第四节　器官的构成 ………………………………… 27

　　第五节　系统的组成 ………………………………… 27

　　本章小结 ……………………………………………… 28

　　思考题 ………………………………………………… 29

第四章　人体正常功能及其调节 ………………………… 30

　　第一节　生命活动的基本特征 ……………………… 30

　　第二节　人体生理学基本概念 ……………………… 31

　　第三节　生理功能的调节 …………………………… 33

第四节　人体电生理功能 ･･･ 36

本章小结 ･･ 42

思考题 ･･ 42

第五章　人体形态结构及其功能异常 ･････････････････････････････ 44

第一节　疾病概论 ･･･ 44

第二节　基本病理变化概述 ･････････････････････････････････････ 48

第三节　炎　症 ･･･ 50

第四节　肿　瘤 ･･･ 53

本章小结 ･･ 62

思考题 ･･ 62

下　篇　各　论

第六章　运动系统及其常见疾病 ･････････････････････････････････ 63

第一节　运动系统解剖生理 ･････････････････････････････････････ 63

第二节　运动系统常见疾病 ･････････････････････････････････････ 68

本章小结 ･･ 75

思考题 ･･ 76

第七章　神经系统及其常见疾病 ･････････････････････････････････ 77

第一节　神经系统结构概述 ･････････････････････････････････････ 77

第二节　神经元之间的信息传递 ･････････････････････････････････ 85

第三节　脑的高级整合功能 ･････････････････････････････････････ 88

第四节　神经系统常用诊疗方法简介 ･････････････････････････････ 90

第五节　神经系统常见疾病 ･････････････････････････････････････ 92

本章小结 ･･ 96

思考题 ･･ 96

第八章　血液系统及其常见疾病 ･････････････････････････････････ 98

第一节　血液的组成与生理功能 ･････････････････････････････････ 98

第二节　生理性止血与血液凝固 ･････････････････････････････････ 106

第三节　血型和输血 ･･･ 108

第四节　血液系统常用诊疗方法 ･････････････････････････････････ 111

第五节　血液系统常见疾病 ･････････････････････････････････････ 113

本章小结 ･･ 123

思考题 ･･ 124

第九章 循环系统及其常见疾病 ··· 125

第一节 循环系统结构概述 ··· 125

第二节 心脏的生理功能 ··· 131

第三节 血管的生理功能 ··· 139

第四节 心血管活动的调节 ··· 141

第五节 循环系统常用诊疗方法简介 ··· 143

第六节 循环系统常见疾病 ··· 146

本章小结 ··· 164

思考题 ·· 164

第十章 呼吸系统及其常见疾病 ··· 166

第一节 呼吸系统结构概述 ··· 166

第二节 呼吸系统生理功能 ··· 171

第三节 呼吸运动的调节 ··· 176

第四节 呼吸系统常用诊疗方法简介 ··· 178

第五节 呼吸系统常见疾病 ··· 179

本章小结 ··· 195

思考题 ·· 195

第十一章 消化系统及其常见疾病 ··· 197

第一节 消化系统结构概述 ··· 197

第二节 消 化 ··· 207

第三节 吸 收 ··· 212

第四节 消化系统常用诊疗方法简介 ··· 215

第五节 消化系统常见疾病 ··· 218

本章小结 ··· 233

思考题 ·· 233

第十二章 泌尿系统及其常见疾病 ··· 235

第一节 泌尿系统结构概述 ··· 235

第二节 尿的生成与排出 ··· 241

第三节 泌尿系统常用诊疗方法简介 ··· 248

第四节 泌尿系统常见疾病 ··· 254

本章小结 ··· 266

思考题 ·· 267

第十三章 生殖系统及其常见疾病 ··· 268

第一节 男性生殖系统结构及功能概述 ··· 268

第二节　女性生殖系统结构及功能概述 …………………………………271
第三节　妊　娠 …………………………………276
第四节　避　孕 …………………………………278
第五节　生殖系统常用诊疗方法简介 …………………………………280
第六节　生殖系统常见疾病 …………………………………282
本章小结 …………………………………290
思考题 …………………………………291

第十四章　内分泌系统及其常见疾病 …………………………………292
第一节　激素概况 …………………………………293
第二节　内分泌腺结构和功能概述 …………………………………294
第三节　内分泌系统常用诊疗方法简介 …………………………………303
第四节　内分泌系统常见疾病 …………………………………305
本章小结 …………………………………310
思考题 …………………………………311

第十五章　感官系统及其常见疾病 …………………………………313
第一节　视觉器官结构与功能概述 …………………………………313
第二节　眼部常用检查法 …………………………………318
第三节　眼部常见疾病 …………………………………320
第四节　听觉器官结构与功能 …………………………………325
第五节　鼻炎（选学） …………………………………330
本章小结 …………………………………332
思考题 …………………………………333

参考文献 …………………………………334

附录　医学基础实验指导 …………………………………335
实验一　人体结构模型的观察 …………………………………338
实验二　反射弧的分析 …………………………………339
实验三　红细胞渗透脆性实验 …………………………………340
实验四　血型的鉴定 …………………………………341
实验五　血、尿、便常规化验单的阅读 …………………………………342
实验六　人体主要生命体征的观察测量和评估 …………………………………347
实验七　心肺复苏术 …………………………………354
实验八　神经干动作电位引导 …………………………………356
实验九　生化检查单的阅读（选学，开放实验） …………………………………357
实验十　家兔呼吸运动的观察（选学，开放实验） …………………………………360
实验十一　家兔胃肠运动的观察（选学，开放实验） …………………………………362
微课视频资源目录 …………………………………364

上篇　总论

第一章　绪　论

【学习目标】

掌握：医学、循证医学、医学模式概念。

熟悉：医学基础的研究内容、对象和任务。

了解：医学的发展史、医学模式的转变、中西医的区别、医学与药学的关系。

【案例导入 1-1】

小瑞，女，18 岁，因高考备考期间饮食不规律、情绪紧张、压力大，半年前出现上腹部隐痛，餐后加重，持续 1～2h 可缓解，因学习时间紧张未予以重视。近几天因腹痛加重影响学习遂到当地医院就诊，医生以"胆囊炎"给予消炎利胆片等药物治疗，但服药治疗后效果不佳，腹痛没有缓解，并出现黑便，再次到医院就诊。查体：T 37.2℃，P 80 次/min，R 22 次/min，BP 100/60mmHg。面容痛苦，皮肤黏膜无苍白、黄染，心肺无异常，腹软，上腹部压痛，无反跳痛，肝脾未及。

请分析：

(1)初步诊断该患者是何种疾病？

(2)这是什么系统、器官的疾病？

(3)患病器官处于人体什么部位，有什么毗邻关系？

(4)该器官有哪些正常生理功能？

(5)为明确诊断需要进一步做哪些检查？

(6)该患者确诊后如何治疗？

第一节　走近医学

一、医学的定义和分类

在人类生存与发展的历史长河中，逐渐产生了一门与人的身体健康或者疾病密切相关的科学，这就是医学。其定义可以概括为，医学是一门与治疗、缓解和预防疾病，以及恢复和保持健康有关的科学和技艺。可见，医学就其研究方法而言是一门科学，而就其应用来讲是一门技术，因此，我们说，医学是一门实践性很强的科学。

二维码 1-1
课件

按照研究内容、研究对象和研究方法，医学门类下的一级学科可分为基础医学、临床医学、预防医学、社会医学等。基础医学主要是研究人的生命和疾病现象及其本质、变化规律的学科；临床医学主要是研究疾病诊断、治疗的学科；预防医学主要是研究预防疾病、维护健康的学科。

二维码 1-2
走近医学

基础医学是整个医学科学发展的基础，根据其研究性质不同，主要分为形态学、功能学和病原生物学，此外还包括医学遗传学和药物学等。基础医学为应用医学提供解剖、生理、病理、用药等理论指导，同时引导应用医学的发展，为临床医学、预防医学等医学领域提供新技术、新理论。

二、医学基础的研究内容和任务

医学基础是在课程优化重组理念基础上，以人体解剖→人体生理→常见疾病→部分药理知识为主线，按系统阐述人体正常器官形态结构、位置毗邻、基本生理功能、病理变化规律，以及人体各系统临床常见疾病的病因、发病机制、临床表现、治疗及常用药物的科学，也是医学、药学及相关专业重要的专业基础课程。

二维码 1-3
人体解剖
图片（一）

人体解剖学是研究正常人体各部分位置、形态、结构、毗邻、结构与功能关系的科学，分为大体解剖学和显微解剖学两部分。大体解剖学是借助解剖器械切割尸体的方法，用肉眼观察人体各系统、器官的形态和结构的学科。显微解剖学可分为细胞学和组织学。显微解剖学必须借助光学显微镜或电子显微镜的放大作用研究人体的微细结构。例如，将人的心壁制成组织切片，用显微镜观察它的细胞和组织结构。

二维码 1-4
人体解剖
图片（二）

人体生理学是研究正常人体生命活动规律和生理功能的学科，如呼吸、消化、循环、泌尿等系统在正常条件下具有哪些功能，这些功能是如何实现的，以及它们受到哪些因素的调节和控制等。

常见疾病部分包括一些临床常见疾病的流行特点、病因、发病机理、临床表现、治疗方法等教学内容。疾病的学习以其内在的有机联系为基础，以新的课程结构重新整合，将疾病发生时机体各系统、器官的形态学和功能学改变有机联系在一起，强调人的整体观念，注重常见疾病的基本概念、基本理论和基本技能。

药理学是研究药物与机体间相互作用及其作用规律、机制的科学，主要阐明药物对机体的作用和作用原理，以及药物在体内吸收、分布、生物转化和排泄等过程中的规律。

医学基础的主要任务是研究人体正常形态结构和生理功能，研究和探索临床常见疾病的病因、发病机制、功能和代谢、转归等变化规律，培养学生观察、分析并解决实际问题的能力。此外，其任务还包括研究和探索应用药物防治疾病的知识和技能，为指导临床合理用药以及寻找、研制新药提供理论依据，为进一步学习后续各门课程打下扎实的理论基础，并培养学生的实际动手能力。

三、医学基础的研究对象和主要研究方法

医学基础的主要研究对象是人、实验动物和药物，包括正常人体、疾病中的人体，作用于人体的药物，实验动物。医学基础主要的研究方法有观察性研究、实验性研究、临床研究。观察性研究是形态学重要的研究方法，实验性研究是功能学重要的研究方法。

人体是最复杂最高度统一协调的机体,为了正确理解疾病的发生发展过程以及药物与机体的相互作用,应先掌握人体的结构及其生理功能,再学习临床常见疾病的治疗,包括常用药物的作用和治疗。

第二节 医学的起源与变革

医学起源与发展的历史就是人类与疾病不懈斗争的历史。西方医学在经历了中世纪漫长的黑暗、落后时期后,又重新走上了科学发展的道路。

二维码 1-5
课件

一、医学的起源

从远古时代,人类就开始寻找治疗伤痛和疾病的方法。草药医术是医学最古老的形式之一。如中国的草药学专著《神农本草经》《本草纲目》等之中就有许多记载。西方医学也是如此,例如,解热镇痛药阿司匹林的有效成分就是从柳树皮中提炼出来的;治疗心衰的洋地黄制剂是从一种名叫洋地黄的植物中提取出来的。

西方现代医学起源于古希腊。古希腊医生就已经开始通过一种较为科学的方法研究、治疗疾病了。医生的做法是把患者的症状系统地记录下来,并把症状相同的疾病归为同一类。他们认为疾病不是由巫术等引起的,而是与不良饮食或恶劣居住条件有关。著名的希波克拉底誓言反映了希波克拉底医生的主要医学思想,至今仍被医学界遵守。

二、医学的变革

医学的每一次重大变革都是医学史上的一次革命。总结西方医学发展史,共有三次革命性变化。第一次是在 16 世纪欧洲文艺复兴时期对传统医学的革命,称为治疗医学革命。治疗医学把人比作机器,机器坏了需要修理,人有病需要治疗,因此治疗医学也叫机械医学,其根本是"已病治疗"。

医学科学的第二次革命发生在 19 世纪末。当时由于交通发达、战争频发,各种传染病大流行,促进了微生物学及免疫学的崛起,出现了第二次医学革命,标志是预防医学的出现。预防医学,特别是特异性预防,是对已知疾病进行预防,例如天花、霍乱、鼠疫、伤寒等,所以对未发生的疾病可以进行预防接种(疫苗、菌苗),这就是所谓的"未病预防"。

二维码 1-6
医学的起源与发展

医学科学的第三次革命是健康医学的革命。生态学的发展促进了健康医学革命。宏观生态学认为生物与环境是统一的;微观生态学认为人体和细胞与其生存环境也是统一的,分子生态学认为在分子水平上分子与分子环境也是分不开的。因此,健康是生态现象,生态健康是人类追求的目标。

第三节 医学模式的转变

二维码 1-7
课件

一、医学模式的定义

什么是医学模式?医学模式又叫医学观,是指人们用何种观点和方法研究和处理健康与疾病问题,是在医学实践和发展过程中形成的对健康和疾病的总的看法和观点。

二、医学模式的转变

西方医学主要经历过以下几种模式:第一种是神灵主义医学模式。在远古时代,科学知识贫乏,生产力落后,人们把疾病看成鬼神作怪、天神惩罚,用有限的药物与祈祷神灵的巫术治疗疾病。第二种是自然哲学医学模式。古代医学家们用自然哲学的思想和对医疗实践经验的总结,来解释人体的生命现象、健康和疾病,寻求治疗疾病的方法,实现医学与巫术的分离。由于积累了大量有药理作用的动物、植物、矿物质治疗疾病的经验,这一模式又叫经验主义的医学模式。第三种是机械论医学模式。欧洲工业革命推动了科学进步,医学也有了进一步的发展;当时医生把给人治病当作修理机器,头痛医头,脚痛医脚,忽视了人的生物性和社会性,这一时期被医学史学者称为机械论医学模式期。第四种是生物医学模式。把健康看作宿主、环境和病因三者之间的动态平衡,认为机体抵抗力降低、环境发生改变、致病因子的致病能力增强,可以导致平衡的破坏,从而发生疾病。生物医学模式的建立,是医学史上的一次大的进步,它摒弃了宗教迷信和神秘主义的思想,倡导科学的生命观、人体观和疾病观,促进了对医学的深刻认识和医学知识的普及。生物医学模式是20世纪70年代以前一直占统治地位的医学模式。第五种是生物-心理-社会医学模式。1977年,美国纽约罗切斯特大学精神病学教授恩格尔提出生物-心理-社会医学模式主张。该主张认为不能只在生物属性上来认识健康和疾病,必须扩展到社会领域,必须从生物的、心理的、社会的等多方面因素综合地认识人类的健康和疾病。生物-心理-社会医学模式,也称现代医学模式,它认为一切不良精神刺激、不恰当的生活方式、行为与环境因素都可导致疾病的发生。

三、循证医学模式

以上,我们列举了五种医学模式的转变。另外,临床医学模式也有一次重大转变。20世纪90年代,国际著名临床流行病学家萨基特提出了循证医学的概念。循证医学就是遵循科学证据的医学。其定义是慎重、准确和明智地应用目前可获取的最佳研究证据,同时结合临床医师个人的专业技能和长期临床经验,考虑患者的价值观和意愿,完美地将三者结合在一起,制订出具体的治疗方案。

二维码1-8
医学模式
的转变

由于循证医学能更加科学、全面、辨证地看待和治疗疾病,20世纪90年代以来,临床医学模式已由以医生临床经验为基础的模式,转变为循证医学模式。循证医学要求临床实践以科学证据为指导,其中,以多中心、大规模、前瞻性、随机双盲的研究证据为最可靠证据;以循证医学为基础进行的科学治病和客观研究,对现代临床医学研究和实践产生了巨大影响。

二维码1-9
课件

第四节 中西医的主要区别

【案例导入1-2】

赵大妈,58岁,因腰痛伴左下肢疼痛麻木且活动后加剧,到当地医院诊治,经 CT 检查提示为腰 4～5 椎间盘突出并压迫神经。追问病史，患者有十余年高血压、糖尿病史，目前血压、血糖控制不稳定。查体：生命体征平稳，面容痛苦，皮肤黏膜无苍白、黄染，心肺腹部未见异常，腰部左侧 4～5 椎体处压痛并向左下肢放射，左直腿抬高试验（十）。

请分析：

(1)初步诊断该患者患有何种疾病？

(2)若明确了诊断，该患者应采用西医治疗还是中医治疗？

一、中西医的内涵

中医、西医的区别是一个有趣的科学问题，下面我们简要地介绍一下中医和西医的主要区别。顾名思义，中医是指中国的医学，西医是指西方的医学。但从本质上来说，中医、西医都有着各自领域、传统文化的底蕴，中医是我国优秀传统文化的重要组成部分，西医也是在欧洲思想、文化等大的变革中发展起来的。

二、中西医的主要区别

中医、西医的主要区别表现在以下几个方面。

1. 中西医的思维模式不同

中医常说，"圣人不治已病，治未病"，又说"上医医心，中医医人，下医医病"，可见中医的思维高度在于对疾病的预防，以及全身心的调理。西医的思维模式主要是生物医学模式，把人看作机器，哪里坏了修哪里，直到最近才提出了"生物-心理-社会"医学模式。在对待疾病方面，中医在尚未发生的疾病、预防疾病或调理慢性病、不适合手术治疗的疾病、调理体质等方面有优势。西医在治疗、处理正在发生的器官、组织等局部病变，严重的、全身性、急性病变、需要立即抢救或者手术的疾病方面有优势。

2. 中西医在归纳疾病的本质上有区别

中医倾向于看待疾病的整体，即"整体观念"，中医站在整体的高度按照脏腑、气血等对人体进行分类，用阴阳、虚实、寒热等标准来评价和治疗，同时考虑人与环境之间的关系，不常用具体数字表述。西医归纳疾病时，倾向于看待病情的细节、局部，把人体不同的器官、组织看成不同的研究对象，在思考问题的时候离不开具体数字，如各种检查化验单数据等。

3. 中西医在诊断疾病时使用的具体方法不同

中医诊断疾病时最常用的方法就是辨证论治，如大家熟知的八纲辨证、病因辨证等。中医具体的检查方法是：望、闻、问、切四诊。望指用眼睛去观察；闻指用耳和鼻来观察；问指用询问方式收集病情信息；切指用把脉探知病情。西医具体的检查方法是望、触、叩、听，属于物理诊断，是相对于化学诊断和其他辅助检查而言的。望就是通过观察来判断患者是否患有某些疾病；触就是用双手去摸，如腹部触诊对检查肝、脾等脏器有很大的提示作用；叩，就是叩诊，手指放在需要检查的器官的皮肤表面，像小锤子一样叩击，听声音有什么不同来帮助诊断，如胸部皮肤表面叩诊可以检查心脏、肺脏等器官是否发生病变；听则主要是借助听诊器，听心脏、血管杂音、呼吸音、腹部肠鸣音等。当然，西医还有抽血化验、X 线、B 超、内镜、CT、核磁共振等检查诊断方法。

4.中西医治疗疾病的方法不同

二维码 1-10
中西医区别

中医治病的主要方法包括内治和外治,内治就是指内服中药,外治包括推拿、按摩、牵引、理疗、熏蒸、敷贴、针灸等。其中,中医最具特色的是中药、经络和穴位。西医治疗疾病的方法很多,除了用西药(化学类天然药物和合成药物)外,最具特点的是手术治疗(包括器官移植等),还有血液透析、放疗、基因治疗等。

总之,中医、西医的区别较大,内容非常丰富,有待进一步研究总结。

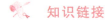 知识链接

医生如何看病

第一步:通过问诊获得与疾病相关的大量信息。

第二步:对患者各个系统做望、触、叩、听等体格检查,以初步了解身体各部有无异常,综合问诊及体检所获得的信息综合分析,做出初步诊断。

第三步:借助辅助检查,包括血、尿、便和其他体液检查以及 X 线、超声、CT 和核磁共振等手段,进一步验证或排除其他疾病从而得到最后诊断。

第四步:有时即使通过以上三个步骤,医生还是无法得到结论,则通过有创的检查手段(如内镜和各种穿刺术甚至手术活检等)来进一步找出病因。

第五步:确定合理的治疗方案。

第六步:对重大疾病患者治疗后注意跟踪随访,进行个性化服务。

第五节　医学与药学的关系

药学属于医学的一个门类,药学主要研究和药物有关的知识。学习医学知识是研究药学的前提,同时药学也为临床医学、预防医学的研究提供了理论和实践的指导作用。药学研究包括药物的开发、生产、加工、流通、使用等。临床药学研究药物防病治疗的合理性、有效性,侧重于研究药物和人的关系,直接涉及药物本身、用药对象和给药方式,以及医疗质量。临床药学和临床医学的关系最为密切。

 知识链接

免疫导向药物临床应用

免疫导向药物被形象地称为"生物导弹"。它由单克隆抗体与药物、酶或放射性同位素配合而成,在生物体内与特定目标细胞或组织结合,并由其携带的药物产生治疗作用。

生物导弹除用于疾病的诊断、癌症和某些疾病治疗外,最被寄予厚望的用法是在组织与器官移植过程中用以净化骨髓。白血病患者有时需要进行全身放疗与化疗,以杀灭白血病细胞,但同时杀死了骨髓里有造血功能的多能干细胞,所以需要给患者移植骨髓以补充新的干细胞。这种移植可能引起患者的致死性反应,叫作移植物抗宿主疾病。因为移植骨髓里的 T 细胞会把患者身体细胞视为异物并加以攻击和杀灭。为了避免这种致死性反应,必须在骨髓移植给患者之前清除其中的 T 细胞。应用抗 T 细胞的单克隆抗体就可以防止致死

性反应。

生物导弹在核医学上,特别在人体扫描图技术和肿瘤定位方面已获得很大进展。例如,向患者血液中注射用示踪量放射性物质标记的单克隆抗体,抗体将携带的放射活性物质通过全身血液渗透到所有组织。由于肿瘤细胞表面有特异性抗原,可与单克隆抗体结合,所以这种抗体——放射性同位素结合物就不断积累在肿瘤上。应用常规核医学显示仪器扫描患者身体,就可以在摄影底片上得到放射活性图像,放射活性密集的区域即肿瘤所在部位。采用大剂量单克隆抗体与同位素可以获得一定的治疗效果。

应用小鼠脾细胞得到的杂交瘤产生的单克隆抗体,对人体来说是异源蛋白质,输入人体易引起免疫反应,产生抗单抗的抗体,而使生物导弹失去应有的效果。为提高临床治疗效果,近年来发展了基因工程人源化抗体及小分子抗体,它们在人体内的免疫反应大大减小。若能制备成功,单克隆抗体的导向治疗有望成为肿瘤治疗的重要手段,尤其是扩散性肿瘤,此外,对白血病的治疗也会起到更好的效果。

二维码 1-11
案例导入
1-1 分析

本章小结

1.医学是一门与治疗、缓解和预防疾病,以及恢复和保持健康有关的科学和技艺。医学模式又叫医学观,指人们用何种观点、方法来研究、处理健康与疾病问题,是在医学实践和发展过程中形成的对健康和疾病的总的观点。循证医学就是遵循科学证据的医学。

2.西方现代医学起源于古希腊。医学的三次革命是指治疗医学革命、预防医学的出现、健康医学革命。西方医学主要经历了神灵主义医学模式、自然哲学医学模式、机械论医学模式、生物医学模式、生物-心理-社会医学模式。临床医学模式已由以医生临床经验为基础的模式,转变为循证医学模式。

3.中西医的区别主要表现在思维模式、归纳疾病的本质上、诊断疾病时使用的具体方法、治疗疾病的方法等方面。

二维码 1-12
案例导入
1-2 分析

思考题

1.什么是医学、循证医学、医学模式?
2.医学基础的研究内容、对象和任务有哪些?
3.简述医学的发展史。
4.医学模式是如何转变的?
5.医学与药学的关系如何?

二维码 1-13
测一测

（李宏伟 李 洁）

第二章　人体解剖学基本概念

【学习目标】

掌握：人体解剖学常用的方位术语。

熟悉：人体解剖学姿势。

【案例导入 2-1】

小周，男，28 岁，因右下肢闭合性腓骨骨折有移位，拟在手术室行切开复位内固定手术治疗。

请分析：

(1)该患者手术切口如何选择？

(2)结合此案例分析解剖学及其方位术语学习的重要性。

为了正确描述人体结构的形态、位置及它们之间的相互关系，特别制定了统一标准，即解剖学姿势和方位术语。初学者必须准确掌握这些基本知识，以有利于学习、交流而避免误解。

第一节　解剖学姿势

在描述人体各种体位，各结构的形态、位置及相互关系时，都应以标准的姿势为依据，这一标准姿势称为解剖学姿势。即身体直立，两眼平视前方；双足并立，足尖朝前；上肢垂于躯干两侧，手掌朝向前方（拇指在外侧）(图 2-1)。

解剖学标准姿势以"立正"为基础，区别在于手和足两处有所修正。在学习和实践过程中，无论被观察者的标本、模型、尸体是俯卧位、仰卧位、横位或倒置，还是只是身体的一部分，都应依照标准姿势进行描述。

第二节　人体的轴和面

一、轴

以解剖学姿势为准，可为人体设三个典型的互相垂直的轴：矢状轴、冠状轴、垂直轴。矢状轴为前后方向的水平线；冠状（额状）轴为左右方向的水平线；垂直轴为上下方向与水平线互相垂直的垂线。轴多用于表达关节运动时骨的位移轨迹所沿的轴线。

二、面

沿轴线可将人体或器官切成不同的切面,以便从不同角度观察某些结构。

(1)矢状面　沿矢状轴方向所做的切面。它将人体分为左右两部分的纵切面,如该切面恰通过人体的正中线,则叫作正中矢状面,可将人体分为左右相等的两半。

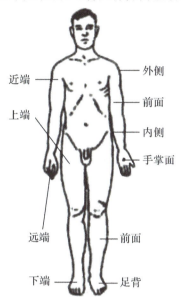

二维码 2-2
人体整体
解剖图片

图 2-1　人体解剖学姿势方位术语

(2)冠状面或额状面　沿冠状轴方向所做的切面。它将人体分为前后两部分的纵切面,与矢状面和水平面相垂直。

(3)水平面或横切面　沿水平线所做的横切面。它将人体分为上下两部,与上述两个纵切面相垂直。须要注意的是,器官的切面一般不以人体的长轴为准而以其本身的长轴为准,即沿其长轴所做的切面叫纵切面,而与长轴垂直的切面叫横切面。

三、五对基本方位术语

在描述人体结构的相互关系时,规定了标准的方位术语,这些名词都是以解剖学姿势为标准制定的,通常是相应成对的术语。常用的有:

(1)上和下　描述部位高低的术语。按解剖学姿势,头居上足在下。在四肢则常用近侧和远侧描述部位间的关系,即靠近躯干的根部为近侧,而相对距离较远或末端的部位为远侧。

(2)前和后　通常又称为腹侧和背侧。靠身体腹面者为前,而靠背面者为后。在描述手时则常用掌侧和背侧。

二维码 2-3
人体解剖
图片(局部)

(3)内侧和外侧　以身体的中线为准,距中线近者为内侧,离中线相对远者为外侧。如手的拇指在外侧而小指在内侧。在描述上肢的结构时,由于前臂尺、桡骨并列,尺骨在内侧,桡骨在外侧,故可以用尺侧代替内侧,用桡侧代替外侧。下肢小腿部有胫、腓骨并列,胫骨在内侧,腓骨居外侧,故又可用胫侧和腓侧称之。

(4)内和外　用于表示某些结构和空腔器官关系的术语,近内腔者为内,远离内腔者为外,应注意与内侧和外侧区分。如胸壁肌肉肋间外肌为外,肋间内肌为内。

(5)浅和深　是对与皮肤表面相对距离关系的描述。靠近体表的部分叫浅,相对深入且居于内部的部分叫深。

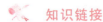
知识链接

青年性驼背

青年性驼背病变主要累及中、下段胸椎椎体。其表现为脊柱胸段向后弯曲,使椎体前方承受的压力大于后方,前方骨骺的坏死影响了前半椎体高度的发育。通过医生的被动活动,驼背能够被纠正的称活动性驼背;不能被纠正则称固定性驼背,如强直性脊柱炎。

青年性驼背早期症状比较轻微,如背部酸痛不适,劳累后或姿势不正确症状加重,但休息后或姿势纠正症状可缓解。但不良的身体姿势和习惯等很难得到彻底纠正,因此,驼背患者的脊柱后凸往往会逐渐加重,甚至出现伸直困难;检查时可发现胸背部呈圆弧状向后隆起,活动受限;疾病后期,症状消失,但胸椎的后凸畸形永远存在,晚期可出现脊柱的骨性关节炎改变。

驼背是可以预防的,关键是要注意端正身体的姿势,平时站立、行走时胸部要自然挺直,两肩向后自然舒展。坐位时脊柱要挺直,看书写字时不要过分低头,更不要趴在桌上,应养成良好的行为举止。

为预防驼背,正在发育的青少年最好睡硬板床,以使脊柱在睡眠时保持平直;平时加强体育锻炼,注意平衡饮食,荤素搭配,多食高蛋白食物,少吃高温油炸食物,少喝碳酸饮料。

二维码 2-4
案例导入
2-1 分析

本章小结

1.在描述人体各种体位,各结构的形态、位置及相互关系时,都应以标准的姿势为依据,这一标准姿势称为解剖学姿势。

2.以解剖学姿势为准,可为人体设三个典型的互相垂直的轴,即矢状轴、冠状轴、垂直轴;相应有矢状面、冠状面、水平面。

3.解剖学常用的方位术语有上和下、前和后、内侧和外侧、内和外、浅和深。

思考题

1.解剖学姿势的定义是什么,其与立正姿势有何不同?

2.解剖学姿势中的三轴和三面分别是什么?

3.在描述人体器官的位置时,如何正确使用解剖学方位术语?

(刘玉新　李宏伟)

二维码 2-5
测一测

第三章　人体正常形态结构

【学习目标】

掌握:细胞膜的化学组成和分子结构模型;细胞膜的主要功能;细胞膜的物质转运方式;细胞质基质的化学组成和功能;细胞核的主要功能;上皮组织、结缔组织的结构特点、分类、功能以及分布;神经元、突触的定义;神经组织的功能。

熟悉:细胞的基本形态结构;细胞间质的概念;染色质和染色体的化学组成和构造,人类染色体数目;组织的概念和分类;被覆上皮的结构、功能、分类和分布;骨骼肌、平滑肌、心肌的超微结构和功能。

了解:内膜系统的形成和各细胞器的主要功能;腺上皮和腺的概念;骨骼肌收缩的肌丝滑动学说。

【案例导入 3-1】

多莉是第一个被成功克隆的哺乳动物。它是通过细胞核移植技术将哺乳动物的成年体细胞培育成新个体。即将移植母羊(称之为 A)的去核乳腺细胞与另一只母羊(称之为 B)的被摘除细胞核的卵细胞,用电脉冲方法使其融合,形成融合细胞,再将融合的胚胎细胞转移到另一只母羊(称之为 C)的子宫内,胚胎细胞进一步分化和发育,最后形成小绵羊多莉。它证明一个哺乳动物的特异性分化的细胞也可以发展成一个完整的生物体。

请分析:

多莉和母羊 ABC 中的哪只最像?

第一节　人体结构及功能概况

人体结构及功能是两个不同的方面,结构与功能是相互适应的,各器官、组织和细胞的结构是一切生理功能的物质基础,而生理功能是人体结构的运动形式。在研究和学习人体结构时应该密切联系它的生理功能,而在研究和学习生理功能时也应以其结构为基础,并能在微观层面上解释其机制。

人体形态结构、功能和生长发育的基本单位是细胞。细胞与细胞之间存在着细胞间质。细胞间质是由细胞产生的不具有细胞形态和结构的物质,它包括纤维、基质和流体物质(组织液、淋巴液、血浆等),对细胞起着支持、保护、连接和营养作用,参与构成细胞生存的微环境。起源相同、形态相似、功能相近的细胞和细胞间质结合在一起形成组织。人体有四大基本组织,即上皮组织、结缔组织、肌组织和神经组织。某几种组织有机地结合在一起,形成具有一定形态、构造和功能特点的结构,称为器官。如脑、心、肺、肾等都是人体的重要器官。共同完成某种生理功能的器官有机地联系在一起,形成一个系统。人体结构的立体层次如图 3-1 所示。

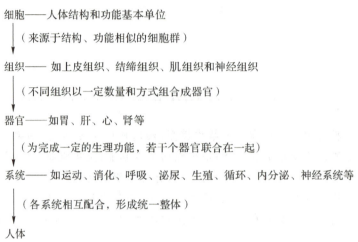

细胞——人体结构和功能基本单位

（来源于结构、功能相似的细胞群）

组织—— 如上皮组织、结缔组织、肌组织和神经组织

（不同组织以一定数量和方式组合成器官）

器官——如胃、肝、心、肾等

（为完成一定的生理功能,若干个器官联合在一起）

系统—— 如运动、消化、呼吸、泌尿、生殖、循环、内分泌、神经系统等

（各系统相互配合,形成统一整体）

人体

图 3-1　人体结构层次概况

二维码 3-1
课件

第二节　细胞的结构与功能

　　细胞是人体形态结构、功能和生长发育的基本单位。细胞的种类、形态、功能各异,人体内有 200 多种细胞,形态有球形、椭圆形、立方体形、扁平形、梭形等。人体细胞的体积很小,其直径大多数在 $10\sim20\mu m$,需要通过光学显微镜才能看到。虽然细胞形态大小功能各不相同,但细胞的基本结构包括细胞膜、细胞质和细胞核三部分。构成细胞的化学元素主要有碳、氢、氧、氮、磷、钾、钠、硫、铝、铁、镁等。这些元素又合成无机物和有机物。无机物有水和无机盐等,有机物有糖类、脂类、蛋白质和核酸等。因此,组成人体的化学物质有蛋白质、核酸、糖类、脂类、水和无机盐。这些化合物中,蛋白质与核酸是生命活动中最重要的物质基础。

知识链接

蛋白质

　　蛋白质是人体最主要的组成物质,存在于所有细胞和组织中,具有复杂的空间结构,含有二十多种氨基酸,参与一切生命活动,具有许多重要的生理功能,人体内的酶、抗体、部分激素和转运蛋白等,都是蛋白质。

一、细胞膜

　　细胞膜又称质膜,极薄,其与细胞物质运输、能量转换、信息传递、激素作用、细胞识别、细胞免疫甚至细胞癌变等均有关。药物的作用与细胞膜密切相关。临床用药无论是口服还是注射,药物都会与细胞膜受体或通过细胞膜与细胞内受体结合,使细胞产生相应的生理效应。

（一）细胞膜的化学组成

细胞膜主要由脂类、蛋白质以及一定量的糖类组成。

细胞膜的脂质有三类，以磷脂为主，其次是胆固醇，还有少量鞘脂类的脂质。脂质分子分为亲水性基团（磷酸和碱性基团）及疏水性基团（脂肪酸烃链），亲水性基团排列朝向膜外表面，疏水性基团排列朝向膜内部，两两相对。这种脂质双分子层的排列构成了细胞基本骨架，膜结构也极为稳定。

细胞膜所含的糖类主要是一些寡糖和多糖。它们与蛋白质结合形成糖蛋白，与脂类结合形成糖脂。糖脂和糖蛋白的糖链部分，几乎都伸出细胞表面。这些细胞表面的糖链部分有的具有抗原性质，如血型抗原。

（二）细胞膜的分子结构

公认的是"液态镶嵌模型"学说：在液态的脂质双分子层中，镶嵌着不同生理功能的球形蛋白质（图 3-2）。

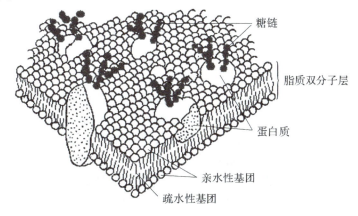

图 3-2　细胞膜的液态镶嵌模型

有的蛋白质分子嵌在类脂双分子层之间，称为嵌入蛋白质；有的附着在类脂分子层的外表面，称为表在蛋白质。嵌入蛋白质具有许多重要的功能，有的是转运膜内外物质的载体、通道和离子泵；有的是接受激素、递质和其他活性物质的受体；还有的是具有催化作用的酶。表在蛋白质的功能则和细胞的吞噬作用、吞饮作用、变形运动以及细胞分裂中的细胞膜的分割有关。

（三）细胞膜的主要功能

细胞膜是细胞的天然屏障，除了具有保护细胞的作用外，还具有物质转运、受体、抗原和信号传递等多种功能。

1. 物质转运功能

细胞需要不断地与环境进行物质交换，才能维持其新陈代谢。物质通过细胞膜与细胞外环境进行物质交换的过程，称为细胞膜的物质转运。其转运形式有单纯扩散、易化扩散、主动转运、出胞和入胞（图 3-3）。细胞膜的物质转运功能不仅是细胞进行新陈代谢必需的生理过程，也是细胞产生生物电现象的物质基础。

（1）单纯扩散　脂溶性小分子物质由膜的高浓度一侧向低浓度一侧扩散，物质因其顺差通过细胞膜，称为单纯扩散。细胞膜主要是由脂质分子构成的膜，某些小分子可以通过单纯

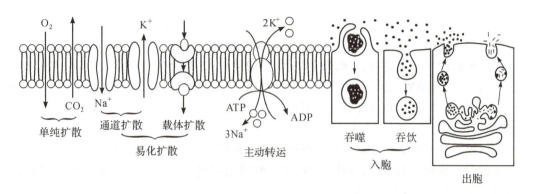

图 3-3　细胞膜转运方式

扩散方式通过细胞膜,包括 O_2、CO_2、NH_3、乙醇、脂肪酸、尿素等。单纯扩散不需要膜蛋白的帮助,扩散的动力为该物质在膜两侧的浓度差,不消耗代谢产生的能量(ATP),而扩散的阻力是膜对该物质的通透性,通透性取决于物质的脂溶性和分子大小。

(2)易化扩散　机体内不溶于脂质或脂溶性较低的物质,可借助细胞膜上特殊蛋白质,顺着细胞膜浓度差转运,这种转运方式称为易化扩散。易化扩散可分为两种类型:一类是以载体为介质的转运,如葡萄糖、氨基酸等与载体蛋白结合,引起载体蛋白质的变构作用,并将物质向低浓度转运。另一类是以通道为介质的转运,某些物质可使通道蛋白构型发生改变,形成亲水性通道,物质能顺浓度差或电位差到达膜的另一侧,如 K^+、Na^+、Ca^{2+}、Cl^- 等以水溶液的形式通过。易化扩散的特点:①特异性高,每种载体蛋白或离子通道只能转运具有某种特定结构的物质,离子通道不如载体特异性高。②有饱和现象,每种载体蛋白或离子通道数量有限,只能转运一定数量某物质,若超过一定限度其转运能力不再增强。③竞争性抑制,如果某一载体或离子通道对两种结构相似的 A、B 物质都有转运能力,B 的加入会减弱对 A 的转运,这是因为有一定数量的载体或其结合位点被竞争性地占据。

单纯扩散和易化扩散,物质都是顺浓度差和顺电位差进行跨膜转运,不需另外供能,统称为被动转运。

(3)主动转运　在膜蛋白的参与下,将物质从低浓度一侧向高浓度一侧转运的过程,需要细胞代谢供给能量,因此,称为主动转运。通过细胞膜主动转运的物质有 Ca^{2+}、Na^+、K^+、H^+、I^-、Cl^- 等离子和葡萄糖、氨基酸等分子。主动转运是细胞膜最重要的物质转运形式之一,最常见的是细胞膜表面的钠钾泵,此外还有分布在胃黏膜壁细胞膜表面的氢泵,分布在骨骼肌与心肌细胞内肌浆网上的钙泵、分布在甲状腺细胞上的碘泵等。

(4)出胞和入胞　体内一些大分子物质或物质团块、珠滴进出细胞只能通过出胞和入胞。入胞的若为物质团块,如细菌、病毒或大分子营养物质等,称为吞噬;若入胞的为液态物质,则称为吞饮。出胞则是某些大分子物质或物质团块从细胞排出的过程,如内分泌细胞分泌激素、神经末梢释放神经递质或外分泌腺分泌酶原和黏液蛋白等。

2. 受体功能

受体是指存在于细胞膜或细胞内,能识别某种化学信号并特异性地与之结合,引起各种生物效应的一类特殊蛋白质。能与受体特异性结合的化学信号分子统称为配体。受体可分为膜受体、胞质受体和核受体。膜受体大致分为三类:G 蛋白偶联受体、酶偶联受体、离子通道受体。受体的功能:①能识别并结合体液中特殊的化学物质,从而保持细胞对特殊的化学物质的高度敏感性,使信息传递精确、可靠。②能转发化学信息,可激活细胞内许多酶系统产生生理效应。

3.抗原功能

抗原是指细胞膜上具有特殊功能的糖蛋白或糖脂,如与细胞识别功能有关的组织相容性抗原和不同血型的血型抗原。

4.信号传递功能

详见人体的电生理基础一节。

二、细胞质

细胞质是由细胞质基质、内膜系统、细胞骨架、中心体和包涵物组成的。

1.细胞质基质

细胞质基质又称胞质溶胶,是细胞质中均质而半透明的胶体部分,充填于其他有形结构之间。细胞质基质的化学组成可按其分子量大小分为三类,即小分子、中等分子和大分子。小分子包括水、无机离子;属于中等分子的有脂类、糖类、氨基酸、核苷酸及其衍生物等;大分子则包括多糖、蛋白质、脂蛋白和RNA等。细胞质基质的主要功能是为各种细胞器维持其正常结构提供所需要的离子环境,为各类细胞器完成其功能活动供给所需的一切底物。同时,细胞质也是进行某些生化活动的场所。

2.内膜系统

内膜系统是通过细胞膜的内陷而演变成的复杂系统。它构成各种细胞器,如内质网、高尔基复合体、溶酶体、线粒体、过氧化物酶体、核糖体等。这些细胞器均是互相分隔的封闭性区室,各具备一套独特的酶系,执行专一的生理功能。

(1)内质网　是扁平囊状或管泡状膜性结构,它们以分支互相吻合成为网络,其表面附着有核糖核蛋白体者称为粗面内质网,膜表面不附着核糖核蛋白体者称为滑面内质网,两者有通连。

核糖核蛋白体附着在内质网上,其主要功能是合成分泌蛋白质(如免疫球蛋白、消化酶等),也制造某些结构蛋白质(如膜镶嵌蛋白质、溶酶体酶等)。

粗面内质网分布于绝大部分细胞中。分泌蛋白旺盛的细胞(如浆细胞、腺细胞),粗面内质网特别发达,其扁囊密集,呈板层状,并占据细胞质很大一部分空间。一般说来,可根据粗面内质网的发达程度来判断细胞的功能状态和分化程度。

滑面内质网多是管泡状,仅在某些细胞中,并因含有不同的酶类而功能各异:①类固醇激素的合成。在分泌类固醇激素的细胞中,滑面内质网膜上有合成胆固醇所需的酶系,在此合成的胆固醇再转变为类固醇激素。②脂类代谢。小肠吸收细胞摄入脂肪酸、甘油及甘油一酯,在滑面内质网上酯化为甘油三酯,肝细胞摄取的脂肪酸也在滑面内质网上被氧化还原酶分解,或者再度酯化。③解毒作用。肝细胞的滑面内质网含有参与解毒作用的各种酶系,某些外来药物、有毒代谢产物及激素等在此经过氧化、还原,水解或结合等处理,成为无毒物质被排出体外。④离子贮存与调节。横纹肌细胞中的滑面内质网又称肌浆网,其膜上有钙泵,可将细胞质基质中的 Ca^{2+} 泵入、贮存起来,导致肌细胞松弛,在特定因素作用下释出贮存的 Ca^{2+},引起肌细胞收缩。胃底腺壁细胞的滑面内质网有氯泵,当分泌盐酸时将 Cl^- 释放,参与盐酸的形成。

(2)高尔基复合体　在蛋白质分泌旺盛的细胞中高尔基复合体发达。高尔基复合体对来自粗面内质网的蛋白质进行加工、修饰、糖化与浓缩,使之变为成熟的蛋白质,如在胰岛 B 细胞中将前胰岛素加工成为胰岛素。高尔基复合体具有多种糖基转移酶,许多蛋白质在此被糖化形成糖蛋白。此外,各种溶酶也在高尔基复合体中浓聚形成初级溶酶体。

(3)溶酶体　为有膜包裹的小体,内含多种酸性水解酶,如酸性磷酸酶、组织蛋白酶、核糖核酸酶、葡萄糖苷酸和脂酶等,能分解各种内源性或外源性物质。它们的最适 pH 为5.0。不同细胞中的溶酶体不尽相同,但均含酸性磷酸酶,故该酶为溶酶体的标志酶。按溶酶体是否含有被消化物质(底物)可将其分为初级溶酶体和次级溶酶体。

(4)线粒体　常为杆状或椭圆形,在不同类型细胞中线粒体的形状、大小和数量差异甚大。线粒体能利用呼吸链产生的能量合成 ATP,把能量贮存于 ATP 中。细胞生命活动所需大多数能量由线粒体以 ATP 的方式提供,因此,线粒体是细胞能量代谢中心。线粒体另一个功能特点是可以合成一些蛋白质。

(5)过氧化物酶体　又称微体,是有膜包裹的圆形小体,多见于肝细胞与肾小管上皮细胞。过氧化物酶体含有 40 多种酶,不同细胞所含酶的种类不同,但过氧化氢酶存在于所有细胞的过氧化物酶体中。各种过氧化物酶能使相应的底物氧化,在氧化底物过程中,氧化酶将氧还原成过氧化氢,而过氧化氢酶能将过氧化氢还原成水。这种氧化反应在肝、肾细胞中是非常重要的。

(6)核糖体　是由核糖体 RNA(rRNA)和蛋白质组成的椭圆形致密颗粒。核糖体由一个大亚基与一个小亚基构成。核糖体能将 mRNA 所含的核苷酸密码翻译为氨基酸序列,可进一步聚合形成蛋白质。细胞质基质中的游离核糖体合成细胞自身的结构蛋白,如细胞骨架蛋白、细胞基质中的酶类等,供细胞代谢、增殖和生长需要。因此,在旺盛增殖的细胞中游离核糖体极多。位于内质网膜表面的附着核糖体除合成结构蛋白外,还主要合成分泌性蛋白。核糖体丰富的细胞,光镜下胞质呈嗜碱性。

3. 细胞骨架

细胞的特定形状以及细胞运动等,均有赖于细胞质内蛋白质丝织成的网状结构——细胞骨架。细胞骨架是由微管、微丝、中间丝和微梁网组成的。

(1)微管　具有多种功能。微管的支架作用可保持细胞形状。微管参与细胞的运动,如细胞分裂时,由微管组成的纺锤体可使染色体向两极移动,如果加入秋水仙素则分裂停止于中期。纤毛和鞭毛的摆动、胞吞和胞吐作用、细胞内物质的运送都需要微管参与。

(2)微丝　是肌细胞内的恒定结构。微丝除具有支持作用外,还参与细胞的收缩、变形、细胞质流动、细胞质分裂以及胞吞、胞吐过程。

(3)中间丝　又称中等纤维,因直径为 8～11nm,介于细丝与粗丝之间而得名。中间丝可分为五种,由不同蛋白质构成。在成体中,绝大部分细胞仅含有一种中间丝,故具有组织特异性,且较稳定。

(4)微梁网　是用超高压电镜等技术在完整细胞中观察到的由直径 3～6nm 的纤维交织形成的立体网架。

4. 中心体

中心体多位于细胞核周围,由一对互相垂直的中心粒构成。在细胞分裂时,以中心粒卫星为起点形成纺锤体,参与染色体的分离。有纤毛或鞭毛的细胞中,中心粒形成基体,参与微管的形成(图 3-4)。

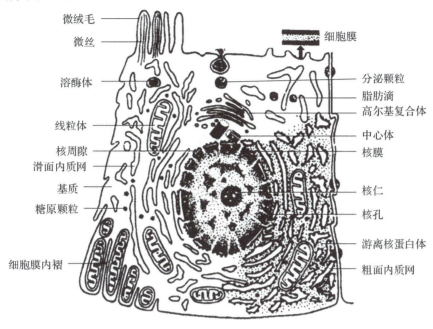

图 3-4　细胞结构

5.包涵物

包涵物是细胞质中本身没有代谢活性,却有特定形态的结构。有的是贮存能源的物质,如糖原颗粒、脂滴;有的是细胞产物,如分泌颗粒、黑素颗粒;残余体也可视为包涵物。

三、细胞核

人体绝大多数细胞具有单个细胞核,少数无核、双核或多核。如成熟的红细胞没有细胞核,骨骼肌细胞有数百个细胞核。核的形态在细胞周期各阶段不同,间期核的形态在不同细胞中亦相差甚远,但其结构都包括核被膜、染色质、核仁与核基质四部分。细胞核主要功能是储存遗传信息 DNA,通过 DNA 复制和选择性转录控制细胞增殖、分化和代谢等活动。

1.核被膜

核被膜包裹在核表面,核被膜上有核孔穿通。外表面有核糖体附着,并与粗面内质网相续,核周隙亦与内质网腔相通,因此,核被膜也参与蛋白质合成。核孔是直径 50～80nm 的圆形孔。一般认为,水离子和核苷等小分子物质可直接通过核被膜;而 RNA 与蛋白质等大分子则经核孔出入核。

2.染色质

染色质主要是由遗传物质脱氧核糖核酸和组蛋白构成,与染色体实际上是同一种物质,是其在细胞周期的分裂间期的形态表现。在 HE(苏木精-伊红)染色的切片上,染色质有的部分着色浅淡,称为常染色质,是核中进行 RNA 转录的部位。有的部分呈强嗜碱性,称为异染色质,是功能静止的部分。故根据核的染色状态可推测其功能活跃程度。染色质的基本结构单位是核小体,为串珠状的染色质丝,是由 DNA 双股螺旋链规则重复地盘绕形成的。人体细胞核中含 46 条染色质丝,染色质丝经过多次折叠、包装后可形成 46 条染色体。

3.核仁

核仁是形成核糖体前身的部位。大多数细胞可具有1~4个核仁。在合成蛋白旺盛的细胞中,核仁多而大。核仁的主要成分是核糖核酸(RNA)和蛋白质,功能是合成核糖体。

4.核基质

核基质是核中除染色质与核仁以外的成分,包括核液与核骨架两部分。核液含水、离子和酶类等无形成分;核骨架是由多种蛋白质形成的三维纤维网架,与核被膜核纤维层相连,对核的结构具有支持作用。

二维码 3-2
奇妙的细胞之旅(上)

知识链接

细胞的繁殖

人体细胞是通过有丝分裂的方式由一个母细胞分裂成为两个子细胞的。细胞分裂产生新细胞是机体生长、发育,体内细胞更新和创伤修复的重要基础。细胞繁殖周期是指细胞从前一次分裂结束起到下一次分裂结束为止的活动过程,分为分裂间期与分裂期两个阶段。

1.分裂间期

分裂间期又分为三期,即DNA合成前期(G_1期)、DNA合成期(S期)与DNA合成后期(G_2期)。

(1)G_1期　此期长短因细胞而异。体内大部分细胞在完成上一次分裂后,分化并执行各自功能。G_1期的早期阶段特称G_0期。在G_1期的晚期阶段,细胞开始为下一次分裂合成DNA所需的前体物质、能量和酶类等。

(2)S期　是细胞繁殖的关键时刻,DNA经过复制而含量增加一倍,使体细胞成为4倍体,每条染色质丝都转变为由着丝点相连接的两条染色质丝。与此同时,还合成组蛋白,进行中心粒复制。S期一般需几个小时。

(3)G_2期　为分裂期做最后准备。中心粒已复制完毕,形成两个中心体,还合成RNA和微管蛋白等。G_2期比较恒定,需用1~1.5h。

2.分裂期

细胞的有丝分裂需经前期、中期、后期、末期,是一个连续变化过程,由一个母细胞分裂成为两个子细胞。一般需1~2h。

(1)前期　染色质丝高度螺旋化,逐渐形成染色体。染色体短而粗,强嗜碱性。两个中心体向相反方向移动,在细胞中形成两极;而后以中心粒为起始点开始合成微管,形成纺锤体。随着染色质的螺旋化,核仁逐渐消失。核被膜开始瓦解为离散的囊泡状内质网。

(2)中期　细胞变为球形,核仁与核被膜已完全消失。染色体均移到细胞的赤道平面,从纺锤体两极发出的微管附着于每一个染色体的着丝点上。从中期细胞可分离得到完整的染色体群,共46个,其中44个为常染色体,2个为性染色体。男性的性染色体为XY,女性的性染色体为XX。分离的染色体呈短粗棒状或发夹状,均由两个染色单体借狭窄的着丝点连接构成。

（3）后期　由于纺锤体微管的活动，着丝点纵裂，每一染色体的两个染色单体分开，并向相反方向移动，接近各自的中心体，染色单体遂分为两组。与此同时，细胞被拉长，且由于赤道部细胞膜下方环行微丝束的活动，该部缩窄，细胞遂呈哑铃形。

（4）末期　染色单体逐渐解螺旋，重新出现染色质丝与核仁；细胞赤道部缩窄加深，最后完全分裂为两个2倍体的子细胞。

根据细胞的分裂能力可把它们分为三类：①增殖细胞群，如造血干细胞，表皮与胃肠黏膜上皮的干细胞。这类细胞始终保持活跃的分裂能力，连续进入细胞周期循环。②不再增殖细胞群，如成熟的红细胞、神经细胞、心肌细胞等高度分化的细胞。它们丧失了分裂能力，又称终末细胞。③暂不增殖细胞群，如肝细胞、肾小管上皮细胞、甲状腺滤泡上皮细胞。它们是分化的，并执行特定功能的细胞，在通常情况下处于 G_0 期，故又称 G_0 期细胞。在某种刺激下，这些细胞会重新进入细胞周期。如肝部分行切除术后，剩余的肝细胞迅速分裂。研究细胞分裂周期的调节，控制细胞分裂，对研究治疗肿瘤的药物有重要意义。

关于基因

二维码 3-3
奇妙的细胞之旅（下）

基因是有遗传效应的 DNA 片断，是控制生物性状的基本遗传单位。基因位于染色体上，并在染色体上呈线性排列。人类大约有3万个基因，储存着生命孕育、生长、凋亡过程的全部信息，通过复制、表达、修复，完成生命繁衍、细胞分裂和蛋白质合成等重要生理过程。

基因是生命的密码，生物体的生、长、病、老、死等一切生命现象都与基因有关。科学家认为，通过对每一个基因的测定，人们将能够找到新的方法来治疗和预防许多疾病，如癌症和心脏病等。

基因有两个特点：一是能够复制，以保持生物的基本特征。二是基因能够突变，部分突变会导致疾病，也有一小部分是非致病突变。非致病突变给自然选择带来了原始材料，使生物可以被选择出最适合自然的个体。

试管婴儿

1978年，世界上第一个试管婴儿在英国诞生，是斯特普斯博士和爱德华兹教授共同研究的成果，被称为人类医学史上的奇迹，爱德华兹教授也因此在2010年获得诺贝尔医学奖。"试管婴儿"一诞生就引起了世界科学界的轰动，甚至被称为人类生殖技术的一大创举，也为治疗不孕不育症开辟了新的途径。

"试管婴儿"并不是真正在试管里长大的婴儿，而是从卵巢内取出几个卵子，在实验室里让它们与精子结合，形成胚胎，然后将胚胎转移到子宫内，使之在母亲的子宫内着床、妊娠。正常的受孕需要精子和卵子在输卵管相遇，两者结合，形成受精卵，然后受精卵再回到子宫腔，继续妊娠。所以"试管婴儿"可以简单地理解为实验室的试管代替了输卵管的功能。尽管体外受精原用于治疗由输卵管阻塞引起的不孕症，但现已发现体外受精对由子宫内膜异位症（endometriosis）及精子异常（数目异常或形态异常）引起的不孕症，甚至原因不明性不孕症都有所帮助。

第三节　组织的结构与功能

组织由形态和功能相似的细胞和细胞间质组成。根据它们的结构和功能特点可分为以下四大类：上皮组织、结缔组织、肌组织、神经组织。

一、上皮组织

上皮组织由大量的细胞组成，细胞形状较规则，细胞间质很少，简称上皮。

上皮组织的结构特点：①细胞极多，细胞间质较少。②上皮细胞具有两极性，一极称为游离面，朝向身体表面或空腔器官的腔面，另一极称为基底面，朝向深部的结缔组织。③上皮组织内没有血管，所需营养由结缔组织中的血管透过基膜供给。④上皮组织中通常分布着丰富的神经末梢，可感受各种刺激。⑤再生能力强。

上皮组织具有保护、分泌、吸收、排泄和感觉等功能。

根据功能的不同，上皮组织主要分为两类：被覆上皮、腺上皮。被覆上皮覆盖于身体表面或衬贴在有腔器官的腔面，主要有保护和吸收的功能。腺上皮构成腺体，以分泌和排泄功能为主。

1. 被覆上皮

被覆上皮是按上皮细胞层数和细胞形状进行分类的。单层上皮由一层细胞组成，所有细胞的基底端都附着于基膜，游离端可伸到上皮表面。复层上皮由多层细胞组成，最深层的细胞附着于基膜上，可将被覆上皮分为多种（图 3-5、表 3-1）。

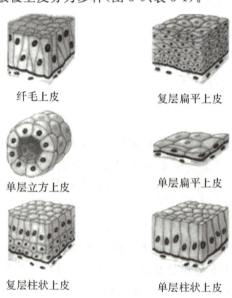

纤毛上皮　　　　　复层扁平上皮

单层立方上皮　　　　单层扁平上皮

复层柱状上皮　　　　单层柱状上皮

图 3-5　各类上皮

表 3-1　被覆上皮分类及分布

分类		分布
单层	单层扁平上皮	心、血管、淋巴管内腔腔面、胸膜、腹膜、心包膜、关节腔的表面肺泡壁、肾小囊壁等
	单层立方上皮	肾小管管壁
	单层柱状上皮	胃肠道的黏膜上皮,子宫内腔腔面等
	假复层柱状纤毛上皮	呼吸管道的腔面等
复层	复层扁平上皮	皮肤的表皮(含角化层、指甲、毛发),口腔、食管、阴道等的腔面
	复层柱状上皮	眼睑结膜、男性尿道的腔面等
	变移上皮	肾盏、肾盂、输尿管、膀胱的腔面

2. 腺上皮

人体还有许多主要行使分泌功能的上皮,这些上皮称腺上皮。以腺上皮为主要成分组成的器官称腺。如果形成的腺有导管通到器官腔面或身体表面,分泌物经导管排出,则称外分泌腺,如汗腺、胃腺等。如果形成的腺没有导管,分泌物经血液和淋巴输送,称内分泌腺,如甲状腺、肾上腺等。

上皮组织具有较强的再生能力。在生理状态下,有些部位被覆上皮的细胞不断死亡脱落,这在皮肤的复层扁平上皮和胃肠的单层柱状上皮尤为明显。上皮细胞死亡脱落后,不断由上皮中存在的幼稚细胞增殖补充,这些幼稚细胞具有分裂能力,这是生理性更新。炎症或创伤等病理原因所致的上皮损伤,由周围未受损伤的上皮细胞增生补充,新生的细胞移到损伤表面,形成新的上皮,这是病理性再生。

二、结缔组织

结缔组织由细胞和大量细胞间质构成。细胞间质包括基质、细丝状的纤维和不断循环更新的组织液。细胞散居于细胞间质内,分布无极性。结缔组织均起源于胚胎时期的间充质。结缔组织的结构特点有:①细胞间质多,形式多样;②无极性;③含有丰富的血管。

广义结缔组织包括血液、淋巴,固有结缔组织,软骨与骨,结缔组织在体内广泛分布,具有连接、支持、营养、保护等多种功能。

一般所说的结缔组织仅指固有结缔组织,按其结构和功能的不同分为疏松结缔组织、致密结缔组织、脂肪组织和网状组织。

1. 疏松结缔组织

广泛分布于器官之间、组织之间和细胞之间(图 3-6),其结构特点是大量的细胞间质中基质较多而纤维较少。纤维主要有粗的胶原纤维和细的弹性纤维,细胞少而种类甚多,主要有成纤维细胞、脂肪细胞以及能够游走的巨噬细胞、浆细胞和肥大细胞等。由于疏松结缔组织结构疏松,呈蜂窝状,所以又称蜂窝组织。分布于皮下组织(浅筋膜)、筋膜间隙、器官之间和血管神经束的周围。具有连接、支持、防御、营养和创伤修复等功能。

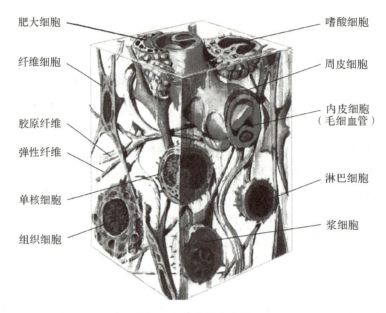

肥大细胞
纤维细胞
胶原纤维
弹性纤维
单核细胞
组织细胞
嗜酸细胞
周皮细胞
内皮细胞
（毛细血管）
淋巴细胞
浆细胞

图 3-6　疏松结缔组织

2. 致密结缔组织

　　致密结缔组织的特点是间质中纤维粗大,排列致密,但基质量少,细胞成分也很少。人体的肌腱和腱膜就是由致密的结缔组织构成的。腱的结构特点是粗大的胶原纤维束沿着受力的方向排列,致密且相互平行,中间夹有成行排列的特化的成纤维细胞——腱细胞(图 3-7)。

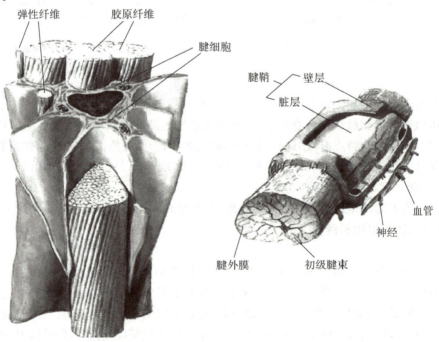

弹性纤维　　胶原纤维
腱细胞
腱鞘　　壁层
脏层
血管
神经
腱外膜　　初级腱束

图 3-7　致密结缔组织

构成真皮、深筋膜、脏器被膜、骨膜、关节囊纤维层和韧带以及纤维心包等的是另一种致密结缔组织,其特点是粗大、仅有少许的基质和成纤维细胞散在其间,主要起支持、保护和连接作用。此外,尚有以弹性纤维为主体构成的弹性结缔组织,如项韧带和椎弓之间的黄韧带,主要由粗大的弹性纤维平行排列成束构成,以适应脊柱运动弹性和柔韧的需要。

3.脂肪组织

大量脂肪细胞聚集,形成脂肪细胞团,并被疏松结缔组织分隔成小叶,称为脂肪组织(图3-8)。脂肪组织分布于皮下组织、黄骨髓、大网膜、腹膜外以及肾被囊中,约占成人体重的10%,具有保持体温、缓冲震荡和参与脂肪代谢产生热能等作用。

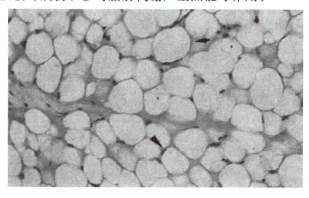

图 3-8 脂肪组织

4.网状组织

网状组织是由网状细胞、网状纤维和基质组成的特殊类型的结缔组织,为血细胞和淋巴细胞发育提供适宜的微环境。

三、肌组织

肌组织主要由肌细胞(又称肌纤维)构成。肌细胞内含有收缩蛋白质构成的肌丝,故具有收缩功能。肌细胞呈细长形,肌细胞的细胞膜称肌膜,细胞质称肌浆,细胞内的滑面内质网称肌浆网。肌浆网中含大量肌丝,是肌纤维收缩的主要基础。肌组织根据形态结构和功能不同,可分为骨骼肌、平滑肌和心肌。骨骼肌受躯体神经支配,为随意肌;平滑肌和心肌受自主神经支配,为不随意肌。骨骼肌和心肌纤维上有横纹,属于横纹肌。

1.骨骼肌

骨骼肌是分布于躯干、四肢的随意肌,借助肌腱附着在骨骼上。肌纤维呈细长圆柱状,有多个甚至数百个细胞核,位于纤维的周缘部。肌的外面是由结缔组织构成的肌外膜。肌外膜内含血管和神经,将肌分隔为若干肌束,本身构成包裹肌束的肌束膜。血管和神经又伸到每条肌纤维的周围,构成富含毛细血管和神经纤维的肌内膜(图3-9)。这些结缔组织除对肌组织具有支持、保护和营养作用外,还可调整单个肌纤维和肌束的活动。肌纤维的肌浆内含许多与细胞长轴平行排列的肌原纤维(图3-10)。

每条肌原纤维均由明带和暗带相间的结构构成,各条肌原纤维的明带和暗带又排列于同一水平上,因而肌纤维显示出明暗交替的横纹,又称横纹肌。肌纤维收缩时,肌原纤维暗带的长度不变,与暗带两端相邻的明带变短。骨骼肌受躯体神经支配,受意识控制,属随意

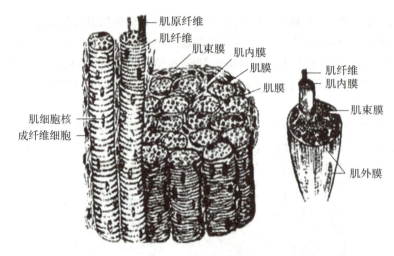

图 3-9 骨骼肌细微结构

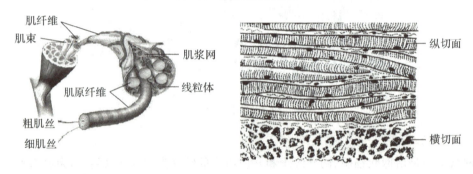

图 3-10 骨骼肌肌纤维结构

肌,收缩快速、有力,但易疲劳(图 3-10)。

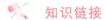 **知识链接**

骨骼肌细微结构及功能

一块肌肉包含若干肌束,一条肌束包含若干条肌纤维。肌纤维呈细长圆柱状,有多个至数百个细胞核。肌浆内含有大量肌原纤维,肌原纤维呈细丝状,与细胞长轴平行排列,每条肌原纤维明带着色较浅,暗带着色较深,暗带中间有浅带称 H 带,在 H 带中还有一深色线称 M 线。在明带正中央有一深色线称 Z 线,相邻两 Z 线之间的那一段肌原纤维称为肌节。肌节是肌原纤维的结构和功能单位。在电镜下观察,肌原纤维由肌丝组成。肌丝有粗细两种(图 3-11),粗肌丝由肌球蛋白组成,细肌丝由肌动蛋白、原肌球蛋白(原肌凝蛋白)和肌钙蛋白组成。一般认为,骨骼肌纤维的收缩是肌丝滑动的结果,当肌肉收缩时,粗肌丝头部牵引细肌丝向 H 带滑动,使 H 带变短,明带变短,暗带不变,整个肌节也缩短。

2.平滑肌

平滑肌主要分布于内脏和血管的壁,所以又叫内脏肌。平滑肌纤维呈梭形,无横纹,细胞核位于肌纤维中央。纤维的长短不一,长者可达 $200\mu m$,短者仅 $20\mu m$,前者见于肠壁肌层,后者见于小血管壁。一些生理上伸缩性大的器官,如妊娠子宫的肌纤维可长达 $600\mu m$。

— 24 —

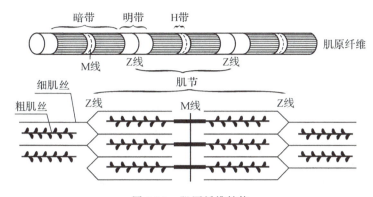

图 3-11 肌原纤维结构

平滑肌受内脏神经支配,不受意识控制,属于不随意肌。内脏平滑肌的特点是具有自动性,即肌纤维在脱离神经支配或离体培养的情况下,也能自动地产生兴奋和收缩(图 3-12)。

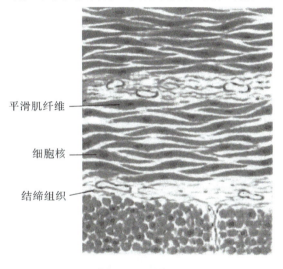

图 3-12 平滑肌

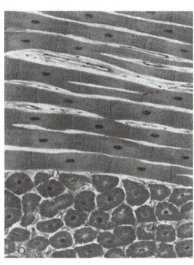

图 3-13 心肌

3. 心肌

心肌主要分布于心脏壁,也存在于大血管的近心端。心肌纤维呈短柱状,有分支且互相吻合成网。核呈卵圆形位于肌纤维中央,可见双核并偶见多核。肌原纤维也有明带和暗带,因而也具有横纹。心肌受内脏神经支配,不受意识控制,属于不随意肌,心肌收缩慢、有节律而持久,不易疲劳(图 3-13)。

四、神经组织

神经组织是由神经细胞和神经胶质细胞组成的,它们都是有突起的细胞。神经细胞是神经系统的基本结构和功能单位,亦称神经元(图 3-14)。神经元数量庞大,整个神经系统约由 10^{11} 个神经元组成,它们具有接受刺激、传导冲动和整合信息的能力,有些神经元还有内分泌功能。

神经元的形态多种多样,但都可分为胞体和突起两部分。胞体的大小差异很大,小的直径仅 $5\sim6\mu m$,大的可达 $100\mu m$ 以上。胞体中有细胞核,胞质内除有一般细胞所具有的线粒体和内质网等细胞器外,还包括其特有的尼氏体(图 3-15)。神经元的突起根据形状和功能又分为树突和轴突。树突较短但分支较多,它接受冲动,并将冲动传至细胞体,各类神经元树突的数目不等,形态各异。每个神经元只发出一条轴突,长短不一,胞体发出的冲动沿轴突传出。习惯上把神经纤维分为有髓纤维和无髓纤维两种。神经纤维的主要功能是传导兴奋,生理学中把神经纤维传导的兴奋称为神经冲动。

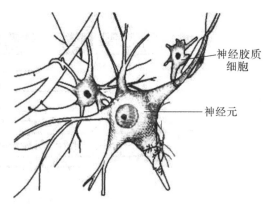

图 3-14 神经组织

神经元的突起以特化的连接结构——突触彼此连接,形成复杂的神经通路和网络,将

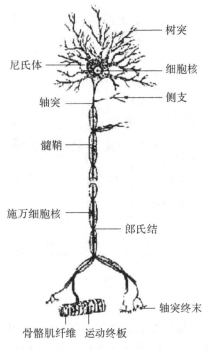

图 3-15 神经元

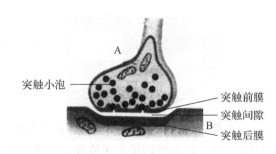

图 3-16 突触结构

化学信号或电信号从一个神经元传递到另一个神经元,或传递给其他组织的细胞,使神经系统产生感觉并调节其他系统的活动,以适应内、外环境的瞬息变化。多数突触以神经递质(化学物质)作为传递信息的介质,称为化学性突触。电镜下化学性突触由三部分组成:突触前膜、突触间隙、突触后膜(图 3-16)。有的突触通过缝隙连接传递电信息,称为电突触。

神经胶质数目较神经元多,突起无树突、轴突之分,胞体较小,胞质中无神经元纤维和尼氏体,不具有传导冲动的功能。神经胶质对神经元起着支持、绝缘、营养和保护等作用,并参与构成血脑屏障。

第四节　器官的构成

器官是由组织构成的。人体内不同种类、数量的组织，以不同方式组合成器官；器官是能够行使某些特定功能的结构单位，如心、肝、脾、肺等（图3-17）。器官的组织结构特点跟其功能相适应，如胃的内外面由上皮细胞覆盖，胃壁内有丰富的肌组织和结缔组织，其中有血管和神经供应胃的营养，支配胃的运动和分泌。不少器官都容易被误认为不是器官，比如每一块骨骼肌、皮肤等。

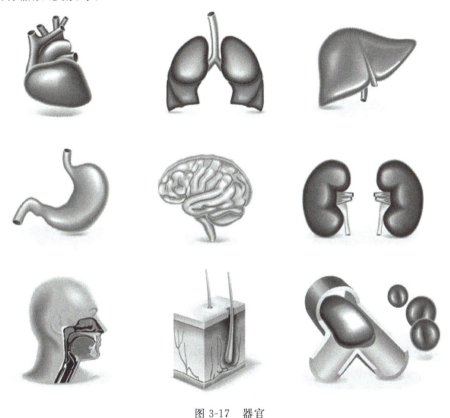

图 3-17　器官

第五节　系统的组成

系统是由器官组成的。人体内能够完成共同生理功能的多个器官组合在一起形成一个系统。人体有九大系统，运动系统、消化系统、呼吸系统、泌尿系统、生殖系统、循环系统、神经系统、内分泌系统及感官系统。这些系统各有分工，相互之间又有配合，共同完成生命活动。

运动系统由包括骨、骨连接和骨骼肌形成，是人进行劳动、维持姿势等各项活动的结构基础。内脏包括消化、呼吸、泌尿、生殖四大系统，负责摄入食物的消化、吸收和残渣排出，气体交换，组织细胞代谢产生的终极产物的排出，生殖细胞的产生及新个体的形成、种族的延

二维码 3-5
案例导入
3-1 分析

续等。循环系统是将上述执行新陈代谢的各系统通过血液、淋巴液联系起来,为它们提供营养物质并运输代谢产物。神经系统包括中枢部分的脑、脊髓以及遍布全身的周围神经。它们感受人体内外环境的各种刺激,并产生适当的应答。此外,还有散在于身体中功能各异的内分泌腺。总之,人体九大系统既具有本身独特的形态、结构和功能,又在神经系统的统一支配下和内分泌系统的体液调节下,相互联系,相互制约,协同配合,共同完成统一的整体活动和高级的意识活动,以实现人体内外环境的高度统一。

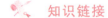

知识链接

感受器

机体通过感受器接受内、外界环境各种刺激,并把刺激转变为神经冲动,经感觉神经传到中枢神经,建立机体与内、外环境间的联系。感受器根据所在部位和所接受刺激的来源,可分为三类:①内脏感受器,分布于内脏和血管等处,接受来自内脏、血管等内环境的刺激(如压力、化学、温度、渗透压等)。②本体感受器,分布于肌肉、肌腱、关节等处,接受运动的刺激。③外部感受器,分布于体表或与外界接触的部位,接受外环境的刺激(如温、痛、触、压、光、声、嗅、味等)。感受器的结构简繁不一,简单者如分布于皮肤、黏膜等处的游离神经末梢,感受痛刺激。较复杂者由感受神经末梢及一些细胞或组织共同形成感受小体,如真皮内接受触觉的触觉小体,皮下组织内接受压觉的环层小体等。此外,除末梢感受器外,还有许多辅助装置,它们共同形成特殊的感受器官。重要的感受器官有视器、位听器、嗅器、味器。视器位于眶内,由眼球及其辅助装置组成。眼球主要感受光波的刺激,经视神经传入脑。位听器包括听器和位觉器两部分。这两部分在功能上虽然不同,但结构上难以分割开。位听器由外耳、中耳和内耳三部分组成。外耳和中耳是波传导的装置,内耳前部的蜗管接受声波刺激;中、后部为接受位觉刺激的椭圆囊、球囊和半规管。位听器经前庭蜗神经将冲动传导至脑。嗅器位于鼻腔后上部黏膜内,感受空气中气味的刺激,经嗅神经传至脑。味器即味蕾,人类的味器主要分布于舌黏膜上的菌状乳头和轮廓乳头内,少数分布于软腭、咽和会厌处的黏膜,经面神经、舌咽神经等传至脑。

本章小结

1.细胞的基本结构:细胞膜、细胞质和细胞核。

2.细胞膜主要由脂质、蛋白质及一定量的糖类等组成;细胞膜主要有物质转运、信号传递等功能;细胞膜物质转运形式有单纯扩散、易化扩散、主动转运、出胞和入胞。

3.细胞质由细胞质基质、内膜系统和细胞骨架、中心体和包涵物组成;内膜系统包括内质网、高尔基复合体、溶酶体、线粒体、过氧化物酶体、核糖体等。

4.细胞核主要功能是储存和复制遗传信息,控制细胞增殖、分化和代谢活动。

5.构成人体器官的基本组织有上皮组织、结缔组织、肌组织和神经组织。结缔组织包括疏松结缔组织、致密结缔组织、脂肪组织和网状组织四种类型。肌组织根据形态结构和功能不同,可分为骨骼肌、平滑肌和心肌三种类型。神经组织由神经细胞和神经胶质细胞组成。

思考题

1. 简述细胞膜的化学组成和分子结构模型。
2. 简述细胞膜的物质转运方式。
3. 简述细胞核主要功能。
4. 简述上皮组织的一般特点、分类及功能。
5. 简述骨骼肌、平滑肌、心肌的超微结构和功能。

二维码 3-6
测一测

（朱宁伟 李 洁 李宏伟 林爱斌）

第四章　人体正常功能及其调节

第一节　生命活动的基本特征

二维码 4-1
课件

　　有生命的个体在生存过程中表现出来的各种活动，称为生命活动；生命是由核酸、蛋白质、糖类、脂类等大分子物质组成的生物体，进行以物质、信息和能量三种要素为代表的综合运动形式；因此，生命活动具有新陈代谢、兴奋性、适应性和生殖四个基本生物学特征。

一、新陈代谢

　　生物体在生命活动过程中，与环境之间不断进行物质和能量的交换，以实现自我更新，这个过程称为新陈代谢。新陈代谢是生物体整个生命过程中的一个重要生命现象，也是一切生命活动的最基本特征。它包括合成代谢和分解代谢两方面。合成代谢指机体不断地从外界摄取营养物质，然后转化为自身物质的过程。合成代谢储存能量，以实现生长、发育、更新和修复。分解代谢指体内物质不断进行分解，释放能量，供机体生命活动的需要，并将分解的代谢产物排出体外的过程。在物质代谢过程中，伴随能量的产生、转化、储存、释放和利用。机体在新陈代谢的基础上表现出生长、发育、运动、生殖等一系列生命活动，是生命最基本的特征，新陈代谢停止，生命也就结束。

 知识拓展

关于新陈代谢

　　新陈代谢是人体在生存过程中不断地重新建造自身的结构，同时又不断地破坏自身已衰老结构的过程。

二、兴奋性

机体对刺激产生反应的能力,称为兴奋性。能引起机体或组织细胞发生反应的环境变化的称为刺激。反应有两种形式:一种是兴奋,即由活动弱变为活动强或由相对静止变为活动状态;另一种是抑制,由活动强变为活动弱或由活动状态变为相对静止。兴奋性使机体对环境变化做出适当的反应,是生物体生存的必要条件。

三、适应性

机体除了具有兴奋性,还能随环境变化不断主动调整自身结构和功能,从而有利于其在变化环境中维持正常的生理功能。机体根据内外环境的变化而调整体内各部分活动和相互关系的功能称为适应性。适应性有行为性适应和生理性适应两种。行为性适应是生物通过躯体活动而适应环境改变,属于本能性行为,如外界温度高于体温时,机体可以通过减少衣物等活动维持体温正常。生理性适应是躯体内部的协调性反应,如气温较高时,机体皮肤血管扩张,血流加快,通过对流、传导、蒸发和辐射等方式加快生理散热,维持体温正常。适应性使机体能更好地生存,也是生命活动的基本特征。

四、生殖

生殖是指生物体生长发育到一定阶段时,具有的产生与自己相似子代的能力。任何个体的生命都是有限的,都要通过生殖进行自我复制和繁殖,来实现种系的延绵和生命活动的延续,故生殖也是生命活动的基本特征。

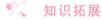 **知识拓展**

克隆技术

近年来,随着克隆技术的不断成熟与发展,人类无性繁殖成为可能。但不管如何发展,都面临着许多社会和法律方面的问题。目前,许多专家利用克隆技术在遗传性疾病、器官移植、基因动物等领域进行广泛而深入的研究,取得了较多成果。

第二节　人体生理学基本概念

二维码 4-2
课件

一、生理学的研究对象和任务

人体生理学(简称生理学)是研究人体正常生命活动规律的科学。其任务就是研究正常人体及其系统、器官、组织和细胞的正常活动规律和生理功能,如呼吸、消化、循环、肌肉运动等生命活动的发生机制、相互关系以及内外环境的各种变化对这些生命活动的影响等。生理学是一门重要的基础医学理论和实验科学。其研究意义在于,只有掌握正常人体各组成部分的功能,才能理解在疾病状态下人体某系统和器官结构和功能的病理变化,以及药物治疗对其的影响。

二、生理学研究的三个水平

生理学是一门实验性科学,生理学知识主要来源于生理学实验。机体是由种类繁多的细胞、组织、器官和系统构成的统一整体。为了从不同层次对人体进行研究,人为地将研究内容划分为以下三个水平。

1.细胞和分子水平的研究

研究各种细胞和构成细胞的各个分子,特别是生物大分子的物理学和化学特性。对细胞和生物大分子的功能进行研究,所获得的知识称为细胞生理学。

2.器官和系统水平的研究

研究各器官和系统的功能及其在机体整个生命活动中所起的作用。如心脏如何射血,肾脏如何产生尿液,消化系统如何从食物中获取营养物质。

3.整体水平的研究

研究人体整体情况,即各器官、系统间的相互联系、相互作用和相互协调,以及整个机体在变化的环境中是如何维持正常生命活动的。

以上三个水平的研究不可分割,互相联系和补充。

三、机体的内环境和稳态

1.体液

人体内的液体总称为体液,约占体重的60%。其中2/3分布在细胞内,称为细胞内液;1/3分布在细胞外,称为细胞外液。细胞外液包括血浆、组织液、淋巴液、脑脊液等。细胞内液是细胞内各种物质进行化学反应的场所,细胞内液和细胞外液之间通过细胞膜发生物质交换。

2.内环境

人体内细胞直接生存的环境是细胞外液,因此,把细胞外液称为机体的内环境。而与人体直接接触的环境称为外环境。

3.稳态

在正常情况下,内环境(细胞外液)中各种化学成分和理化特性(如 O_2 和 CO_2 的分压、渗透压、pH、温度、各种电解质及营养成分的浓度等)保持相对稳定的状态,称为稳态。

稳态是细胞及整个机体维持正常生命活动的必要条件。当机体内外环境发生变化时,机体功能活动也发生相应变化,并维持内环境的稳态。内环境稳态的保持是一个复杂的生理过程,是一个不断破坏和恢复的动态过程和相对稳定过程,机体通过其特有的调节方式即神经调节、体液调节、自身调节来维持内环境的稳态。

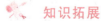 **知识拓展**

关于细胞外液

细胞外液特别是血液是生命活动最为活跃的部分,其循环流动成为沟通机体细胞内液、外液与外界环境之间的桥梁。血浆成分及理化性质的改变能直接反映组织代谢的情况。因此,血液检验成为临床诊治疾病的重要依据。

第三节　生理功能的调节

二维码 4-3
课件

【案例导入 4-1】

人在跑步时,心跳、呼吸随之加快,体温升高,其他器官也会发生相应的变化,但是稍作休息,机体即可恢复正常。

请分析:

人体通过什么途径使各系统协同工作,使机体适应生理功能的改变?

一、生理功能调节的定义

在生命活动过程中,当机体处于不同的生理环境或外界环境发生变化时,构成人体的各细胞、组织、器官、系统都发生相应的改变,使机体适应不同的生理情况和外界变化,同时使被干扰的内环境重新得到恢复,这种过程称为生理功能的调节。

二、生理功能的调节方式

人体生理功能的调节方式包括神经调节、体液调节和自身调节三种。

1.神经调节

神经调节是人体最主要、最重要的调节方式,主要是通过神经反射活动来发挥调节作用,其基本的调节方式是反射。反射是指人体在中枢神经系统的参与下,对内、外环境变化产生的适应性反应。

反射的结构基础是反射弧,它由感受器、传入神经、中枢、传出神经和效应器 5 个部分组成(图4-1)。反射弧中任意一部分被破坏,反射活动均不能完成。人的反射活动可分为非条件反射和条件反射两类。非条件反射是先天遗传的,反射弧比较简单、固定,是一种较低级的神经活动,多是人体维持生命活动的本能,如食物入口后引起的唾液分泌。条件反射是在后天生活中形成的,反射弧灵活多变,是在非条件反射基础上建立起来的,如人们在谈论美食时,虽然没有食物的具体刺激,但也会引起唾液分泌。

神经调节的特点:反应迅速、准确、作用时间短暂。

中枢

传入神经
(感觉神经)

传出神经
(运动神经)

感受器(皮肤)

效应器(肌肉)

图 4-1　反射弧模式

2.体液调节

体液调节是指机体内产生的一些化学物质通过体液途径,对某些细胞或组织器官的活动进行调节的过程。体液主要包括内分泌细胞分泌的激素和 CO_2 等代谢物质。这些物质经血液或淋巴液运送到全身各部位,调节机体的新陈代谢、生长、发育等生理功能。激素是指内分泌腺或内分泌细胞分泌的、能在细胞间传递信息的化学物质,而接受某种激素调节的细胞则称为该激素的靶细胞。

体液调节与神经调节相比,其特点是:反应缓慢、作用较广泛、作用持续时间较长。

3. 自身调节

当内外环境变化时,细胞或组织器官不依赖神经或体液而自动产生的适应性反应,称为自身调节。这种调节方式只存在于少数组织和器官中,是一种低级的调节方式,调节的力度较小。例如,机体的动脉血压在一定范围内波动,当机体动脉血压在一定范围内升高时,脑血管自动收缩,血流阻力增大,使其血流不因血压增高而过度增多;反之,机体动脉血压降低时,脑血管扩张,血流阻力降低,保障血流不因血压降低而减少。

自身调节的特点:比较简单、局限、调节幅度小、灵敏度低。

三、生理功能调节的自动控制系统

机体对环境变化的反应与环境变化相适应,是因为机体内部存在调控系统,包括非自动控制系统、自动控制系统及前馈控制系统三类。任何调控系统均由控制部分和受控部分组成。非自动控制系统是单向调节,即受控部分只接受控制部分所给指令,而不能将信息反馈给控制部分,这种方式在生理功能调节中很少见。自动控制系统的控制部分与受控部分之间存在双向信息联系,形成闭合回路(图 4-2)。控制部分(神经中枢或内分泌腺)发出控制信息到达受控部分(效应器或靶细胞),改变其活动状态;而受控部分也不断发出信息返回控制部分,并纠正与调整控制部分的活动,这个过程称为反馈。反馈分为负反馈和正反馈两种。

控制部分(反射中枢、内分泌腺等) ⟷ 受控部分(效应器等)

图 4-2 自动控制系统

1. 正反馈

反馈信息促进或加强控制部分的活动,成为正反馈。正反馈使原控制效应得到加强,促使生理控制过程加强加快,这种反馈在机体调节控制中常见于需要快速完成的一些生理过程,机体的正反馈调控方式较少,有排尿反射、分娩过程、血液凝固等。正反馈使生理过程不断加强和加速,破坏系统的稳态和平衡。

2. 负反馈

反馈信息作用的结果是使控制部分的活动减弱或受到抑制的称为负反馈。其意义在于使机体的某项生理功能保持稳定,维持内环境稳态,是机体维持内环境稳态最重要的一种调节方式。生理状态下,机体绝大多数反馈调节方式是负反馈调控,如体温的恒定、血糖在正常范围内的波动、血压的稳定等均为可逆的过程。人体的躯体运动与内环境稳定的维持,都要依靠反馈信息的纠正与调整,从而达到精确的调节,维持生理活动的动态平衡。

体温的调节是典型的负反馈,人体在新陈代谢和活动的过程中,不断产热及向周围环境散热(表 4-1)。体温能维持相对稳定,是由于下丘脑体温调节中枢的自动控制。体温的调节类似于恒温器的调节,下丘脑存在着中枢性温度敏感神经元,在温度调节中起调定点的作用。正常机体设定的温度数值(如 37℃)决定体温水平。如果偏离此规定数值,反馈系统就将偏离信息输送到控制系统,然后通过对受控系统的调整来维持体温的恒定。

表 4-1　机体的产热与散热平衡

	产热		散热
代谢性产热	基础代谢、肌肉活动;食物特殊动力学效应;棕色脂肪	物理性散热	辐射、传导与对流、不感蒸发
反射性产热	寒战、皮肤血管收缩	反射性散热	发汗、皮肤血管舒张
行为性产热	增加衣着;吃食物获得热量	行为性散热	减少衣着;食物散热

 知识拓展

发热及退热的方法

体温的调节是典型的负反馈,由于机体深部温度不易测试,一般以腋窝、口腔和直肠的温度代表体温,其中直肠温度最接近深部体温。体表温度不稳定,各部差异很大,但正常人体每一部位体温测试的数值是相对恒定的,以下是几种部位体温测量的正常值:腋窝温度为 $36.0 \sim 37.2$℃,超过 37.2℃ 为发热;口腔舌下温度为 $36.5 \sim 37.4$℃;直肠温度 $36.9 \sim 37.9$℃。体温的恒定是人体进行新陈代谢和正常生命活动的必要条件,如果体温出现异常,则由反馈系统将体温偏离信息输送到控制系统,然后通过对受控系统的调整来维持体温的恒定(图 4-3)。

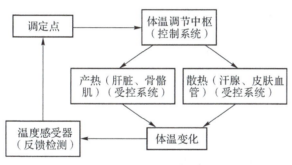

图 4-3　体温调节机制

病原微生物感染人体后的发热是致热原作用于下丘脑热敏神经元,使体温调定点上移(如 39℃)的结果。因此,机体在发热时先出现畏寒、寒战等增加产热,体温升高至调定点(39℃)以上后才会出现散热反应。发热时体温调节功能并无阻碍,只是其调定点上移。某些退热药(如阿司匹林)就是通过阻断致热原对热敏感神经元的效应,令调定点下移,使体温恢复到正常水平。但这只是对症治疗,可能体温还会再升高,若要治愈疾病,必须对因治疗,即消除引起体温升高的致热原——病原微生物。

退热的方法有以下两大类:

1.物理降温

体温超过 39℃时,可用冰袋冷敷头部;体温超过 39.5℃时,可用酒精擦浴、温水擦浴或做大动脉冷敷。物理降温半小时后测量体温。

2.药物降温

常用药物是解热镇痛药及中药,在病因未明确前,慎用或禁用糖皮质激素降温。常用的解热镇痛药有乙酰水杨酸(阿司匹林)、对乙酰氨基酚(扑热息痛)、复方制剂(组成成分包括解热镇痛药、中枢抑制药、抗组胺药)及中药(如柴胡)等。

第四节　人体电生理功能

二维码 4-4
课件

一、生物电概念

可兴奋细胞无论在安静状态还是在活动过程中都有电的变化,这种电的变化是伴随着细胞生命活动而出现的,称为生物电。

细胞的生物电现象包括细胞安静时的静息电位和受刺激时产生的动作电位。这些电活动主要表现为细胞膜两侧的电位变化,也称为跨膜电位,若用微电极插入细胞内测量,可记录下一系列变化。如神经纤维在安静状况下受到一次短促的刺激,只要刺激达到一定的强度,就会看到膜内原来存在的负电位迅速消失,进而变成正电位,即膜内电位在短时间内由原来的$-90 \sim -70mV$变到$+20 \sim +40mV$的水平,由原来相对的内负外正变为内正外负。这样,整个膜内外电位变化的幅度应是$90 \sim 130mV$,这构成了动作电位变化曲线的上升支。如果计算这时膜内电位由零变正的数值,则应在整个幅值中减去膜内电位由负上升到零的数值,约为$35mV$,称为超射值。但是,由刺激引起的这种膜内外电位的倒转只是暂时的,很快就出现膜内电位的下降,由正值减小发展到膜内出现刺激前原有的负电位状态,这构成了动作电位曲线的下降支。在描记的图形上表现为一次短促而尖锐的脉冲样变化,因而人们常把这种构成动作电位主要部分的脉冲样变化称为锋电位。在锋电位下降支最后恢复到静息电位水平以前,膜两侧电位还要经历一些微小而较缓慢的波动,称为后电位。一般是先有一段持续$5 \sim 30ms$的负后电位,再出现一段延续更久的正后电位(图4-4)。

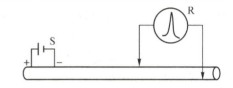

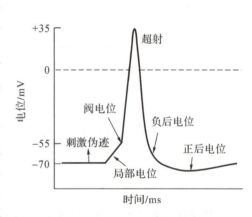

图 4-4　细胞生物电现象

兴奋性是可兴奋组织在受刺激时产生生物电(动作电位)的能力。而兴奋就是指产生了动作电位,或者说产生了动作电位才是兴奋。

动作电位或锋电位的产生是细胞兴奋的标志,它只在外加刺激达到一定强度时才能出现。但单一神经或肌细胞动作电位的特点是,在刺激过弱时不出现,但在刺激达到一定强度以后,它并不随刺激的强弱而改变固有的大小和波形。此外,动作电位在受刺激部位产生后,还可沿着细胞膜向周围传播,而且传播的范围和距离并不因原初刺激的强弱而有所不同。这种在同一细胞上动作电位大小不随刺激强度和传导距离而改变的现象,称作"全或无"现象。

随着电测量仪器的发展和应用,临床上用其进行心电图、脑电图、肌电图和视网膜电图等生物电活动检查,以帮助医生诊断和治疗疾病。

二、静息电位

(一)静息电位的概念

静息电位是指细胞在未受刺激,处于安静状态时,存在于细胞膜内外两侧的电位差。

通常把静息电位存在时膜两侧所保持的内负外正状态称为膜的极化。当静息时膜内外电位差的数值向膜内负值大的方向变化时,称为膜的超极化。相反,如果膜内电位向负值减小的方向变化,则称为去极化或除极化。细胞先发生去极化,再向正常安静时膜内所处的负值恢复,则称作复极化。

(二)静息电位产生机制

细胞内外钾离子的不均衡分布和安静状态下细胞膜主要对 K^+ 有通透性,是使细胞能保持内负外正的极化状态的基础。细胞内的 K^+ 浓度高于细胞外近 30 倍,而 Na^+、Cl^- 的细胞外浓度分别高于细胞内 12 倍和 30 倍,膜内的负离子以大分子(蛋白质阴离子 A^-)为主。如果膜允许离子通过的话,则有 K^+ 外流,Na^+ 内流的趋势。静息状态下细胞膜对 K^+ 的通透性大,K^+ 外流是静息电位产生的主要原因。静息电位又称为 K^+ 的平衡电位。静息电位表现为膜内较膜外为负,如规定膜外电位为 0,则膜内电位多在 $-100 \sim -10mV$。

三、动作电位

(一)动作电位的概念

动作电位是膜受刺激后,在原有的静息电位基础上发生的一次膜两侧电位的快速倒转和复原,亦即先出现膜的快速去极化而后又出现复极化。

(二)动作电位及产生机制

动作电位是细胞膜受到有效刺激而兴奋时,对 Na^+ 离子的通透性发生变化,引起 Na^+ 离子跨膜流动形成的。神经元、肌纤维兴奋时,膜上的 Na^+ 通道开放,此时膜外 Na^+ 的迅速内流,使膜内电位上升,形成动作电位的上升支。除了 Na^+ 浓度差外,膜内负电荷的静电吸引也促进 Na^+ 向膜内流,两种力量使 Na^+ 以极快的速度内流,膜迅速去极化。带正电荷的 Na^+ 在膜内迅速增加,膜内电位变正之后,膜内正电荷逐渐产生排斥 Na^+ 继续内流的力量,与膜内外 Na^+ 的浓度差和电位差这两种相反的力量达到新的平衡时,便达到了除极化的顶峰,此时 Na^+ 通道关闭。由于 Na^+ 通道关闭,K^+ 通道开放,膜对 K^+ 通透性增加,K^+ 顺着化学浓度差和电位差迅速外流,使膜内电位迅速下降,恢复到静息电位水平。但复极化后细胞内外的离子分布已经发生了变化。这种状态下,钠泵活动增强,加速细胞内外 Na^+、K^+ 的交换,将兴奋时进入细胞内的 Na^+ 排出,同时把流出的 K^+ 摄入。

不是任何刺激都能触发动作电位,当刺激引起膜内去极化达到某一临界值时,就可在已经出现的去极化的基础上出现一次动作电位。这个能进一步诱发动作电位去极化的临界值,称为阈电位。在自然情况下,到达阈电位值的去极化会引起一定数量的 Na^+ 通道的开放,而由此引起的 Na^+ 内流会造成膜的进一步去极化,这就会引起更多 Na^+ 通道开放和更大的开放概率,如此反复,就会出现一个正反馈,或称为再生性循环的过程。比阈强度弱的刺激,称为阈下刺激,它们只能引起低于阈电位值的去极化,不能发展为动作电位。在刺激超过阈强度后,动作电位的上升速度和所能达到的最大值,就不再依赖于所给刺激的强度了。阈下刺激能引起该段膜中所含 Na^+ 通道的少量开放,这时少量 Na^+ 内流造成的去极化和电刺激造成的去极化叠加起来,在受刺激的膜局部出现一个较小的去极化,称为局部反应或局部兴奋。局部兴奋的特点是:①它不是全或无的;②它不能在膜上远距离传播,可以电紧张性扩布的形式使邻近的膜也产生类似的去极化;③它可以总和,包括空间性总和时间性总和(图 4-5)。

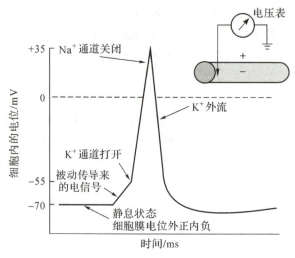

图 4-5　静息电位、动作电位模式

(三)兴奋在同一细胞上的传导机制

如同兴奋在无髓神经纤维上的传导方式,某一小段纤维因受到足够强的外加刺激而出现动作电位,也就是说,该处出现了膜两侧电位的暂时性倒转,由静息时的内负外正变为内正外负,但和该段神经相邻接的神经段仍处于安静时的极化状态。于是在已兴奋的神经段和与它相邻的未兴奋的神经段之间,由于电位差的出现而发生电荷移动,称为局部电流。就是说,所谓动作电位的传导,实际是已兴奋的膜部分通过局部电流刺激了未兴奋的膜部分,使之出现动作电位。兴奋在其他可兴奋细胞(如骨骼肌细胞)内的传导,基本上遵循同样的原理。

兴奋在有髓神经纤维上的传导方式为跳跃式传导。当有髓纤维受到外来刺激时,动作电位只能在邻近刺激点的郎飞结处产生,构成髓鞘主要成分的脂质是不导电或不允许带电离子通过的,而局部电流也只能发生在相邻的郎飞结之间,其外电路要通过髓鞘外面的组织液。这就使动作电位的传导表现为跨过每一段髓鞘而在相邻的郎飞结处相继出现,称为兴奋的跳跃式传导。跳跃式传导时的兴奋传导速度比无髓纤维或肌细胞的传导速度快得多;而且它还是一种更"节能"的传导方式。

(四)兴奋在细胞之间的传递

1.神经骨骼肌接头处的兴奋传递

当神经末梢处有神经冲动传来时,该处膜的 Ca^{2+} 通道的开放,因而引起囊泡的移动,促使囊泡膜与轴突膜融合,并在融合处出现裂口,使囊泡中的乙酰胆碱(Ach)全部进入接头间隙。每个囊泡中贮存 Ach 的量通常是相当恒定的,而且当它们被释放时,也是通过出胞作用,以囊泡为单位倾囊释放,被称为量子式释放。Ca^{2+} 的进入量决定着囊泡释放的数目。当 Ach 分子通过接头间隙到达终板膜表面时,立即同集中存在于该处的特殊化学门控通道分子结合,导致通道开放。可允许 Na^+、K^+ 甚至少量 Ca^{2+} 同时通过;主要是 Na^+ 的内流和少量 K^+ 外流,其总的效果是使终板膜处原有的静息电位减小,向零值靠近,亦即出现一次较缓慢的膜的去极化,称为终板电位。终极电位的电紧张性扩布,可使与之邻接的一般肌细胞膜去极化而使之达到阈电位,激活该处膜中的电压门控性 Na^+ 通道和 K^+ 通道,引发一次可沿整个肌细胞膜传导的动作电位(图 4-6)。

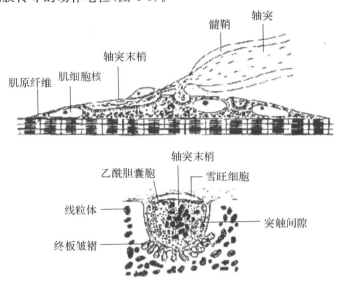

图 4-6 神经骨骼肌接头处的兴奋传递

2. 骨骼肌细胞的微细结构

每个骨骼肌细胞或肌纤维都包含大量直径为 $1\sim2\mu m$ 的纤维状结构,称为肌原纤维。每条肌原纤维的全长都呈现规则的明、暗交替,分别称为明带和暗带;在暗带中央,有一段相对透明的区域,称为 H 带;在 H 带中央亦即整个暗带的中央,又有一条横向的暗线,称为 M 线。明带中央也有一条横向的暗线,称为 Z 线(或 Z 盘)。肌原纤维上每一段位于两条 Z 线之间的区域,称为肌小节。

在肌小节总长度小于 $3.5\mu m$ 的情况下,必然有一段要伸入暗带,和粗肌丝处于交错重叠的状态;如果由两侧 Z 线伸入暗带的细肌丝未能相遇而隔有一段距离,这就形成了较透明的 H 带(图 4-7)。

3. 骨骼肌细胞间的兴奋收缩耦联

在以膜的电位变化为特征的兴奋过程和以肌纤维机械变化为基础的收缩过程之间,存在着某种中介性过程把两者联系起来,这一过程称为兴奋收缩耦联。

目前认为,它至少包括三个主要步骤:电兴奋通过横管系统传向肌细胞的深处,三联管结构处的信息传递,肌浆网(即纵管系统)中的 Ca^{2+} 释放入胞质以及 Ca^{2+} 由胞质向肌浆网的再聚积。

肌肉安静时肌浆中的 Ca^{2+} 浓度低于 $10^{-7}\,mol/L$，但在膜开始去极化后 $1\sim5\,ms$ 内升高到 $10^{-5}\,mol/L$ 的水平，亦即增高 100 倍之多。当肌膜上的电变化沿横管系统到达三联管部分时，一定有某种因子把横管膜上发生的变化传递给了相距不远的肌浆网膜上的类似 Ca^{2+} 通道的结构，引起后者分子变构，使通道开放，于是肌浆网内高浓度的 Ca^{2+} 靠易化扩散进入肌浆，到达肌丝区。对于三联管处的这一信号转导过程，目前已有一些了解。据研究，横管膜上有一种类型的钙通道，它在胞质侧的肽链结构正好和终末池膜（即肌浆网膜的延续部分）上另一种钙通道在胞质侧的肽链部分两两相对。在骨骼肌，前者可能对后者的通道开口起着堵塞作用。只有当到达横管膜上的电信号引起该膜中的钙通道出现变构时，才会使堵塞消除，终末池中的 Ca^{2+} 才可大量进入胞质，引起肌丝滑行。在肌浆中 Ca^{2+} 增高的情况下，钙泵可以分解 ATP 获得能量，将 Ca^{2+} 在逆浓度差的情况下由肌浆转运到肌浆网内腔中去。肌浆中 Ca^{2+} 浓度的降低和肌钙蛋白结合的 Ca^{2+} 解离，引起肌肉舒张（图4-8）。

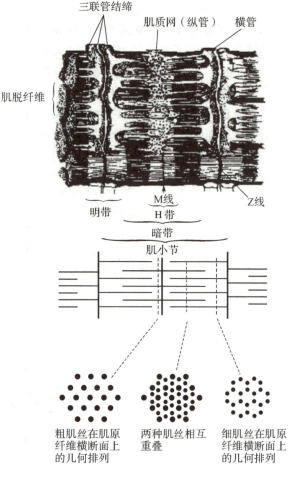

图 4-7 骨骼肌细胞的微细结构

4.骨骼肌收缩的分子机制

根据骨骼肌微细结构的形态学特点以及它们在肌肉收缩时长度的改变，Huxley 等提出了用肌小节中粗、细肌丝的相互滑行来说明肌肉收缩的机制。其主要内容是：肌肉收缩时肌纤维缩短，但在肌细胞内并无肌丝或它们所含的蛋白质分子结构的缩短，而是细肌丝向粗肌丝滑行的结果。

目前一般公认的肌丝滑行的基本过程是：当肌细胞上的动作电位引起肌浆中 Ca^{2+} 浓度升高时，肌钙蛋白结合了足够数量的 Ca^{2+}，引起肌钙蛋白分子构象发生某些改变。这种改变"传递"给原肌凝蛋白，其结果是使原肌凝蛋白的双螺旋结构发生某种扭转，把安静时阻止肌纤蛋白和横桥相互结合的因素除去，导致两者的结合和横桥向 M 线方向的扭动，把细肌丝拉向 M 线的方向，继而出现横桥同细肌丝上新位点的再结合及再扭动，如此反复进行，肌细胞缩短（图4-9）。与横桥移动相伴随的是 ATP 的分解和化学能向机械功的转换，是肌肉收缩的能量来源。能参与循环的横桥数目以及横桥循环的进行速率，则是决定肌肉缩短程度、缩短速度以及所产生张力的关键因素。

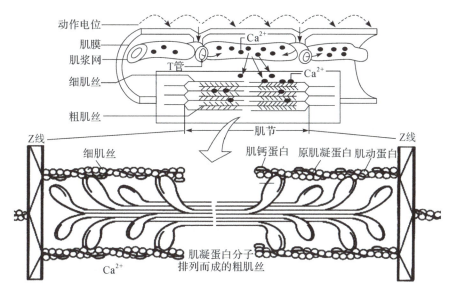

图 4-8 骨骼肌细胞兴奋收缩耦连

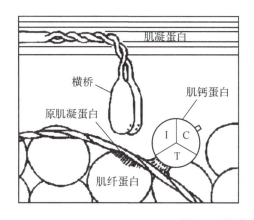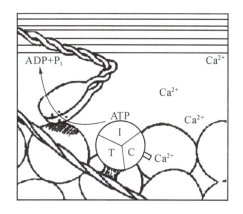

图 4-9 骨骼肌细胞肌丝滑行

二维码 4 5
案例导入
4-1分析

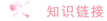 知识链接

心电图

1842 年,法国科学家 Mattencci 首先发现了心脏的电活动。1872 年,Muirhead 记录到心脏搏动的电信号。1885 年荷兰生理学家 Einthoven 首次用毛细静电计从体表记录到心电波形,1910 年将其改进成弦线电流计,由此开创了体表心电图记录的历史。1924 年,

Einthoven 获诺贝尔医学生物学奖。经过 100 多年的发展,今日的心电图机日臻完善,记录清晰、抗干扰能力强、便携,并具有自动分析诊断功能。

心肌细胞膜是半透膜,静息状态下,膜外排列一定数量带正电荷的阳离子,膜内排列相同数量带负电荷的阴离子,膜外电位高于膜内,称为极化状态。静息状态下,由于心脏各部位心肌细胞都处于极化状态,没有电位差,电流记录仪描记的电位曲线平直,即为体表心电图的等电位线。心肌细胞在受到一定强度的刺激时,细胞膜通透性发生改变,大量阳离子短时间内涌入膜内,使膜内电位由负变正,这个过程称为除极。对整体心脏来说,心肌细胞从心内膜向心外膜顺序除极过程中的电位变化,由电流记录仪描记的电位曲线称为除极波,即体表心电图上心房的 P 波和心室的 QRS 波。细胞除极完成后,细胞膜又排出大量阳离子,使膜内电位由正变负,恢复到原来的极化状态,此过程由心外膜向心内膜进行,称为复极。同样,由电流记录仪描记出的心肌细胞复极过程中的电位变化称为复极波。由于复极过程相对缓慢,复极波较除极波低。心房的复极波低且埋于心室的除极波中,体表心电图不易辨认。心室的复极波在体表心电图上表现为 T 波。整个心肌细胞全部复极后,再次恢复极化状态,各部位心肌细胞间没有电位差,体表心电图记录到等电位线。

本章小结

1. 生命活动具有新陈代谢、兴奋性、适应性和生殖四个基本生物学特征。新陈代谢是指生物体在生命活动过程中,与环境之间不断进行物质和能量的交换,以实现自我更新的过程。

2. 生理学研究的三个水平是细胞和分子水平、器官和系统水平、整体水平。

3. 细胞直接生存的环境是细胞外液,因此把细胞外液称为机体的内环境。细胞外液包括血浆、组织液、淋巴液、脑脊液等。稳态是指在正常情况下内环境中各种化学成分和理化特性保持相对稳定的状态。稳态是细胞及整个机体维持正常生命活动的必要条件。

4. 人体生理功能的调节方式包括神经调节、体液调节和自身调节三种。负反馈其反馈信息作用的结果是使控制部分的活动减弱或受到抑制。体温的调节是典型的负反馈。

5. 完成反射的结构基础是反射弧,它由感受器、传入神经、中枢、传出神经和效应器 5 个部分组成;人的反射活动可分为非条件反射和条件反射两类。

6. 体温指的是指机体平均深部温度。一般以腋窝、口腔和直肠的体温为代表,其中直肠体温最接近深部体温。正常值:腋窝温度为 36.0～37.2℃,超过 37.2℃ 为发热;口腔舌下温度为 36.5～37.4℃;直肠温度为 36.9～37.9℃。

7. 降温的方法有物理降温(冰敷、酒精擦浴等)及药物降温(解热镇痛药、中药)。

8. 兴奋性是可兴奋组织在受刺激时产生生物电的能力。

9. 在以膜的电变化为特征的兴奋过程和以肌纤维机械变化为基础的收缩过程之间,存在着某种中介性过程把两者联系起来,这一过程称为兴奋收缩耦联。

思考题

1. 简述人体生理功能三种基本调节方式概念、特点及区别。

2.简述内环境和稳态概念及生理意义。

3.以体温调节为例简述负反馈调节机理。

4.简述静息电位和动作电位的产生机制。

5.简述神经骨骼肌接头处的兴奋传递。

二维码4-6
测一测

（朱宁伟 李 洁 李宏伟 刘玉新）

第五章　人体形态结构及其功能异常

第一节　疾病概论

二维码 5-1
课件

【案例导入 5-1】

患者，男，38 岁，是一位家财万贯、体魄健康的公司经理，但经常去超市偷东西。

请分析：

(1)他是健康的人吗？

(2)如果不是，为什么？

健康的人没有病，有病就不健康，所以健康与疾病是对立的。其实，在健康和疾病之间还存在一种既没有病也不算健康的亚健康状态。世界卫生组织（WHO）将人的健康状况分为三种状态：健康、疾病、亚健康。其全球性调查显示，完全健康的人只占成年人群的 5% 左右，患病者约占 20%，多达 75% 的人处于亚健康状态。

一、健康、疾病与亚健康

(一)健康

WHO 关于健康的描述是：健康不仅仅是没有疾病或病痛，而是一种身体上、心理上和社会上的完好状态。

这就是说，健康不仅仅是身体健康，还包括心理上的健康和对社会较强的适应能力。一个健康的人应该是身体健康、心理也健康,并且必须具有从事有效活动的能力,能够与环境保持协调关系。身体状况与心理状况可互相影响,身体健康的人常表现为精神饱满、乐观、事业心强,心理不健康可损害身体,甚至引起疾病,而这种完好状态有赖于机体内部结构与功能的协调,有赖于诸多调节系统对内环境稳定的维持。

(二)疾病

疾病是机体在一定病因作用下,因自稳调节紊乱而发生的异常生命活动过程。疾病过程中,机体对病因及其所致损伤产生抗损伤反应,体内出现一系列功能、代谢和形态结构的异常变化,表现出各种症状、体征和社会行为异常,如对环境的适应能力下降,劳动力减弱甚至丧失。所谓症状是指患者主观上的异常感觉,如恶心、疼痛等。所谓体征是指通过对患者进行体格检查所获得的客观现象,如心脏杂音、甲状腺肿大等。值得注意的是,有些疾病的早期如肿瘤,可能没有明显的症状和体征,定期体格检查有助于这类疾病的早期发现。从病理学的角度将疾病大致分为四种类型:炎症、肿瘤、遗传性疾病和先天畸形。

(三)亚健康

亚健康状态是介于健康和疾病之间的一种生理功能低下的状态,是医学界提出的较新的概念。它的临床特点是个人主观感受不舒服(疲乏无力、情绪低落、失眠多梦、免疫低下等),但缺乏客观体征和证据。它既可以发展成为疾病,也可以朝健康方向恢复,主要取决于机体与环境的相互作用。

二、致病因素

致病因素(简称病因)指能够引起疾病并决定该疾病特征的因素,它是引起疾病所必不可少的。致病条件(包括诱因)是指能够加速或延缓疾病发生的各种因素。致病条件本身不能直接引起疾病,但致病条件对许多疾病的发生发展有重要的影响。致病条件包括年龄、性别等体内因素,以及气温、地理环境等自然因素和社会因素。例如,结核杆菌是引起结核病的原因,必不可少;而营养不良、抵抗力下降等常可作为条件,促进结核病的发生和发展。如果仅有结核杆菌侵入人体,而不具备这些致病的条件,一般也不至于发病。病因的种类很多,一般可分为外界致病因素、机体内部因素以及心理和社会因素三大类。

(一)外界致病因素

1.生物性因素

生物性因素是最常见的致病因素,主要包括各种病原微生物及寄生虫两大类。病原微生物常见的有细菌、真菌、病毒、立克次体、螺旋体、支原体、衣原体等,寄生虫主要有原虫、蠕虫等。这类病原体通过一定的途径侵入机体后往往有一个传染过程,所引起的疾病常有一定的特异性。病原微生物致病作用的强弱与侵入宿主机体的数量、毒力、侵袭力以及机体状态与免疫力等因素密切相关。侵袭力是指这些因素穿过机体的屏障以及在体内散布、蔓延的能力。毒力指致病微生物产生外毒素和内毒素的能力。致病微生物作用于机体后是否引起发病以及发病后的病情轻重,往往取决于一系列条件,其中,机体免疫功能低下是许多感染性疾病发生的重要条件。

2.物理性因素

物理性因素包括机械力(可引起创伤、震荡、骨折等)、温度(可引起中暑、烧伤、冻伤)、电流(可引起电击伤)、气压(可引起高山病)、电离辐射(可引起放射病)和噪声(可引起耳聋)

等。物理性因素的致病作用及其所致疾病的严重程度,取决于这些因素对机体的作用强度、作用部位和持续时间。例如,温度愈高,作用面积愈大,时间越久,则引起的烧伤愈严重。同样强度的交流电,通过肢体时,可引起局部烧伤;若通过心脏,则可引起心室纤维颤动而致死。

3.化学性因素

化学性因素主要包括无机毒物(如强酸、强碱、汞、一氧化碳、氰化物等)、有机毒物(如甲醇、四氯化碳等)、生物性毒物(如蛇毒、蜂毒等)等。这类因素的化学性质不同,其致病方式也不一样。有的是通过与机体接触而引起接触部位组织变性坏死和炎症,如强酸、强碱等;有的毒物对机体组织器官有一定的选择性毒性作用,例如一氧化碳进入机体后与红细胞的血红蛋白结合,使红细胞失去携氧功能而导致缺氧;四氯化碳主要引起肝损伤;氯化汞主要损害肾小管。如果机体的排泄功能发生障碍,毒物在体内停留时间就将延长,机体受到的损害也将更为严重。由于正常的肝脏有强大的解毒功能,能使许多毒物毒性减弱或解除其毒性,所以肝脏功能的损害将降低机体对毒物的耐受能力。化学因素引起的机体伤害可以分为急性中毒、慢性危害及长远作用。由药物引起的疾病,称为药源性疾病,常见药物有抗生素类、解热镇痛药、肾上腺皮质激素、心血管系统用药及抗癌药等。

4.营养性因素

营养物质缺乏和营养过剩都可以引起疾病,如维生素 D 缺乏可引起佝偻病;蛋白质缺乏可引起营养不良;缺碘可引起甲状腺肿;营养物质过多可引起肥胖症、高脂血症。维生素 D 和维生素 A 过量摄入可引起中毒。

(二)机体内部因素

1.免疫性因素

遗传、先天或后天因素都可能使机体免疫功能改变,免疫性因素所致疾病主要有免疫反应和免疫缺陷病。免疫反应是指机体免疫系统对一些抗原刺激产生异常强烈的反应,使组织细胞损伤和生理功能障碍。对外来抗原发生免疫反应,则引起过敏性疾病,常见的过敏原有药物、花粉或皮毛等。对自身抗原发生免疫反应,则引起自身免疫性疾病,如系统性红斑狼疮、类风湿性关节炎等。当免疫功能低下时,容易发生各种感染及肿瘤,免疫功能严重不足或缺陷时,可引起免疫缺陷病,如艾滋病、先天性丙种球蛋白血症。

2.遗传性因素

遗传性因素对疾病发生的影响主要表现在两个方面:一是遗传物质基因的突变或染色体畸变,可引起遗传性变异疾病,如白化病、血友病;二是机体某种遗传上的缺陷,使后代具有易于发生某种疾病的倾向,系遗传易感症,如精神分裂症、糖尿病、高血压等。

3.先天性因素

先天性因素是与基因变化无关,影响胎儿生长发育的有害因素。胎儿在子宫内发育的某个特定阶段对某些损害因素的作用极为敏感。如某些化学物质、药物、病毒等可作用于胎儿,引起某些发育缺陷或畸形。先天性疾病与遗传性疾病不是同一概念,前者是与生俱来的,不一定都是遗传性的,而后者均为遗传性,但未必都生下来就有,有些遗传性疾病需要个体发育到一定阶段才出现。

4.神经内分泌因素

神经内分泌系统的功能状态对某些疾病的发生具有重要的影响。例如,婴幼儿大脑皮层下中枢兴奋性较高,当体温升高时易发生热惊厥;十二指肠溃疡的发生与迷走神经过度兴奋有关;胰岛素分泌不足可引起糖尿病。

5.性别、年龄因素

性别和年龄可以作为条件因素影响某些疾病的发生与发展。例如,男性易患胃癌;而女性易患系统性红斑狼疮等;小儿因防御免疫功能不够完善,易患呼吸道和消化道传染病;40岁以上的人,癌的发病率较高。

(三)心理和社会因素

在生物-心理-社会新型医学模式下,心理、社会因素引起的疾病越来越受到重视。如变态人格、应激性疾病的发生就与心理和社会因素密切相关。

心理因素对机体的功能代谢活动起重要作用,与某些疾病的发生与发展和转归有密切关系。积极的、乐观的、坚强的心理状态,有益于保持和增进健康,促进疾病的恢复;而消极的、悲观的、脆弱的心理状态,可引起人体多种功能的失调。

社会因素包括社会环境和生活、劳动、卫生条件等,对人类健康和疾病的发生发展有着不可忽视的影响。如战争、社会动乱、激烈的商业竞争等,不仅不利于健康,而且还可直接引起和促使某些疾病的发生和流行。

　知识链接

医源性疾病

医源性疾病指由医疗卫生服务不当引起的疾病,包括医院获得性感染、医源性营养不良、医务人员职业病等。造成医源性疾病的因素可来自患者在医院就诊的各个环节,如有创检查、误诊、误治、治疗不当、预防接种的副作用及对放射等防护不够等。

三、疾病的经过与转归

疾病的发生和发展有其自然进程,大致可分为易感期、发病前期、临床期、转归期。这些在急性传染病中比较明显,有些疾病(如肿瘤)的分期不明显。一般患者所能觉察的是临床期和转归期,而易感期和发病前期是悄悄来临的。易感期是指在发病前已经具备发病基础和条件的时期,是预防疾病的最佳时期。发病前期是指从病因开始到出现症状体征前的时期,疾病不同,此期的长短也不同,如能在此期及时发现,则有利于疾病的早期诊断、早期治疗。临床期是机体出现相应的症状及体征,疾病处于显露和高潮的时期。此期的特殊症状和体征是诊断疾病的重要依据。疾病的结束过程称为疾病的转归,疾病的转归有完全康复、不完全康复和死亡三种情况。

死亡指机体作为一个整体的功能永久停止,脑死亡是目前判断死亡的标志。脑死亡指的是全脑功能永久丧失。如大脑功能丧失而脑干功能尚存,有自动呼吸,则称为植物状态。脑死亡的确认有利于判定死亡时间,确定终止复苏抢救的界限,为器官移植创造了条件。临床死亡的标志是心跳停止、呼吸停止及各种反射消失。

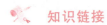

脑死亡的诊断标准

先决条件包括：昏迷原因明确,排除各种原因的可逆性昏迷。

诊断标准：深昏迷,脑干反射全部消失(包括瞳孔、角膜、咳嗽、吞咽反射),无自主呼吸。

二维码 5-2
案例导入
5-1 分析

以上必须全部具备。确认试验显示脑电图(EEC)平直,颅脑多普勒超声(TCD)呈脑死亡图形,体感诱发电位(SEP)p14 或 N18 以上波形消失,脑核素扫描(BNSS)和脑动脉造影(CAG)无血流灌注,此五项中必须有一项阳性可确认。

脑死亡观察时间：首次确诊后,观察 12h 无变化,方可确认为脑死亡。

第二节 基本病理变化概述

二维码 5-3
课件

【案例导入 5-2】

冬季的一个周末,赵女士外出购物,其丈夫留在家里洗澡。1h 后当她回到家里时闻到浓烈的煤气味道,她急忙喊其丈夫但没有回音。跑到浴室查看,其丈夫已晕倒在浴室,呼之不应。此时赵女士也出现了头晕症状,她意识到可能是煤气中毒,急忙打开门窗通风,并在邻居帮助下打了 120 急救电话。医生迅速赶来把赵女士及其丈夫送到医院治疗和抢救。

请分析：

(1)患者煤气中毒的原因是什么?

(2)煤气中毒后如何处理?

(3)你知道导致疾病的原因有哪些吗?疾病有哪些转归?

(4)当环境发生变化时,机体细胞、组织和器官将会发生什么变化?

(5)细胞的哪些变化有可复性?哪些变化为不可复性?

一、局部血液循环障碍

血液循环是机体完成各项生理活动的保障,起到提供氧气及营养物质,携带组织、细胞产生的二氧化碳及代谢产物到相应的排泄器官,并排出体外,维持内环境的稳态的作用。血液循环通过神经、体液及自身调节,来适应内外环境的改变。但当超出调节范围时,将会影响细胞、器官和组织的代谢、功能和形态结构,而出现适应、变性或坏死等变化。血液循环障碍可分为全身性和局部性两类。常见的全身性血液循环障碍有心力衰竭、休克及弥散性血管内凝血等。局部性血液循环障碍主要有 3 方面的表现：①局部器官或组织内循环血量异常(充血和缺血);②血液中异常物质出现(血栓形成、栓塞)以及这些异常物质阻塞血管而造成的组织梗死;③血管通透性和完整性的改变(出血和水肿)等。

二、细胞和组织的适应和损伤

细胞和组织在有害因素的作用下,出现适应和损伤两种不同的反应。反应的类型主要取决于有害因素的性质、作用强度、持续时间及细胞和组织本身的特点。

(一)细胞和组织的适应

细胞和组织在轻微的有害因素持久作用下,调整其代谢、功能和形态结构的过程称为适应。适应的目的在于使自身能在新的环境中得以生存。适应性变化一般有可复性,原因消除后常可复原。适应是有限度的,当作用因素超过了一定时间和强度时,细胞和组织会失去适应能力,细胞将受损甚至死亡。

适应有多种形式,可表现为肥大、增生、萎缩、化生等形式,有细胞大小、数量和类型等方面的形态改变。如肥大或增生可使细胞、组织或器官的功能增强,但过度肥大或增生将导致器官功能失代偿。萎缩可导致细胞功能活性降低。化生细胞具有一定的保护作用,但失去了原来组织的功能,若持续存在,则有可能癌变。

(二)细胞和组织的损伤

细胞和组织损伤是有害因素的作用超过了细胞和组织适应能力的结果,其形态改变表现为变性和细胞死亡。受损的细胞和组织会发生一系列形态学改变和功能变化。根据损伤表现形式和轻重程度分为可复性和不可复性。轻者表现为变性,当原因消除后仍可恢复正常;重者则可引起细胞和组织的死亡(图 5-1)。

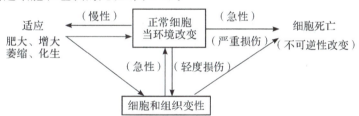

图 5-1　环境改变时细胞和组织的变化

坏死为细胞死亡的一种表现形式,为活体内局部组织、细胞的病理性死亡。坏死组织对机体的影响有:①坏死组织在体内作为一种刺激物,可引起炎症反应;②坏死分解物作为一种抗原,有时会出现免疫反应;③坏死组织液化后,通过自然管道排出时可把病原体带到身体其他部位,导致疾病扩散和传播;④组织坏死使其功能下降,产生相应临床症状;⑤坏死组织的修复多由纤维结缔组织取代,形成瘢痕,引起器官硬化;⑥大面积和重要器官的坏死可导致机体死亡。

三、细胞和组织损伤的修复

细胞和组织损伤后,周围健康组织分裂增生来加以修补恢复的过程称为修复。细胞和组织损伤后,周围存活的同种细胞进行增殖以实现修复的过程称为再生。

不同种类的细胞再生能力不同,一般而言,分化程度低的细胞比分化程度高的细胞再生能力强,平时容易损伤或生理状态下经常更新的细胞再生能力较强。有些细胞再生能力强,如被覆上皮、淋巴、造血细胞及间皮细胞等。有些细胞在生理情况下不表现出再生能力,当受损伤后,具有较强的再生能力,如各种腺体和腺样器官的实质细胞、间叶细胞及其分化出来的各种细胞等。有些细胞基本不具有再生能力，如神经细胞、心肌细胞、骨骼肌细胞无再生能力或再生能力很弱，一旦受损伤或被破坏则永久性缺失，代之以瘢痕修复。

二维码5-4
案例导入
5-2分析

损伤愈合过程的长短和愈合的好坏，除与损伤范围、性质和组织再生能力强弱有关外，也与机体全身与局部因素有关，如年龄、营养状况，某些药物也可影响愈合过程。局部血液循环、感染和异物、失去神经支配的组织会影响组织的再生修复。

第三节　炎　症

二维码5-5
课件

【案例导入5-3】

患者，男，23岁，打篮球后右侧膝盖受伤，轻微红肿未予处理。3d后，患处有少量液体（黄白色黏稠）流出，红肿区扩大，到医院治疗，主诉膝部疼痛，活动障碍，伴发热。

请分析：

(1)患者可能患什么病？

(2)炎症是对人体有害的一种反应吗？炎症的临床表现有哪些？

(3)哪些因素可能引起炎症的发生？简述炎症的发展过程及结局。

炎症是指具有血管系统的活体组织对损伤因子所产生的防御反应。血管反应是炎症过程的中心环节。炎症就是平时人们所说的发炎，是机体对于损伤刺激的一种防御反应，表现为红、肿、热、痛和功能障碍。炎症，可以是感染引起的感染性炎症，也可以不是由感染引起的非感染性炎症。通常情况下，炎症是有益的，是人体的自动防御反应，但是有的时候，炎症也是有害的，如对人体自身组织的攻击、发生在透明组织的炎症等。

炎症是多种疾病的基本病理过程。如各种传染病、过敏性疾病、自身免疫性疾病等都属于炎症性疾病。炎症的基本病理变化为局部组织变质、渗出和增生改变。炎症反应的最终目的是局限、消灭致病因子，吸收和清除坏死的细胞，修复组织损伤，恢复器官功能。

一、炎症的原因

任何能够造成组织损伤的因素都可成为炎症的原因，即称为致炎因子，包括以下几类。

(一)生物性因子

如细菌、病毒、立克次体、支原体、真菌、螺旋体和寄生虫等为炎症最常见的原因。由生物病原体引起的炎症又称感染(infection)。细菌产生的外毒素和内毒素可以直接损伤组织；病毒在被感染的细胞内复制导致细胞坏死；某些具有抗原性的病原体感染后可通过诱发的免疫反应损伤组织，如寄生虫感染和结核。

(二)物理性因子

如高热、低温、放射线、紫外线、电击、切割、挤压等，造成组织损伤后均可引起炎症反应，属于非感染性炎症。

(三)化学性因子

外源性化学物质如强酸、强碱、松节油、芥子气等。内源性毒性物质如坏死组织的分解产物,以及在某些病理条件下堆积于体内的代谢产物如尿素等。

(四)免疫反应

各型超敏反应及某些自身免疫性疾病均能造成组织和细胞损伤而导致炎症,如链球菌感染后的免疫复合物性肾炎、淋巴(细胞)性甲状腺炎、溃疡性结肠炎等。总之,致炎因子作用于机体,能否引起炎症以及炎症反应的强弱,一方面与致炎因子的性质、数量、强度和作用时间等有关,另一方面还与机体对致炎因子的敏感性有关。如幼儿和老年人免疫功能低下,易患肺炎,病情也较为严重。因此,炎症反应的发生发展应综合考虑致炎因子和机体两方面因素。

二、炎症基本病理变化

炎症的基本病理变化包括局部组织的变质、渗出和增生三种改变。变质是炎症局部组织的变性和坏死。渗出是炎症局部组织血管内的液体和细胞成分通过血管壁进入组织间隙、体腔、黏膜表面和体表的过程。在致炎因子和组织崩解产物的刺激下,炎症局部细胞增殖,细胞数目增多称为增生。不同的炎症或炎症的不同阶段,三者的变化程度和组成方式不同,有的炎症以变质性改变为主,有的以渗出性改变为主,有的则以增生性改变为主,并会在一定条件下相互转化。一般而言,早期以变质和渗出为主,后期以增生为主。变质属于损伤过程,而渗出和增生则属于抗损伤过程。

三、炎症的临床表现

(一)炎症的局部表现

以体表炎症时表现最为显著,常表现为红、肿、热、痛和功能障碍。

红是炎症病灶内充血所致,炎症初期由于动脉性充血,局部氧合血红蛋白增多,故呈鲜红色。随着炎症的发展,血流缓慢、淤血和停滞,局部组织含还原血红蛋白增多,故呈暗红色。

肿主要是渗出物,特别是炎性水肿所致。慢性炎症时,组织和细胞的增生也可引起局部肿胀。

热是由于炎性充血,局部血流量增多、血流加快、代谢增强、产热增多,导致炎区的温度较周围组织高。白细胞产生的白细胞介素 1(IL-1)、肿瘤坏死因子(TNF)及前列腺素 E(PGE)等均可引起发热。

炎症局部疼痛与多种因素有关。局部炎症病灶内 K^+、H^+ 的积聚,尤其是炎症介质诸如前列腺素、5-羟色胺、缓激肽等的刺激是引起疼痛的主要原因。炎症病灶内渗出物造成组织肿胀,张力增大,压迫神经末梢可引起疼痛,故疏松组织发炎时疼痛相对较轻,而牙髓和骨膜的炎症往往引起剧痛。此外,发炎的器官肿大,使富含感觉神经末梢的被膜张力增大,神经末梢受牵拉而引起疼痛。

炎症灶内实质细胞变性、坏死、代谢功能异常,炎性渗出物造成的机械性阻塞、压迫等,都可能引起发炎器官的功能障碍。疼痛也可影响肢体的活动功能。

(二)炎症的全身反应

炎症病变主要表现在局部,比较严重的炎症性疾病,会出现明显的全身反应,主要表现在以下几个方面。

1. 发热

病原微生物感染常常引起发热(fever)。病原微生物及其产物均可作为发热激活物,作用于内生致热原细胞,产生内生致热原(EP)。内生致热原再作用于体温调节中枢,使其调定点上移,从而引起发热。一定程度的体温升高,能使机体代谢增强,促进抗体的形成,增强吞噬细胞的吞噬功能和肝脏的屏障解毒功能,从而提高机体的防御功能。但发热超过一定程度或长期发热,可影响机体的代谢过程,引起多系统特别是中枢神经系统的功能紊乱。如果炎症病变十分严重,而体温不升高,说明机体反应性差,抵抗力低下,是预后不良的征兆。

2. 白细胞增多

外周血液中白细胞的数量和类型常反映机体的抵抗力和感染程度,炎症时血液中白细胞计数升高。在发生急性炎症,尤其是细菌感染所致急性炎症时,末梢血白细胞计数可明显升高。在严重感染时,外周血液中常常出现幼稚的中性粒细胞比例增加的现象,即临床上所称的"核左移"。这反映了患者对感染的抵抗力较强和感染程度较重。在某些炎症性疾病过程中,如伤寒、病毒性疾病(流感、病毒性肝炎和传染性非典型肺炎)、立克次体感染及某些自身免疫性疾病(如SLE)等,血中白细胞往往不增加,有时反而减少。当发生支气管哮喘和寄生虫感染时,血中嗜酸性粒细胞计数增高。

3. 单核吞噬细胞系统细胞增生

单核吞噬细胞系统细胞增生是机体防御反应的一种表现。在炎症尤其是病原微生物引起的炎症过程中,单核吞噬细胞系统的细胞常有不同程度的增生。常表现为局部淋巴结、肝、脾大。骨髓、肝、脾、淋巴结中的巨噬细胞增生,吞噬消化能力增强。淋巴组织中的B、T淋巴细胞也发生增生,同时其释放淋巴因子和分泌抗体的功能增强。

4. 实质脏器的病变

较严重的炎症,由于病原微生物和其毒素的作用,以及受局部血液循环障碍、发热等因素的影响,心、肝、肾等器官的实质细胞可发生不同程度的变性、坏死。

四、炎症的类型

临床上根据炎症发生的急缓及病程长短将炎症分为四种类型。

1. 超急性炎症

炎症反应剧烈,呈爆发性经过,整个病程为数小时至数天,短期内引起组织、器官严重损害,甚至导致机体死亡。局部病变以变质和渗出为主,多见于超急性变态反应性炎症。

2. 急性炎症

急性炎症起病急,病程短,一般在一个月内。症状明显,以变质、渗出为主,炎细胞浸润主要为中性粒细胞,如急性阑尾炎等。如能及时治疗,可很快痊愈;若治疗不当或患者抵抗力低下,可转变为慢性炎症。

3. 慢性炎症

慢性炎症病程在半年以上甚至持续数年,起病缓或由急性转变而来,症状多不明显,局部组织改变以增生为主。病程较长,由于机体抵抗力的降低或病原刺激的增强,慢性炎症也可急性发作。

4. 亚急性炎症

亚急性炎症介于急、慢性炎症之间,如亚急性细菌性心内膜炎。

五、炎症的结局

炎症的结局有痊愈、迁延不愈、蔓延扩散等；与人体防御功能、病原体的特点、病变部位及范围大小、治疗等因素有关。当人体防御能力较强、病原因素弱或得到及时正确的治疗时，炎症可以痊愈；如果人体抵抗力低下，或治疗不彻底，致病因素继续存在，则急性炎症可以转变为慢性炎症，迁延不愈。发生感染性炎症时，在患者抵抗力低下，或病原微生物毒力强、数量多的情况下，病原微生物可不断繁殖并直接沿组织间隙向周围组织、器官蔓延，或经淋巴道、血道扩散，造成炎症的蔓延扩散。

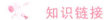 **知识链接**

细菌引起的中毒症状

细菌经血道扩散将引起菌血症（细菌入血但无全身中毒症状），毒血症（细菌的毒素入血引起全身中毒症状），败血症（毒性强的细菌进入血液中大量繁殖并产生毒素，出现中毒症状），脓毒血症（化脓菌入血大量繁殖，引起脓毒败血症、多发小脓肿）。

六、炎症治疗要点

当机体发生炎症时，应针对不同的原因选择适当的治疗方法。常见的是由细菌、病毒、支原体、真菌等致病微生物引起的炎症，称为感染性炎症；根据病原体的不同选择适当的抗生素治疗，可以抑制病原菌的生长繁殖，或能杀灭病原菌。不是由致病微生物如外伤、高温、紫外线、免疫反应等引起的炎症，称为非感染性炎症；根据病因不同，治疗一般选用非甾体类抗炎药、甾体类抗炎药或免疫抑制剂等，抑制机体炎症反应。

二维码 5-6
炎症探析

二维码 5-7
案例导入
5-3 分析

第四节　肿　瘤

【案例导入 5-4】

患者，女，60 岁。近几个月来，常感乏力，体质下降，易感冒；有时左侧胸部疼痛、咳嗽、咳痰伴痰中少量血丝；遂到当地医院诊治，行 CT 检查并活检，提示有肺小细胞癌可能。追问病史，患者有长期吸烟史和炒菜做饭接触油烟史。

请分析：

（1）癌症为什么可怕？

（2）恶性肿瘤有哪些转移途径？

（3）当怀疑患有肿瘤时，应选用哪些检查帮助确诊？

二维码 5-8
课件

肿瘤是一种常见病，多发病，按其生物学特征和对机体危害性大小，可分为良性肿瘤和恶性肿瘤两大类。良性肿瘤疗效较好，对机体影响较小，预后一般良好。恶性肿瘤，一般通称为癌症，在早期即可发生浸润和转移，疗效较差，目前已成为危害人类健康最严重的疾病之一。全世界每年约有 700 万人死于恶性肿瘤。在我国城市人口中，恶性肿瘤死亡居死因的第一位，农村人口中居死因第三位，我国常见的十大恶性肿瘤按死亡率高低排列为胃癌、肝癌、肺癌、食管癌、大肠癌、白血病、淋巴瘤、子宫颈癌、鼻咽癌、乳腺癌等。长期以来，世界各国对肿瘤的病因学、发病学及其预防开展了深入的研究，已经取得了一定进展，但是肿瘤的本质尚未被完全揭示出来，恶性肿瘤的发病率和死亡率均呈现逐年上升趋势。因此，肿瘤的基础理论及其防治研究，仍是医学乃至整个生命科学领域研究的重点。

一、肿瘤概述

肿瘤是机体在各种致瘤因素作用下，局部组织的细胞基因调控失常导致克隆性异常增生而形成的新生物；这种新生物常形成局部肿块。肿瘤细胞是由正常细胞转化而来的，当其转化为肿瘤细胞后，具有异常的生物学特征。肿瘤性增生一般是单克隆的，瘤细胞具有异常的形态、代谢和功能，且在不同程度上丧失了分化成熟的能力，呈持续性生长，并有相对自主性。致瘤因子去除后，肿瘤细胞仍能继续生长，并且将其特征传给子代细胞。肿瘤细胞可不断向周围组织浸润，并通过各种途径，在远离部位形成新的肿瘤。

根据生物学特性及对机体的危害性，可将肿瘤分为良性和恶性两大类。良性肿瘤疗效较好，对机体影响较小，预后一般良好。恶性肿瘤又称为癌症，在早期即可发生浸润和转移，疗效较差（表 5-1）。

表 5-1　良性肿瘤与恶性肿瘤的区别

项目	良性肿瘤	恶性肿瘤
组织分化程度	分化好，异型性小	分化不好，异型性大
生长速度	缓慢	较快
生长方式	膨胀性和外生性生长，有包膜，境界清楚	浸润性和外生性生长，无包膜，境界不清
继发改变	坏死、出血少见	出血、坏死、溃疡多见
转移	不转移	常有转移
对机体影响	较小	较大，甚至死亡
治疗效果	手术后很少复发	手术后常复发

二、癌前病变、原位癌及早期浸润癌

从正常组织发展到癌组织，有一个逐渐变化的过程。如果能在这个变化的早期发现，并给予一定措施制止或随访，在肿瘤防治中具有重要意义。

（一）癌前病变

癌前病变是指某些具有较高癌变潜能的良性病变。癌前病变在病理形态学上的表现为细胞的活跃增生并具有一定程度的异型性。常见的癌前病变有：黏膜白斑、子宫颈糜烂、乳腺非典型增生病、大肠腺瘤、家族性结肠腺瘤、慢性溃疡性结肠炎、慢性萎缩性胃炎及交界痣等。由癌前病变发展为癌，是一个慢性逐渐演变的过程：上皮增生→非典型增生→原位癌→浸润癌。

（二）原位癌

原位癌的癌细胞占据上皮全层，但基底膜完整，无间质浸润。这是最早期的癌，不发生转移,治疗效果好。常见的原位癌有子宫颈原位癌、食管原位癌和乳腺导管内癌。

(三)早期浸润癌

原位癌继续发展,癌细胞突破基底膜,仅浸润黏膜下层,无局部淋巴结转移,称为早期浸润癌。如及时进行手术治疗,预后和原位癌基本相同。

三、肿瘤的特性

(一)肿瘤的一般形态与结构

1. 肿瘤的肉眼观形态

肿瘤的肉眼观形态多种多样,并可在一定程度上反映肿瘤的良恶性。学界一般将肿瘤分为良性和恶性两大类。

(1)肿瘤的数目和大小 肿瘤的数目、大小不一。多为一个,有时也可为多个。肿瘤的大小与肿瘤的性质(良性、恶性)、生长时间和发生部位有一定关系。生长于体表或较大体腔内的肿瘤有时可生长得很大,而生长于密闭的狭小腔道内的肿瘤一般较小。肿瘤极大者,通常生长缓慢,多为良性;恶性肿瘤生长迅速,短期内即可带来不良后果,因此常长不大。

(2)肿瘤的形状 肿瘤的形状多种多样,有息肉状、乳头状、结节状、分叶状、囊状、浸润性包块状、弥漫性肥厚状、溃疡状。形状上的差异与其发生部位、组织来源、生长方式和肿瘤的良恶性密切相关。

(3)肿瘤的颜色 一般肿瘤的切面呈灰白色或灰红色,视其含血量的多少,有无出血、变性、坏死等而定。有些肿瘤会因其含有色素而呈现不同的颜色。因此可以根据颜色推断肿瘤类型。如脂肪瘤呈黄色,恶性黑色素瘤呈黑色,血管瘤呈红色或暗红色。

(4)肿瘤的硬度 与肿瘤的种类、肿瘤的实质与间质的比例及有无变性、坏死有关。实质多于间质的肿瘤一般较软;相反,间质多于实质的肿瘤一般较硬。瘤组织在发生坏死时较软,在发生钙化或骨化时则较硬。脂肪瘤很软,骨瘤很硬。

2. 肿瘤的镜下组织结构

肿瘤的组织结构多种多样,但所有的肿瘤组织都可分为实质和间质两部分。

(1)实质 肿瘤实质是肿瘤细胞的总称,是肿瘤的主要成分。它决定肿瘤的生物学特点以及每种肿瘤的特殊性。通常根据肿瘤的实质形态来识别各种肿瘤的组织来源,进行肿瘤的分类、命名和组织学诊断,并根据其分化成熟程度和异型性大小来确定肿瘤的良恶性和恶性肿瘤的程度。

(2)间质 肿瘤的间质成分不具特异性,起着支持和营养的作用。一般由结缔组织和血管组成,间质有时还具有淋巴管。通常生长比较快的肿瘤,其间质血管一般较丰富而结缔组织较少;生长缓慢的肿瘤,其间质血管通常较少。此外,肿瘤往往有淋巴细胞等单核细胞浸润,这是机体对肿瘤组织的免疫反应。此外,在肿瘤结缔组织中还可以见到成纤维细胞和肌纤维母细胞。肌纤维母细胞具有成纤维细胞和平滑肌细胞的双重特点。这种细胞既能产生胶原纤维,又具有收缩功能,可能对肿瘤细胞的浸润有所限制。这种细胞的增生可以解释乳腺癌的乳头回缩,食管癌和肠癌所导致的肠管僵硬和狭窄。

(二)肿瘤的异型性

肿瘤组织在细胞形态和组织结构上,都与其发源的正常组织有不同程度的差异,这种差异称为异型性。异型性是肿瘤异常分化在形态上的表现。异型性小,说明分化程度高;异型性大,说明分化程度低。异型性的大小是诊断肿瘤,确定其良、恶性的主要组织学依据。良性肿瘤细胞的异型性不明显,一般与其来源组织相似。恶性肿瘤常具有明显的异型性。

四、肿瘤的生长方式和扩散

1. 肿瘤的生长方式

肿瘤可以呈膨胀性生长、外生性生长和浸润性生长。

(1)膨胀性生长　是大多数良性肿瘤所表现的生长方式,肿瘤生长缓慢,不侵袭周围组织,往往呈结节状,有完整的包膜,与周围组织分界明显,对周围的器官、组织主要有挤压或阻塞的作用。一般均不明显破坏器官的结构和功能。因为其与周围组织分界清楚,手术容易摘除,摘除后不易复发。

(2)外生性生长　发生在体表、体腔表面或管道器官(如消化道)表面的肿瘤,常向表面生长,形成突起的乳头状、息肉状、菜花状的肿物,良性、恶性肿瘤都可呈外生性生长。但恶性肿瘤在外生性生长的同时,其基底部也呈浸润性生长,且外生性生长的恶性肿瘤由于生长迅速、血供不足,容易发生坏死脱落而形成底部高低不平、边缘隆起的恶性溃疡。

(3)浸润性生长　为大多数恶性肿瘤的生长方式。由于肿瘤生长迅速,侵入周围组织间隙、淋巴管、血管,如树根长入泥土,浸润并破坏周围组织。肿瘤往往没有包膜或包膜不完整,与周围组织分界不明显。临床触诊时,肿瘤固定不活动,手术切除这种肿瘤时,为防止复发,切除范围应该比肉眼所见范围大。

2. 肿瘤的扩散

扩散是恶性肿瘤的主要特征。具有浸润性生长的恶性肿瘤,不仅可以在原发部位生长、蔓延(直接蔓延),而且可以通过各种途径扩散到身体其他部位(转移)。

(1)直接蔓延　瘤细胞沿组织间隙、淋巴管、血管或神经束浸润,破坏临近的正常组织、器官,并继续生长,称为直接蔓延。例如晚期子宫颈癌可蔓延至直肠和膀胱,晚期乳腺癌可以穿过胸肌和胸腔甚至达肺。

(2)转移　瘤细胞从原发部位侵入淋巴管、血管、体腔,迁移到他处而继续生长,形成与原发瘤同样类型的肿瘤,这个过程称为转移。良性肿瘤不转移,只有恶性肿瘤才转移,常见的转移途径有以下几种:①淋巴道转移。上皮组织的恶性肿瘤多经淋巴道转移。②血道转移。各种恶性肿瘤均可发生,尤多见于肉瘤、肾癌、肝癌、甲状腺滤泡性癌及绒毛膜癌。③种植性转移。常见于腹腔器官的癌瘤。

五、肿瘤的临床表现

一般把肿瘤的症状分为局部症状与全身症状两部分。

(一)局部症状

肿瘤在原发病灶处的生长导致该部位解剖结构和组织形态发生变化,由此而引起相应的功能改变。肿瘤在所占据的组织中形成肿块,其大小、外形、界限、硬度、表面情况、与邻近组织关系等可作为检查与诊断肿瘤的依据。肿块可引起继发症状,如疼痛、压迫、溃疡、出血、感染、梗阻或功能障碍等,使患者感到不适与痛苦,特别是肿瘤压迫与侵犯神经时,会有不同程度的疼痛。根据肿瘤生长部位不同,还会有许多特殊症状,如胰头癌、胆管癌可引起黄疸;脑室、脑膜肿瘤可引起颅压升高等。

(二)全身症状

肿瘤早期出现的全身症状一般比较轻微、局限;若能在出现早期症状时注意,即可早期发现肿瘤,及时进行治疗。早期症状为恶性肿瘤的"报警信号"。在临床上尤为重视恶性肿瘤出现的第一个惹人注意的早期症状,称之为"首发症状"。不同的肿瘤"报警信号"与"首发症状"不同。

肿瘤的全身症状与病期及肿瘤发生的部位有关。早期肿瘤常无全身症状,或仅有轻微乏力不适、食欲缺乏;中、晚期肿瘤,由于肿瘤消耗大量营养物质并产生许多毒素,患者陆续出现较明显的全身症状,如体重下降、虚弱、发热、贫血、水肿、腹水、皮肤及关节疾患、广泛脏器转移所致的症状等。

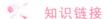　知识链接

肿瘤的发病机制

肿瘤在本质上是基因病。各种环境的和遗传的致癌因素以协同或序贯的方式引起DNA损害,从而激活原癌基因和(或)灭活肿瘤抑制基因,加上凋亡调节基因和(或)DNA修复基因的改变,引起表达水平的异常,使靶细胞发生转化。被转化的靶细胞先多呈克隆性的增生,经过一个漫长的多阶段的演进过程,其中一个克隆相对无限制地扩增,通过附加突变,选择性地形成具有不同特点的亚克隆(异质化),从而获得浸润和转移的能力(恶性转化),形成恶性肿瘤。

六、致癌因素及机制

1.化学致癌因素

(1)间接作用的化学致癌物　包括多环芳烃,芳香胺类与氨基偶氮染料、亚硝胺类、真菌毒素等。

(2)直接作用的化学致癌物　这些致癌物不经体内活化就可致癌,如烷化剂与酰化剂等。

①亚硝胺类:这是一类致癌性较强,能引起动物多种癌症的化学致癌物质。在变质的蔬菜及食品中含量较高,能引起消化系统、肾脏等多种器官的肿瘤。②多环芳香烃类:这类致癌物以苯并芘为代表,将它涂抹在动物皮肤上,可引起皮肤癌;皮下注射则可诱发肉瘤。汽车尾气、煤烟、香烟及熏制食品中含有此类化学致癌物。③烷化剂类:如芥子气、环磷酰胺等,可引起白血病、肺癌、乳腺癌等。④氯乙烯:目前应用最广的一种塑料聚氯乙烯,是由氯乙烯单体聚合而成的。可诱发肺、皮肤及骨等处的肿瘤。塑料工厂工人的流行病学调查已证实氯乙烯能引起肝血管肉瘤,潜伏期一般在15年以上。⑤某些金属:如铬、镍、砷等也可致癌。

化学致癌物引起人体肿瘤的作用机制很复杂。少数致癌物质进入人体后可以直接诱发肿瘤,这种物质称为直接致癌。而大多数化学致癌物进入人体后,需要经过体内代谢活化或生物转化,成为具有致癌活性的最终致癌物,方可引起肿瘤发生,这种物质称为间接致癌物。放射线引起的肿瘤有甲状腺肿瘤、肺癌、骨肿瘤、皮肤癌、多发性骨髓瘤、淋巴瘤等。

2.物理致癌因素

离子辐射引起各种癌症。长期的热辐射也有一定的致癌作用,金属元素镍、铬、镉、铍等对人类也有致癌的作用。临床上有一些肿瘤还与创伤有关,骨肉瘤、睾丸肉瘤、脑瘤患者常有创伤史。

3.生物致癌因素

主要介绍两种病毒致癌因素:RNA致癌毒和DNA致癌病毒。

(1)RNA致癌病毒 通过转导和插入突变将遗传物质整合到宿主细胞DNA中,并使宿主细胞发生转化。存在两种致癌机制:急性转化病毒、慢性转化病毒。

(2)DNA致癌病毒 常见的有人类乳头状瘤病毒(HPV),它与人类上皮性肿瘤尤其是子宫颈和肛门生殖器区域的鳞状细胞癌发生密切相关。

七、肿瘤的命名原则

(一)良性肿瘤的命名

在组织或细胞类型的名称后面加一个"瘤"字(英文为后缀-oma)。例如:腺上皮的良性肿瘤,称为腺瘤(adenoma);平滑肌的良性肿瘤,称为平滑肌瘤(leiomyoma)。

(二)恶性肿瘤命名

1.上皮组织的恶性肿瘤统称为癌

这些肿瘤表现出向某种上皮组织分化的特点。命名方式是在上皮名称后加一个"癌"字。例如,鳞状上皮的恶性肿瘤称为鳞状细胞癌;腺上皮的恶性肿瘤称为腺癌。有些癌具有不止一种上皮分化,例如,肺的"腺鳞癌"同时具有腺癌和鳞状细胞成分。未分化癌是指形态或免疫表型可以确定为癌,但缺乏特定上皮组织分化特征的癌。

2.间叶组织的恶性肿瘤统称为肉瘤

这些肿瘤表现出向某种间叶组织分化的特点。间叶组织包括纤维组织、脂肪、肌肉、血管和淋巴管、骨、软骨组织等。命名方式是在间叶组织名称之后加"肉瘤"二字,如纤维肉瘤、脂肪肉瘤、骨肉瘤。未分化肉瘤是指形态或免疫表型可以确定为肉瘤,但缺乏特定间叶组织分化特征的肉瘤。

同时具有癌和肉瘤两种成分的恶性肿瘤,称为癌肉瘤。应当强调,在病理学上,癌是指上皮组织的恶性肿瘤。平常所谓癌症,泛指所有恶性肿瘤,包括癌和肉瘤。

(三)特殊情况

有时还结合肿瘤的形态特点命名,如形成乳头状及囊状结构的腺瘤,称为乳头状囊腺瘤;形成乳头状及囊状结构的腺癌,称为乳头状囊腺癌。由于历史原因,有少数肿瘤的命名已经约定俗成,不完全依照上述原则。

1.有些肿瘤的形态类似发育过程中的某种幼稚细胞或组织,称为"母细胞瘤",良性者如骨母细胞瘤;恶性者如神经母细胞瘤、髓母细胞瘤和肾母细胞瘤等。

2.白血病、精原细胞瘤等,虽称为"病"或"瘤",实际上都是恶性肿瘤。

3.有些恶性肿瘤,既不叫癌也不叫肉瘤,而直接称为"恶性……瘤",如恶性黑色素瘤、恶性畸胎瘤、恶性脑膜瘤、恶性神经鞘瘤等。

4.有的肿瘤以起初描述或研究该肿瘤的学者的名字命名,如尤文肉瘤、霍奇金淋巴瘤。

5.有些肿瘤以肿瘤细胞的形态命名,如透明细胞肉瘤。

6.神经纤维瘤病、脂肪瘤病、血管瘤病等名称中的"……瘤病",主要指肿瘤多发的状态。

7.畸胎瘤多发生于性腺,一般含有两个以上胚层的多种成分,结构混乱,分为良性畸胎瘤和恶性畸胎瘤两类。

八、肿瘤的病理诊断

肿瘤的生化、免疫及影像诊断虽有了很大的发展,但要确定肿瘤的性质,仍然主要依赖病理学诊断。病理检查是诊断肿瘤最标准、最可靠的方法。病理诊断可确定肿瘤的性质、组织来源和累及范围。常用的病理检查方法有以下几种。

(一)脱落细胞学检查

由于肿瘤细胞的黏着力较差,易脱落于分泌物或渗出物中,故将此分泌物或渗出物离心沉淀,涂片,固定染色后进行观察,寻找有无恶性肿瘤细胞。阴道分泌物涂片、痰涂片、胸水涂片、腹水涂片、尿液离心涂片、食管拉网涂片、鼻咽癌胶球细胞涂片、胃冲洗液离心涂片及各种内镜细胞涂片等,均可用来筛查患者。

(二)针吸细胞学检查

应用细针对可疑组织进行穿刺,吸取肿块内少量细胞,进行细胞涂片检查,进一步确定肿块性质的检查。对深部肿块,可在 B 型超声波引导下行穿刺活检。

(三)活体组织检查

从患者病变部位取小块组织,制成切片,做病理组织学检查。可采用在内镜直视下钳取或手术切取小块组织等方法采集标本进行病理检查。在手术过程中,对病变组织进行冰冻切片检查,以明确肿瘤的性质,为临床治疗提供可靠的依据。

九、肿瘤的分级和分期

一般只用于恶性肿瘤。

1.肿瘤的分级

Ⅰ级为分化良好,属低度恶性;Ⅱ级为分化中等,属中度恶性;Ⅲ级为分化很差,属高度恶性。

2.肿瘤的分期

根据原发肿瘤的大小、浸润深度、浸润范围、是否累及邻近器官、有无淋巴结转移、有无血源性或其他远处转移来确定肿瘤发展的程度或早晚。国际上广泛采用 TNM 分期系统,T 是指肿瘤的原发灶,随着肿瘤的增大依次用 T1～T4 来表示;N 指局部淋巴结受累及,淋巴结未累及用 N0 表示,随着淋巴结受累及的程度和范围的扩大,依次用 N1～N3 表示;M 指远处转移,无远处转移者用 M0 表示,有远处转移用 M1 表示。

原发肿瘤(T)分期:

Tx——原发肿瘤大小无法测量;或于痰脱落细胞中,或于支气管冲洗液中找到癌细胞,但影像学检查和支气管镜检查未发现原发肿瘤。

T0——没有原发肿瘤的证据。

T1——单个肿瘤结节,无血管浸润。

T2——单个肿瘤结节,并伴血管浸润;或多个肿瘤结节,最大径均≤5cm。

T3——多个肿瘤结节,最大径＞5cm;或肿瘤侵犯门静脉或肝静脉的主要分支。

T4——肿瘤直接侵犯除胆囊以外的附近脏器；或穿破内脏腹膜。

十、肿瘤的治疗方法

(一)放射线治疗

放射线治疗简称放疗,是肿瘤三大治疗手段之一,是用各种不同能量的射线照射肿瘤,以抑制和杀灭癌细胞的一种治疗方法。放疗可单独使用,也可与手术、化疗等配合,作为综合治疗的一部分,以提高癌症的治愈率。在手术前先做放疗使肿瘤体积缩小些,便可为原来不能手术的患者争取到手术的机会。对晚期癌症则可通过姑息性放疗达到缓解压迫、止痛等效果。

目前放射线治疗种类繁多,不过已经从以早期的"火炮式"普通放疗进化成现在的"精准放疗",治疗效果也越来越好。目前先进的精准放疗有射波刀、Tomo、伽马刀、直线加速器等,值得关注的是,近年来,国内引进了国际先进肿瘤放疗技术射波刀,为肿瘤患者开辟了无创伤治疗之路。

射波刀使用一种革命性的立体定位追踪法,即使在脑部手术也不需现行的头骨钉及金属头架固定,因此"手术"过程中病患无需局部麻醉而且没有流血及痛苦,"手术"完成后也无需麻醉恢复时间。更重要的是,没有金属头架的阻挡,射波刀在手术过程中没有任何死角。

此外,射波刀在临床上可以轻易实现低分次治疗。病患的"手术"过程就如同一般门诊的就诊方式,医师可以依照病患身体状况及接受放射剂量的大小决定治疗的次数,可有效提高肿瘤控制率并降低正常组织的伤害率。

(二)化学治疗

化学治疗简称化疗,即用化学合成药物治疗疾病的方法。化疗是目前治疗肿瘤及某些自身免疫性疾病的主要手段之一,但在治疗中,患者普遍有明显的恶心、呕吐等副作用。化疗是指应用药物治疗癌症,这些特殊的药物可杀灭肿瘤细胞,有时称为细胞毒药物。许多化疗药物来源于自然,还有一些是人工合成的。目前已超过50种化疗药物,如常用的有表阿霉素、阿霉素、柔红霉素、丝裂霉素、氟尿嘧啶脱氧核苷酸等。这些药物经常以不同的强度联合应用。

十一、肿瘤的预防

(一)多吃洋葱和大蒜

洋葱和蒜头是极佳的保健食品。可以多吃芽苗菜,比如萝卜苗、豆苗。

(二)戒烟

吸烟已成为世界性的社会公害,严重地威胁着人类的健康。香烟对胎儿危害大,孕妇抽烟,小孩以后罹患癌症的概率将增大。不论对哪一个年龄层的人而言,抽烟对健康都是有害的。

(三)勿憋尿

研究发现,膀胱癌的发生与一个人的饮水、排尿习惯有关。据资料表明,每日排尿5次的人比排尿6次以上者容易患膀胱癌。

(四)多喝蔬菜汁

常喝甜菜汁、胡萝卜汁、芦笋汁。将新鲜甘蓝及胡萝卜做成混合菜汁,效果极佳。葡萄汁、樱桃汁等,都是非常好的营养果汁,新鲜的苹果汁也有益处。

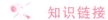 **知识链接**

二维码 5-9
肿瘤浅析

健康四基石

健康四基石是指合理膳食、适量运动、戒烟限酒、心理平衡。

一、合理膳食

可用一句话概括,即"一、二、三、四、五,红、黄、绿、白、黑"。

1.一指每日一袋牛奶(250ml)补钙(280mg),补充优质蛋白。

2.二指 250g 碳水化合物即 300g 主食。

3.三是每日三份高蛋白饮食,即蛋白质含量为 1~1.5g/kg 的食物。每份相当于 50g 瘦肉,100g 豆腐,一个大鸡蛋,25g 黄豆,100g 鱼虾,100g 鸡鸭肉。

4.四指四句话:有粗有细、不甜不咸、三四五顿、七八分饱。粗细粮搭配,蛋白质互补,粗粮纤维素有降低血脂,预防糖尿病、结肠癌、乳腺癌的作用。过多甜食诱发肥胖、高胆固醇血症和高甘油三酯血症;过多食盐可使血压增高,每日盐摄入量应控制在 5~6g。可少食多餐,提倡早餐吃好、中餐吃饱、晚餐吃少,可按 4:4:2 分配三餐。

5.五是指每日 500g 蔬菜及水果,新鲜蔬菜水果有补充维生素、纤维素、微量元素及防癌作用。

6.红是指红葡萄酒,每日饮 50~100ml 能预防动脉硬化。白葡萄酒、米酒、绍兴酒也可,但效果稍差。啤酒每日不宜超过 300ml,白酒每日不宜超过 25ml。

7.黄是指黄色蔬菜如胡萝卜、红薯、南瓜、玉米等,它们富含胡萝卜素,能在体内转化为维生素 A,可增强儿童呼吸道、胃肠道抵抗力。

8.绿是指绿茶,富含茶多酚,有较强的抗氧化自由基、抗动脉粥样硬化和防癌作用。

9.白是指燕麦粉及燕麦片,每日 50g 燕麦片煮粥,可降低胆固醇及甘油三酯,在糖尿病患者中尤为明显。燕麦比大米、小麦富含更多蛋白质和赖氨酸。

10.黑是指黑木耳,有明显的抗血小板聚集、抗凝、降胆固醇作用。在烹饪中,以豆油抗动脉硬化效果最好,豆油有与鱼类似的作用,每日 25~40g。鱼虾类蛋白有降低血黏度、抗动脉粥样硬化作用。

二、适量运动

提倡有氧运动如步行、慢跑、游泳、骑车、登楼、登山、球类、健美操等。WHO 建议最好的运动是步行。运动坚持三原则:有恒、有序、有度,即长期规律、循序渐进、按个人具体情况适度运动。掌握"三、五、七",即每日步行 3km,时间在 30min 以上,每周运动五次以上,运动后心率+年龄≈170 的中等强度运动。

三、戒烟限酒

吸烟可诱发癌症、心肌梗死等许多疾病。酒对心血管有双向作用,适量饮酒,特别是红葡萄酒是有益的。

四、心理平衡

心理平衡是最关键的一项,良好的心境使机体免疫功能处于最佳状态,对于对抗病毒、细菌及肿瘤都至关重要。应心胸开阔、性格随和、心地善良、乐于助人。

二维码 5-10
案例导入
5-4分析

本章小结

1.病因包括外界致病因素(生物性、物理性、化学性、营养性因素)、机体内部因素(免疫性,遗传性,先天性,神经内分泌,性别、年龄因素)、心理和社会因素。

2.疾病的经过有四期:易感期、发病前期、临床期、转归期。

3.疾病的转归形式有完全康复、不完全康复和死亡。

4.环境改变时细胞和组织的变化:①适应,包括肥大、增生、萎缩或化生等。②变性。③细胞死亡。机体对损伤坏死组织还有修复功能,通过周围同种细胞增生或纤维结缔组织增生的瘢痕修复。

5.致炎因子:生物性因子、物理性因子、化学性因子、免疫反应。炎症的基本病理变化包括局部组织的变质、渗出和增生。炎症有局部表现(红、肿、热、痛和功能障碍)和全身反应(发热、白细胞增多、单核吞噬细胞系统细胞增生、实质脏器的病变)。炎症的结局有痊愈,迁延不愈,蔓延扩散。炎症治疗:感染性炎症抗生素治疗,非感染性炎症有非甾体类消炎药、甾体类消炎药或免疫抑制剂等治疗。

6.肿瘤的生长方式:膨胀性生长、外生性生长、浸润性生长;肿瘤的扩散:直接蔓延、转移(淋巴管、血道及种植性转移)。

8.良性肿瘤疗效较好,对机体影响较小,预后一般较好。

9.恶性肿瘤在早期即可发生浸润和转移,疗效较差。

10.肿瘤的病因:化学致癌因素、物理致癌因素、病毒和生物致癌因素。

11.肿瘤的病理诊断方法:脱落细胞学检查、针吸细胞学检查、活体组织检查。

12.治疗肿瘤方法有放射线治疗和化学治疗。

思考题

1.什么是健康、疾病、亚健康状态? 三者之间有何联系?

2.引起疾病的原因有哪些?

3.细胞、组织的适应性反应在形态学上有哪些改变?

4.炎症的局部表现有哪些?

5.良性肿瘤与恶性肿瘤的区别是什么?

(姚晓坤 姚晓敏 李 洁 刘玉新)

二维码 5-11
测一测

第六章　运动系统及其常见疾病

第一节　运动系统解剖生理

【案例导入 6-1】

　　患儿，男，11 个月，因哭闹、多汗 1 个多月就诊，经常睡眠不安，容易半夜惊醒，问诊得知小儿早产，人工喂养，已添加米糊和菜汁；平日户外活动较少，常居室内；尚不能独坐。查体：腹部膨隆、韧带松弛，前囟未闭合，肋骨外翻，X 线检查提示：双侧膝关节外翻，双上肢前臂手镯征。

二维码 6-1
课件

　　请分析：

　　（1）初步诊断该患者是何种疾病？

　　（2）该病预防措施有哪些？

　　运动系统由骨、骨连结和骨骼肌三种器官组成，约占成人体重的 60%。全身各骨由不同形式的骨连结连在一起，构成骨骼，形成人体的轮廓形态，并为肌肉提供附着；在神经支配下，肌肉收缩，牵拉其所附着的骨，产生运动。

　　运动系统的首要功能是运动。人的运动是非常复杂的，包括简单的移位和高级活动，如语言、书写等，都是在神经系统支配下，通过肌肉收缩而实现的。在运动中，骨起杠杆作用，关节是运动的枢纽，骨骼肌则为运动的动力器官。骨和关节是运动系统的被动部分，骨骼肌是运动系统的主动部位。

二维码 6-2
运动系统
解剖图片
（整体）

　　运动系统的第二个功能是支持。它构成人体基本形态：头、颈、胸、腹、四肢，并维持体姿，支撑体重。体姿的维持除了骨和骨连结的支架作用外，还要依靠肌肉的紧张度来维持。

　　运动系统的第三个功能是保护。由骨、骨连结和骨骼肌形成了颅腔、胸腔、腹腔和盆腔，保护脏器。肌肉也构成某些体腔壁的一部分,如腹前壁、腹外侧壁以及胸廓的肋间隙等,或围在骨性体腔壁的周围,形成具有弹性和韧度的保护层。当受外力冲击时,肌肉反射性地收缩,起到缓冲打击和震荡的重要作用。

一、骨

骨是以骨组织为主体而构成的一种器官,具有一定的形态和功能,坚韧而富有弹性,有丰富的血管和神经分布,能不断进行新陈代谢,并具有修复、改造和再生能力。经常锻炼可促进骨骼系统的生长和发育,长期不用容易导致骨质疏松。成人共有 206 块骨(图 6-1),根据存在部位不同,可分为颅骨(29 块)、躯干骨(51 块)和四肢骨(126 块)。其中躯干骨又可以分为椎骨、肋骨和胸骨,借助骨连结构成胸廓和脊柱。

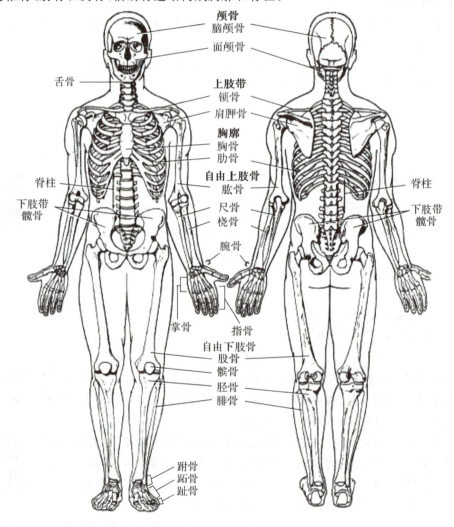

图 6-1　人体骨骼

(一)骨的形态学分类

骨按照形态不同,可分为长骨、短骨、扁骨和不规则骨四类(图 6-2)。

1.长骨

呈长管状,分一体两端。长骨中部细长部分称为体或骨干,体内的腔称骨髓腔,容纳骨髓。骨的两端膨大称为骺,骺表面有光滑的关节面。骨干与骺邻接的部分称干骺端。长骨多分布于四肢,如股骨和肱骨,也分布于手和足,如指骨和趾骨。

2.短骨

一般呈立方形,多成群分布于连接牢固并有一定灵活性的部位。短骨常有多个关节面,如手的腕骨和足的跗骨。

3.扁骨

呈板状,主要构成容纳重要器官的腔壁,起保护作用,如颅盖骨、胸骨、髂骨等。

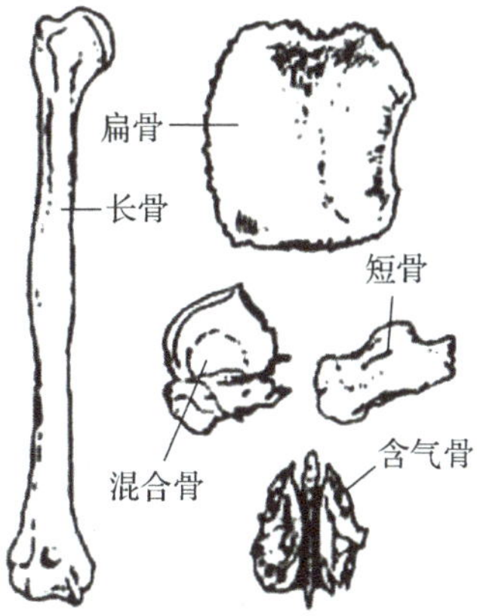

4.不规则骨

形状不规则,功能各异,如椎骨和某些颅骨。在一些不规则骨内具有含气的腔,称含气骨,如上颌骨和额骨等。

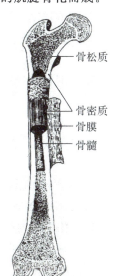

图 6-2　骨的形态

此外,位于某些肌腱内的小骨称为籽骨,其体积一般较小,在运动中起减少摩擦和转变肌牵引方向的作用。髌骨是人体最大的籽骨,位于膝盖前方,由股四头肌的肌腱骨化而成。

(二)骨的构造

骨由骨质、骨膜和骨髓构成,含有丰富的血管和神经。分布于骨的血管和神经,先进入骨膜,然后穿过骨质进入骨髓(图 6-3)。

1.骨质

骨质是构成骨的主要成分,分骨密质和骨松质两种。骨密质致密坚硬,耐压性较大,由紧密排列成层的骨板构成,分布于骨的表面和长骨的骨干。骨松质呈海绵状,由骨小梁交织排列而成,位于骨的内部,质地疏松,轻便又坚固。

长骨的骨骺,外周是骨密质,内部为大量的骨松质;薄层的扁骨由内、外两层骨密质板中间夹着一层骨松质构成。颅盖骨的骨松质又称为板障。

2.骨膜

骨膜是由致密结缔组织构成的一层薄而坚韧的膜,被覆于除关节面以外的骨质表面。衬于骨髓腔内面和骨松质腔隙内的称骨内膜。骨膜含有骨原细胞,丰富的血管、神经和淋巴管,且骨膜的内层和骨内膜均有分化成骨细胞和破骨细胞的能力,以形成新骨质和破坏、改造已生成的骨质,因此骨膜对骨的营养、生长或再生具有非常重要的作用。如骨折时,手术应尽量保护骨膜,以免发生骨的坏死,延迟骨的愈合。老年人骨膜变薄,骨的修复功能减退。骨膜对张力或撕扯的刺激较为敏感,故骨折时常引起剧痛。

图 6-3　骨的构造模式

3.骨髓

骨髓充填于骨髓腔和骨松质的腔隙内,包括红骨髓和黄骨髓。红骨髓含有大量不同发育阶段的红细胞和其他幼稚型的血细胞,具有造血功能。当机体严重缺血时,部分黄骨髓可转变为红骨髓,重新恢复造血能力。胎儿和婴幼儿的骨髓都是红骨髓。在 5 岁以后的长骨骨干中,红骨髓被大量的脂肪组织代替变为黄骨髓,失去造血功能。成人红骨髓主要分布于长骨的两端,扁骨、短骨和不规则骨的骨松质内,如肋骨、胸骨和椎骨等处。这些地方可终生保持红骨髓。临床上常在髂骨和胸骨等处进行骨髓穿刺检查骨髓象,用以诊断某些血液系统的疾病。

（三）骨的化学成分和物理特性

骨坚硬且具有一定弹性,这种物理特性是由它的化学成分决定的。骨的化学成分包括有机质和无机质。有机质由胶原纤维和黏多糖蛋白组成,其中绝大部分(95%)是胶原纤维,它使骨具有韧性和弹性。无机质主要是钙盐,如碱性磷酸钙、碳酸钙等,使骨具有硬度和脆性。人的一生中骨的无机质与有机质的比例会随着年龄的改变而发生变化。成人骨有机质和无机质的比例约为3:7,最为合适,因而骨具有较大的硬度和一定的弹性。年龄愈大,无机质的比例愈高,因此年长者骨的脆性大,易发生骨折;相反,年幼者骨的有机质含量相对较多,韧性较大,不宜骨折,但易变形。

二、骨连结

骨与骨之间借由一定的组织结构相连,称为骨连结。骨连结可分为直接连结和间接连结两种。

（一）直接连结

直接连结是指骨与骨之间借由纤维结缔组织、软骨组织或骨直接相连,其连结之间无间隙,运动范围极小或完全不能活动。根据连结组织不同,可分为纤维连结、软骨连结和骨性连结3种类型。如第一肋骨借助透明软骨连结于胸骨;而相邻椎骨之间借椎间盘相连接;骶骨则由五块骶椎以骨性连接融为一块。

（二）间接连结

间接连结又称关节,为相邻的骨与骨之间借结缔组织构成的囊连接,在相对的骨面之间形成囊腔,内含少量滑液,如肩关节、肘关节、髋关节、膝关节。

关节的基本构造包括关节面、关节囊和关节腔三部分。关节的辅助结构包括韧带、关节盘、关节唇、滑膜皱襞(图6-4)。膝关节内的关节盘是不完整的,由两片半月形的软骨片构成,称为半月板。

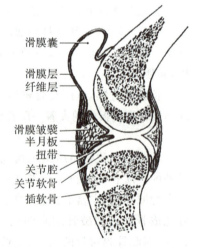

图 6-4　关节的构造模式

1. 关节面

关节面是参与组成关节的各相关骨的接触面。一般是一凸一凹,互相适应。凸的称为关节头,凹的称为关节窝。关节面上覆盖一层关节软骨,多由透明软骨构成,可使粗糙不平的关节面变得光滑,减少关节面的摩擦,起到缓冲震荡和冲击的作用。关节软骨无血管神经分布,由滑液和关节囊滑膜层血管渗透提供营养。

2. 关节囊

关节囊包在关节的周围,封闭关节腔。可分为外层的纤维膜和内层的滑膜层。纤维层由致密结缔组织构成,其厚薄、松紧随关节的部位和运动的情况而不同,此层有丰富的血管、神经和淋巴管分布。滑膜层薄而柔软,内面衬有滑膜上皮,可分泌滑液。滑液是透明的蛋清样液体,略呈碱性,除具有润滑作用外,也是关节软骨、半月板等新陈代谢的重要媒介。

3.关节腔

关节腔是由关节囊滑膜层和关节软骨共同围成的密闭腔隙,腔内有少量滑液,呈负压,对维持关节的灵活与稳固有一定作用。

关节的辅助结构对于增强关节的稳固性和灵活性有重要作用,若损伤可影响关节的运动并引起相关结构的无菌性炎症。

二维码 6-4
关节图片

三、骨骼肌

运动系统的肌肉绝大部分附着于骨,故又名骨骼肌,约占体重的 40%。骨骼肌为随意肌,由于每块肌肉都具有一定的形态、结构和功能,且有丰富的血管、神经和淋巴分布,所以每块肌肉都是一个器官。在躯体神经支配下,骨骼肌通过收缩或舒张进行随意运动。肌肉具有一定的弹性,被拉长后,当拉力解除时可自动恢复到原来的程度。肌肉的弹性可以减缓外力对人体的冲击。肌肉内还有感受本身体位和状态的感受器,不断将冲动传向中枢,反射性地保持肌肉的紧张度,以维持体姿和保障运动时的协调。

(一)骨骼肌的分类

根据所在的部位不同可分为:头肌、颈肌、躯干肌、上肢肌和下肢肌。

根据骨骼肌的外形,大致可分为长肌、短肌、扁肌和轮匝肌 4 种。长肌多见于四肢;短肌多见于手、足和椎间;扁肌多位于躯干,组成体腔的壁;轮匝肌则围绕于眼、口等开口部位。

(二)骨骼肌的构造

骨骼肌由肌腹和肌腱两部分构成。肌腹是肌的主体部分,由骨骼肌(横纹肌)纤维组成的肌束聚集而成,呈红色,柔软且具有收缩能力。肌腱呈索条状或扁带状,由平行的胶原纤维束构成,色白有光泽,但无收缩能力,只起传递力的作用。肌腱附着于骨处,与骨膜牢固地编织在一起。扁肌的肌腹和肌腱均呈膜状,其肌腱称为腱膜。肌腹的表面包以结缔组织性外膜,向两端与肌腱组织融合在一起。

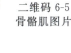

二维码 6-5
骨骼肌图片

(三)骨骼肌的辅助装置

骨骼肌的辅助装置包括筋膜、滑膜囊和腱鞘(图 6-5),具有保持骨骼肌的位置,减少摩擦和保护的作用。

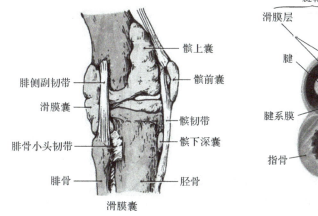

图 6-5 肌的辅助装置

（四）骨骼肌细胞的微细结构

见组织的结构和功能相关章节。

第二节　运动系统常见疾病

一、佝偻病

二维码 6-6
课件

佝偻病是由于儿童（多见于婴幼儿）体内维生素 D 不足使钙、磷代谢紊乱，导致骨基质钙盐沉着障碍，骨组织内类骨组织（未钙化骨基质）过多聚积而引起的一种以骨骼病变为特征的全身慢性营养性疾病。病变若发生在成年时，在骨已停止生长者身上，则称为骨软化症。佝偻病和骨软化症在病因和病变方面基本相同。

（一）病因

佝偻病和骨软化症主要是维生素 D 缺乏导致的。维生素 D 缺乏的主要原因是日光照射不足、维生素 D 摄入不足、维生素 D 吸收不良及活化障碍。其中，最常见的原因是日光照射不足。如北方冬春季寒冷，缺少户外活动，因此佝偻病患病率高于南方。

（二）发病机理

维生素 D 缺乏导致佝偻病和骨软化病的机制是维生素 D 缺乏引起低血钙症，机体为维持血钙水平促使甲状旁腺激素分泌增加，促进骨钙入血，从而导致骨缺钙。与此同时，甲状旁腺激素可抑制肾小管对磷的再吸收，以致尿磷增加，血磷降低，钙磷代谢紊乱，影响骨基质的正常钙化过程，导致未被钙化的骨样组织堆积于干骺端，干骺端增厚，向两侧膨出形成"串珠""手足镯"。骨膜下骨钙化不全，引起骨质疏松和骨软化。当颅骨骨化障碍时，颅骨软化，骨样组织堆积，出现"方颅"。

严重的肝损害时，肝细胞 25-羟化酶合成障碍，维生素 D 羟化不足，引起肝性佝偻病；慢性肾功能不全时，肾小管合成 α-1 羟化酶不足，而使 $1,25$-$(OH)_2D_3$ 减少，钙磷吸收减少，又因肾小球滤过功能下降，磷酸盐潴留，以致血磷偏高，血钙则减少。另外，肾小管分泌 H^+ 和重碳酸盐重吸收障碍，亦使钙排出增加。上述改变促使甲状旁腺激素分泌增加，骨质脱钙，钙盐沉积障碍，而引起肾性佝偻病。

 知识链接

维生素 D 的作用

研究证实 $1,25$-$(OH)_2D_3$ 是维生素 D 的活性代谢物，在肾脏内生成。体内很多组织和细胞中存在 $1,25$-$(OH)_2D_3$ 受体。$1,25$-$(OH)_2D_3$ 进入靶细胞后，穿过胞质进入核内，与核内受体结合，激活靶基因，导致细胞内一系列代谢转变而产生生物学效应，主要表现在对肠、骨、肾等靶器官的作用。对肠道主要是促进小肠腔内钙和磷的主动吸收和转运入血。对骨骼的作用是促进骨质吸收，使旧骨质中的骨盐溶解，钙、磷转运到血内，从而提高血钙和血磷浓度，且可刺激成骨细胞，促进骨样组织成熟和骨盐沉着。对肾脏的作用是促进肾近曲小管对钙、磷的重吸收，提高血钙、血磷浓度。

(三)临床表现

1. 小儿发病早期症状

常表现为烦躁不安、爱哭闹、睡不安、易惊醒、汗多,特别是入睡后头部多汗。由于汗液刺激,常使头部在枕头上摩擦致枕部半圈秃发。病情较严重者,肌张力降低、关节松懈、腹部膨大,生长发育也受影响。

2. 骨骼的改变

骨骼的改变是佝偻病的主要表现。头部早期仅表现为颅骨软化,7~8个月后出现囟门闭合延迟或闭合不完全,头形较大,形成方形颅。胸部可见肋串珠、鸡胸或漏斗胸。腕部和踝部骨骼粗大,形成手镯、脚镯样变化。另外,由于骨质软化,在重力作用下长骨骨干可变弯曲,以胫骨和股骨最易变形,形成膝外翻 X 形腿或膝内翻 O 形腿,常以 O 形腿多见。

3. 骨软化症

常见的症状是骨痛、肌无力和骨压痛。早期症状可不明显,常见背部和腰腿疼痛,活动时加剧,肌无力是维生素 D 缺乏的一个重要表现。

(四)治疗

佝偻病是缺乏维生素 D 所致,故应给予维生素 D 治疗。重者只要注射 1~2 次即可,具体的剂量应由医师决定。轻者可口服维生素 D。在注射维生素 D 时,可口服葡萄糖酸钙。每日用维生素 D 治疗量较大者,不宜用鱼肝油(鱼肝油中的维生素 A 与维生素 D 大量使用,易发生维生素 A 中毒),而应用单纯维生素 D 制剂进行治疗。

除药物治疗外,每天到户外活动,合理摄入营养,补充足够的蛋白质及富含维生素 D 的食物也很重要。另外,应保持衣服宽松,不要让小儿过早、过久地坐与立,但可训练其俯卧、抬头、展胸与爬行等动作。

(五)预防

佝偻病的预防关键是抓早、抓小。孕妇及哺乳期母亲多晒太阳,多吃含维生素 D 的食物。从孕妇怀孕的中期,即应开始服用维生素 D,小儿满月后,即开始户外活动,从每日 15min,逐渐增加至 2h 以上;提倡母乳喂养,合理添加辅食。自小儿生后半月至 2 岁,每日口服维生素 D 400~800U。早产、双胞胎、低体重儿、生长发育过快、慢性腹泻或患肝胆疾病的小儿,可在冬春季节肌内注射维生素 D 30 万 U。

需要注意的是,维生素 D 的耐受量和中毒量个体间差异很大。因此,不要常规地、过量地给孩子服用鱼肝油和钙片,以防中毒。

二维码 6-7
案例导入
6-1分析

二、类风湿性关节炎

🌸 【案例导入 6-2】

患者,女,45 岁,自述早晨起床后扣纽扣非常困难,手指像黏了胶水一样不灵活。查体发现双手手指已经变形,如同"天鹅颈"样。

请分析:

(1)初步诊断该患者是何种疾病?

(2)该病应该如何进行治疗?

二维码 6-8
课件

类风湿性关节炎(RA)简称类风湿,是一种以关节慢性炎症性病变为主要表现的自身免疫性疾病。累及的关节主要有手、腕、足等小关节,是呈反复发作的、对称性的、多发性小关节炎。其基本病变主要是关节滑膜炎、类风湿血管炎、类风湿结节。随着病变的发展,除关节外,血管、肺、心脏、神经系统、血液系统也可受累。病变晚期关节可出现不同程度的僵硬和畸形,并伴有骨和骨骼肌萎缩,是一种致残率较高的疾病。

类风湿几乎可出现于所有种族中。随年龄增长,发病率逐渐增高,35 岁以下成年人发病率约 0.3%,而 65 岁以上者发病率超过 10%。我国初步调查结果显示,类风湿患病率为0.32%~0.36%,其中以女性好发,女性与男性患病比例大约是 3∶1。

(一)病因

类风湿的病因至今尚未明确。目前多数学者认为本病是由多种因素(遗传因素、感染因素、雌激素)诱发的机体的自身免疫反应。

(二)发病机理

类风湿的发病机理至今尚未完全研究透彻,有多种假说。以自身免疫学说为例,该学说认为,原有感染原,如细菌、病毒、支原体等侵入关节腔,以病原体作为抗原,刺激滑膜或局部,引起淋巴结中的浆细胞产生特异性免疫球蛋白 G 抗体。抗原-抗体复合物形成后,抗体即转变为异体,再刺激浆细胞就会产生新的抗体,这就是类风湿因子。类风湿因子和免疫球蛋白结合形成免疫复合物,这种物质能激活体内的补体系统,释放出炎症介质,如组胺,引起关节滑膜和关节腔内的炎症,从而引发中性粒细胞、巨噬细胞和滑膜细胞的吞噬作用。这些吞噬免疫复合物的细胞称为类风湿细胞。为了消除这种免疫复合物,类风湿细胞自我破裂,释放出大量的酶,这些酶叫作溶酶体酶。其中就包括多种酸性水解酶,它们专门破坏滑膜、关节囊、软骨和软骨下骨的基质,造成关节的局部破坏。

一般来说,受凉、潮湿、劳累、精神创伤、营养不良、外伤等,常为本病的诱发因素。流行病学研究显示,100 例类风湿性关节炎患者中,以寒冷(42%)和潮湿(27%)而诱发者占绝大多数。感染(10%)、外伤(8%)及无明显诱因可查者(13%)占少数。

(三)临床表现

类风湿性关节炎患者大多数以隐匿方式起病,在数周或数月内逐渐出现指间关节、掌指关节或腕关节等四肢小关节肿痛、僵硬。开始比较轻微,病情交替缓解与复发,呈渐进性加重。本病发病时常伴有精神乏力、食欲减退、发热、贫血、体重减轻等全身症状。除关节表现外,还可见肺、心、神经系统等受累的表现。

1. 关节炎的临床表现

(1)关节肿胀或疼痛　绝大多数患者以关节肿胀开始发病。肿胀是关节腔内渗出液增多及关节周围软组织炎症改变所致,表现为关节周围均匀性肿大、手指近端指关节的梭形肿胀,是类风湿患者的典型症状之一。关节疼痛的轻重常与其肿胀的程度相一致,特点是活动后减轻。肿胀或疼痛多在休息后或刚开始活动时加重,如久坐后站立起步和行走时会有困难。关节晨僵和肿痛严重的患者可部分或全部丧失自理能力。关节痛可在早晨、夜里和阴雨天、寒冷、受冻尤其是感冒时加重。

(2)晨僵现象与关节僵硬　几乎所有类风湿患者都有这种表现,是重要的诊断依据之一。其特点是早晨或睡醒后出现关节僵硬,活动不灵活,严重时可有全身僵硬感,起床后经活动或保暖,症状缓解或消失。晨僵现象表明类风湿性关节炎处于活动期,晨僵持续时间的长短与病变严重程度是一致的。晨僵常伴有肢端或指(趾)发冷和麻木感。

(3)受累关节　类风湿病可累及人体全身滑液关节的任何一个,包括构成关节的滑膜、软骨、骨及肌腱、韧带、滑囊、肌膜。常见受累发病的关节是指(趾)、踝、腕、肘、膝。据统计,约有30%患者首起发病的是指关节(指间关节、掌指关节);26%患者首起发病的是足关节;10%患者首起发病的是腕关节。类风湿性关节炎起病时多累及1~3个关节,随病情发展受累关节数目可达4~10个。

(4)关节炎转移　即关节炎从一个关节发展到另一个关节,关节炎转移有以下三个特点:①游走性:早期关节疼痛(无肿胀)的游走性比较明显,游走间隔期比较短,多数在1~3d,很少超过1周。一旦关节出现肿胀后,肿胀在这个关节上持续的时间较长,首先发病后的第一个关节肿胀大多持续3个月至1年,这是区别其他关节炎的重要特征。此后,关节肿痛常表现为一个关节肿痛尚未消失,另一个或几个关节又开始发生肿痛。②对称性:关节炎的游走经常是对称性的,除早期游走性疼痛之外,关节痛很少是非对称的。③相互制约现象:第一个关节肿胀转移到另一个关节之后,该关节的肿痛多在1~3d内减轻,数周至数月后可全消退,而新发病的关节肿痛渐趋严重。

(5)关节摩擦音　类风湿炎症期,运动关节检查时常可感到细小的捻发音或有握雪感,以肘、膝关节为典型。部分关节炎症消退后,活动关节可以听到或触到嘎嗒声响,以指关节、膝关节和髋关节最为明显,可能是类风湿伴有骨质增生所致。

(6)关节功能与活动受限　在早期,关节发生肿胀时,多数患者因剧痛不敢活动,关节功能受到限制。一般而言,关节活动受限的程度与炎症程度相一致。晚期关节活动受限主要由关节强直和各种畸形所致。常见的畸形有"类风湿手",表现为鹅颈畸形、扣眼畸形、鳍形手和"类风湿足"等。关节强直和畸形的程度与是否得到及时正确的医疗指导、是否注意功能锻炼、病情进展的快慢等因素有关。关节功能严重障碍时,患者部分或全部丧失生活自理的能力或卧床不起,甚至连翻身、吃饭都有困难。

2. 关节外病变

(1)类风湿皮下结节　多见于类风湿高度活动、血沉持续增快和类风湿因子阳性时,是确定类风湿与判断病变活动的标准之一。类风湿皮下结节的发病率为5%~25%,其大小为0.2~3cm,犹如扁豆、花生米、胡桃,呈圆形或卵圆形,通常如骨样坚硬,无痛,可活动。其数目一至数十个不等,多见于关节周围,尤其是肘关节鹰嘴处、腕关节、指关节伸侧等,全身的结缔组织中均可出现。

(2)关节附近肌肉萎缩及肌无力　关节附近的肌肉萎缩和肌无力出现的速度较快,部分患者可于10~12d发生,数周后多半表现明显,并以伸肌萎缩为著。肌萎缩常伴有疼痛、灼热感、僵硬、无力、知觉过敏或减退、肌肉紧张或压痛。肌无力常表现为握力减退,双下肢行走不能持久、发软或有突然跪倒现象。因此,临床上将双手握力和步行时间作为治疗效果的指标。在肌萎缩的基础上,会发生肌硬化和挛缩。肌萎缩、挛缩和关节脱位,致使指、趾或四肢关节向外侧偏位。

(3)骨受累　类风湿患者可发生股骨头和其他部位的骨无菌(缺血)性坏死,严重时可导致残废。类风湿严重的骨质疏松,常可引起骨痛、关节活动受限、自发性骨折等。

(4)肺部受累表现　类风湿累及肺部时,可致慢性间质性肺炎、类风湿胸膜炎等。

(5)心脏受累表现　类风湿可伴发心包炎、心肌炎、心内膜炎和心瓣膜炎。

(6)神经系统受累表现　类风湿神经系统受到损害的临床表现多样。除周围神经受压的症状外,还可诱发外周神经病、脊髓病、继发于血管炎的缺血性神经病等。

(四)治疗

由于病因和发病机理尚不明确,目前尚无根治和预防本病的有效措施。目前多采取综合治疗的方案,主要目的是减轻疼痛,控制病情进展,阻止发生不可逆的骨改变,尽可能保护关节和肌肉的功能,减少并发症,改善和提高患者的生活质量。

1.一般措施

(1)普及类风湿疾病知识　对类风湿患者及其家属进行有关疾病普及知识的教育,这是患者坚持治疗的首要条件。通过家庭关怀和社会支持,鼓励患者建立坚强的与疾病做斗争的信心是治疗成功的重要因素。运动能促进睡眠,缓解疼痛,让患者保持积极的生活态度,但应把握休息与锻炼之间的平衡,当病情处于活动期时,宜多休息;反之则多运动。锻炼计划应根据患者的自身身体条件、活动能力和病情变化的需要来制订并执行。

(2)合理的营养　不饱和长链脂肪酸(鱼油、夜樱草油等),以及某些微量元素(硒等)都可以缓解类风湿性关节炎患者的症状,减少疼痛和关节肿胀,减少晨僵的时间,增强握力,延缓疲劳,但是并不能改变病程。

(3)理疗　能使疼痛减轻,加速炎症消退,但不能控制病情。

2.药物治疗

目前主要的药物治疗包括非甾体类抗炎药(如双氯芬酸、萘丁美酮、美洛昔康等)、抗风湿病药(如甲氨蝶呤、柳氮磺吡啶、环孢素等)、糖皮质激素、免疫抑制剂(如硫唑嘌呤、环磷酰胺等)。

3.矫形外科治疗

通过滑膜切除术去掉慢性血管翳有较好的疗效,但其未阻断类风湿的基本病理过程,所以术后滑膜常再生。对晚期病例可行关节成形术或人工关节置换术以减轻疼痛,矫正畸形,改进关节功能和提高患者生活质量。

二维码 6-9
案例导入
6-2 分析

4.中医治疗

结合中医药辨证施治,可以达到取长补短、相得益彰的效果。

三、骨质疏松症

二维码 6-10
课件

骨质疏松症(OP)是一种全身性的代谢性骨骼疾病,其特点是骨量减少、骨组织微结构被破坏,导致骨强度下降,骨脆性增加,从而出现腰痛、四肢疼痛等症状,且容易发生骨折。

骨量减少是指骨的无机质和有机质成等比例减少,而骨小梁的结构及骨基质的钙化均正常,这与骨软化症有本质的区别,因此,也称之为骨质缺乏症。骨组织微结构破坏,表现为骨小梁吸收、变细、断裂,数量减少;在骨皮质表现为骨板变薄、多孔,而类骨质带宽度正常。骨强度下降、骨脆性增加和骨折危险性增加是骨组织的质和量异常的必然结果。

骨质疏松症的发病率随人口老龄化呈逐年增加趋势。据调查,在北京、上海,60 岁以上人群中超过 50％患有骨质疏松症,而其中女性约占 80％。

(一)病因和发病机理

骨质疏松是各种原因引起的骨形成减少或骨吸收增强或两者兼而有之所致。人的骨量的增加在35岁左右达到极点,以后则吸收多于形成,呈所谓负平衡。原发性骨质疏松的病因尚未完全明了,可能是多种病因综合所致。目前认为激素水平、细胞因子、营养状况、生活习惯、遗传基因、药物和疾病、峰值骨量、运动和制动等因素与骨质疏松症的发生均有关联,或尚有未知的致病因素。

1.骨合成减少

性激素都具有蛋白合成作用。正常情况下,性激素对骨合成和肾上腺皮质酮对骨的抗合成作用处于动态平衡。老年女性性激素减少80%,但肾上腺皮质酮只减少10%,所以骨合成减少,分解作用增多,日久则产生骨质疏松。另外,雌激素多有拮抗甲状旁腺激素的骨吸收作用,雌激素降低,骨组织对甲状旁腺激素敏感,使更多的钙从骨组织中释放出来,加重了骨的吸收。

2.钙代谢失调

正常人每日食入的钙有1/3被吸收,2/3从粪便中排出,如蛋白质供应正常,每日维持正常活动,一般不致缺钙。肾上腺皮质酮的增加除影响骨合成外,还影响肠中钙的吸收,使粪便中钙排出增多,肾小管对钙的吸收减少,排出增多,造成钙产生负平衡。若从食物中摄入钙含量减少,则钙负平衡更加严重。老年性骨质疏松多与钙、磷摄入减少有关。

3.失用性结果

因骨质骨病需长期固定患肢的患者可发生骨质疏松。因患病长期卧床亦可引起骨质疏松。一般认为这是肌肉活动减少,骨缺少肌肉刺激,骨母细胞活动减少而引起的。

✿ 知识链接

关于钙

骨骼不断地在更新,旧骨被吸收时,钙和磷被释放至血液;新骨重建时,血中的钙、磷沉着于新建的骨样组织。因此,骨骼也是钙库,有储存钙和调节血钙水平的作用。钙是防治骨质疏松症最重要的营养成分。研究发现早期钙的摄入量是否充足可明显影响青春末期的峰值骨量,足量摄入能减缓年龄相关的骨丢失,从而进一步降低成年后骨质疏松症和骨折的发病率。

(二)临床表现

1.以疼痛最为常见

多表现为腰背酸疼,其次为肩背、颈部或腕踝部,可因坐位、立位、卧位或翻身而疼痛,时好时坏。

2.骨骼变形

脊柱骨变形,弯腰、驼背、身材变矮。

3.骨折

骨折是骨质疏松症的常见并发症,全身性骨质疏松可导致脊柱塌陷,椎骨凹陷,常易发生压迫性骨折及疼痛。长骨的轻微外伤即可引起骨折,常见于股骨颈部,其次为腕及肱骨上端。

(三)诊断

早期主要依靠双能 X 线骨密度测量仪检测骨密度。骨密度是指单位面积(或体积)内的矿物质含量。中晚期可依靠 X 线片诊断。

(四)治疗

本症病因不十分明确,尚无理想的治疗方法。

对停经和老年性骨质疏松,治疗方法主要是对症。目前,临床常用于预防和治疗骨质疏松症的药物主要有两类,一类是抑制骨吸收的药物,包括降钙素(缓解骨痛最强)、双膦酸盐、选择性雌激素受体调节剂(SERM,如雷洛昔芬)等;另一类是骨形成促进剂,主要指重组人甲状旁腺激素(rh-PTH)和氟制剂。另外,还有解耦联剂之称的锶盐以及作为基础用药的钙剂和维生素 D 等。

(五)预防

尚无安全、有效的方法使已疏松的骨组织恢复正常。因此,预防骨质疏松症至关重要,预防可减少绝经后和伴随老龄引起的骨量丢失。

二维码 6-11
骨质疏松症
是怎么
一回事

锻炼可使骨量增加,因此绝经期妇女每周坚持 3h 运动(走步、慢跑和站立的锻炼)可使机体钙量增加,骨骼负重和肌肉锻炼可获理想效果,同时需摄入足够的钙量。各种钙制剂的可利用度是不同的,如碳酸钙为 40%、氯化钙为 27%、乳酸钙为 13%、葡萄糖酸钙为 9%,一般钙剂在餐后口服,吸收较好。牛奶中的钙易被吸收,225ml 牛奶中含钙量约 300mg,豆制品中含钙也较多。绝经后妇女每日需钙量为 1000~1500mg。对绝经期妇女可早期应用雌激素和孕激素来预防或减慢骨量丢失。预防跌跤对于防止骨质疏松性骨折、改善预后具有重要的意义。老年人跌跤易发生在饭后站立或夜间起床时,应减少或消除家中地面的障碍物,家属在日常生活中应注意。

 知识链接

现代化影像学技术

(一)计算机体层摄影

计算机体层摄影(computed tomography,CT)是将电脑和 X 线发生系统相结合以获得人体横断面图像,并可将横断面数据重建为矢状面及冠状面图像的方法。CT 可使密度差别小的软骨、肌肉、韧带和其他软组织成像,从而扩大了检查范围,提高了诊断质量。

CT 可用于骨骼损伤的诊断,其显示率明显高于一般 X 线平片,尤其是对于深在部位的损伤,如髋关节、骨盆、脊柱的骨折脱位,可判断骨折破坏程度、移位状态,乃至微小的无移位的裂纹骨折,优于一般 X 线平片。

对骨折愈合的判断,借助 CT 有时能获得 X 线平片所无法得到的信息。

(二)螺旋 CT

螺旋 CT(spiral computed tomography,SCT)是通过装置在扫描架内的高压发生器,采用滑环技术进行连续扫描。与普通 CT 相比,SCT 具有的优点是:

(1)扫描速度更快:24~40s 即可完成全部扫描。

（2）CT只能是横断扫描,在各层之间是间断的,有一定的信息遗漏。而SCT为连续扫描,对复杂的骨折更能显示其细节。可检查出CT所遗漏的水平或接近水平的骨折以及小区域的损伤。

（3）SCT可立位、多角度呈现骨骼与其相邻结构的解剖关系,有利于判断病变范围和程度。

（三）磁场共振成像

磁共振成像(magnetic resonance imaging,MRI)的物理原理完全不同于其他影像成像原理。它使用非电离辐射,对人体无害。此种方法可提供在分子水平变化的信息。核素扫描能提供有关生理变化的信息;CT则能提供解剖方面的信息;而MRI则能同时了解这两方面的变化。MBI可用来了解软组织的病理变化,对比明显,层次分明。

MRI在涉及骨关节损伤的诊断方面主要有:

（1）肩袖损伤。

（2）膝关节半月板及韧带损伤。

（3）脊柱骨折脱位合并神经症状者,可观察骨折移位对脊髓和神经的影响。

（4）关节软骨损伤及退变。

（5）骨缺血坏死,早期骨髓脂肪细胞坏死(由于骨结构仍完整,平片及CT均不能显示)。

（6）髌板损伤。

（四）核素扫描

核素扫描(emission computed tomography,ECT)是将能被骨质浓聚的放射性核素或标记化合物引入体内,再通过γ照相或扫描图上显像,以显示骨骼的形态、血运或代谢情况。由于近年CT、MRI等影像学技术的发展,在具备该项条件的医院,应用核素扫描的机会已逐渐减少。

（五）X线平片

X线平片适用于骨干骨折的检查,也适用于一般脱位的检查。优点是骨皮质、骨小梁细节清楚。缺点是早期诊断骨缺血坏死困难。

本章小结

1.运动系统的组成包括骨、骨连结和骨骼肌。

2.运动系统的功能:运动、支持、保护等功能。

3.骨按照形态不同可分为长骨、短骨、扁骨、不规则骨。

4.骨的构造:骨质(骨松质、骨密质)、骨膜、骨髓(红骨髓、黄骨髓)。

5.骨连结包括直接连结和间接连结两种,间接连结又称关节。

6.关节的基本构造:关节面、关节囊、关节腔。

7.骨骼肌根据外形不同,大致可分为长肌、短肌、扁肌和轮匝肌。

8.肌的辅助装置包括筋膜、滑膜囊和腱鞘等。

9.佝偻病的临床表现:小儿发病早期症状、骨骼的改变、骨软化症。

10.佝偻病治疗原则:补充维生素D并辅以钙剂,多参加户外活动,合理摄入营养。

11.类风湿性关节炎是一种以关节慢性炎症性病变为主要表现的自身免疫性疾病。累及的关节主要是手、腕、足等小关节,是呈反复发作的、对称性的、多发性小关节炎。

12.骨质疏松典型的临床表现是疼痛、骨骼变形和骨折。

13.运动系统常用的辅助检查有:CT、MRI、SCT、ECT、X 线平片等。

思考题

1.简述骨的化学组成和物理特性。

2.简述关节的基本结构及功能。

3.简述运动系统的基本组成及功能。

4.简述类风湿性关节炎的关节病变特点及其治疗原则。

5.什么是佝偻病?常见病因有哪些?治疗关键是什么?

6.何谓骨质疏松?预防措施有哪些?

二维码 6-12
测一测

（姚晓敏　刘玉新　李宏伟）

第七章　神经系统及其常见疾病

第一节　神经系统结构概述

【案例导入 7-1】

患者，男性，72 岁，于 5h 前与人争执时突发左侧肢体无力，摔倒在地，伴尿失禁，无肢体抽搐。既往无高血压病、心脏病及糖尿病史。T 36.5℃，P 106 次/min，R 20 次/min，BP 170/96mmHg。心肺无异常发现。肝脾无肿大。神经系统检查：神志清楚，失语，双眼球向右凝视，左侧上下肢肌力 0 级，右侧肢体肌力及肌张力正常，左巴宾斯基（Babinski）征阳性，辅助检查：血常规、肝功能、肾功能正常，头颅 CT 示右侧顶枕部有 30mm×24mm×5mm 不规则高密度影。

二维码 7-1
课件

请分析：

（1）该患者的初步诊断为何？

（2）进一步应该如何治疗？

人类之所以能够在语言、思维意识等方面远超其他动物，是因为在长期进化过程中，神经系统得到了不断完善和发展。根据结构特点，神经系统分为中枢神经系统和外周神经系统。神经系统能协调人体各系统的细胞、组织和器官进行不同的活动。通过神经反射使机体对不断变化的内、外环境产生各种适应性的反应，从而维持机体内环境的稳定与平衡及自身的生存和发展，保证生命活动的正常进行。人类大脑皮质高度发达，具有语言、文字、学习、记忆、思维等高级活动，因而人类不仅能适应环境的变化，而且具有主动改造环境的能力。

一、中枢神经系统

中枢神经系统包括位于颅腔内的脑和位于椎管内的脊髓（图 7-1）。

（一）脑

脑位于颅腔内，是中枢神经系统的头端膨大部分，脑由上到下可分为脑干、小脑、间脑和端脑（图 7-2），平均重量为1400g，由大约120亿个神经元和500亿个胶质细胞组成。

脑干由中脑、脑桥和延髓三部分组成，脑干通过延髓向下经枕骨大孔连接脊髓。脑干又称为"生命中枢"，是因为脑干中有调节呼吸运动、心脏活动、血管舒缩和呕吐的中枢。如果脑干受到严重的损伤，将直接威胁生命。

小脑的主要功能是协助大脑调节全身骨骼肌的运动，小脑受损患者常出现步态不稳等运动不协调现象。

间脑功能比脑干复杂，负责感觉和内脏运动，是调节内脏运动和内分泌活动的皮层下高级中枢，还有调节体温、摄食和水盐代谢的功能，并参与情绪反应。

端脑包括左、右大脑半球。每个半球表层为灰质所覆盖的区域叫大脑皮质。大脑皮质不仅是人类各种功能活动的高级中枢，也是人类思维和意识活动的物质基础。大脑皮层按功能不同可以分为若干区，分别负责躯体运动、体表感觉、视听觉和语言中枢（图 7-3,7-4,7-5）。大脑的内腔称为腔室，内含脑脊髓液。

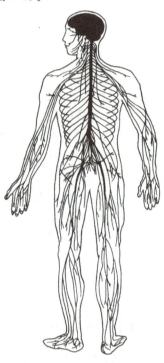

图 7-1 脑和脊髓（神经系统）

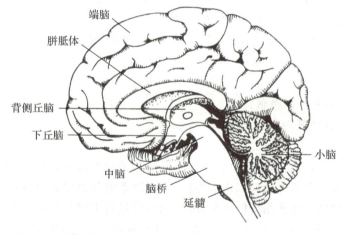

图 7-2 脑正中矢状切面

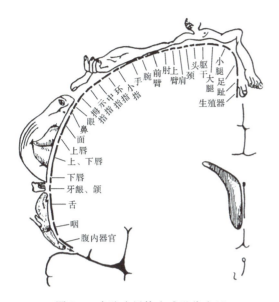

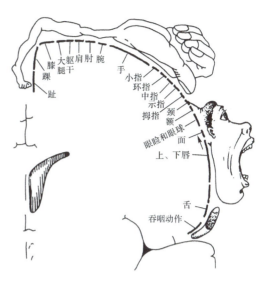

图 7-3　大脑皮层体表感觉代表区

图 7-4　大脑皮层躯体运动代表区

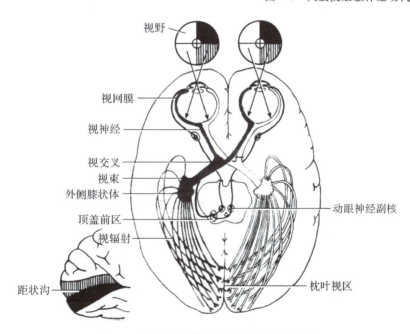

图 7-5　视网膜各部分投射到大脑皮层枕叶

 知识链接

灰质和白质

二维码 7-2
脑部图片

　　灰质由神经元胞体及其树突和神经胶质细胞组成,大脑皮质和小脑皮质由灰质形成。白质由髓鞘轴突聚集而成,形成中枢神经系统(CNS)传导束或神经纤维束。在白质深部、灰质以神经细胞群的形式存在时称为神经核。在脊髓,灰质为白质所包围。

（二）脊髓

脊髓位于椎管内，呈前后扁的圆柱体，上端在平齐枕骨大孔处与延髓相续，下端终于第1腰椎下缘水平。新鲜标本的脊髓横断面上，呈灰色的部分为灰质，是神经元胞体和树突集聚的部位；神经纤维聚集的部位呈白色，称为白质。脊髓划分为 31 个节段，即颈髓 8 节（C1～C8），胸髓 12 节（T1～T12），腰髓 5 节（L1～L5），骶髓 5 节（S1～S5），尾髓 1 节（Co1）。脊髓的功能主要有两方面，即上、下行传导功能和反射功能。

二、周围神经系统

（一）概述

周围神经系统联络中枢神经和其他各系统器官，包括与脑相连的脑神经和与脊髓相连的脊神经。

周围神经系统又可根据其分布部位不同分为躯体神经和内脏神经。躯体神经分布于体表和骨骼肌。内脏神经分布于内脏、心血管和腺体。

周围神经的主要成分是神经纤维。将来自外界或体内的各种刺激转变为神经信号向中枢内传递的神经纤维称为传入神经纤维，由这类纤维所构成的神经叫传入神经或感觉神经。向周围的靶组织传递中枢冲动的神经纤维称为传出神经纤维，由这类纤维所构成的神经叫传出神经或运动神经。

（二）脊神经分布与组成

脊神经共 31 对，其中有颈神经 8 对，胸神经 12 对，腰神经 5 对，骶神经 5 对，尾神经 1 对。脊神经（图 7-6）由脊髓相连的前根和后根在椎间孔合并而成，前根属运动性，后根属感觉性，全部脊神经属于混合神经。脊神经主要负责躯体、四肢及内脏的感觉及运动功能。

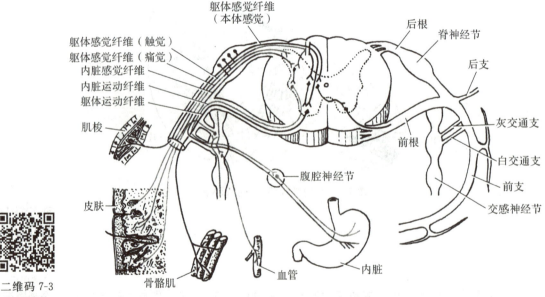

图 7-6　脊神经的纤维成分与分布

二维码 7-3
脊髓图片

（三）脑神经

脑神经与脑相连，共 12 对（图 7-7）。其名称为：Ⅰ嗅神经、Ⅱ视神经、Ⅲ动眼神经、Ⅳ滑

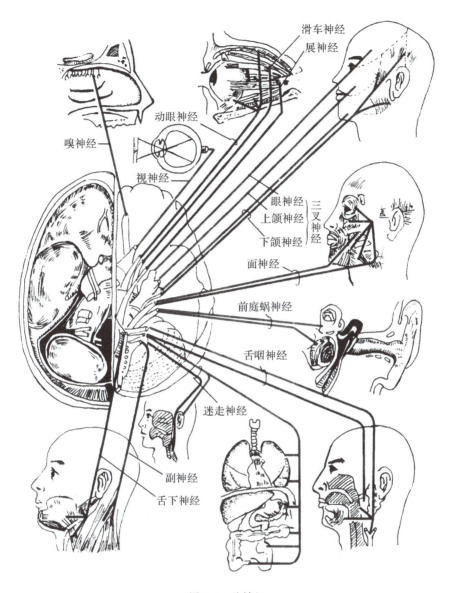

图 7-7 脑神经

车神经、Ⅴ三叉神经、Ⅵ展神经、Ⅶ面神经、Ⅷ前庭蜗神经、Ⅸ舌咽神经、Ⅹ迷走神经、Ⅺ副神经及Ⅻ舌下神经。其中Ⅰ、Ⅱ、Ⅷ为感觉性神经,Ⅲ、Ⅳ、Ⅵ、Ⅺ、Ⅻ主要为运动性神经,Ⅴ、Ⅶ、Ⅸ、Ⅹ为混合性神经。脑神经主要分布于头颈部,负责嗅觉、视觉、听力和面部表情等。

(四)内脏神经系

分布于内脏、心血管及腺体等处并将来自这些结构的感觉冲动传至中枢的纤维称为内脏感觉纤维。而支配平滑肌、心肌运动以及调控腺体分泌的神经纤维叫作内脏运动纤维,由它们所组成的神经叫内脏运动神经。由于内脏活动与机体的营养、呼吸、排泄、生长和代谢有关系,这些功能植物也有,且这些功能不直接受意识支配,所以内脏运动神经又称自主神经或植物神经。

二维码 7-4
脑神经图片

1.内脏感觉性(传入)神经

由于内脏中的温度觉和触压觉感受器较少,无本体感受器,但有痛觉感受器,以及内脏感觉神经阈值较高及传入途径比较分散,所以,内脏感觉的主要表现是痛觉。

(1)内脏痛　引起内脏痛的有效刺激是脏器的突然扩张、机械性牵拉、缺血、内脏平滑肌痉挛以及在病理损伤时释放的化学物质。内脏痛是临床上常见的症状。与躯体神经相比,内脏痛的特点有:①定位不准确,这是内脏痛最主要的特点;②发生缓慢,持续时间较长;③对扩张性刺激或牵拉性刺激十分敏感,而对切割、烧灼等刺激不敏感(如胃、肠、胆囊等中空内脏器官);④常伴有明显的情绪活动和一些自主神经反应,如恶心、呕吐和心血管及呼吸活动的改变;⑤可发生牵涉痛。

(2)牵涉痛　某些内脏疾病引起体表区域感觉疼痛或痛觉过敏的现象,称为牵涉痛。例如,胆囊疾病疼痛发作时,患者可感觉右肩胛部疼痛;心脏病变(心绞痛、心肌梗死)时,常在左臂内侧产生疼痛,有时也可牵涉左臂或颈部,或有时以腹痛的形式出现;阑尾炎早期,常感觉脐周或上腹部疼痛;肾结石时可引起腹股沟区的疼痛等。患有胃溃疡或胰腺炎时,会出现左上腹和肩胛间的疼痛。

2.内脏运动性(传出)神经

内脏运动神经即植物性神经,也叫自主神经。它与躯体运动性神经的区别见表7-1。

表7-1　内脏神经与躯体神经的区别

区别点	躯体运动神经	内脏运动神经
支配器官不同	支配骨骼肌,一般受意志的控制	支配平滑肌、心肌和腺体,一定程度上不受意志的控制
与中枢联系	自低级中枢至效应器,只有1个神经元	从低级中枢至效应器需要2个神经元。第1个神经元(节前神经元)的胞体位于脑干和脊髓内;第2个神经元(节后神经元)的胞体位于内脏神经节内
纤维成分不同及粗细不同	1种纤维成分。一般较粗,为有髓神经纤维	有交感神经和副交感神经2种纤维成分,纤细,为薄髓和无髓神经纤维

 知识链接

二维码7-5
内脏神经
图片

交感和副交感神经系统的功能

除少数器官外,一般组织器官都接受交感和副交感的双重支配。在具有双重支配的器官中,交感和副交感神经的作用往往具有拮抗性(表7-2)。交感神经系统的活动一般比较广泛,交感神经兴奋使机体处于一种紧张、恐惧、愤怒的状态以及紧张性的身体活动中,常以整个系统参与反应。其主要作用在于促使运动机体能适应环境的急剧变化;副交感神经系统的活动,不如交感神经系统活动那样广泛,是比较局限的。其整个系统的活动主要在于保护机体、休整恢复、促进消化、积蓄能量以及加强排泄和生殖功能等方面。

表 7-2　交感神经和副交感神经功能

分布	交感神经兴奋(肾上腺素能或胆碱能)	副交感神经兴奋(胆碱能)
心脏	心率加快,心肌收缩力加强	心率减慢,心房收缩力减弱
血管	腹腔内脏、皮肤及唾液腺与外生殖器官的血管均收缩,骨骼肌血管可收缩(肾上腺素能)或舒张(胆碱能)	部分血管(如软脑膜动脉与分布于外生殖器的血管等)舒张
皮肤	竖毛肌收缩,汗腺分泌(胆碱能)	
支气管	舒张	收缩,呼吸道黏膜腺分泌
胃肠道	抑制胃肠运动,抑制腺体和胰腺分泌	促进胃肠运动,促进腺体和胰腺分泌
胆囊和胆管	抑制	兴奋
肛门括约肌	收缩	松弛
尿道膀胱	肌张力增加	收缩
睫状肌	松弛(视远物)	收缩(视近物)
虹膜	瞳孔扩张	瞳孔收缩
代谢	促进糖原分解,促进肾上腺髓质分泌	促进胰岛素分泌

(五)躯体神经

躯体神经系统又称动物神经系统,和自主神经系统共同组成脊椎动物的外周神经系统。这部分的神经可以用意识加以控制,又被称为随意神经系统。在外周神经系统和中枢神经系统中都有躯体神经系统的成分,以控制躯体的随意活动,适应外界环境。躯体神经系统中的感觉神经纤维可将身体各部分的感觉器官所搜集到的视觉、嗅觉、味觉、触觉等资讯传送到大脑或脊髓。而运动神经纤维则负责将中枢神经系统所下达的命令传到骨骼肌以产生所需的运动。

二维码 7-6
躯体神经
图片

三、脑的血管

(一)脑的动脉

脑的动脉来源于颈内动脉和椎动脉,左、右椎动脉入颅后合成 1 条基底动脉。以顶枕裂为界,大脑半球的前 2/3 和部分间脑由颈内动脉供应,大脑半球后 1/3 及部分间脑、脑干和小脑由椎动脉供应。基底动脉在脑底部吻合形成大脑动脉环(Willis 环),对维持脑血流的平衡有一定意义。故可将脑的动脉归纳为颈内动脉系和椎-基底动脉系。

二维码 7-7
脑血管疾病
概述

其中颈内动脉起自颈总动脉,大脑中的动脉是颈内动脉的直接延续,给大脑半球上外侧面的大部分和岛叶(顶枕裂以前)供给营养,其中包括躯体运动、躯体感觉和语言中枢。故该动脉若发生阻塞,或在动脉硬化和高血压时破裂,将产生严重功能障碍。

(二)脑的静脉

脑的静脉不与动脉伴行,可分为浅、深两组,两组之间互相吻合。浅静脉收集皮质及皮质下髓质的静脉血,并直接注入邻近的静脉窦。深静脉收集大脑深部的髓质、基底核、间脑、脑室脉络丛等处的静脉血,最后汇成一条大脑大静脉注入颈内静脉。

二维码 7-8
脑血管图片

四、脑屏障

神经细胞功能活动的正常进行,要求其周围的微环境保持一定稳定性。与此相适应,在结构上表现为血液和脑脊液中的物质在进入脑组织时要受到一定的限制(或选择),这就是脑屏障,脑屏障由血-脑屏障(图 7-8),血-脑脊液屏障,脑脊液-脑屏障 3 部分组成。

二维码 7-9
脑血管疾病
的危险因素

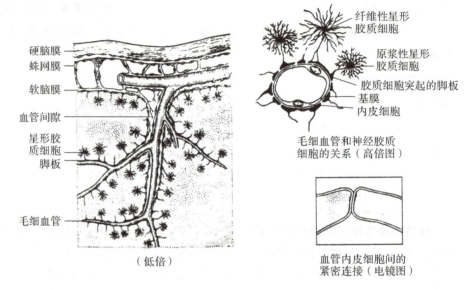

图 7-8　血-脑屏障的结构和位置关系

🌸　**知识链接**

脑脊液

脑和脊髓浸泡在脑脊液中。脑脊液是一种无色透明的液体,成人脑脊液总量为 100～160ml,处于不断产生、循环和回流的动态平衡状态,含有蛋白质、葡萄糖,为脑组织提供能量。同时,脑脊液还可以缓冲外力对大脑的震荡;脑脊液中所含的淋巴细胞还具有抗感染作用。病理情况下,脑脊液的压力和成分可以发生变化,可为疾病的诊断提供重要的价值。医生常从腰椎间隙穿刺进入椎管,获取脑脊液进行化验,这是一种常用的检查方法,称为腰椎穿刺术。

二维码 7-10
案例导入
7-1 分析

脑屏障的意义在于:在正常情况下,许多大分子物质和离子较难从血液进入脑、脊髓或脑脊液,脑屏障的选择性允许某些脂溶性物质和小分子物质及药物通过血-脑脊液屏障。这对于维持神经细胞周围化学环境的稳定、限制血液中的有害物质进入脑内,以及治疗脑部疾病的用药具有重要意义。在脑屏障受到损伤(如外伤、炎症、血管病)时,其通透性增高或降低,使脑和脊髓的神经细胞直接受到各种致病因素的攻击,导致脑水肿、脑出血、免疫异常和原有病情加重等严重后果。

第二节　神经元之间的信息传递

二维码 7-11
课件

【案例导入 7-2】

研究发现,对出生到 2 岁的孩子进行良性育儿刺激,能促进脑的发育,使神经元之间建立更多的联系。

请分析:

(1)神经系统、神经元如何发挥功能?

(2)神经细胞如何通过突触传递信息?

神经系统在发挥一种调节功能时,不可能由一个神经元单独完成,至少要由两个或更多的神经元相互联系共同协调来完成。突触是神经元之间相互接触并传递信息的部位。

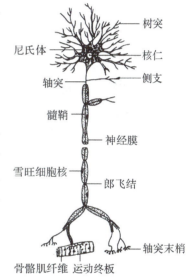

图 7-9　神经元结构

一、神经元

神经元是神经系统最基本的结构和功能单位,具有接受刺激,分析、整合、传导冲动等功能,由胞体和突起两部分构成(图 7-9)。突起包括一个轴突和多个树突。树突较短但分支较多,它从其他神经元处接受冲动,并将冲动传至胞体,然后神经冲动沿轴突传出。

根据神经元的功能,可分为感觉神经元、运动神经元和联络神经元。感觉神经元又称传入神经元,一般位于外周的感觉神经节内,为假单极或双极神经元。感觉神经元的周围突接受内外界环境的各种刺激,经胞体和轴突将冲动传至中枢。运动神经元又名传出神经元,一般位于脑、脊髓的运动核内或周围的自主神经节内,为多极神经元,它将冲动从中枢传至肌肉或腺体等效应器。联络神经元又称中间神经元,是位于感觉和运动神经元之间的神经元,起联络、整合等作用,为多极神经元。

二、神经元基本活动方式

神经元活动的基本方式是反射,而反射的结构基础是反射弧和突触。反射活动的过程是沿反射弧进行的,即刺激引起感受器兴奋,沿传入神经传至中枢,进行分析、整合,产生兴奋,沿传出神经至效应器发生相应的活动(图 7-10)。反射过程中神经元的联系方式有辐散、聚合、链状及环路等方式(图 7-11)。信息的传播方式为传导和传递。传导是兴奋信息在同一神经元上的传播过程;传递是兴奋在神经元之间的传播过程,传递多通过突触进行。

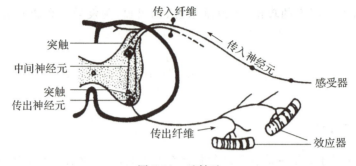

图 7-10　反射弧

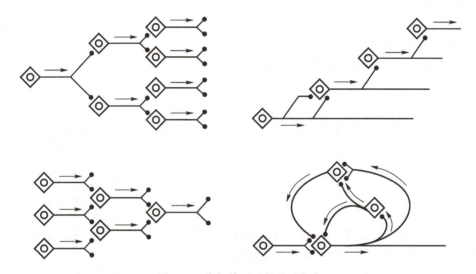

图 7-11　中枢神经元的联系方式

　　🐾　**知识链接**

传导通路

　　在神经系统内,存在着两大类传导通路:由感受器到脑的上行(感觉)传导通路,由脑到效应器的下行(运动)传导通路。

三、突触

(一)突触的结构

　　神经元与神经元之间或神经元与效应器细胞之间相互接触并传递信息的结构,称突触(图 7-12)。突触之前的神经元称突触前神经元;突触之后的神经元称突触后神经元。信息通过突触由突触前神经元向突触后神经元的传递称突触传递。突触前神经元的轴突末梢分成许多小支,其末梢膨大呈球形,称突触小体,它与另一神经元的胞体或突起相接触,形成突触。轴突末梢的轴突膜称为突触前膜,与突触前膜相对应的胞体膜或树突膜称为突触后膜,两膜之间为突触间隙。突触小体内有丰富的突触小泡,内含神经递质。突触后膜有与递质结合的相应受体(图 7-13)。

(二)突触传递的基本过程

绝大多数的突触传递是化学性传递,即在突触处,突触前神经元的电信号转变为化学性信号,作用于突触后的神经元,再转变为电信号,向下传递,即一个电—化学—电的过程。

突触传递功能有兴奋性和抑制性两种。兴奋性突触的前膜释放兴奋性递质,它对突触后膜的作用是产生兴奋性突触后电位(EPSP),使突触后神经元兴奋。抑制性突触的前膜释放抑制性递质,它对突触后膜的作用是产生抑制性突触后电位(PSP),使突触后神经元抑制。

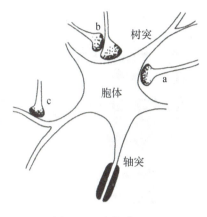

图 7-12 突触类型

四、神经递质与受体

突触的传递是通过突触前膜释放化学递质来完成的。神经系统中参与信息传递的化学物质称为神经递质。神经递质必须与相应的受体结合才能发挥作用。受体是指神经元和效应器细胞膜上能与递质结合而产生相应生物效应的特殊结构。位于突触后膜与效应器细胞膜上的受体称为突触后受体;位于突触前轴突末梢上的受体称为突触前受体。某些药物与受体结合并产生与递质类似的生理效应,常称之为受体激动剂或递质拟似剂。某些药物,其化学结构与递质

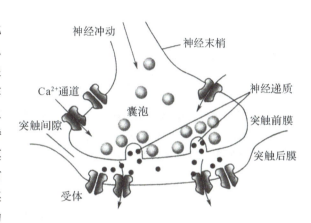

图 7-13 突触结构模式

相似,也能与受体结合,但不能产生递质的效应,而是占据受体或改变受体的空间构型,从而使递质不能发挥作用,这类药物称为受体阻断剂或递质拮抗剂。

(一)神经递质

神经递质分为外周递质和中枢递质两类。

1. 外周递质

由传出神经元末梢释放,参与信息传递的化学物质称外周递质。目前确认的外周递质主要有乙酰胆碱(Ach)和去甲肾上腺素(NA)两类。此外,还有嘌呤类或肽类。

2. 中枢递质

中枢神经系统内,参与信息传递的化学物质称中枢递质。已确定的中枢递质包括乙酰胆碱、单胺类(如多巴胺、去甲肾上腺素、5-羟色胺)、氨基酸类(如谷氨酸、甘氨酸、γ-氨基丁酸)和肽类(如脑啡肽、P物质、内啡肽等)。

(二)受体种类

受体种类很多,主要有如下几种。

1. 胆碱能受体

胆碱能受体泛指能与乙酰胆碱结合而发挥生理效应的受体。胆碱能受体有不同的类

型,主要分为:①毒蕈碱型受体(M 型受体)。这类受体广泛分布于副交感神经节后胆碱能纤维所支配的效应器细胞膜上,Ach 与 M 受体结合后,可引起心脏活动抑制,骨骼肌血管舒张,支气管和消化管平滑肌、膀胱逼尿肌收缩,瞳孔缩小,消化腺和汗腺分泌增加等。这些作用称为 M 样作用。②烟碱型受体(N 型受体)。这类受体分为 N_1 和 N_2 两种亚型,N_1 受体分布于神经节突触后膜上,N_2 受体分布于神经骨骼肌接头终板膜上。N 受体与 Ach 结合后产生的效应称为烟碱样作用(N 样作用)。Ach 与 N_1 受体结合,能兴奋自主神经节后神经元;Ach 与 N_2 受体结合,能引起骨骼肌兴奋和收缩。

2.肾上腺素能受体

肾上腺素能受体指能与儿茶酚胺类物质(如去甲肾上腺素、肾上腺素等)相结合的受体。肾上腺素能受体也有不同的亚型,可分为 α 型肾上腺素能受体(简称 α 受体)和 β 型肾上腺素能受体(β 受体)两类。多数交感神经节后纤维的递质是去甲肾上腺素,它对效应器既有兴奋性作用,也有抑制性作用。其原因是效应器细胞膜上的受体亚型不同。

α 受体分为 $α_1$ 和 $α_2$ 受体。$α_1$ 受体主要分布于血管、子宫平滑肌、瞳孔等处。去甲肾上腺素、肾上腺素与 $α_1$ 受体结合后所产生的平滑肌效应主要是兴奋性的,如血管、子宫、瞳孔开大肌收缩等,但对小肠是使其平滑肌舒张,为抑制性效应。$α_2$ 受体主要存在于突触前膜,产生的效应是抑制 NA 的释放。

β 受体分为 $β_1$ 和 $β_2$ 受体两种。$β_1$ 受体分布于心脏组织中,如窦房结、房室传导系统、心肌等,具有兴奋效应,能使心率加快、传导加快、心肌收缩力增强。在脂肪组织中也有 β 受体,可促进脂肪的分解代谢。$β_2$ 受体分布于支气管、胃、肠、子宫及许多血管平滑肌细胞上,具有抑制效应,能使这些平滑肌舒张。

3.其他递质的受体

中枢神经系统内的递质种类较多,相应的受体种类也较多,除有胆碱能受体和肾上腺素能受体外,还有多巴胺受体、5-羟色胺受体、γ-氨基丁酸受体、甘氨酸受体、阿片受体等。这些受体还可分为多种亚型。

第三节 脑的高级整合功能

二维码 7-12
案例导入
7-2 分析

一、学习与记忆

学习是通过神经系统不断接受环境变化的信息,从而获得新的行为习惯(或称经验)的过程。记忆是指贮存信息和行为习惯的能力。简单的学习和记忆过程就是建立条件反射。记忆过程可分为连续的四个阶段。前两个阶段为短时记忆,后两个阶段为长时记忆。在短时记忆中,信息在脑内贮存是不牢固的,很快会被遗忘,但如果通过反复运用,最后可形成牢固的记忆,不易遗忘,甚至终生不忘(如对自己的名字)。因此在我们的学习过程中,为保持记忆,反复学习是很有必要的。

二、语言

人类大脑皮质高度发达,在参与生产劳动和社会实践的过程中,产生了思维活动,形成了语言功能。生理学家巴甫洛夫通过对条件反射的研究,提出了两个信号系统的学说。客观存在的具体信号,如声、光、气味等称第 1 信号,对第 1 信号发生反应的大脑皮质功能系统称第 1 信号系统,第 1 信号系统是人与动物所共有的。客观事物的抽象信号,如语言、文字称第 2 信号,对第 2 信号发生反应的大脑皮质功能系统称第 2 信号系统。它是人所特有的,也是人类区别于动物的主要特征。

人类两侧大脑半球在功能上有所分工,一般左侧半球在语言功能上占优势,右侧半球在非词语性认识功能,如音乐欣赏、空间辨认、深度知觉等方面占优势。脑的高级功能向一侧大脑半球集中的现象称为一侧优势,这侧大脑半球称为优势半球。大部分人的语言功能优势半球在左侧,这与遗传有一定关系,但主要是与后天长期应用右手劳动有关。主要用左手劳动的人,两侧大脑半球均有可能成为语言功能优势半球。

三、脑电图基本波形

大脑皮质神经元具有生物电活动。在没有明显外界刺激的情况下,大脑皮质经常具有持续的、节律的电变化,这种电变化称为自发脑电活动。在头皮上用电极所记录到的自发脑电变化称为脑电图。将电极直接置于大脑皮质表面所记录到的脑电活动称为皮质电图。感觉传入系统受刺激时,在大脑皮质所产生的较为局限的电位变化称为皮质诱发电位。根据脑电波的频率、振幅的不同,正常脑电图可分为四种基本的波形(图 7-14)。

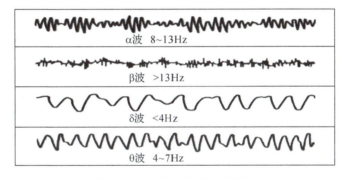

图 7-14　正常脑电图各种波形

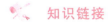 知识链接

脑电图

脑电图主要用于颅内器质性病变如癫痫、脑炎、脑血管疾病及颅内占位性病变等的检查。脑电图对癫痫诊断价值最大,可以确定诊断和分型,判断预后和分析疗效;脑电图可能发现普通检查难以确定的轻微脑损伤异常。判断脑部是否有器质性病变,特别在判断是精神病还是脑炎等其他疾病造成的精神症状中很有价值,还能区别癔症、诈病或者是真正有脑部疾病。

四、觉醒与睡眠

觉醒与睡眠是人和高等动物维持生命必需的生理现象。这两个对立的生理状态随昼夜变化交替出现。机体在觉醒状态下进行工作、生活、学习;通过睡眠可使精力和体力得到恢复,睡眠功能障碍常会导致中枢神经系统,尤其是大脑皮质活动失常。每天所需睡眠时间随年龄、个体和工作情况不同而异,成年人一般需 7～9h,儿童需 12～14h,新生儿需 18～20h,老年人需 5～7h。

睡眠时,神经系统主要表现为抑制状态,机体的各种生理活动减退,主要表现为:①嗅、视、听、触觉等功能暂时减退。②骨骼肌紧张和腱反射减弱。③伴有一系列自主神经功能的改变,如血压下降、心率减慢、体温降低、呼吸减慢、胃液分泌增多但唾液分泌减少、代谢率降低等。

根据睡眠时脑电图的表现和其他生理变化特点,睡眠分为两种时相:慢波睡眠和快波睡眠。成年人睡眠先以慢波睡眠入睡,1～2h 后转入快波睡眠,快波睡眠维持半小时左右又转入慢波睡眠。如此两个睡眠时相互相转化,在整个睡眠期间反复 4～5 次,而且快波睡眠持续时间逐渐延长。慢波睡眠、快波睡眠均可直接转为觉醒。

慢波睡眠时,生长素分泌明显增多,各种促激素也分泌增多,对于促进生长与体力恢复有重要作用。快波睡眠时,脑内蛋白质合成加快,与幼儿神经系统的发育成熟有密切关系,有利于建立新的突触联系,对增强记忆、促进精力恢复有重要作用。

第四节　神经系统常用诊疗方法简介

一、影像学检查

(一)颅脑 CT 检查

颅脑 CT 检查的适应证非常广泛,分为非脑畸形表现及脑畸形表现。非脑畸形表现主要有脑萎缩,脑室扩大,脑沟增宽、增深,脑软化灶,脑积水,空洞形成等。脑畸形多由胚胎期神经系统发育异常及神经元移行异常所致,主要有脑裂畸形、巨脑回畸形、灰质异位及脑穿通畸形等。

(二)颅脑 MRI 检查

颅脑 MRI 检查较 CT 更为敏感,具有多方向切层、多参数成像的特点,能更精确地显示病变部位、范围大小及组织学特性,是发现脑内部结构病变的首选方法。但其空间分辨率不及 CT,且带有心脏起搏器的患者或身体某部位有金属异物不能做 MRI 检查。此外,价格较为昂贵。

二、病理反射检查

(一)锥体束征

当锥体束损害或大脑皮质运动区功能障碍(癫痫发作后),高级中枢失去对脊髓的抑制作用时出现此病理反射,也称锥体束征。深睡、昏迷或一岁以下幼儿因锥体束发育不全时,也可出现阳性反应。

1. 巴宾斯基(Babinski)征

为下肢的锥体束征。患者仰卧,下肢伸直放松,医生一手握住患者踝部,另一手持一头部较尖的木柄或棉签柄,自足底跟部沿外缘向前划去直达趾附近,正常为足趾呈屈(为阴性),如出现趾背屈其余四趾呈扇形外展即为阳性。无反应为中性,如一侧阴性另一侧中性仍有临床意义。

2.霍夫曼（Hoffmann）征

为上肢的锥体束征。医生用左手托住患者一侧的腕部，并使腕关节略背屈，各手指轻度屈曲，医生以右手食、中两指夹住患者中指，以拇指迅速向下弹刮患者中指甲，正常时无反应，如出现患者拇指内收且其余各指也呈屈曲动作即为阳性。在部分正常人身上可出现双侧对称性阳性，并无诊断意义。

(二)髌踝阵挛

当深反射高度亢进，如突然强力牵引肌腱，可引起肌肉的节律性收缩，称为阵挛。临床常见有髌阵挛及踝阵挛。

(三)脑膜刺激征

脑膜刺激征是指脑膜病变时脊髓膜受到刺激并影响到了脊神经根，当牵拉刺激时引起相应肌群反射性痉挛的一种病理反射。临床上见于脑膜炎或蛛网膜下腔出血时。

1.凯尔尼格（Kernig）征

患者取仰卧位，一侧下肢屈髋屈膝均呈直角，医生以一手按握膝关节上方，另一手托住足跟部并向上抬举使膝关节被动伸展。正常人大腿与小腿可成角大于135°。如伸展小腿与大腿夹角小于135°，或大腿后屈肌紧张有明显抵抗并伴有痛即为阳性。

2.布鲁津斯基（Brudzinski）征

患者仰卧，两下肢伸直，医生以手托起头部使其下颌接近前胸部，如颈部有抵抗及颈后有疼痛感，同时两下肢髋关节反射性屈曲即为阳性。

三、核医学检查法

神经系统核医学检查主要包括局部脑血流（γCBF）灌注断层显像、脑代谢显像、中枢神经递质和受体显像、放射性核素脑血管显像以及脑脊液显像。

(一)局部脑血流灌注断层显像

局部脑血流灌注断层显像包括脑血流灌注显像、^{133}Xe脑血流测定及显像，以及负荷试验脑血流灌注显像。正常所见大小脑皮质、基底节神经核团、丘脑、脑干显影清晰，白质及脑室部位为淡影，左右两侧基本对称。

临床主要用于短暂性脑缺血发作和可逆性缺血性脑病的诊断、脑梗死的诊断、早老性痴呆的诊断与鉴别诊断、癫痫灶的定位诊断、脑肿瘤手术及放疗后复发与坏死的鉴别诊断（γCBF再次提高，提示脑瘤复发，若γCBF减低可能为瘢痕形成或坏死）、脑功能研究。偏头痛、精神分裂症、脑外伤后遗症、遗传性舞蹈病患者其γCBF显像也有异常改变。

(二)脑代谢显像

脑代谢显像包括脑葡萄糖代谢显像、脑氧代谢显像及脑蛋白质代谢显像。主要用于癫痫灶的定位诊断，早老性痴呆的诊断和病情估测，脑瘤的良恶性鉴别、分期和分级、疗效和预后判断以及复发或残存病灶的诊断，锥体外系疾病的诊断，脑生理功能和智能研究。其他如脑梗死、精神分裂症、抑郁症等疾病在脑代谢显像中的影像基本上与γCBF影像相类似。

(三)中枢神经受体和递质显像

中枢神经受体显像是利用放射性核素标记特定的配基，鉴于受体配体特异性结合性能，在活体人脑水平对特定受体结合位点进行精确定位并获得受体的分布、密度与亲和力影像。

利用放射性标记的合成神经递质的前体物质尚可观察特定中枢神经递质的合成、释放,与突触后膜受体结合以及再摄取情况,称为神经递质显像。借助生理数学模型,可以获得中枢神经递质或受体的定量或半定量参数,从而对某些神经递质或受体相关性疾病做出诊断、治疗决策、疗效评价和预后判断。

(四)放射性核素脑血管显像

为静脉注射显像剂后的快速动态显像,可观察到显像剂在脑血管内充盈、灌注和清除的全过程影像,并可见颈内动脉,大脑前、中、后动脉的走行和形态结构影像。主要用于诊断脑死亡、动静脉畸形、颈动脉狭窄和阻塞、缺血性脑血管病、脑占位性病变。

(五)脑脊液显像

包括脑池显像及脑室显像。主要用于交通性脑积水的诊断,脑脊液漏的诊断和定位,梗阻性脑积水的诊断。

第五节　神经系统常见疾病

一、神经系统常见疾病概述

神经系统疾病是导致人们死亡和致残的主要原因。但目前很多神经系统疾病的发病机制尚不清楚,给医生的诊断和治疗带来了困难,威胁着患者的生命和生存质量。

(一)神经系统疾病的常见疾病

(1)神经元的异常放电　癫痫。

(2)神经元的变性疾病　阿尔茨海默病,帕金森病,肌萎缩性侧索硬化症。

(3)脱髓鞘疾病　多发性硬化,格林-巴利综合征,播散性脑脊髓膜炎。

(4)血管疾病　缺血性脑血管疾病,出血性脑血管疾病,高血压脑病,脑血管畸形。

(5)遗传性疾病　遗传性共济失调,遗传性痉挛性截瘫,腓骨肌萎缩症,神经皮肤综合征。

(6)感染性疾病　脑炎,脑膜炎,急性脊髓炎,周围神经炎等。

(7)肿瘤　颅内肿瘤,脊髓肿瘤,神经瘤,转移性肿瘤。

(8)偏头痛。

(二)神经系统常见疾病症状

二维码7-13
脑与脑血管
解剖探析

神经系统疾病的症状很多,有认知、精神和情感方面的异常;有昏迷、嗜睡等意识障碍;有癫痫发作、语言障碍;有运动障碍如瘫痪;有听觉和视觉障碍等。另外,像头痛、眩晕、呕吐甚至腹痛等也可能是由于神经系统疾病造成的。

(三)神经系统疾病的定位和定性诊断

1.定位诊断

定位诊断是指根据患者的病史和查体所见,结合神经解剖、生理和病理知识,来推断神经系统的损害部位是在大脑、脊髓、小脑、脑干还是周围神经。

2.定性诊断

定性诊断是指判断病变的性质,也就是对疾病进行病因病理学诊断。医生结合疾病的发病方式、病程特点、伴随症状和辅助检查进行综合的判断分析。通常神经系统疾病可以分为感染、外伤、血管、肿瘤、营养和代谢障碍、变性、脱髓鞘、遗传和先天性等类型。

二维码 7-14
课件

二、癫痫

【案例导入 7-3】

患者,男,20 岁,3h 前网吧上网时突发意识不清,牙关紧闭,口唇青紫,口吐白沫,四肢抽搐,5min 后抽搐消失,神志恢复正常。既往无类似发作史。查体:BP 130/85mmHg,P 90 次/min,双 Babinski 征(一)。

请分析:

(1)诊断首先考虑何种疾病?

(2)若能诊断明确,如何治疗?

癫痫是大脑神经元突发性异常放电,导致短暂大脑功能障碍的一种慢性疾病。由于异常放电神经元所涉及的部位不同,可表现为发作的运动、感觉、自主神经、意识及精神障碍。

癫痫的原因可以分为两类:原发性(功能性)癫痫和继发性(症状性)癫痫。前者指这类患者的脑病并无可以解释症状的结构变化或代谢异常,而与遗传因素有较密切的关系。继发性癫痫起因于多种脑部病损和代谢障碍,如先天性疾病、产前期和围生期疾病(产伤是婴儿期癫痫的常见病因)、高热惊厥后遗、外伤、感染、中毒、颅内肿瘤、脑血管疾病、营养代谢性疾病等。

癫痫的临床发作形式繁多,常见的类型有:①全身强直阵挛发作,又称大发作;②失神发作,又称小发作;③简单部分性发作,又称局限性发作;④复杂部分性发作,又称精神运动性癫痫;⑤功能性部分性发作。

1.癫痫诊断

包括确认是否为癫痫发作、弄清癫痫发作类型和查明引起癫痫的病因三个方面。脑电图检查是诊断癫痫极为有价值的方法。如为继发性癫痫应进一步行头颅 CT、MRI、血管造影、腰穿脑脊液等检查,可发现相应的病灶。

2.治疗要点

(1)病因治疗　一旦病因明确,应对因治疗,如脑瘤、脑血管畸形、脑组织瘢痕、颅内异物等可行手术治疗,脑寄生虫病需行抗寄生虫药物治疗。应尽量避免诱发因素的刺激以减少其发作。

(2)药物治疗　对于病因未明或病因已明而暂不能治疗者一般均需行药物治疗。一般按癫痫发作类型选择有效、安全、价廉和来源有保证的药物。通常大发作选用苯巴比妥、丙戊酸钠、卡马西平、苯妥英钠;部分性发作选卡马西平;典型失神发作首选乙琥胺,不典型失神发作选丙戊酸钠。癫痫持续状态首选安定静脉注射。

(3)手术治疗　主要适用于难治性癫痫。

3.预防要点

应从母亲孕期开始,做好产前保健工作。特别要做好围生期的工作,提倡优生优育,避免产伤、窒息。各种年龄均应避免颅脑外伤、预防中枢神经系统感染、中毒和传染。

✿ 知识链接

大发作急救措施

(1)当患者发生全身抽搐前将要倒地时,患者家属或救助者若在附近,要立即上前扶住患者,尽量让其慢慢倒下,以免跌伤。同时,趁患者嘴巴未紧闭之前,迅速将手绢、纱布等卷成卷,垫在患者的上下齿之间,预防牙关紧闭时咬伤舌部。

(2)对于已经倒地并且面部着地的,应将其翻过身,解开患者的衣领和裤带,使其呼吸通畅。

(3)患者抽搐时,不可强行按压其肢体,以免造成韧带撕裂、关节脱臼甚至骨折等损伤;也不要强行给其灌药。

(4)癫痫发作中,为免使患者再受刺激,不要采用针刺、指掐人中穴的抢救方法,更不要用凉水冲浇患者。

二维码7-15
案例导入
7-3分析

三、脑血管疾病

✿【案例导入7-4】

男性,65岁。1d前无诱因突感言语含糊,右侧肢体无力,急诊入院。既往有吸烟史,高血压病史10余年,血压最高达210/120mmHg,未规律服药。体格检查:T 36.8℃,P 90次/min,R 18次/min,BP 180/96mmHg。发育正常,消瘦,肺部无异常,心率90次/min,律齐无杂音,肝脾未及。神经系统检查:神志清楚,语音低,含糊不清。眼球各个方向均可活动,额纹对称,咽反射对称存在,伸舌偏右,右侧肢体肌力3级,右侧浅感觉减退,右巴宾斯基(Babinski)征阳性。辅助检查:血常规WBC $8.6×10^9$/L,随机血糖正常。头颅CT显示左侧基底节区低密度灶。

二维码7-16
课件

请分析:

(1)该患者初步诊断为何种疾病?

(2)进一步应该如何治疗?

脑血管疾病亦称"中风",是由脑或颈部血管病变引起的急性脑局部性血液循环障碍性疾病,临床上常以突发的意识障碍和运动、感觉障碍为特征。病情严重者多迅速恶化,死亡率较高,存活者也常有不同程度的后遗症。

1. 脑血管病分类

主要分为缺血性和出血性两大类。缺血性有短暂性脑缺血发作、脑血栓形成、脑栓塞、脑分水岭梗死、腔隙性梗死。出血性有脑出血、蛛网膜下腔出血。

2.脑血管病的常见病因

(1)颅内血管的病变　①动脉粥样硬化。②各种动脉炎(风湿、结核、钩端螺旋体)。③血管先天异常(动脉瘤、血管畸形)。④外伤。⑤中毒、肿瘤等。

(2)颅外血液循环障碍　①血压过高或过低。②各种心脏疾患,心功能不全。③颈部大血管病变或附近病变。④血液成分改变及血液流变学异常:血黏度增高(高脂血症、脱水、红细胞增多症、血小板增多症);凝血机制异常(血小板减少性紫癜、血友病、弥散性血管内凝血等)。

(3)其他　比较少见的有颅外形成的各种栓子(如脂肪、空气栓子)。

(4)诱因　精神紧张,情绪激动,过度疲劳,用力过大,排便,气候变化等。

近代流行病学调查研究证明的一些危险因素(高血压、糖尿病、心脏病、吸烟和酗酒、高脂血症、短暂性脑缺血发作和脑卒中史)、超重、体力活动减少、口服避孕药、饮食(高盐、含饱和脂肪酸的动物油)、遗传等。

3.各类常见脑血管疾病的鉴别诊断

各类脑血管疾病的鉴别诊断详见表7-3。

表7-3　各类脑血管病的鉴别诊断

鉴别要点	脑出血	脑蛛网膜下腔出血	脑血栓形成	脑栓塞	短暂性脑缺血发作
年龄	50~60岁多见	40~60岁较多	60岁以上	青壮年	中老年
常见病因	高血压、动脉粥样硬化	动脉瘤,血管畸形动脉粥样硬化	动脉硬化	风心病	动脉硬化,颈椎病,低血压等
起病形式	急骤,多在活动或情绪激动时发生	急骤,多在活动时发生	多在安静状态时较急发病	最急,随时发生	最急,随时发生
昏迷	昏迷深,持续时间长	多无或短暂昏迷	多清醒	昏迷轻,短	可无或短暂昏迷
头痛	多有,但较轻	剧烈	无	无	无
呕吐	常有	明显	少量	少	无
血压	显著增高	正常或偏高	正常或偏高	正常	正常或偏高
瞳孔	患侧大	患侧大或正常	正常	正常	正常
偏瘫	有	无	有	有	有,常在1h内恢复
颈强直	多有	显著	无	无	无
头颅CT	高密度影	蛛网膜下腔可见高密度影	低密度影	低密度影	正常或有较小低密度病灶
脑脊液	压力高,多呈血性	压力高,多呈血性	正常	正常	正常

4.脑血管病诊断

根据病史、临床表现可做出初步诊断,CT、MRI检查可发现相应病灶。

5.治疗要点

(1)缺血性脑血管病　治疗关键是发病 4.5h 内溶栓治疗(组织纤溶酶原激活剂),降低颅内压(甘露醇、呋塞米等),应用抗血小板聚集药物(阿司匹林或噻氯匹定或氯吡格雷)、抗凝药物(肝素)、脑保护剂(钙通道阻滞剂如尼莫地平)、活血化瘀中药(丹参、川芎、红花、葛根等),外科治疗,血管内支架。

(2)出血性脑血管病　降低颅内压,调整血压,止血(多数认为对脑出血无效,对凝血障碍者可应用),外科治疗(血肿抽吸或清除术),防治并发症。

6.脑血管病的二级预防

二维码 7-17
脑梗死

(1)一级预防　在发病前控制脑血管病的病因和危险因素。如控制高血压、糖尿病等。

(2)二级预防　是防止疾病复发的重要措施。主要针对已发生短暂性脑缺血发作、脑卒中病情稳定或恢复患者,防止再发。针对缺血性脑血管病的主要药物有阿司匹林、氯吡格雷等。

二维码 7-18
短暂性
脑缺血发作

本章小结

1.人体的神经系统包括中枢神经系统和周围神经系统两部分。

2.中枢神经系统包括脑和脊髓。

3.脑包括脑干、小脑、间脑和端脑。

4.脊髓的功能包括上、下行传导功能和反射功能。

二维码 7-19
案例导入
7-4 分析

5.神经元是神经系统最基本的结构和功能单位,具有接受刺激,分析、整合、传导冲动等功能,由胞体和突起两部分构成。

6.神经活动的基本方式是反射,反射的结构基础是反射弧和突触。

7.神经系统中参与信息传递的化学物质称为神经递质。受体是指神经元和效应器细胞膜上能与递质结合而产生相应生物效应的特殊结构。

8.神经系统病理反射检查主要有锥体束征、髌踝阵挛、脑膜刺激征。

9.癫痫大发作急救措施有防止跌伤,预防咬伤舌部,保持呼吸通畅,抽搐时不可强行按压肢体,以免造成损伤,癫痫发作中不要再给患者任何刺激。

10.癫痫大发作选用苯巴比妥、丙戊酸钠、卡马西平、苯妥英钠;部分性发作选卡马西平;典型失神发作首选乙琥胺,不典型失神发作选丙戊酸钠。癫痫持续状态首选安定静脉注射。

11.缺血性脑血管疾病治疗关键是 4.5h 内溶栓治疗。

12.脑血管病的二级预防:一级预防是在发病前控制脑血管病的病因和危险因素;二级预防是防止疾病复发的重要措施,包括有效控制危险因素和持续的药物治疗。

思考题

1.脑和脊髓的位置、形态、结构如何?

2.小脑、间脑的主要功能是什么?

3.神经递质与受体的种类有哪些?

4.癫痫大发作时如何急救？

5.简述缺血性脑血管病治疗要点。

（王　芳　李宏伟　刘玉新　徐　俊）

二维码 7-20
测一测

第八章 血液系统及其常见疾病

第一节 血液的组成与生理功能

二维码 8-1
课件

【案例导入 8-1】

患者，女性，25岁。某橡胶厂工人。乏力、头晕、心悸、皮肤黏膜出血一周，化验血常规结果如下：

项目	测定值	参考值
RBC	$2.7 \times 10^{12}/L$	$(4.5 \sim 5.5) \times 10^{12}/L$
HB	$80g/L$	$(110 \sim 150)g/L$
WBC	$1.2 \times 10^{9}/L$	$(4 \sim 10) \times 10^{9}/L$
PLT	$18 \times 10^{9}/L$	$(100 \sim 300) \times 10^{9}/L$

请分析：

(1)患者可初步诊断为什么疾病？

(2)需要如何治疗？

一、血液组成及特性

(一)血液的组成

血液是在血管系统内循环流动的液态组织。正常成年人的血液总量相当于体重的7%～8%,婴幼的儿血液总量较成年人多,约占体重的9%。肉眼看见的血液是红色的,但是用显微镜看又呈淡黄色,这与血液组成有关。血液由血浆与血细胞组成。在采集的血液中加入抗凝剂后静置沉淀,血液可分为三层:上层为淡黄色的血浆,下层为深红色的红细胞,中间呈灰白色的薄层是白细胞和血小板。血液属于结缔组织,血浆相当于细胞间质,约占血液容量的55%。血浆的主要成分是水(占90%以上),其余是血浆蛋白、糖、激素、维生素、无机盐和代谢产物等(图8-1)。人体的血液约80%在循环系统内流动,约20%贮存在肝、脾、肺等体内"血库"中。

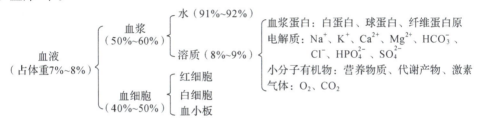

图 8-1　血液的组成

(二)血液的生理功能

1.运输功能

运载气体、血细胞、营养物质和全身代谢产物。

2.免疫和防御功能

对入侵人体内的异物或病原体有防御的功能,即免疫功能。由血液中的白细胞、免疫球蛋白、补体等完成,通过免疫反应对入侵机体的细菌、病毒、寄生虫、异物等及体内衰老、坏死的组织细胞进行吞噬、分解和清除。生理性止血、凝血和抗凝也是血液的一项极为重要的防御功能,既可有效地防止机体失血又可保持血管内血流畅通。

3.缓冲功能

血液中有许多缓冲对,对内环境的稳定发挥重要的调节作用。比如血红蛋白缓冲对,能够对机体代谢产生的酸、碱物质进行中和,从而维持血液 pH 的相对恒定。

4.调节功能

血浆的主要成分是水分,水的比热大,能吸收代谢中过剩的热量,有利于维持体温相对恒定。血浆蛋白产生胶体渗透压,对维持血管内外的水平衡有重要的调节作用。内环境的微小的理化性质变化可以通过血液直接作用于血管壁上的感受器(如颈动脉体化学感受器)或刺激中枢感受细胞(如下丘脑感受渗透压变化的细胞),调节血压和渗透压,以维持内环境的稳态。

二、血浆

(一)血浆的成分及生理功能

1. 水

水占 91%～92%。运输营养物质、代谢产物、热量,参与体温的调节。

2. 血浆蛋白

正常成人的血浆蛋白含量为 65～85g/L,其中白蛋白为 40～48g/L,在产生血浆胶体渗透压以及转运某些低分子物质和脂溶性物质方面发挥主要作用。球蛋白的含量为 15～30g/L,在免疫功能中发挥重要作用的抗体、补体系统等都是血浆球蛋白。纤维蛋白含量最少为 3g/L,是参与血液凝固的重要物质。

3. 电解质

电解质占血浆总量的 0.9%,主要呈离子状,有 Na^+、K^+、Ca^{2+}、Mg^{2+}、HCO_3^-、Cl^-、HPO_4^{2-}、SO_4^{2-} 等,与形成血浆晶体渗透压,维持酸碱平衡、神经肌肉兴奋性等有关。

4. 非蛋白有机物

非蛋白有机物可分为含氮类(尿素、肌酐、尿酸、肌酸、非蛋白氮等)和不含氮类(葡萄糖、脂类、酮体、乳酸等)。非蛋白氮正常含量 14～25mmol/L(20～35mg/dl),1/3～1/2 为尿素氮,是蛋白质、核酸的代谢终产物,测定血浆中非蛋白氮有助于了解体内蛋白质代谢和肾功能情况。

5. 微量物质

微量物质包括酶、激素、维生素、O_2、CO_2 等。

(二)血浆渗透压

是指溶液中含有的溶质所具有的吸水或固水的能力。

1. 组成

(1)血浆晶体渗透压 由无机盐、葡萄糖、尿素等小分子晶体物质所构成。其中,无机盐是最主要的构成物质,如 Na^+、Cl^-。

(2)血浆胶体渗透压 由血浆蛋白等大分子物质构成。其中,白蛋白是最主要的构成物质。

2. 正常值

血浆渗透压是晶体与胶体渗透压的总和,其中晶体渗透压占 99% 以上。正常值为 290～300mmol/L,相当于是 7 个大气压 770kPa(5790mmHg)。

3. 作用

(1)晶体渗透压 维持细胞内外水的平衡,保持红细胞正常形态。晶体物质能自由通过毛细血管壁,使得血浆与组织液中晶体物质浓度几乎相等。但是这些物质绝大部分不易透过细胞膜。所以如果细胞外液中晶体渗透压升高,将吸引细胞内的水分外出,细胞就会皱缩、功能丧失;相反,如果细胞外液晶体渗透压降低,则水分被吸入细胞内,细胞就会肿胀,以致破裂。

(2)胶体渗透压 调节毛细血管内外水的平衡。血浆蛋白不能透过毛细血管壁,组织液中蛋白含量低于血浆。如果血浆中蛋白数量减少,吸收和固水的能力就会下降,由毛细血管渗出水分就会过多,导致组织水肿。

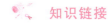 **知识链接**

等渗溶液

临床上使用的各种溶液中,其渗透压与血浆渗透压相等的称为等渗溶液,高于或低于血浆渗透压的则相应地称为高渗溶液或低渗溶液。临床上常用的等渗溶液有 0.9% NaCl 和 5% 葡萄糖溶液。

(三)血浆的 pH

正常人的血浆的 pH 为 7.35~7.45。血浆 pH 低于 7.35 的为酸中毒;高于 7.45 的为碱中毒。如果血浆 pH 低于 6.9 或高于 7.8,将危及生命。血浆 pH 能够保持相对恒定,主要依赖于神经和体液对肺、肾的调节以及血液内的缓冲系统(血浆和红细胞中含有),比如 $NaHCO_3/H_2CO_3$、蛋白质钠盐/血浆蛋白、Na_2HPO_4/NaH_2PO_4、血红蛋白钾盐/血红蛋白等的调节作用。

三、血细胞

人体的血细胞是在骨髓及淋巴组织内生成的。出生前的造血分为三个阶段:①卵黄囊造血期,始于人胚的第 3 周,止于第 9 周。卵黄囊壁上的血岛是最初造血的中心。②肝造血期,始于人胚的第 6 周,至 4~5 个月达高峰,以红、粒细胞造血为主,不生成淋巴细胞。此阶段还有脾、肾、胸腺和淋巴结等参与造血,脾脏从第 5 个月有淋巴细胞形成,到出生时成为生成淋巴细胞的器官。6~7 周的人胚已有胸腺,并开始有淋巴细胞的形成,胸腺中的淋巴干细胞也源于卵黄囊和骨髓。③骨髓造血期开始于人胚的第 4 个月,5 个月以后开始成为造血的中心,从此肝脾造血功能逐渐减退。骨髓造血的功能迅速增强,成为红细胞、粒细胞和巨核细胞主要的生成器官,同时也生成淋巴细胞和单核细胞。淋巴结参与红细胞生成的时间很短,人胚的第 4 个月以后成为终生造淋巴细胞和浆细胞的器官,其多能干细胞来源于胚胎肝脏和骨髓,淋巴干细胞还来源于胸腺。

刚出生时人体全身骨髓普遍造血,5 岁以后从四肢远侧呈向心性退缩,正常成人红骨髓主要分布在全身扁平骨;肱骨及股骨近端骨髓中也残留有红骨髓组织,其余均为黄骨髓。黄骨髓在平时并无造血的功能,但是在机体生理需要时,黄骨髓、肝、脾、甚至淋巴结都可以恢复造血的功能,称为髓外造血。

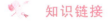 **知识链接**

骨髓检查

骨髓穿刺(骨穿)是指抽取少量骨髓进行检查。骨髓填充于骨髓腔和骨骼松质网眼内,分红骨髓和黄骨髓两种。红骨髓主要见于椎管、胸骨、肋骨、锁骨、肩胛骨、髂骨、颅骨及股骨和肱骨上端的松质内,是人体的主要造血器官。血细胞的质和量的异常是血液病的重要病理变化。临床上常用的穿刺部位是髂骨和胸骨。此处无脏器和血管神经,是安全部位。在骨骼的疏松部位取少许骨髓液,对人是没有伤害的,是某些疾病诊断的重要检查方法。

外周血细胞包括红细胞、白细胞（中性粒细胞、嗜酸粒细胞、嗜碱粒细胞、淋巴细胞、单核细胞）和血小板（图 8-2）。

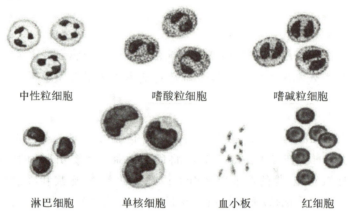

中性粒细胞　　　嗜酸粒细胞　　　嗜碱粒细胞

淋巴细胞　　　单核细胞　　　血小板　　　红细胞

图 8-2　各类血细胞

（一）红细胞

正常红细胞呈双凹圆碟形，直径为 $7\sim8\mu m$，周边厚，中间薄。在血液中数量最多，存活时间最久。成熟的红细胞既无细胞核，也无细胞器，胞质充满血红蛋白。

1. 正常值

红细胞计数正常成年男性：$(4.0\sim5.5)\times10^{12}/L$；女性：$(3.5\sim5.0)\times10^{12}/L$。

2. 功能

（1）主要功能　运输 O_2 和 CO_2。

（2）缓冲酸碱度　红细胞内有四对缓冲对（血红蛋白钾盐/血红蛋白、氧合血红蛋白钾盐/氧合血红蛋白、K_2HPO_4/KH_2PO_4、$KHCO_3/H_2CO_3$），能缓冲血液中酸碱度的变化。

（3）调节心血管功能　近年来的研究发现红细胞能合成某些生物活性物质，如抗高血压因子，对心血管活动具有一定的调节作用。

（4）参与免疫　红细胞膜表面存在补体 C_3b 受体，能吸附抗原、补体（抗体）形成免疫复合物，由吞噬细胞吞噬。这表明红细胞还参与机体的免疫活动。

3. 生理特性

（1）通透性　红细胞膜与其他细胞膜一样以脂质双分子层为基本骨架，O_2、CO_2、尿素等脂溶性小分子物质可以自由通透，而非脂溶性物质如 Na^+、K^+ 不易通透。

（2）可塑变形性　红细胞双凹圆碟形的特点，使红细胞可以产生很大的形变，在通过口径小于其直径的毛细血管或血窦孔隙时，红细胞将发生变形，并在通过后恢复原状，这种变形称为红细胞可塑变形性。

（3）悬浮稳定性　虽然红细胞的比重远大于血浆，但红细胞在血浆中下沉却较为缓慢，能较长时间保持悬浮状态，这一特征称红细胞的悬浮稳定性。红细胞悬浮稳定性通常可用红细胞沉降率来反映。即将抗凝全血置于血沉管中，垂直静置使血细胞自然下沉。1h 末观察血沉管内血浆层的高度。第 1 小时末的正常值（魏氏法），男性为 $0\sim15mm$，女性为 $0\sim20mm$。

（4）渗透脆性　由于红细胞膜表面积与细胞容积之比较大，将红细胞置于渗透压稍低的溶液中,水分子可渗入红细胞内。此时红细胞表面积与容积之比减小,但细胞膜仍保持完整。随着溶液渗透压的逐渐下降,进入红细胞内的水分子也逐渐增多,红细胞开始膨胀直至破裂发生溶血。这表明红细胞膜对低渗溶液具有一定的抵抗力,这一特征称红细胞的渗透脆性(图 8-3)。

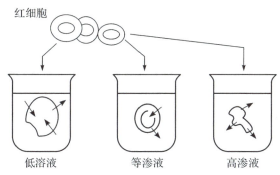

图 8-3　红细胞的渗透脆性

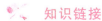 知识链接

血　沉

　　血沉在某些疾病时加快:①各种炎症性疾病,如风湿热、结核病;②较大的组织损伤及坏死,如急性心肌梗死;③恶性肿瘤;④各种原因导致血浆球蛋白相对或绝对增高时,如慢性肾炎、肝硬化、多发性骨髓瘤、淋巴瘤、系统性红斑狼疮、亚急性感染性心内膜炎、黑热病等;⑤其他,如贫血、动脉粥样硬化、糖尿病、肾病综合征等。

4. 红细胞的生成与破坏

　　(1)生成原料　铁是合成血红蛋白的必需原料。如各种原因造成机体缺铁时,可使血红蛋白合成减少,引起小细胞低色素性贫血,即缺铁性贫血。此外,蛋白质、氨基酸、维生素 B_2、维生素 C、维生素 E 及微量元素铜、锰、钴、锌等也参与合成。

　　(2)成熟因子　维生素 B_{12} 和叶酸是促进红细胞发育成熟的因子。在维生素 B_{12} 的参与下,叶酸在体内还原成四氢叶酸,提供合成 DNA 所需的辅酶。缺乏维生素 B_{12} 和叶酸,可使红细胞 DNA 合成减少,分裂增殖减慢,体积增大,发生巨幼细胞贫血。

　　(3)生成调节　促红细胞生成素是红细胞生成的主要调节物。当组织中氧分压降低时,血浆中的促红细胞生成素的浓度增加,促进红细胞增殖及加速从骨髓中的释放。促红细胞生成素主要由肾组织产生,肝脏内也有少量生成。雄激素可以刺激肾脏产生促红细胞生成素,也可以直接刺激骨髓,促进红细胞的产生;此外,甲状腺激素和生长激素,都可增强促红细胞生成素的作用。雌激素则有抑制红细胞生成的作用。这可能是男性的红细胞数和血红蛋白量高于女性的原因。

　　(4)红细胞的破坏　红细胞的生存时间平均为 120d,因此,体内每天约有 1/120 红细胞被破坏。衰老的红细胞在肝、脾和骨髓中内被破坏,并由巨噬细胞吞噬而降解。由于骨髓造血代偿能力为正常造血的 6～8 倍,当红细胞的生存时间短至 10d 时(正常的 1/12),每天约有75g血红蛋白被破坏,此时红细胞被破坏的程度超过了骨髓的代偿能力,而出现贫血。由于脾脏是识别和破坏异常红细胞的主要器官,临床上常采用脾切除治疗某些溶血性贫血。

(二)白细胞

白细胞是一类无色的、有核的血细胞,比红细胞体积大。

1. 分类、正常值

正常成人白细胞总数为$(4\sim10)\times10^9/L$。白细胞在血液中的数目有较大范围变化。当超过$10\times10^9/L$时,称为白细胞计数增多;少于$4\times10^9/L$时,称为白细胞计数减少。机体有细菌感染时常出现白细胞增多。白细胞不是一个均一的细胞群,根据其形态、功能和来源部位可以分为三大类:粒细胞、单核细胞和淋巴细胞。又根据胞质中颗粒的染色性质不同将粒细胞区分为中性、嗜酸性和嗜碱性粒细胞(图8-4)。正常值见表8-1。粒细胞在血流中停留时间很短暂,一般从数小时至2d。

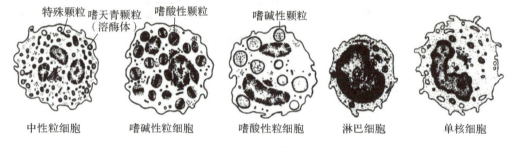

图 8-4 白细胞的分类

表 8-1 血液中各类白细胞的正常值

类别	绝对值/($\times10^9$/L)	百分比
中性粒细胞	$2.0\sim7.0$	$50\%\sim70\%$
嗜酸性粒细胞	$0.02\sim0.5$	$0.5\%\sim5\%$
嗜碱性粒细胞	$0.0\sim1.0$	$0\sim1\%$
单核细胞	$0.12\sim0.8$	$3\%\sim8\%$
淋巴细胞	$0.8\sim4.0$	$20\%\sim40\%$

2. 生理功能

在机体发生炎症、过敏和损伤时,白细胞能够发挥重要作用,是机体发挥防御和免疫功能的重要组成部分。当身体受伤,细菌侵入,大量的白细胞就会穿过毛细血管壁,游走、聚集到伤口周围吞噬细菌。

(1)中性粒细胞 中性粒细胞具有变形、游走和非特异性吞噬能力,能吞噬和清除入侵的病原体及其他异物,能够将被吞噬的病原体杀死并消化分解;同时中性粒细胞也自我溶解,与死亡的病菌及溶解的组织碎片一起形成脓液。临床上白细胞计数增多和中性粒细胞百分比增大,提示有急性化脓性感染的可能。

(2)单核细胞 单核细胞的吞噬能力不强,进入组织后转变为巨噬细胞,吞噬能力则大为增强,能吞噬细菌和异物,识别和杀伤肿瘤细胞,还参与激活淋巴细胞特异性的免疫功能等。

(3)嗜碱粒细胞 能释放出肝素、组胺以及过敏性慢反应物质等多种生物活性物质。肝素有抗凝血的作用；组胺和过敏性慢反应物质可诱发哮喘、荨麻疹等各种过敏反应。

(4)嗜酸粒细胞 其功能与过敏反应有关。嗜酸性粒细胞还可通过释放碱性蛋白和过氧化酶损伤蠕虫体，参与对蠕虫感染时的免疫反应。当机体发生速发型过敏反应、蠕虫感染时，其数量常增加。

(5)淋巴细胞 淋巴细胞参与后天获得性特异性免疫功能，在免疫应答反应过程中起核心作用。根据细胞成长发育的过程和功能的不同，淋巴细胞分成 T 细胞和 B 细胞两类。在功能上 T 细胞主要与细胞免疫有关，B 细胞则主要与体液免疫有关。

3. 白细胞的生成与破坏

白细胞的分化增殖受一组造血因子的调节。这些因子由淋巴细胞、单核细胞、成纤维细胞和内皮细胞生成并分泌。由于有些造血生长因子在体外可刺激造血细胞生成集落，故又被称为集落刺激因子。根据其作用，将集落刺激因子分为巨噬-集落刺激因子（M-CSF）、粒-集落刺激因子（G-CSF）、粒-巨噬集落刺激因子（GM-CSF）、多系集落刺激因子（Multi-CSF）等。这些因子除了刺激相应祖细胞的增殖外，还能增强成熟细胞的活性。此外，还有一类抑制性因子，如粒细胞抑素、乳铁蛋白和转化生成因子-β 等，它们或直接抑制白细胞的增殖、生长，或限制上述的一些生长因子的释放或作用。

白细胞的寿命较难判断，因为粒细胞和单核细胞主要在组织中发挥作用，淋巴细胞则往返循环于血液、组织液、淋巴之间，且还可增殖分化。一般来说，中性粒细胞在循环血液中停留约 8h 进入组织，3～4d 后衰老死亡；若有细菌入侵，粒细胞在吞噬活动中可因释放出的溶酶体酶过多而自我溶解，与破坏的细菌和组织碎片共同构成脓液。

淋巴细胞的生成过程与其他白细胞有一些不同。在干细胞分化的早期，淋巴干细胞首先从多能干细胞分化出来。这些淋巴干细胞随血流进入初级（或中枢）淋巴器官，即骨髓和胸腺，在这里它们发育成定向淋巴细胞。在骨髓中发育的称为 B 细胞；在胸腺中发育的称为 T 细胞。随后，B 细胞和 T 细胞均随血流转移到二级（或外周）淋巴器官，即淋巴结和脾，与某种抗原接触后即分化和增殖成为真正具有免疫功能的细胞，如浆细胞和 T 效应细胞。淋巴细胞在生长成熟过程中接受一组称为白细胞介素的细胞因子的调节，T 细胞在胸腺中还接受胸腺激素的作用。淋巴细胞可分为短寿及长寿两群，前者存活 4～5d，后者经数月或数年未分裂而存活，两者功能上的意义还不清楚。淋巴细胞可在静脉、淋巴间进行循环，在其寿命期内可往返循环达数百次之多。

（三）血小板

血小板是骨髓成熟的巨核细胞胞质裂解脱落下来的，具有生物活性的小块胞质，无细胞核。所以血小板并不是严格意义上完整的细胞。

1. 正常值

正常成人血小板计数为（100～300）×10^9/L。

2. 功能

(1)止血凝血 血液中的血小板一般处于静止状态，只有当血管损伤后，通过表面的接触以及某些凝血因子的作用，血小板才被激活，在生理性止血中发挥重要作用，引发并加速血液的凝固。

(2)维持血管内皮的完整性 血小板能够随时附着于血管壁以填补内皮细胞脱落后留下

的空隙,且可以融入内皮细胞并对其进行修复。当血液循环中的血小板计数少于 $50×10^9$ 时,微小创伤或高血压就可能导致皮肤和黏膜下出现瘀点、瘀斑甚至紫癜。

3.血小板的生成和破坏

生成血小板的巨核细胞仅占骨髓有核细胞的 0.05%,但一个巨核细胞可产生 200~7700 个血小板。从原始巨核细胞到释放血小板入血需 8~10d。进入血液的血小板一半以上在外周血液循环中,其余贮存于脾脏。近年发现一种促血小板生成素的物质,它能刺激造血干细胞向巨核系祖细胞分化,并能特异性地促进巨核祖细胞增殖分化,以及巨核细胞的成熟与血小板的释放。

二维码 8-2
血液的组成
与功能

血小板进入血液后,只有开始两天具有生理功能,但平均寿命可达 7~14d。衰老的血小板在脾、肝和肺被吞噬。在生理止血活动中,血小板聚集后本身将解体并释放出全部活性物质。血小板与粒细胞不同,在骨髓中并无储备,如血小板被大量破坏,则恢复较慢。因此,当骨髓功能发生严重障碍时,首先出现的症状为粒细胞缺乏所致的感染,随之为血小板减少所致的出血倾向,最后出现贫血,而淋巴细胞减少所致的免疫功能低下则十分隐匿且迟缓。

二维码 8-3
案例导入
8-1 分析

第二节　生理性止血与血液凝固

二维码 8-4
课件

【案例导入 8-2】

小王削苹果时不小心把手指划伤,有少许出血,但随后流血自然停止。
请分析:
(1)出血为什么会凝固?
(2)血液在血管内流动为什么不会凝固?

一、生理性止血

生理性止血是指正常人小血管损伤破裂后出血在数分钟内自行停止的现象。临床上通常以出血时间作为判断受试者止血功能是否正常的重要依据。这一过程是由血管、血小板、凝血系统、抗凝系统及纤维蛋白原溶解系统共同来完成的。主要包括如下几个过程:小血管损伤后立即收缩,激活血小板和凝血系统,形成松软的血小板栓填塞伤口,血浆中的可溶性纤维蛋白原聚合成不可溶纤维蛋白凝块,与血小板一起构成牢固的止血栓,出血停止。

二、血液凝固

血液凝固是指血液从流动的液体状态转变成不能流动的凝胶状态的过程,简称为血凝。血凝是一系列的凝血因子(表 8-2)参与的复杂的蛋白质酶解过程(图 8-5),最终形成以纤维蛋白为网络,充满红细胞、白细胞和血小板的凝血块。其中的关键步骤是血浆的纤维蛋白原转聚合成纤维蛋白,多聚纤维蛋白交织成网。血液凝固后 1~2h 血凝块会收缩,释放少许淡黄色的液体,即血清。血清与血浆的区别在于,前者缺乏参与凝血过程中被消耗掉的凝血因子,但增加了一些在血液凝固时由血管内皮细胞和血小板释放的化学物质。

表 8-2　血浆凝血因子

编号	同义名	合成部位	半衰期/h	参与凝血途径
Ⅰ	纤维蛋白(fibrinogen)	肝细胞	46～144	共同
Ⅱ	凝血酶原(prothrombin)	肝细胞(需维生素 K)	48～60	共同
Ⅲ	组织因子(tissue factor)	内皮细胞和许多细胞	—	外源
Ⅳ	钙离子(Ca^{2+})	—	—	—
Ⅴ	前加速素(proaccelerin)	内皮细胞和血小板	12～15	共同
Ⅶ	前转变素(proconvertin)	肝细胞(需维生素 K)	4～6	外源
Ⅷ	抗血友病因子(antihemophilic factor,AHF)	肝细胞	8～12	内源
Ⅸ	血浆凝血激酶(plasma thromboplastic component,PTC)	肝细胞(需维生素 K)	24～48	内源
Ⅹ	Stuart-Prower 因子	肝细胞(需维生素 K)	48～72	共同
Ⅺ	血浆凝血激酶前质(plasma thromboplastin antecedent,PTA)	肝细胞	48～84	内源
Ⅻ	接触因子(contact factor)	肝细胞	48～60	内源
ⅩⅢ	纤维蛋白稳定因子(fibrin-stabilizing factor)	肝细胞和血小板	48～122	共同
	高分子量激肽原(High-molecular weight kininogen,HMW-K)	肝细胞	144	内源
	前激肽释放酶(prekallikrein,Pre-K)	肝细胞	—	内源

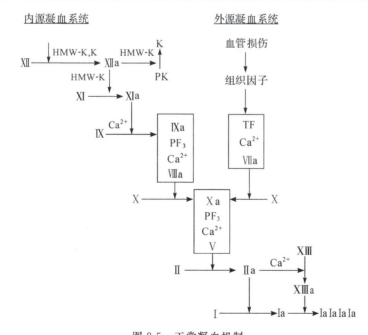

图 8-5　正常凝血机制

三、抗凝

正常的血管内膜是完整光滑的,血液中的凝血因子是非活化状态,即使有少量凝血因子被激活,也是在血流中,不易局部聚集而发挥作用,并且肝脏会不断清除已活化的凝血因子,这些都能防止血液在血管内发生凝固。此外,血液中还含有抗凝血酶Ⅲ(共6种,有意义的只有1种),它是在肝细胞中合成的脂蛋白,在血液中可和凝血酶结合形成复合物,从而使凝血酶失去活性,就无法生成纤维蛋白,而达到抗凝的作用。

知识链接

抗凝与促凝的临床应用

(1)抗凝　由于Ca^{2+}参与凝血过程中的多个环节,所以临床上在输血时加枸橼酸钠,或在血液检查时加入草酸盐去除血浆中的Ca^{2+}以达到抗凝的作用。将血液置于光滑的容器中并低温贮存,也可延缓血液的凝固。

(2)促凝　外科手术中常用温热的盐水纱布或吸收性明胶海绵止血,就是提供粗糙面以激活FⅫ,促进凝血;由于凝血过程为一系列的酶促反应,适当加温可加快凝血反应。手术前给患者注射维生素K,可促使肝脏合成FⅡ、FⅦ、FⅨ、FⅩ,以加强凝血功能。

四、纤维蛋白溶解

血凝块中的纤维蛋白原逐渐溶解的过程称为纤维蛋白溶解,简称纤溶。纤溶可分为纤溶酶原激活和纤维蛋白降解两个基本阶段(图8-6)。纤溶的生理意义在于防止血管内的凝血蔓延和血栓的形成,保障血流畅通,并有利于受损组织的修复和血管的再生。即使是出血,血液的凝固反应也是在破损血管的局部进行的,而且在出血停止和创口愈合后,血凝块会溶解,从而保证血管的基本畅通。纤溶与血凝始终处于动态的平衡中,当纤溶亢进时可导致出血性疾病,血凝亢进时会引起血栓。

二维码8-5
案例导入
8-2分析

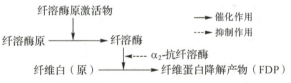

图8-6　纤溶酶原激活和纤维蛋白降解过程

第三节　血型和输血

【案例导入8-3】

小静父亲A型血,母亲O型血,她想知道自己是什么血型。
请分析:
(1)小静可能是什么血型?
(2)不可能出现什么血型?

二维码8-6
课件

一、血型

血型是指红细胞膜表面特异抗原（凝集原）的类型。人类有许多血型系统，包括红细胞血型、白细胞血型和血小板血型，最为重要的血型系统是 ABO 血型系统和 Rh 血型系统。

（一）ABO 血型系统

ABO 血型系统根据红细胞膜表面所含两种不同的抗原（糖蛋白），分别将其命名为 A 抗原、B 抗原。根据 A、B 抗原的有无及其种类，可把人类的红细胞分为 A 型、B 型、AB 型、O 型。人类血浆中含有两个天然的抗体：抗 A 抗体和抗 B 抗体。不同的人血浆中含有不同的抗体，但是不含有对抗其自身红细胞抗原的抗体（表 8-3）。

表 8-3　ABO 血型系统中的凝集原和凝集素

血型	红细胞表面抗原	血清中的抗体
A 型	A	抗 B
B 型	B	抗 A
AB 型	A+B	无
O 型	无	抗 A+抗 B

当红细胞膜上表面的 A 抗原和抗 A 抗体或 B 抗原和抗 B 抗体相结合时，会发生红细胞的凝集。因此，血型抗原和抗体又分别被称为凝集原和凝集素。在补体的作用下，凝集的红细胞将发生破裂产生溶血。当人体输入血型不合的血液时，可发生血管内红细胞凝集而溶血，严重时会危及生命。

正确的血型测定是保证输血安全的基础。ABO 系统的血型相合才能考虑输血。测定 ABO 血型的方法是：在玻片上分三处分别滴上一滴抗 B、抗 A 和抗 A 抗 B 血清，在每处血清上加一滴红细胞悬浮液，轻轻晃动，使红细胞和血清混匀，观察有无红细胞凝集的现象（图 8-7）。

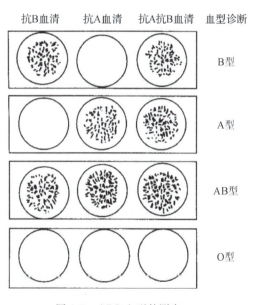

图 8-7　ABO 血型的测定

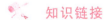 **知识链接**

ABO 血型的遗传

人类 ABO 血型系统的遗传受 A、B、O 3 个基因控制。个体的 1 对染色体上只可能出现上述 3 个基因中的 2 个，分别由父母双方各遗传 1 个，它们在染色体上处于同一个基因点，称为复等位基因。1 对染色体上的遗传基因可以有 6 种组合方式，即 AA、BB、AB、AO、BO 和 OO。由于 A 基因和 B 基因是显性基因，O 基因为隐性基因，故血型的表现只有 A、B、

AB、O 4 种,如表 8-4 所示。

表 8-4　ABO 血型的基因型和表现型

基因型	OO	AA,AO	BB,BO	AB
表现型	O	A	B	AB

(二)Rh 血型

1.Rh 血型分类标准

按红细胞膜表面是否存在 Rh 因子(Rh 因子是一种糖蛋白)分为 Rh 阳性(有 Rh 因子)和 Rh 阴性(无 Rh 因子)。我国汉族和其他大部分少数民族中 Rh 阳性的人群占 99%,Rh 阴性的人群仅占 1%。但在一些少数民族中,Rh 阴性的人可高达 8.7%～15.8%,因此应特别关注 Rh 血型问题。

2.Rh 因子的抗体

人类血清中不存在天然的抗 Rh 抗体。所以对于 Rh 阴性的人来说,在接受了 Rh 阳性者的血液之后或在妊娠过程中,才会通过免疫反应产生抗 Rh 因子的抗体。首次免疫一般不会引起输血反应或仅有轻微反应;但当再次接受 Rh 阳性的血液后,体内的抗 Rh 因子的抗体就会使输入的 Rh 阳性红细胞发生凝集反应并溶血。

二、输血

成年人失血量不超过全身血量的 10%(即 500ml 以下)时,机体可通过自身的调节使失血量及其成分在短期内恢复正常。而一旦失血量达到 1000ml 或以上时,由于人体来不及代偿,就会出现严重的缺血症状,如血压下降、心率加快、四肢冰冷、眩晕等,需要进行干预及治疗。当一次失血量达到全身血量的 30% 以上时,将出现失血性休克而危及生命,需要立即采取输血措施。

(一)输血的意义

可以直接补充循环血量,使血压快速回升,保证人体重要器官(心、脑和肾)的血液供应,维持生命活动的需要,是抢救大失血重要的措施。同时成分输血还可以治疗某些疾病。

(二)输血的原则

同型输血是输血的首要原则。但是在无法得到同型血源的紧急情况下,可以输注不同血型的血,但是要遵守一个原则,供血者的红细胞不被受血者的血清凝集,而且输血量一定要少,速度要慢。即少量 O 型血可输给 A、B、AB 型血的人,或 AB 型血的人可接受少量 A、B、O 型的血。

随着医学和科学技术的进步,输血疗法已经从原来的单纯输全血,发展为输全血和成分输血。成分输血,就是把人血中的各种有效成分,如红细胞、粒细胞、血小板和血浆分别制备成高纯度或高浓度的制品再输入。这样既能提高疗效,减少不良反应,又能节约血源。

(三)交叉配血

输血前首先要保证供血者与受血者的 ABO 血型相合,若血型不相容,输血常引起严重的反应。对于生育年龄的妇女和需要反复输血的患者,还必须要求供血者与受血者的 Rh 血型相合,以避免受血者在被致敏后产生抗 Rh 的抗体。即使在 ABO 血型系统相同的人之间进行输血,输血前也必须进行交叉配血试验。即不仅是把供血者的血细胞与受血者的血清进行血清配合试验(主侧凝集试验),也要把受血者的血细胞与供血者的血清进行交叉配血试验(次侧凝集试验)(图8-8)。这样做既能检验血型测定是否有误,还能发现他们的红细胞或血清中,是否存在一些其他的凝集原或凝集素引起红细胞的凝集反应(表8-5)。目前所有需要输血的患者均要求做交叉配血试验,ABO血型和Rh血型均要求相合。

图 8-8　交叉配血试验

表 8-5　交叉配血试验

主侧:供血 RBC 受血血清	次侧:受血 RBC 供血血清	临床意义
无凝集	无凝集	配血相合:输血
凝集	凝集	配血不合:不能输血
无凝集	凝集	应急情况下输血,不宜太快太多

即使多次输入的是同一种血型或同一供血者的血,也要重新做交叉配血试验,以避免发生凝集反应。因为虽然 ABO 血型相合,但是不一定 Rh 血型相合,或可能存在一些其他的凝集原、凝集素。

二维码 8-7
案例导入
8-3 分析

第四节　血液系统常用诊疗方法

一、血常规

血常规是临床上最基础的化验检查之一。它的检查项目包括红细胞、白细胞、血红蛋白及血小板数量等。血常规检查也要同时进行血涂片检查,以便在显微镜下观察红细胞的大小、形态,用于判断贫血的类型和骨髓再生功能。

(1)白细胞　①全身各部位感染性疾病,可以使白细胞和中性粒细胞的计数增高;减少见于使用某些药物,放射线照射,患某些疾病如流感、风湿类疾病、某些血液病等。②淋巴细胞增多见于某些病毒所致的感染如流感、麻疹、病毒性肝炎、结核,淋巴细胞增殖性疾病等;减少主要见于接触放射线及使用肾上腺皮质激素。

(2)红细胞数量、血红蛋白、红细胞压积三者同时降低时,提示贫血,根据细胞的大小及染色状况分为缺铁性贫血、慢性病性贫血、恶性贫血等,建议到医院进一步诊治。

(3)血小板降低可见于某些生理状态,如女性月经期。长期明显降低可见于全身性出血疾病,如血小板减少性紫癜、脾功能亢进、白血病等。在发生某些急性感染和中毒时,血小板计数也可减少。而血小板计数增加,则见于骨髓增生性疾病急性出血停止后或脾切除后,后两者多为一时性增多。

血常规化验单上的常用符号是:RBC 代表红细胞计数,WBC 代表白细胞计数,Hb 代表血红蛋白(血色素),PLT 代表血小板计数。

二、网织红细胞检查

网织红细胞是尚未完全成熟的红细胞,在周围血液中的数值可反映骨髓红细胞的生成功能,因而对血液病的诊断和治疗反应的观察均有重要意义。网织红细胞增多,见于急性溶血性贫血、出血性贫血;网织红细胞减少,常见于再生障碍性贫血。

三、骨髓象检查

骨髓象检查是指骨髓细胞学检查。根据有核细胞所占的比例把骨髓增生程度分成不同等级,以反映骨髓造血的活跃程度。在取材、制片和染色良好的情况下,正常骨髓的增生程度大多为"骨髓增生活跃"。贫血时,骨髓代偿增生能力良好,则会表现为"增生明显活跃"。如果造血功能降低,则骨髓"增生减低"或"极度减低"。而发生白血病时,骨髓增生常"明显活跃"或"极度活跃"。骨髓象检查是血液系统疾病诊断的一项重要手段,用于各类型贫血、白血病、出血性疾病等的诊断和疗效判断。

四、骨髓活检术

骨髓活体组织检查术简称骨髓活检术,比骨髓涂片能更准确地反映骨髓增生程度,以及发现骨髓浸润。而骨髓涂片能很好地反映细胞形态,联合检查可以提高多系造血细胞减少相关诊断的准确性。

五、其他检查

(一)血液生化测定

①各种凝血试验可以测定凝血因子、纤溶及抗凝系统活力;②血红蛋白电泳可以诊断各种血红蛋白病;③各种红细胞酶(如葡萄糖-6-磷酸脱氢酶)的测定,可诊断部分溶血性贫血;④血清铁蛋白和血清铁的测定可了解体内贮铁和铁代谢情况,帮助诊断缺铁性贫血。

(二)血液免疫学等其他检查

包括抗人球蛋白试验、免疫球蛋白测定、红细胞血型、各种蛋白免疫电泳检查等。

血细胞染色体检查,放射线核素红细胞寿命测定、脾及淋巴系统扫描以及 X 线淋巴造影等对不同血液病都有其相应的重要诊断意义。

 知识链接

血常规及骨髓检查

血常规及骨髓穿刺细胞学涂片检查是本系统疾病的最基本检查。贫血的诊断主要是血常规检查。对于不同原因引起的贫血,还可以进一步选择其他的检查方法。白血病的诊断方法主要是骨髓象检查和骨髓活检术检查,并且可用于判断白血病的类型、指导临床上的治疗,且有助于判断患者的预后。

第五节　血液系统常见疾病

二维码 8-8
课件

【案例导入 8-4】

小高,女,23 岁,因面色苍白、头晕、乏力 1 年余,伴心慌加重 1 个月就诊。查体,一般状态好,贫血貌,P 90 次/min。化验:Hb 65g/L,RBC $3.0×10^{12}$/L,网织红细胞 1.6%,血清铁 47μg/dl(参考值:成年女子 50～150μg/dl)。

请分析:

(1)初步诊断该患者是什么病?

(2)如何进行有效治疗?

一、贫血

贫血(anemia)是指人体外周血单位容积内血红蛋白浓度(Hb)、红细胞计数(RBC)和(或)血细胞比容(HCT)低于正常标准最低值(表 8-6)。临床常以血红蛋白水平作为诊断贫血的标准,成年男性低于 120g/L,成年女性(非妊娠)低于 110g/L,一般可认为贫血。贫血时血液携带氧能力降低,引起机体各系统和组织缺氧,产生相应的症状和体征。患者常出现疲乏无力,皮肤黏膜苍白,活动后出现心悸、气短头晕和耳鸣等症状。根据血红蛋白降低程度的不同,临床上将贫血分为以下 4 级(表 8-7)。

表 8-6　正常成人红细胞、血红蛋白及红细胞压积的正常范围

	红细胞/($×10^{12}$/L)	血红蛋白/(g/L)	红细胞压积
男	4.0～5.5	120～160	0.4～0.5
女(非妊娠)	3.5～5.0	110～150	0.37～0.45
新生儿	6.0～7.0	170～200	

表 8-7　贫血的临床分级

分级	血红蛋白/(g/L)	临床表现
轻度	>90	症状轻微
中度	60～90	体力劳动后感到心慌、气短
重度	30～59	卧床休息时也感心慌、气短
极重度	<30	常合并贫血性心脏病

(一)贫血的分类

1.根据红细胞形态

即根据红细胞平均体积(MCV)、平均红细胞血红蛋白量(MCH)、红细胞平均血红蛋白浓度(MCHC)分类:

(1)大细胞性贫血　MCV>100μm³,MCH>34pg,MCHC 320～350g/L;常见于巨细

胞贫血。

(2)正细胞正色素性贫血　MCV 80～100μm^3,MCH 27～34pg,MCHC 320～350g/L;常见于再生障碍性贫血、急性失血性贫血。

(3)小细胞低色素性贫血　MCV<80μm^3,MCH<27pg,MCHC<320g/L;常见于缺铁性贫血、海洋性贫血。

2.根据贫血的病因分类

(1)红细胞生成减少性贫血　包括造血原料缺乏(铁、叶酸及维生素 B_{12} 等)及骨髓疾病影响造血功能。

(2)红细胞破坏过多性贫血　包括红细胞内在缺陷如红细胞膜异常的球形红细胞、红细胞酶异常的葡萄糖-6-磷酸脱氢酶缺乏症及血红蛋白异常的血红蛋白病等;红细胞外在异常如免疫性溶血性贫血及物理、化学、生物因素等引起的溶血性贫血。

(3)急慢性失血性贫血　各种原因导致出血。

(二)诊断要点

贫血的诊断包括两方面,首先确定是否贫血,然后确定贫血性质、程度及病因。

1.详细了解病史及全面的体检

根据病史初步判断贫血的原因。体检可进一步验证,如皮肤黏膜有无苍白、黄染、出血点、发绀,淋巴结及肝、脾有无肿大,骨骼有无压痛等。

2.实验室检查

为确定贫血及贫血的原因,根据情况可选择一些实验:①血红蛋白及红细胞计数是确定贫血及贫血程度的可靠指标;②外周血涂片检查可对贫血的性质、类型提供诊断线索;③网织红细胞计数可以帮助了解红细胞的增生情况以及作为贫血疗效的早期指标;④血清铁、血清铁蛋白的测定有助于缺铁性贫血的诊断;⑤叶酸和维生素 B_{12} 测定有助于巨幼细胞性贫血的诊断,怀疑恶性贫血可测定内因子抗体;⑥骨髓检查主要观察骨髓造血情况、体内贮存铁情况;⑦溶血性贫血病因诊断较复杂,需要选做红细胞脆性试验、抗人球蛋白试验、酸化血清溶血试验、高铁血红蛋白还原试验、自溶血试验、血红蛋白电泳等。

(三)治疗要点

1.一般治疗

饮食宜为高蛋白、高纤维素、高热量、易消化食物。

2.去除病因

这是治疗的重要环节,病因包括肠道慢性失血、月经过多、营养不良等。纠正上述情况,贫血可以根治。

3.药物治疗

根据病因不同选用合适药物。如缺铁性贫血的铁剂治疗;巨幼细胞性贫血补充叶酸及维生素 B_{12};慢性再生障碍性贫血的雄激素治疗等;溶血性贫血可选用糖皮质激素或免疫抑制剂、脾切除等治疗。

4.对症治疗

对严重贫血者,应输血以改善症状;对伴感染者,应积极控制感染;对伴出血者,应行止血治疗等。

(四)临床常见类型

1. 缺铁性贫血

缺铁性贫血是指体内可用来制造血红蛋白的贮存铁已被用尽,使红细胞生成障碍所致的贫血。其特点是骨髓、肝、脾及其他组织中缺乏可染色铁,血清铁蛋白浓度降低,血清铁浓度和血清转铁蛋白饱和度均降低,表现为小细胞低色素性贫血。临床上除原发病的表现和贫血本身引起的症状外,还表现为由于缺铁而引起的特殊症状:①上皮组织损害引起的症状为口角、舌和胃部炎症,皮肤干燥、角化和萎缩,毛发易折与易脱落,指甲不光整或反甲;②神经系统症状表现为神经痛、感觉异常,注意力不集中、易激动、精神迟滞和异食癖等。

(1)病因　可发生于下列几种情况:①铁的需要量增加而摄入量不足;②铁的吸收不良;③失血尤其是慢性失血,是缺铁性贫血最多见、最重要的原因。

(2)治疗要点　①去除病因;②补充足够量的铁剂至体内铁的贮存量达到正常水平。有口服及注射两类铁剂。首选口服铁剂,最常用的有硫酸亚铁和富马酸亚铁,进餐时或饭后服,可以减少胃肠道刺激。疗程4~10周,至血红蛋白水平完全正常后,小剂量铁剂治疗仍继续3~6个月,以补足体内的铁贮存量。对肠道对铁的吸收不良、口服铁剂后胃肠道疾病加重或有严重胃肠道反应者,应选用注射铁剂,常用注射铁剂是右旋糖酐铁。

　知识链接

铁的代谢

铁是人体许多正常生理过程中不可缺少的物质,是血红素分子的核心部分,与氧和电子的输送密切相关。正常人对铁的需要量因年龄、性别及生理状态不同而不同,婴儿、儿童、青少年及育龄妇女需要量相对较大。正常情况下,人体内的铁来源于食物。多数食物中含有铁,含量较丰富的食物有海带、紫菜、木耳、香菇、动物肝脏、肉类、豆类等。铁的代谢见图8-9。

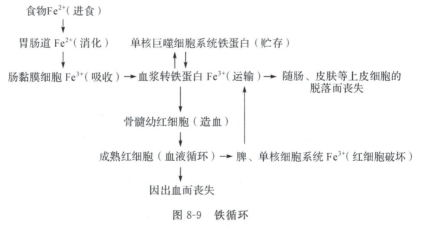

图 8-9　铁循环

铁剂的吸收

铁剂与食物:高脂肪食物能抑制胃酸分泌,不利于铁的吸收;茶叶含有鞣质,能与铁生成难溶性的铁盐,妨碍铁的吸收;含钙、磷多的食物如牛奶、海带、花生仁、动物肝脏可与铁生成难溶性物质,影响铁剂的吸收。上述食物均应避免与铁剂混合同服。

铁剂与碱性剂：包括含碳酸氢钠的饮料如各种汽水、香槟等，以及碳酸氢钠、氢氧化铝、三硅酸镁等碱性药物都可中和胃酸，降低胃内酸度，不利于铁的吸收，应当回避。

铁剂与抗生素：四环素能与铁离子生成难溶性络合物影响铁剂吸收；氯霉素可使铁剂的药效减弱或消失，还可影响铁剂的有效利用。故服用铁剂期间，应避免与四环素、氯霉素等抗生素合用。

铁剂与中成药：某些含雄黄的中成药如六神丸、清热解毒丸等能与铁反应而降低药效；含石膏、明矾、滑石的中成药如牛黄上清丸、明目上清丸等可与铁形成溶解度低的复合物。故服铁剂时应禁止与这些中成药合用。

2.巨幼细胞性贫血

二维码 8-9
缺铁性贫血
是怎么
一回事

巨幼细胞性贫血是由于叶酸、维生素 B_{12} 缺乏或其他原因引起红细胞 DNA 合成障碍所致的一类贫血。此类贫血的共同特点是外周血呈大细胞性贫血，骨髓中出现巨幼红细胞。该病一般起病缓慢，可有一般贫血外的特异性表现：①消化系统症状：厌食、消化不良、腹胀、腹泻、舌炎等；②神经系统症状：典型表现为足与手指感觉异常，有针刺感、麻木、感觉障碍、腱反射亢进、锥体束征阳性等。维生素 B_{12} 缺乏者还可有抑郁、失眠、味觉和嗅觉降低、记忆力下降、视觉异常、妄想等。

(1)病因　①叶酸缺乏，其原因有营养不良，偏食，食物烹煮过度，各种原因导致的腹泻等吸收不良、需要量增加（如妊娠期、哺乳期、婴幼儿期），服用影响叶酸代谢或吸收的药物如甲氨蝶呤、乙胺嘧啶、氨苯蝶啶等；②维生素 B_{12} 缺乏，如恶性贫血、胃切除术后、广泛回肠切除术后、各种原因的腹泻等吸收不足，影响钴胺代谢的药物如对氨基水杨酸、二甲双胍、秋水仙碱等。

(2)治疗要点　除严重贫血时可少量输血外，一般不需要输血，主要针对病因进行治疗。①叶酸缺乏：叶酸口服，一般于用药 1～2 月后血象和骨髓象完全恢复正常；②维生素 B_{12} 缺乏：用维生素 B_{12} 治疗，可肌内注射，待血象恢复正常后每月注射 1 次作为维持治疗。

3.再生障碍性贫血

再生障碍性贫血（简称再障），是由多种原因引起的骨髓造血干细胞缺陷、造血微环境损伤以及免疫机制改变，导致骨髓造血功能衰竭，出现以全血细胞减少为特点的疾病。主要表现为贫血、出血、发热和感染。根据起病的急缓可分为：①急性型再障，多见于儿童，除皮肤、黏膜出血外，常有内脏出血、发热及严重感染，常见有呼吸道、消化道感染、皮肤化脓性感染及败血症等。②慢性型再障，多见于成人，常见有皮肤黏膜和齿龈出血，女性可有不同程度的子宫出血，很少有内脏出血，感染少见，肝脾可有轻度肿大。

(1)病因　再障的病因分先天性和后天获得性两种。后天获得性再障中，原因不明者，称为原发性再障。致病原因可有以下几种：①药物因素如氯霉素、解热镇痛剂、磺胺类药、四环素、抗癌药、保泰松、异烟肼、驱虫药、甲巯咪唑、甲基硫脲嘧啶等。②电离辐射因素如 X 线、γ 线或中子等。③生物因素如病毒性肝炎等。④其他因素如苯、三硝基甲苯、杀虫药、农药、无机砷等。

(2)治疗要点　①去除病因及与有害因素的再接触。②采用支持疗法，包括防治出血和感染，必要时输血。③使用改善骨髓造血功能的药物，如雄激素如司坦唑醇和十一酸睾酮等。④使用免疫抑制剂如猪抗胸腺细胞球蛋白（ATG）、地塞米松等。⑤骨髓移植可用于治疗重型再障患者,最好在起病后不久,未经输血,尚未发生感染,年龄在 40 岁以下者。

 知识链接(表 8-8)

表 8-8　缺铁性贫血常用的非处方药

药物品名	含铁量	剂量	主要不良反应
硫酸亚铁	20%	预防量 0.3g/d;治疗量 0.3g/d,儿童 50~100mg/次,3 次/d	可有恶心、呕吐、上腹痛、便秘;大剂量可致胃肠出血坏死甚至休克;黑便为正常
乳酸亚铁	19%	10~20ml/次,3 次/d	偶有上腹部不适、食欲缺乏、恶心、呕吐等胃肠道刺激症状
富马酸亚铁	32.9%	成人 0.2 ~ 0.4g/次;儿童 0.05~0.2g,3 次/d,连续 2~3 周	恶心、呕吐、上腹痛、便秘等副作用较硫酸亚铁少
葡萄糖酸亚铁	12%	成人 0.4 ~ 0.6g/次;儿童 0.1g,3 次/d。预防量 0.1g/d,妊娠 0.2g/d,儿童 30~60mg/d	偶有胃肠刺激症状,饭后服可减轻
琥珀酸亚铁	35.5%	治疗量 0.2~0.4g/d;儿童 0.1~0.2mg/次,3 次/d	不良反应同硫酸亚铁,但程度较轻
右旋糖酐铁	27%~30%	成人 25mg/次,3 次/d	注射部位疼痛,静脉注射偶引起过敏性休克
多糖铁复合物		150~300mg(元素铁)/次,1 次/d	本药不良反应较少,可有恶心、呕吐、腹泻或胃灼热感、便秘,但不影响治疗
叶酸		用于各种巨幼红细胞性贫血	不良反应少,偶见过敏,长期服用可出现厌食、恶心、腹胀
维生素 B_{12}		主要用于恶心贫血、巨幼红细胞性贫血,还可用于肝炎、肝硬化、多发性神经炎等	偶有过敏反应

二、出血性疾病

二维码 8-10
案例导入
8-4 分析

【**案例导入 8-5**】

女性,22 岁,月经增多 8 个月,2 周来牙龈出血,下肢皮肤出现散在出血点和瘀斑,血红蛋白 78g/L,白细胞计数 $5.0×10^9$/L,血小板计数 $29×10^9$/L,腹平软,肝脾未触及。

请分析:

(1)初步诊断该患者是什么病?

(2)出血原因可能是哪些?

正常情况下,当血管受到损伤,血液从血管流出时,机体可以启动一系列生理性反应以止血。如果止血机制有异常,将出现自发性出血或血管损伤后出血不止,这一类疾病称为出血性疾病。这类疾病是由于血管壁、血小板质或量、凝血因子、抗凝及纤维蛋白溶解异常等因素引起。血液系统的很多疾病都可以直接或间接地引起出血症状。临床上常见皮肤黏膜出血、咯血、呕血、便血、鼻出血、牙龈出血等。皮肤黏膜出血表现为瘀点、紫癜和瘀斑,皮下出血直径<2mm为瘀点,3~5mm为紫癜,>5mm为瘀斑。常见的出血性疾病有血友病、特发性血小板减少性紫癜、过敏性紫癜等。

(一)常见的出血原因

1.血管壁功能异常

(1)先天性或遗传性 先天性或遗传性血管壁或结缔组织结构异常引起的出血性疾病,如遗传性毛细血管扩张症。

(2)获得性 获得性血管壁结构受损又称血管性紫癜,可由以下因素引起:①免疫因素如过敏性紫癜;②感染因素如细菌、病毒感染;③化学因素如药物性血管性紫癜(磺胺,青霉素、链霉素等);④代谢因素如坏血病、类固醇紫癜、老年紫癜、糖尿病紫癜;⑤机械因素如反应性紫癜;⑥原因不明如单纯紫癜、特发色素性紫癜。

2.血小板异常

(1)血小板量异常 ①血小板生成减少,如骨髓受抑制;②血小板破坏或消耗过多,前者如原发性血小板减少性紫癜;后者如弥散性血管内凝血;③血小板分布异常,如脾功能亢进等。

(2)血小板功能缺陷 ①遗传性或先天性如巨大血小板综合征、血小板无力症;②获得性见于尿毒症、骨髓增生综合征、异常球蛋白血症、肝病及药物影响等。

3.凝血功能障碍

(1)遗传性 血友病、血管性假血友病、低纤维蛋白原血症、凝血因子缺乏症等。

(2)获得性 肝病、尿毒症、维生素 K 缺乏、急性白血病、结缔组织病等。

(3)其他 抗凝物质增多或纤溶亢进抗凝血药物过量等。

4.循环抗凝物质所致出血性疾病

大多为获得性,如抗凝血因子Ⅷ、Ⅸ;肝素样抗凝物质,见于肝病、红斑狼疮等。

(二)诊断要点

出血倾向是许多不同疾病及不同出血原因的共同表现。为明确其原因,须将临床及实验室检查资料进行综合分析。

(1)考察出血性疾病的病史 如自幼即有出血,轻微损伤、外伤或小手术后流血不止,应考虑为遗传性出血性疾病;成年后出血应考虑获得性为多,需查找原发病。皮肤黏膜紫癜伴腹痛、关节痛而血小板正常者应考虑过敏性紫癜。皮肤黏膜紫癜、月经量多且血小板计数低则考虑血小板减少性紫癜,以女性为多。对外伤后的内出血(如颅内、肝、脾等)要足够重视,以免延误病情,失去抢救机会。

(2)体格检查应注意出血的性状和部位 过敏性紫癜好发于两下肢及臀部,大小不等,对称分布,且可伴有皮疹及荨麻疹。血小板减少性紫癜或血小板功能障碍性疾病常为针尖样出血点,呈全身散在性分布。坏血病表现为毛囊周围出血。遗传性毛细血管扩张症表现为唇、舌及面颊部有血管痣。肝脾肿大、淋巴结肿大、黄疸等,可为临床上诊断原发病提供依据。

（3）出血性疾病的检查　出血性疾病主要的实验室检查有：①血小板黏附功能测定；②血小板聚集功能测定；③凝血酶原消耗试验；④凝血活酶生成试验；⑤凝血酶时间测定；⑥凝血因子活动度测定。

(三)治疗要点

1.病因治疗

对获得性出血性疾病,必须针对病因,进行积极治疗。

2.输血及血液成分补充治疗

在病情危重或需手术时,应在短期内积极大量补充血液。

3.局部止血治疗

包括局部压迫,放置冰袋,局部用胶原、止血粉、凝血酶或吸收性明胶海绵贴敷等。

4.选择止血药物

针对病因进行有效选择。如过敏性紫癜可选用抗变态反应药物（如苯海拉明或异丙嗪）、肾上腺皮质激素、免疫抑制剂（如环磷酰胺、硫唑嘌呤）等。原发性血小板减少性紫癜可选用肾上腺皮质激素、脾切除、免疫抑制剂、雄激素、输注血小板、促血小板生成药等治疗。血友病可采用局部止血治疗、替代疗法（如输凝血因子、冷沉淀、新鲜冰冻、血浆）、抗纤溶药物（如 6-氨基己酸）,有血尿及脑出血者禁用。

知识链接(表8-9)

表 8-9　各类促凝血药选用的临床参考

药物品名	主要作用与用途	主要不良反应
作用于毛细血管类止血药		
卡络柳钠 卡络磺钠	降低毛细血管的通透性。主要用毛细血管通透性增加所致的出血,如慢性肺出血、胃肠出血、鼻出血、视网膜出血等	可产生水杨酸反应,如头痛、头晕、耳鸣、视力减退等
维生素 K 类		
维生素 K_1	参与肝内凝血酶原及凝血因子的合成	快速静注可出现面部潮红、出汗、胸闷等
维生素 K_3	用于凝血酶原过低症、维生素 K 缺乏、阻塞性黄疸、新生儿出血、长期应用抗凝药所致出血等	大剂量可引起早产儿溶血、黄疸、肝损害
维生素 K_4		可引起恶心、呕吐等
抗纤维蛋白溶解剂		
氨基己酸 氨甲苯酸(止血芳酸) 氨甲环酸(止血环酸)	抑制纤维蛋白溶酶原的激活因子。用于纤溶性出血,如外科大手术、妇产科等出血	偶有头晕、头痛、腹泻、呕吐等症状及结膜充血、鼻塞、皮疹、低血压、尿多等反应

续表

药物品名	主要作用与用途	主要不良反应
凝血酶和凝血因子类		
血凝酶（立止血）	有类凝血酶样作用及类凝血激酶样作用。用于预防及治疗各种出血	偶有荨麻疹、焦虑、出汗、低血压及心率减慢
凝血酶	促进纤维蛋白原变成纤维蛋白。用于治疗小血管及实质性脏器出血和外科手术出血、消化道出血等	偶可致过敏反应
抗血友病球蛋白	用于预防和治疗血友病和获得性抗血友病，球蛋白缺乏症的出血	输注速度过快可发生头痛、心动过速等
凝血酶原复合物	含多种凝血因子，用于手术、急性重型肝炎、肝硬化等所致出血的预防	偶有血栓产生

二维码 8-11
案例导入
8-5 分析

三、血栓、栓塞和梗死

【案例导入 8-6】

赵某，女，65 岁，有慢性风湿性心脏病，近日检查发现二尖瓣狭窄合并房颤，住院治疗期间突然发生左侧肢体偏瘫。

请分析：

(1)该患者偏瘫原因是什么？疾病的进展过程是怎样的？

(2)如何进行有效的治疗？

（一）血栓

在活体的心脏或血管腔内，血液成分互相聚集和凝固，形成固体质块的过程，称为血栓形成，所形成的固体质块称为血栓。心血管内膜损伤（如反复的静脉穿刺、动脉硬化和各种动脉炎症）、血流状态改变（速度变慢或涡流形成）或血液凝固性增加（如血小板和凝血因子的量或浓度增高）是血栓形成的重要条件。血栓形成后阻塞血管，引起栓塞、心瓣膜病形成、出血和休克等。

（二）栓塞

在循环血液中出现的不溶于血液的异常物质，随着血液流动，阻塞血管管腔，这种现象称为栓塞。阻塞血管的物质称为栓子。常见的是血栓栓子，脂肪栓子、气体栓子、羊水栓子等少见。栓子运行途径一般与血流的方向一致。右心及体静脉系统的栓子，多随血流阻塞肺动脉或其分支；左心及动脉系统的栓子，随血流阻塞某些小动脉或其分支，如脾、肾、脑、心等处；来自门静脉的栓子，随血流进入肝内，阻塞门静脉的分支。

（三）梗死

局部组织由于血管阻塞引起的组织缺血性坏死，称为梗死。动脉管腔内有血栓形成、动脉血管栓塞、动脉受压使血管闭塞或动脉持续性痉挛，均可导致动脉血管内血流中断，若此时侧支循环又不能代偿，则会引起梗死。根据梗死灶的形态特点，可以把梗死分为贫血性梗死和出血性梗死。肾、脾、心肌发生贫血性梗死。出血性梗死一般发生在已有严重淤血器官或组织疏松的器官如肺、肠。梗死对机体的影响,取决于发生梗死的器官和梗死灶的大小与部位。脾梗死影响较小,肾梗死可出现腰痛、血尿等,心肌梗死严重者可致心功能衰竭甚至猝死,肺梗死有胸膜刺激征和咯血,脑梗死严重者可致死亡,肠梗死可致肠穿孔和腹膜炎。

(四)血栓、栓塞、梗死的诊断要点

(1)血栓及栓塞均导致血量不畅或血管堵塞,在静脉中引起淤血,在动脉中引起器官供血不足、梗死、出血等,而引起一系列的症状、体征。一般来说,血栓形成相当缓慢,多在安静时发生。栓塞发生快,多在活动后发生,常有栓子来源的证据。当血管完全堵塞即可发生梗死。

(2)通过详细询问病史及体格检查可做出初步判定。

(3)进一步选择血管造影、CT、MRI 等检查可明确诊断。

(五)治疗要点

1. 药物治疗

抗血栓药可分为抗凝血药、抗血小板聚集药和溶血栓药三大类。

(1)抗凝血药　如肝素、双香豆素、华法林等,是一类干扰凝血因子,阻止血液凝固,主要用于血栓栓塞性疾病的预防与治疗。

(2)抗血小板聚集药　如阿司匹林、噻氯匹定、双嘧达莫等,主要是防止血液中血小板的聚集,从而预防血栓的形成,对已经形成的血栓作用不大。

(3)溶血栓药　如链激酶、尿激酶、组织纤溶酶原激活剂等,可以溶解已形成的血栓,多用于治疗急性血栓栓塞性疾病,1～6h 行溶栓治疗。

2. 手术治疗

静脉血栓 48h 内可行手术取栓治疗,可用导管介入或手术切开血管取栓。或者扩张血栓形成部位的狭窄血管,在扩张的基础上放置支架,如经皮腔内冠状动脉成形术加冠状动脉内支架植入术,其他的方法还有血管旁路手术,即血管搭桥术、人造血管置换术等。

🌸　知识链接

脑栓塞与脑血栓的区别

脑栓塞常发生于青壮年,患者有产生栓子的基础疾病,如风湿性心脏病、先天性心脏病或其他疾病,起病急骤,常发生在患者活动时。病症在数分钟或数秒钟内达到高峰,是所有脑血管疾病中发病最快的,于癫痫发作及完全性偏瘫时多见。由于栓子可能被血流冲碎或推向远端,故症状可能在短期内有所改善。

脑血栓的形成常见于老年人,患者常有脑动脉硬化、高血压、高脂血症等疾病。起病缓慢,常发生在安静休息或睡眠时,并多于 1～3d 内逐渐发展到高峰。癫痫发作少见,偏瘫常渐渐加重。由于梗死起于脑动脉本身的血栓形成,故症状的好转较缓慢。

四、白血病

白血病是一类造血干细胞的恶性肿瘤,骨髓中白血病细胞失去进一步分化和成熟的能力而停滞在细胞发育的不同阶段,大量增殖,并浸润其他器官,使正常造血功能被抑制。根据主要受累的细胞系列,可将急性白血病分为急性淋巴细胞白血病和急性非淋巴细胞白血

病。急性白血病主要临床表现为贫血、出血、感染、骨关节痛、肝脾和淋巴结肿大等各种器官和组织浸润的表现,血常规常表现为白细胞计数增多,甚至大于 $100\times10^9/L$。骨髓检查是诊断白细胞的重要依据,多数骨髓增生明显活跃或极度活跃,主要可见白细胞原始细胞和幼稚细胞,正常粒系、红细胞及巨核系细胞均显著减少。目前 WHO 白血病的诊断标准是骨髓中原始细胞≥20％,FAB 分型诊断标准是原始细胞≥30％。

五、特发性血小板减少性紫癜

这是血小板受到免疫性破坏,外周血中血小板减少而导致的出血性疾病。患者常出现广泛的皮肤、黏膜或内脏出血,伴有血小板减少,血小板生存时间缩短,血中出现抗血小板抗体等。骨髓检查可以发现巨核细胞发育和成熟障碍。糖皮质激素为该病的首选治疗。

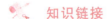 **知识链接**

骨髓移植

骨髓移植是指将他人骨髓中的干细胞移植到患者的体内,使其生长繁殖,重建免疫和造血功能的一种治疗方法,确切地说是骨髓干细胞移植。骨髓移植分为自体骨髓移植和异体骨髓移植。异体骨髓移植又分为血缘关系骨髓(同胞兄弟姐妹)移植与非血缘关系骨髓(志愿捐髓者)移植。自体骨髓移植易复发,在临床上较少采用。

造血干细胞移植,根据造血干细胞来源可分为骨髓造血干细胞移植、外周血造血干细胞移植、脐带血造血干细胞移植。造血干细胞移植可用于治疗白血病、再生障碍性贫血、地中海贫血、骨髓增生异常综合征、淋巴系统恶性肿瘤、遗传性免疫缺陷症以及重症放射病等。

在进行移植前,患者接受超大剂量化疗和放疗。主要目的是最大限度杀灭白细胞;全面摧毁患者体内造血功能和免疫功能,使免疫细胞不能攻击植入的异体细胞。然后将正常造血干细胞输入患者体内,让患者恢复造血功能和免疫功能,达到治愈疾病的目的。

造血干细胞采集方法:骨髓造血干细胞移植需要在髂骨上通过骨髓穿刺从骨髓腔中抽取骨髓混合液数十毫升,然后采集造血干细胞输入患者体内;外周干细胞移植则是从外周血中采集造血细胞,从志愿者的静脉中采血,并通过机器富集,只需 5ml 的干细胞,将其余血液回输人体,由于进出的总量平衡,采集后供者不会发生循环系统紊乱,对人体很安全。

骨髓移植成败的关键之一是 HLA(人类白细胞抗原)配型问题。如果骨髓供者与受者的 HLA 不同,便会发生严重的排斥反应,甚至危及生命。常见的 HLA 分型,在 300～500 人中就可以找到相同者,少见的 HLA 分型可能是万分之一的概率,罕见的 HLA 分型是几万到几十万分之一的概率。为满足本民族患者的需要,世界各国建有自己的骨髓库。

六、血液系统疾病预防

(1)保持乐观的态度,避免过度喜怒哀乐。

(2)生活规律,劳逸结合,保证充分休息和睡眠,生活和工作不宜过于紧张。

(3)饮食多样化,注意荤素搭配,营养充足;养成良好的饮食习惯,不挑食偏食;生长期的婴幼儿,注意按时添加辅食及主辅食的调换;发育期的儿童及青少年注意饮食的搭配和调节;孕妇和哺乳期的妇女,注重营养物质的摄入充足。注重儿童生长发育期的体检和孕妇的孕期检查。

（4）合理的适量运动，如步行、太极拳、健身操等；瘫痪或制动的患者要注重日常护理。

（5）避免接触如 X 线、γ 线或中子等电离辐射，避免长期服用磺胺类药、四环素、抗癌药（包括抗白血病药）等药物；避免接触苯、三硝基甲苯、杀虫药、农药、无机砷等物质。

（6）定期测量血压、血脂、心电图等，按医嘱服药，控制好血压和血脂。避免血管的损害和血管炎症，心脏瓣膜病变者，需要及时治疗。

本章小结

二维码 8-12
案例导入
8-6 分析

1.血液由血浆与血细胞组成；血液系统有运输功能、免疫和防御功能、缓冲功能与调节功能。

2.血浆胶体渗透压由血浆蛋白等大分子物质形成。其中白蛋白是最主要的构成物质。

3.血细胞包括红细胞、白细胞和血小板。红细胞：男性参考值：$(4.0 \sim 5.5) \times 10^{12}/L$；女性参考值：$(3.5 \sim 5.0) \times 10^{12}/L$；功能是运输氧气和二氧化碳，对血液的酸碱度变化起缓冲作用。白细胞：正常成人参考值为 $(4 \sim 10) \times 10^9/L$；根据白细胞的形态和功能，可将其分为中性粒细胞、嗜酸性粒细胞、嗜碱性粒细胞、单核细胞、淋巴细胞；主要生理功能是机体的防御和免疫。血小板：正常成人参考值为 $(100 \sim 300) \times 10^9/L$；功能是止血、凝血和维持血管内皮完整性。

4.生理性止血是指正常人小血管损伤破裂出血后数分钟出血自行停止的现象。

5.血液凝固是指血液由流动的液体状态变成不能流动的凝胶状态的过程，简称血凝。

6.血型是指红细胞膜表面特异抗原（凝集原）的类型。输血的原则是，正常情况下，应坚持同型输血，即使在 ABO 系统血型相同的人之间进行输血，在输血前也必须进行交叉配血试验。

7.血液系统常用诊疗方法包括血常规、网织红细胞检查、骨髓象检查、骨髓活检术等。

8.贫血的诊断标准：成年男性，血红蛋白水平低于 120g/L；成年女性（非妊娠），低于 110g/L；孕妇，低于 100g/L；对贫血的治疗主要针对病因进行。

9.引起出血倾向的病因：①血管壁功能异常；②血小板异常；③凝血功能障碍；④循环抗凝物质所致出血性疾病。

10.血栓形成：在活体的心脏或血管腔内，血液成分互相聚集和凝固，形成固体质块的过程。

11.血栓形成的条件和机制：①心血管内膜的损伤；②血流状态的改变；③血液凝固性增加。

12.在循环血液中出现的不溶于血液的异常物质，随着血液流动，阻塞血管管腔，这种现象称为栓塞。阻塞血管的物质称为栓子。栓子运行途径一般与血流的方向一致。

13.栓塞包括血栓栓塞、脂肪栓塞、气体栓塞、羊水栓塞等。

14.局部组织由于血管阻塞引起的组织缺血性坏死，称为梗死。

思考题

1. 简述血细胞的正常值及功能。
2. 简述输血的原则。
3. 简述纤溶的生理意义。
4. 治疗缺铁性贫血的措施有哪些？
5. 简述出血性疾病常见的原因。

（吴静怡　彭　兰　郭　芹　支雅军）

二维码 8-13
测一测

第九章　循环系统及其常见疾病

【学习目标】

掌握：循环系统的组成和功能；大循环与小循环的途径；心脏的结构；心动周期、心输出量和心指数的概念；动脉血压的概念、正常值及生理意义；冠心病的诊断金标准；高血压的诊断标准及高血压病的治疗要点；冠状动脉粥样硬化性心脏病的危险因素；心绞痛、急性心肌梗死的诊断和急救关键措施；高脂血症的诊断和治疗原则；心肺复苏步骤。

熟悉：心脏的位置、形态，心脏泵血功能的评定；影响心功能的因素；影响血压的因素；急性心肌梗死的诊疗方法；高血压的病因、临床类型及分期；心悸的概念、常见病因、心律失常治疗要点；冠心病的类型；血脂异常的常见病因；心肺复苏术施行有效征象，终止条件。

了解：淋巴结的主要功能；心脏泵血功能的调节，心肌生理特性，心电图各波段的意义；正确测量血压方法，常用动脉脉搏触诊部位及方法；神经、体液及局部因素对心脏血管活动的影响；循环系统常用诊疗方法；高血压治疗常用药物；心悸患者基本检查项目；冠心病患者就诊及家庭急救知识；高脂血症患者合理饮食及药物的选择。

第一节　循环系统结构概述

【案例导入 9-1】

据《中国心血管病报告 2017》报道，心血管病在城乡居民总死亡原因中占首位，农村为 45.01％，城市为 42.61％。中国心血管病患病率处于持续上升阶段。推算心血管病现患病人数为 2.9 亿，其中脑卒中 1300 万，冠心病 1100 万，肺源性心脏病 500 万，心力衰竭 450 万，风湿性心脏病 250 万，先天性心脏病 200 万，高血压 2.7 亿。

请思考：

(1)人体有哪些输送血液的管道？它们是怎么运输的？

(2)人体心脏如何设计才能使含氧量较高的血液与含氧较低的血液不会混合在一起？

(3)心脏为何有四个腔室？

(4)心脏活动所需的营养物质是怎么来的？为什么心脏能一直保持跳动？

(5)肺循环与体循环各有什么主要作用？设想一下，当进出左右心的血量不相等时，机体会有什么变化？

医学基础

二维码 9-2
案例导入
9-1 分析

二维码 9-3
循环系统
图片

循环系统是分布于全身各部的连续封闭管道系统,它包括心血管系统和淋巴管系统两部分。心血管系统内流动的是血液,系统由心脏、动脉、毛细血管和静脉组成;淋巴管系统内流动的是淋巴液,系统由淋巴管、淋巴器官以及淋巴组织组成,淋巴液沿着一系列的淋巴管道向心流动,最终汇入静脉,因此,也可认为淋巴系统是静脉系统的辅助部分。

循环系统的主要功能是:①将消化系统吸收的营养物质和肺吸入的氧气运送到全身各器官、组织和细胞进行新陈代谢之用;同时把全身各组织和细胞的代谢产物,如二氧化碳、尿素等,分别运送到肺、肾和皮肤等器官排出体外,从而维持人体的新陈代谢和内环境的稳定。②维持体内的酸碱平衡、体温调节,以及内分泌器官、细胞分泌的激素和生物活性物质的运送功能。此外,循环系统本身具有内分泌功能,如心肌细胞可产生心钠素、血管紧张素等。它们共同参与机体的功能调节。③淋巴系统内的淋巴结等淋巴器官和组织能产生淋巴细胞和抗体,它们参与机体的免疫功能,构成机体重要的免疫防御体系。

一、心脏

为了使肺部的氧气尽快进入血液循环,肺泡外包绕着许多毛细血管,使氧气通过肺泡直接进入肺泡毛细血管内,这样经肺部气体交换的血液,可通过很短的路径回流到心脏。心脏位于胸腔内的两肺中间,整个心脏2/3偏在身体正中线的左侧。心脏外形呈倒置的圆锥形,收缩时大小约相当于个体的拳头。心尖朝向左前下方,位于左侧第五肋间,左锁骨中线内1～2cm处。心底朝向右后上方(图 9-1)。心表面有一条环形的浅沟,称为冠状沟,是心房与心室表面的分界线。心室的表面有一条纵行的浅沟,从冠状沟延至心尖稍右侧,前面叫前室间沟,后面叫后室间沟,是左右心室在心表面的分界标志(图 9-2,9-3)。

心脏被分为右心房、右心室、左心房和左心室。左右心房与心室之间分别有房间隔与室

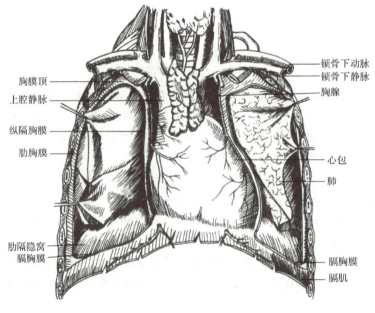

图 9-1　心脏位置

胸膜顶
上腔静脉
纵隔胸膜
肋胸膜
肋膈隐窝
膈胸膜

锁骨下动脉
锁骨下静脉
胸腺
心包
肺
膈胸膜
膈肌

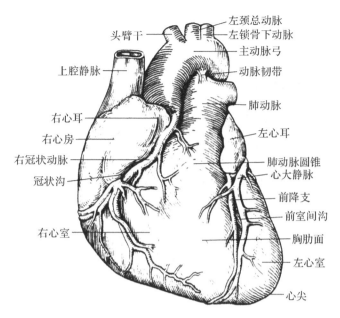

左颈总动脉
左锁骨下动脉
主动脉弓
动脉韧带
肺动脉
左心耳
肺动脉圆锥
心大静脉
前降支
前室间沟
胸肋面
左心室
心尖

头臂干
上腔静脉
右心耳
右心房
右冠状动脉
冠状沟
右心室

图 9-2　心脏前面

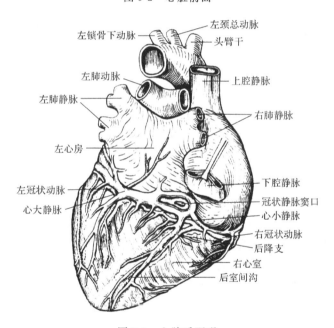

左颈总动脉
头臂干
左锁骨下动脉
左肺动脉
上腔静脉
左肺静脉
右肺静脉
左心房
左冠状动脉
下腔静脉
心大静脉
冠状静脉窦口
心小静脉
右冠状动脉
后降支
右心室
后室间沟

图 9-3　心脏后面观

间隔,各腔室结构见图 9-4。右心房、右心室容纳静脉性血液,左心房、左心室容纳动脉性血液。右心房通过上、下腔静脉口,接纳全身静脉血液的回流;右心房内的血液经三尖瓣流入右心室,右心室的血液经肺动脉口流入肺动脉;左心房通过四个肺静脉口收纳由肺回流的血液,然后经二尖瓣流入左心室,左心室的血液经主动脉瓣流入主动脉,通过各级动脉分布至全身各部。

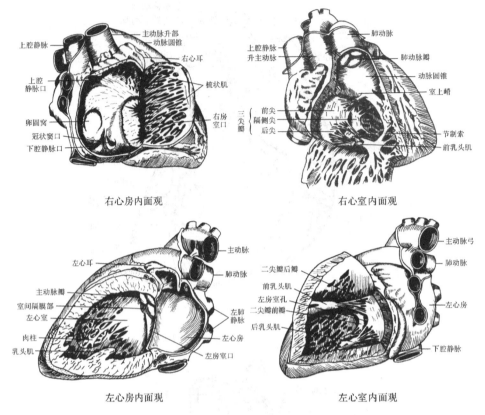

右心房内面观

上腔静脉
上腔静脉口
卵圆窝
冠状窦口
下腔静脉口

主动脉升部
动脉圆锥
右心耳
梳状肌
右心室口

右心室内面观

上腔静脉
升主动脉

前尖
隔侧尖 三尖瓣
后尖

肺动脉
肺动脉瓣
动脉圆锥
室上嵴
节制索
前乳头肌

左心房内面观

左心耳
主动脉瓣
室间隔膜部
左心室
肉柱
乳头肌

主动脉
肺动脉
左肺静脉
左心房
左房室口

左心室内面观

二尖瓣后瓣
前乳头肌
左房室孔
二尖瓣前瓣
后乳头肌

主动脉弓
肺动脉
左心房
下腔静脉

图 9-4 各心腔结构

心脏壁可分为三层，即心内膜、心肌和心外膜。心内膜是衬贴在房室内面的一层光滑薄膜，与血管内膜相连续，房室瓣和动脉瓣都是由心内膜突向心腔的皱襞构成。心肌分为心房肌（较薄）与心室肌（较厚），心房肌与心室肌不相连续，被房室口周围的两个纤维环分隔开。心外膜为浆膜性心包的脏层，被覆在心脏表面。

心脏的营养血管为始于升主动脉的左、右冠状动脉（图 9-2,9-3），其静脉最终汇集成冠状静脉窦，开口于右心房。供给心脏本身营养的血液循环叫冠状循环。左冠状动脉分为沿前室间沟下行的前降支及沿冠状沟向左行的回旋支，主要营养左房、左室和室间隔前 2/3 及右心室前面部分。右冠状动脉向右行至心的下面沿后室间沟下行，在下部与前降支吻合。主要营养右房、右室、室间隔后 1/3 及左心室后面部分。若冠状动脉阻塞，则引起对应区域的心肌梗死。

心脏传导系统由特殊分化的心肌细胞组成，它们位于心壁内，包括窦房结、房室结、房室束、左右束支及浦肯野纤维（图 9-5），主要功能是发出和传导兴奋，维持心脏有节律的搏动。心脏自律细胞产生细胞电变化，然后转换为机械活动——心肌细胞收缩。

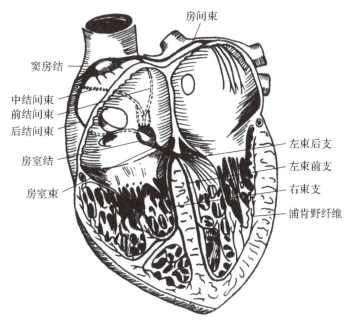

图 9-5　心脏传导系统

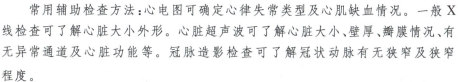

知识链接

心脏体检方法及意义

心脏视诊：心前区隆起与凹陷，常为先天性心脏病所致。心脏叩诊可了解心脏的大小及形状（X 线检查可确定）。心脏听诊：了解心率、心律、心音、杂音等。成人正常心率为 60～100 次/min，<60 次/min 称为心动过缓，>100 次/min 称为心动过速。正常人心律规则，听诊所能发现的心律失常最常见的有期前收缩（早搏）和心房颤动。心脏杂音多由瓣膜狭窄或关闭不全或异常通道（室间隔缺损、房间隔缺损、动脉导管未闭等）引起。

常用辅助检查方法：心电图可确定心律失常类型及心肌缺血情况。一般 X 线检查可了解心脏大小外形。心脏超声波可了解心脏大小、壁厚、瓣膜情况、有无异常通道及心脏功能等。冠脉造影检查可了解冠状动脉有无狭窄及狭窄程度。

二维码 9-4
心脏图片

先天性心脏病

先天性心血管病是先天性畸形中最常见的一类。在人胚胎发育时期（怀孕初期 2～3 个月内），由于心脏及大血管的形成障碍而引起的局部解剖结构异常，或出生后应自动关闭的通道未能闭合（在胎儿时属正常）的心脏，称为先天性心脏病（简称先心病）。常见的先心病有房间隔缺损、动脉导管未闭、室间隔缺损、肺动脉口狭窄及法洛四联症等。轻者无症状，查体时发现。临床上以心功能不全、发绀及发育不良等为主要表现，常见并发症有肺炎、心力衰竭、肺动脉高压、感染性心内膜炎、缺氧发作、脑血栓和脑脓肿等。确诊需要超声心动图、心导管和心血管造影检查。

除个别小的室间隔缺损在5岁前有自愈的机会，绝大多数需外科手术或介入治疗来纠正畸形。两者的区别主要在于，手术治疗适用范围较广，能根治各种简单、复杂先天性心脏病，但有一定的创伤，术后恢复时间较长，少数患者可能出现心律失常、胸腔、心腔积液等并发症，还会留下手术疤痕影响美观。而介入治疗适用范围较窄，价格较高，但无创伤，术后恢复快，无手术疤痕。一般简单先心病最佳治疗时间为1~5岁。

预防要点：

(1)应注意母亲妊娠期特别是在妊娠早期的保健，如积极预防风疹、流行性感冒、腮腺炎等病毒性感染。避免接触放射线及一些有害物质。在医生指导下用药，避免服用对胎儿发育有影响的药物，如抗癌药、治疗糖尿病药物甲苯磺丁脲等。积极治疗原发病，如糖尿病等。注意膳食合理，避免营养缺乏。防止胎儿周围局部的机械性压迫。

(2)在怀孕早期(3个月之前)尽量别待在磁场强的地方，因这时的胎儿还不稳定，各个器官还正在成形阶段。

(3)宠物身上的细菌及微生物也可能造成孩子先天性心脏病。

二、血管系

血管系由起于心室的动脉系和回流于心房的静脉系，以及连接于动、静脉之间的网状的毛细血管所组成。血液由心室射出，经动脉、毛细血管、静脉再流入心房，周而复始。

根据循环途径的不同，可分为大(体)循环和小(肺)循环两种。大循环起始于左心室，左心室收缩将富含氧气和营养物质的动脉血泵入主动脉，经各级动脉分支到达全身各部组织的毛细血管，与组织细胞进行物质交换，即血中的氧气和营养物质为组织细胞所吸收，组织细胞的代谢产物和二氧化碳等进入血液，形成静脉血。再经各级静脉，最后汇合成上、下腔静脉注入右心房。而小循环则起于右心室，右心室收缩时，将大循环回流的血液(含代谢产物及二氧化碳的静脉血)泵入肺动脉，经肺动脉的各级分支到达肺泡周围的毛细血管网，通过毛细血管壁和肺泡壁与肺泡内的空气进行

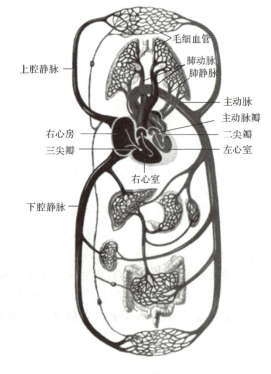

图9-6　血液循环

气体交换，即排出二氧化碳，摄入氧气，使血液变为富含氧气的动脉血，再经肺静脉回流至左心房(图9-6)。

血管物理检查及临床意义

脉搏常检查的部位有桡动脉、足背动脉、颈动脉、股动脉等,主要检查脉率及脉律,应与心率一致。心房纤颤时可出现脉搏短绌。

当心脏功能不全时,便不能维持泵血功能。当左心功能不全时,血液在肺部淤积,导致气短、咳嗽和呼吸窘迫。当右心功能不全时,血液在外周组织中淤积,引起下肢水肿和肝脏肿大。

三、淋巴系

淋巴系包括淋巴管、淋巴器官和淋巴组织(图 9-7)。在淋巴管道内流动的无色透明液体,称为淋巴液。淋巴结、脾、胸腺、腭扁桃体,舌扁桃体和咽扁桃等都属于淋巴器官。淋巴组织广泛分布于消化道和呼吸道等器官的黏膜内。

二维码 9-5
心脏大血管
图片

当血液通过毛细血管时,血液中约 0.5% 的液体和一些物质透过毛细血管壁进入组织间隙,成为组织液。细胞自组织液中直接吸收所需要的物质,同时将代谢产物排入组织液内。组织液内这些物质的 90% 又不断通过毛细血管壁,再渗回血液,约 10% 则进入毛细淋巴管,成为淋巴液。它包含水分、各种营养成分和某些对人体有害的物质。淋巴液在进入静脉之前,经过了淋巴管、各级淋巴结。淋巴结的主要工作是对淋巴液进行仔细筛查,将其中的细菌、异物、癌细胞等过滤,保证干净的淋巴液通过左、右淋巴导管注入静脉角而归入血液,流回心脏。因此,淋巴系可以看作是静脉系的辅助部分。

淋巴循环障碍

二维码 9-6
淋巴系图片

淋巴回流受阻常见于丝虫病,可引起下肢或阴囊水肿,水肿特点为非指陷性,形成象皮肿。

第二节　心脏的生理功能

【案例导入 9-2】

患者,女,30 岁,阵发性心悸,气促 10 余年,心悸再发 6h,伴头晕、乏力、呼吸困难、BP 80/60mmHg。以往多于情绪激动或劳累时诱发,发作持续时间不等,平时心电图示不完全右束支传导阻滞。心脏彩色多普勒超声检查显示三尖瓣轻度下移。发作时心电图示 P 168 次/min,P 波辨认不清,R-R 不匀齐,QRS 形态正常,注射毛花苷 C 后症状无明显改善,且 P 加快达 180 次/min。

请分析:

(1)该患者初步诊断是什么疾病?

二维码 9-7
案例导入
9-2 分析

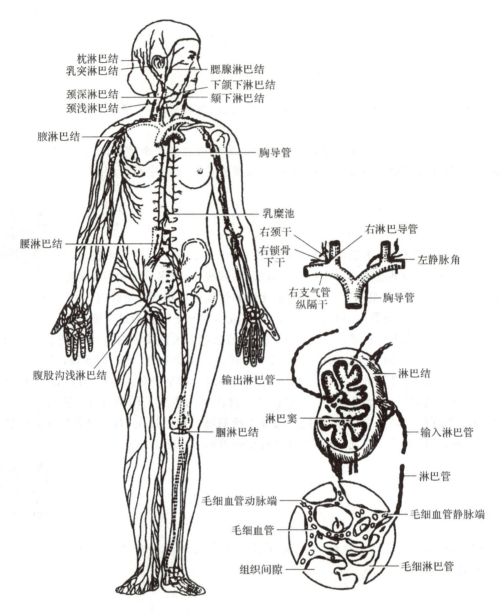

图 9-7　全身淋巴系统

(2)应与哪些疾病鉴别?

(3)进一步做哪些检查?

(4)该患者治疗如何选药?

一、概　述

　　心脏活动呈周期性,在每个周期中心脏表现出以下三方面活动:①兴奋的产生以及兴奋向整个心脏扩散;②兴奋触发的心肌收缩和随后的舒张,与瓣膜的启闭相配合,造成心房和心室压力和容积的变化,从而推动血液流动;③伴随瓣膜的启闭,出现心音。

　　心脏泵血作用是由心肌电活动、机械收缩和瓣膜活动三者相联系配合才得以实现的。

心脏一次收缩和舒张,构成心脏机械活动的周期称为心动周期。每分钟心动周期的次数称为心率。正常成人安静状态下心率为 60～100 次/min。如图 9-8 为心动周期中心房和心室活动的顺序和时间,心动周期为 0.8s,其中心房收缩期为 0.1s,舒张期为 0.7s;心室收缩期为 0.3s,舒张期为 0.5s。心脏舒张期长于收缩期,是心脏持久工作的关键。因心脏主要在舒张期通过冠状动脉获得血液供应,如果心率过快,使舒张期缩短,势必造成心肌缺血,不利于心脏的持久工作。

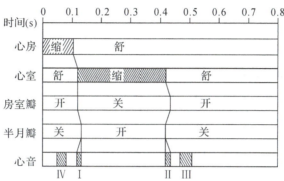

图 9-8　心动周期中心房和心室活动的顺序和时间关系

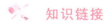 **知识链接**

心脏的瓣膜及病变

心脏的瓣膜有房室瓣和半月瓣;房室瓣指心房和心室口交界处的三角形帆状瓣膜,左房室口有二尖瓣,右房室口有三尖瓣。半月瓣一般指的是分隔心脏瓣膜中的主动脉瓣和肺动脉瓣,因其瓣膜呈半月形而得名。当心脏瓣膜或附属结构受损时会发生血液逆流,听诊时会产生杂音。瓣膜狭窄或异常通道也可产生杂音。这些都是心脏的器质性损伤。常见的有心肌梗死引起的乳头肌或腱索断裂,风湿性心瓣膜病引起的二尖瓣狭窄或关闭不全,先天性心脏病的房间隔缺损、室间隔缺损等。

二、心脏泵功能的评定

心脏泵功能,对机体正常活动具有重要意义。评定心脏功能的指标如下。

(一)每搏输出量和射血分数

心脏输出的血量是衡量心脏功能的基本指标。一次心跳一侧心室射出的血量,称每搏输出量,简称搏出量。健康成年人在静息状态下,左心室舒张末期容积约为 145ml,收缩末期容积约为 75ml,搏出量约为 70ml。搏出量占心室舒张末期容积的百分比称射血分数,正常范围为 55%～65%。正常情况下,搏出量始终与心室舒张末期容积相适应,即当心室舒张末期容积增大时,搏出量也相应增加,射血分数基本不变。

(二)每分输出量和心指数

每分钟一侧心室射出的血量,称每分输出量,简称心输出量,等于心率与搏出量的乘积。左右两心室的输出量基本相等。健康成年男性静息状态下,心率平均 75 次/min,搏出量约为 70ml(60～80ml),心输出量为 5.0L/min(4.5～6.0L/min)。女性比同体重男性的心输出量约低 10%。以单位体表面积（m²）计算的心输出量，称为心指数，正常范围为 3.0～3.5L/(min·m²)。这是分析比较不同个体心功能时常用的评定指标。

心输出量与机体新陈代谢水平相适应，可因性别、年龄及其他生理情况的不同而不同。青年时期心输出量高于老年时期。心输出量在剧烈运动时可高达 25～35L/min，麻醉情况下则可降低到 2.5L/min。

心指数随不同年龄、条件而不同。10 岁左右时，静息心指数最大，可达 4L/(min·m²)以上，以后随年龄增长而逐渐下降，到 80 岁时，静息心指数接近于 2L/(min·m²)。运动时，心指数随运动强度的增加大致成比例地增高。妊娠、情绪激动和进食时，心指数均增高。

(三)心脏做功量

血液在心血管内流动过程中所消耗的能量，是由心脏做功所供给的；换句话说，心脏做功所释放的能量转化为压强能和血流的动能，血液才能循环流动。心室一次收缩所做的功，称为每搏功，心室每分钟所做的功，称为分功。

左室每搏功＝搏出量×（平均动脉压－心房平均压）

用做功量来评定心泵血功能，比单纯的心输出量更为全面，因为心脏收缩排出一定量的血液，且这部分血液有很高的压强能以及很快的流速。在动脉压增高的情况下，心脏射出与原先同等量的血液就必须加强收缩，如果此时心肌收缩的强度不变，那么搏出量将会减少。

(四)心脏储备功能

心脏储备功能是指心脏在负荷情况下，排血量能够超出正常工作范围的最大百分数。心脏储备功能包括搏出量(SV)储备、心率(HR)储备、输出量(MV)储备、舒张末期容积(EDV)与收缩末期容积(ESV)储备、左心室做功(LVW)储备。临床上常用踏车或平板运动试验来测定心脏储备功能，其正常值为 300%～500%（表 9-1）。

表 9-1 心脏储备功能

项目	MV/(L/min)	SV/(ml/次)	HR/(次/min)	EDV/ml	ESV/ml	LVW/(J/min)
静息量	5	60～80	70～80	120～160	60～80	60
最大量	35	120～140	180～210	130～170	100～120	195
储备量	30	60～80	130～140	10～20	40～50	135

由表 9-1 可见，健康人有相当强大的心脏储备功能，某些心脏病患者的心脏储备功能很弱，但静息时与健康人无明显差异。而训练有素的运动员，心脏的最大输出量远比一般人为高，可达 35L 以上，为静息时的 7～8 倍。

 知识链接

心脏泵功能测定方法

可分为有创性检查与无创性检查两大类，心血管造影是有创性的检测方法；无创性检测的方法主要有心电图、超声心动图、核素血管造影等，这些方法可以替代心血管造影术，测定心室容积，计算室壁张力以及心泵功能等。

(五)心脏泵血功能

当处于安静状态下或剧烈运动时,机体需要的血液供应量不同,机体主要通过对搏出量和心率两方面进行调节,使心输出量与机体的功能状态相适应。搏出量大小又取决于前负荷、心肌收缩力和后负荷(图9-9)。

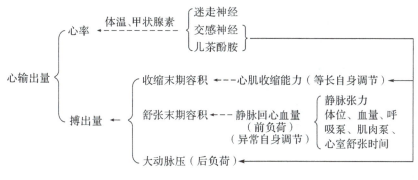

图9-9　影响心输出量的因素

当心室舒张末期容积(静脉回心血量即前负荷)增大时,收缩力增加,心搏量增加;心肌收缩力受自主神经控制,交感神经兴奋,收缩力增强;迷走神经兴奋,心肌收缩力减弱。心室的后负荷是指动脉压,又称压力负荷,当动脉压增高时,搏出量减少。如果动脉压持续增高,心室肌由于收缩强烈而逐渐肥厚,即发生了病理性改变,随之将导致泵功能衰竭。

在一定范围内(40～180次/min)心率加快,输出量增加;反之,心率过快或过慢,心输出量都会减少。心率主要受神经及体液因素的调节,当交感神经活动增强时,心率增快;迷走神经活动增强时,心率减慢。影响心率的体液因素主要有循环血液中的肾上腺素、去甲肾上腺素和甲状腺素。此外,心率受体温的影响,体温每升高1℃,心率每分钟将增加12～18次。

三、心肌电生理特征

心肌组织具有兴奋性、自律性、传导性和收缩性四种生理特性。心脏活动是以心肌细胞的生物电现象为基础的。心肌细胞有两类:一类是工作细胞,构成心房和心室壁,具有收缩能力,无自动节律性兴奋的功能,又称非自律细胞。另一类是自律细胞,构成心脏特殊传导系统,包括窦房结、房室结、房室束及其分支,具有自动节律性兴奋的能力。

自律性最高的是窦房结起搏细胞,自律100次/min,其起搏节律因受神经的调节而保持在每分钟70次左右(成年人)的窦性心律水平。房室结和浦肯野纤维的自律性次之,分别为40～55次/min及25～40次/min;心房肌和心室肌无自律性。

心肌细胞兴奋从去极化到复极化的全过程,可分为0、1、2、3、4共5个时相,0期为去极化过程,其余4个期为复极化过程(图9-10、9-11)。心室肌的复极化过程很长,一般可达300～350ms。并在2期出现电位停滞于零线附近缓慢复极化的平台,这是心室肌动作电位区别于骨骼肌的显著特点。

心肌细胞具有传导兴奋的特性,心脏各部分细胞的兴奋传导速度是不同的(图9-10)。在窦房结内传导的速度较慢约0.05m/s,房内束的传导速度较快为1.0～1.2m/s,房室交界部的结区的传导速度最慢,仅有0.02～0.05m/s,房室束及其左右分支的浦肯野纤维的传导速度最快,分别为1.2～2.0m/s及2.0～4.0m/s。

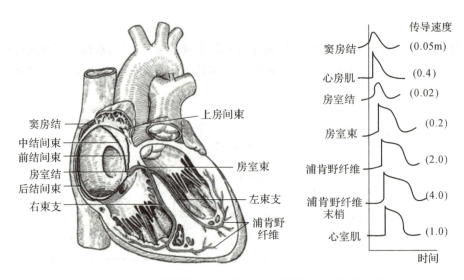

图 9-10　心脏各部分心肌细胞的跨膜电位和兴奋传导速度

心脏内的传导途径是由自律性最高的窦房结发出冲动,即窦房结产生 4 期自动除极,达到阈电位(约－40mV),便爆发一个动作电位(图 9-11 左)。电位沿神经传导通路首先激动心房肌然后经过房室结、希氏束、左右束支、浦肯野纤维传导到心室肌细胞,引起心室肌的兴奋(图 9-11 右)。

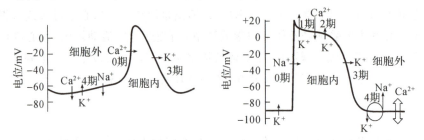

图 9-11　窦房结细胞(左)和心室肌细胞(右)跨膜电位及其形成的离子机制

心肌细胞与骨骼肌细胞的收缩原理相似,都是肌细胞膜先发生兴奋,后经兴奋收缩耦联导致肌丝滑行而引起心肌收缩。但是心肌收缩有其自身特点:①不发生强直收缩。心肌的有效不应期特别长,相当于整个收缩期和舒张早期。在此期间无论多大刺激均不能引起心脏兴奋而收缩,因而心肌不会发生强直收缩。②对细胞外液的 Ca^{2+} 浓度依赖性大。③同步收缩。心房或心室一旦兴奋,所有心肌细胞几乎同时收缩,其收缩强度不随刺激强度的改变而改变。表现为同步收缩或"全或无"式收缩。

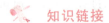　知识链接

窦房结

正常情况下,窦房结主导整个心脏的节律性兴奋,称为正常起搏点。窦房结以外的起搏点正常时受窦房结的自律性控制不能表现其自律性,称为潜在起搏点。在异常情况下,可以代替窦房结控制整个心脏的节律性,称为异位起搏点。

以窦房结为起搏点的心脏节律性活动,称为窦性心律。以窦房结以外的部位为起搏点的心脏活动,称为异位心律。窦房结对潜在起搏点的控制有抢先占领和超速抑制的特点。当心脏出现频率或节律异常时,临床上称为心律失常,常见的有房性或室性早搏、窦性心律不齐、窦性心动过速或过缓、室上性或室性心动过速、心房颤动等。

四、体表心电图

在每个心动周期中,由窦房结发出的兴奋,按一定的途径、时程,依次兴奋心房和心室,这种生物电变化通过心脏周围的导电组织和体液反映到身体表面,使身体各部位在每一心动周期中也都发生有规律的电变化。将测量电极放置在人体表面的一定部位记录出来的心脏电变化曲线,就是临床上记录的心电图(electrocardiogram,ECG)。心电图反映心脏兴奋的产生、传导和恢复过程中的生物电变化,而与心脏的机械收缩活动无直接关系。

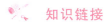

知识链接

心电图曲线与单个心肌细胞的生物电变化曲线的区别

心肌细胞的生物电变化是心电图的来源,但是,心电图曲线与单个心肌细胞的生物电变化曲线有明显的区别(图9-12)。造成这种区别的主要原因有以下几点:①单个心肌细胞电变化是用细胞内电极记录法测得的,即一个测量电极放在细胞外表面而另一个电极插入到细胞膜内,所测到的电变化是同一细胞的膜内外的电位差,它不仅可测出膜的动作电位,也可测出膜的静息电位。②心肌细胞电变化曲线是单个心肌细胞在静息时或兴奋时膜内外电位变化曲线;而心电图反映的是一次心动周期中整个心脏的生物电变化,因此,心电图上每一瞬间的电位数值,都是很多心肌细胞电活动的综合效应在体表的反映。③与细胞内记录法不同,心电图是在身体表面间接记录的心脏电变化,因此,电极放置的位置不同,记录的心电图曲线也不相同(图9-13)。

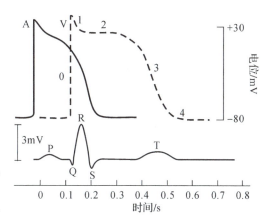

图9-12　心肌细胞电变化曲线与常规心电图的比较

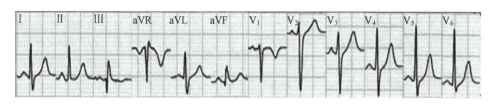

图9-13　正常心电图

在心电图记录纸上由横线和纵线划出长和宽均为1mm的小方格。记录心电图时,首先调节仪器放大倍数,使输入1mV电压信号时,描笔在纵向上产生10mm偏移,这样,纵线上每一小格相当于 0.1mV 的电位差。横向小格表示时间,每一小格相当于 0.04s(即走纸速度为每秒 25mm)。因此,可以在记录纸上测量出心电图各波的电位数值和经历的时间。

测量电极安放位置和连线方式(称导联方式)不同,所记录到的心电图在波形上就有所不同,但基本上都包括一个 P 波,一个 QRS 波群和一个 T 波,有时在 T 波后,还出现一个小的 U 波(图 9-14)。

正常人心电图主要波段的命名及意义如表 9-2 所示。

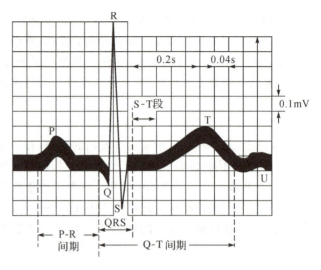

图 9-14　正常心电图

表 9-2　正常人心电图主要波段的命名及意义

命名		意义	时间	波幅
三个波	P 波	两心房的去极化过程	正常值 0.08～0.10s 延长表示左房肥大或房内传导阻滞	正常值 0.05～0.25mV 增高表示右房肥大
	QRS 波	两心室去极化过程的电位变化(心室肌细胞 0 期除极)异常 Q 波表示心肌梗死	正常值 0.06～0.10s 延长表示室内传导阻滞	正常值:不定(<2mV) 增高表示心室高电压或肥大
	T 波	两心室复极过程中的电位变化(心室肌细胞 3 期复极)	正常值 0.05～0.25s	正常值 0.1～0.8mV T<1/10R(同导联)表示心肌缺血
两个间期	P-R 间期	从 P 波起点到 QRS 波起点之间的时程为房室传导时间	正常值 0.12～0.20s 延长表示房室传导阻滞;缩短表示异常传导通路	
	Q-T 间期	从 QRS 波起点到 T 波终点的时程。两心室开始去极到完全复极所需时间	正常值 0.32～0.44s	
一个段	S-T 段	从 QRS 波群终了到 T 波起点之间,与基线平齐的线段,心室各部分心肌细胞均处于动作电位的平台期(2 期)	正常值 0.05～0.15s	正常值基线水平(上移<0.1mV,下移<0.05mV),超过限定表示心肌缺血损伤

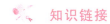

知识链接

心电图的临床意义

主要用于诊断心律失常、心肌缺血、心肌梗死及房室肥大等。

房性或室性早搏是最常见的心律失常，其共同心电图特征为较基本心律提早的一次或多次 P-QRS 波群；基本节律绝对不规则，多为房颤的特点；当节律规则但较正常快或慢，则为心动过速或心动过缓；当心电图 S-T 段抬高或压低、T 波低平，则提示有心肌缺血损伤；当出现病理性 Q 波时，则提示有心肌坏死。当 P 波高大或增宽，则提示有心房肥大可能；当 QRS 波增高同时伴有 ST-T 改变，则提示心室肥大；当 P-R 间期延长，则提示房室传导阻滞；当 QRS 波增宽，则提示室内传导阻滞。

第三节　血管的生理功能

【案例导入 9-3】

患者，男，50 岁，午饭后 1h 突感胸骨后压榨性闷痛，向左肩放射，大汗淋漓，烦躁不安，伴恐惧感，来院就诊：查体：T 37℃，P 60 次/min，BP 13/9kPa，余（—），心电图示 I，aVL 导联 ST 段明显抬高，有深而宽的 Q 波。

请分析：

(1)患者初步诊断为什么疾病？

(2)需如何急救？

(3)当发生胸痛时，你知道做什么检查可以尽快帮助判断是否冠心病吗？

一、动脉血压

血压(blood pressure,BP)是指血管内血液对于单位面积血管壁的侧压力，也即压强。按照国际标准计量单位规定，压强的单位为帕(Pa)，即牛顿/米² (N/m^2)。帕的单位较小，血压数值通常用千帕(kPa)来表示，临床实际惯用毫米汞柱(mmHg,1mmHg=0.133kPa)。

二维码 9-8
案例导入
9-3 分析

(一)动脉血压及生理意义

动脉血压指动脉内血液对单位面积血管壁的侧压力，它能促使血液克服阻力，向前流动。如果血压过低(低血压)，则不能维持血液有效循环，各器官组织供血不足，影响其正常功能；血压过高(高血压)则增加心脏和血管的负荷，可引起心室扩大，血管破裂，甚至危及生命。因此，动脉血压维持相对稳定才能完成正常的循环功能。

在心动周期中，心室收缩时动脉血压升高，其最高值称为收缩压；心室舒张时血压下降，其最低值称为舒张压。收缩压与舒张压之差称为脉压。其正常值，通常以上臂的肱动脉压为代表,收缩压为 12.0～16.0kPa(90～120mmHg),舒张压为 8.0～10.7kPa(60～80mmHg)。脉压为 4.0～5.3kPa(30mmHg～40mmHg)。

(二)动脉血压的形成和影响因素

1. 动脉血压的形成

首先,心血管中有足够的血液充盈是形成血压的前提。其次,心脏射血、外周阻力和大动脉弹性也是血压形成的三个必备因素。现将血压的形成过程简述如下。

在正常情况下,左心室的射血是间断的。左心室每次收缩时向主动脉射入 60～80ml血液。由于存在外周阻力(主要在小动脉和微动脉处),每搏输出量 1/3 的血液能从主动脉流向外周,其余 2/3 的血液滞留在主动脉和大动脉内,主动脉压随之升高,成为收缩压。当心室舒张时,射血停止,此时被扩张的主动脉和大动脉的弹性纤维发生弹性回缩,将血管内贮存的血液继续向前推动,血压随血量减少而逐渐下降,到下次心脏收缩以前达到最低,即为舒张压。因此,虽然心室射血是间断的,但由于大动脉的弹性贮器作用,动脉的血流是连续的。大动脉的弹性一方面可以缓冲心室射血时对血管壁突然增大的压力,使收缩压不致太高,另一方面,在心脏舒张期大动脉弹性回缩能继续推动血液前进,使心室间断的射血变为动脉内的持续血流。

2. 影响动脉血压的因素

在维持足够血量的前提下,影响心输出量和外周阻力的任何因素都可影响血压(表 9-3)。

(1)心输出量　①搏出量增加,射入大动脉血量多,收缩压升高明显,舒张压升高不多,脉压增大。反之,收缩压降低,舒张压变化不明显,脉压减小。故收缩压高低反映每搏输出量的多少。②心率加快,心输出量增加,使动脉压升高,由于舒张期缩短,流向外周的血量减少,而使舒张压有所升高。

(2)外周阻力　主要指小动脉和微动脉处所形成的阻力。小动脉收缩时,阻力增大;小动脉舒张时,阻力减小。当心输出量不变而外周阻力增加时,在舒张期血液向外周流动的速度减慢,舒张末期留在动脉中的血量增多,舒张压升高;在收缩期,由于动脉血压升高使血流加快,所以收缩压的升高不明显。反之,当外周阻力减小时,舒张压的降低却比收缩压明显。可见,在一般情况下,外周阻力对收缩压和舒张压均有影响,但以影响舒张压为主。故舒张压的高低可反映外周阻力的大小。

(3)大动脉的弹性贮器作用　由于主动脉和大动脉的弹性贮器作用,动脉血压的波动幅度明显小于心室内压的波动幅度。老年人的动脉管壁硬化,大动脉的弹性贮器作用减弱,故脉压增大。

(4)循环血量和血管系统容量的比例　在正常情况下,循环血量和血管容量是相适应的,血管系统充盈程度的变化不大。失血后,循环血量减少,此时如果血管系统的容量改变不大,则体循环平均充盈压必然降低,使动脉血压降低。如果循环血量不变而血管系统容量增大时,也会造成动脉血压下降。

表 9-3　影响动脉血压的因素

	收缩压	舒张压	脉压	血压
搏出量↑	↑（明显）	↑	↑	↑
心率↑	↑	↑（明显）	↓	↑
外周阻力↑	↑	↑（明显）	↓	↑
大动脉弹性贮器作用↓	↑	↓	↑（明显）	↑
循环血量↓	↓（明显）	↓	↓（明显）	↓

　知识链接

血压的变化与休克

血压≥140/90mmHg 为高血压，血压＜90/60mmHg 为低血压。休克主要是微循环障碍，导致低血压、脉压＜30mmHg、心率加快、少尿或无尿、神志淡漠等。

二、动脉脉搏

在每一个心动周期中，心室的收缩和舒张引起动脉内压发生周期性波动，从而使动脉血管发生周期性扩张和回缩，这种发生在主动脉根部的振动波可沿着动脉壁依次向全身各动脉传播，这种有节律的动脉搏动，称为脉搏。在手术时暴露动脉可以直接看到这种搏动。用手指也可以摸到身体浅表部位的脉搏。脉搏的强弱与心输出量、动脉的可扩张性和外周阻力有密切关系。因此，脉搏是反映心血管功能的一项重要指标。

　知识链接

脉搏、血压的检测部位

常用的检查脉搏的部位有：桡动脉、颈外动脉、股动脉、足背动脉。测量血压部位常用肱动脉、腘动脉。

第四节　心血管活动的调节

二维码 9-9
心脏、血管
的构造和
功能

【案例导入 9-4】

当人体安静状态下或运动时，各器官、组织对血流量的需求是不同的。
请分析：
机体如何调节心血管活动使之与功能相适应？

人体在不同的生理状况下，各器官组织的代谢水平不同，对血流量的需要也不同。机体的神经和体液机制可对心脏和各部分血管的活动进行调节，从而适应各器官组织在不同情况下对血流量的需要，协调各器官之间的血流分配。

一、神经调节

心肌和血管平滑肌接受自主神经支配。最基本的心血管中枢位于延髓（图9-15）。心血管活动的调节是通过心血管反射完成的。当动脉血压升高时，刺激位于颈动脉窦和主动脉弓血管外膜下的压力感受器，沿传入神经（舌咽神经、迷走神经）传到中枢（延髓心血管中枢），中枢调整传出神经兴奋性（兴奋心迷走神经、抑制心交感神经），使心率减慢，心输出量减少，外周血管阻力降低，血压回降。因此这一反射被称为降压反射。

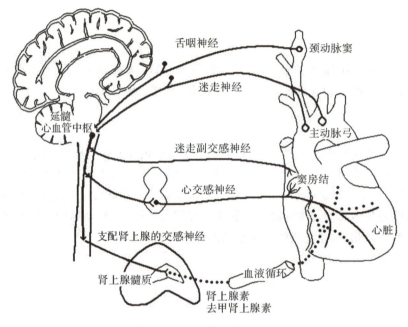

图9-15 心血管功能的调节

 知识链接

交感、心迷走神经兴奋效应

交感神经兴奋效应：血管收缩，心率加快，传导加速、收缩力加强，心输出量增多，血压增高。心迷走神经兴奋效应：心率减慢，收缩力减弱，传导减慢。在多数情况下，心迷走神经的作用比交感神经的作用大。绝大多数血管平滑肌都受局部组织代谢产物影响。

二、体液调节

心血管活动的体液调节是指血液和组织液中一些化学物质对心肌和血管平滑肌活动产生影响，从而起调节作用。这些体液因素中，有些是通过血液携带的，可广泛作用于心血管系统；有些则在组织中形成，主要作用于局部的血管，对局部组织的血流起调节作用（表9-4）。血管的舒缩状态是体内舒张血管因素（如前列腺素 I_2、一氧化氮）与收缩血管因素（如去甲肾上腺素、血管紧张素 II、内皮素等）抗衡的结果。

表 9-4 调节心血管的主要体液因素

	体液因素		对心血管的作用	生理意义
全身调节	肾素-血管紧张素系统（RAS）	血管紧张素Ⅱ（AngⅡ）	全身微动脉、微静脉收缩，血压升高	调节动脉血压和细胞外液量稳态
	交感-肾上腺髓质系统	肾上腺素（adr）去甲肾上腺素（NA）	心率加快、传导加速、收缩力加强；血管收缩 对心脏作用 adr＞NA；对血管作用 NA＞adr	参与机体的应急反应 adr 常用于强心的急救药，NA 可用作升压药
	抗利尿激素	抗利尿激素（ADH）	正常剂量时抗利尿大剂量时升压作用	保持细胞外液量、血浆渗透压稳态及动脉血压稳态。正常情况下不参与血压调节，当交感神经和肾素-血管紧张素系统活动异常时参与血压调节
局部调节	组织代谢产物	CO_2、乳酸、H^+、腺苷	血管舒张	局部血管活性物质，对微循环的交替开放起主要作用
	组织损伤、炎症或发生过敏反应	组胺、缓激肽	血管舒张	
	血管内皮生成的血管活性物质	前列环素（PGI_2）内皮舒张因子（NO）内皮素	血管舒张 血管舒张 血管收缩	

综上所述，正常情况下，器官血流量主要受局部组织中代谢产物浓度的影响而产生自身调节；当动脉血压突然波动时，通过神经反射发挥快速短暂的调节作用；若血压在较长时间内发生变化，主要靠肾脏起调节作用，肾脏可通过调节细胞外液量而对血压进行调节。

第五节 循环系统常用诊疗方法简介

一、心脏电学检查

（一）心电图（ECG）

主要用于各种心律失常和传导障碍的确定诊断。它是心肌梗死可靠而实用的诊断方法，协助诊断房室肥大、心肌受损、心肌缺血、某些药物及电解质紊乱。心电图还用于重症、手术麻醉、用药观察等的心电监测。

（二）动态心电图（AECG）

动态心电图（ambulatory electrocardiography，AECG）是连续记录 24h 或更长时间的心电图。它主要用于心悸、气促、头昏、晕厥、胸痛等症状性质的判断；心律失常的定性和定量诊断及药物的疗效评价；心肌缺血的诊断和评价，尤其是发现无症状心肌缺血的重要手段；心脏病患者预后的评价；选择安装起搏器的适应证，评价起搏器的功能，检测与起搏器有关的心律失常等。

(三)心电图运动负荷试验

心电图运动负荷试验(ECG exercise test)是给以极量或亚极量运动,了解冠状动脉供血是否能满足心肌耗氧需求。与冠状动脉造影结果比较,有一定的假阳性与假阴性可能,但方法简便实用、无创安全,因此一直是心血管疾病常用的检查手段。ECG 主要适用于不典型胸痛或可疑冠心病鉴别诊断,评估冠心病患者的心脏负荷能力及药物(或介入手术)治疗效果,且可对冠心病易患人群进行流行病学调查筛选。

二、心肌酶和心肌蛋白检测

心肌酶和心肌蛋白反映心肌缺血损伤的生化指标,对急性心肌梗死诊断尤为重要,对指导治疗、监测溶栓治疗、预后判断有重要作用。常用的检测指标有脂肪酸结合蛋白(FABP)、肌红蛋白(Mb)、心肌肌钙蛋白 T(cTnT)、心肌肌钙蛋白 I(cTnI)、肌酸激酶(CK)及其同工酶(CK-MB)、乳酸脱氢酶(LDH)及同工酶(LD_1)等。当急性心肌梗死发生后,它们开始出现异常升高的早晚顺序是:FABP→Mb→cTnI 及 cTnT→CK-MB→CK→LDH 及 LD_1。

三、血脂检查

血脂是血中脂类的总称,它包括胆固醇(CH)、甘油三酯(TG)、磷脂(PL)和游离脂肪酸(FFA)、微量的类胆固醇激素及脂溶性维生素等。血脂与年龄、性别、饮食成分和生理情况有关系。诊断高脂血症、动脉粥样硬化、冠心病、糖尿病等,都需要检查血脂。目前临床上常用的化验项目主要包括:总胆固醇、甘油三酯、高密度脂蛋白胆固醇、低密度脂蛋白胆固醇、载脂蛋白 A_1、载脂蛋白 B 等 6 项。低密度脂蛋白胆固醇增高,常提示易患动脉粥样硬化所导致的冠心病、脑血管病。

四、影像学检查

(一)超声心动图(UCG)

UCG 主要用于观察心、大血管的形态结构和搏动状态,了解房室收缩、舒张与瓣膜的关闭和开放活动的情况,为临床提供协助诊断的依据。主要用于心脏瓣膜病、心肌病变、先天性心脏病、心包的增厚和积液等的诊断和鉴别诊断。

(二)心、大血管 X 线检查

X 线检查可以观察心、大血管的外形轮廓,观察内部状态,如心、大血管壁的厚度,房室间隔和瓣膜等。另外对心、大血管动态功能的观察也是一个重要的方面。X 线检查主要适用于超声波检查难以发现的异常,如主动脉瘤,主动脉缩窄,主动脉夹层和心、大血管旁肿块等。

(三)数字减影血管造影(DSA)

数字减影血管造影,是通过计算机把血管造影片上的骨与软组织的影像消除,仅在影像片上突出血管的一种摄影技术,可显示心、大血管内腔的解剖结构,并可动态观察其功能情况。DSA 检查时应分别观察腔静脉与右心房、右心室与肺动脉、肺静脉与左心房、左心室与主动脉和冠状动脉。DSA 可应用于先天性心脏病、冠心病等诊断。

(四)计算机体层成像 CT 检查

CT 不同于 X 线成像,它是用 X 线束对人体层面进行扫描,获得断面解剖图像。其密度分辨力明显优于 X 线图像,显著扩大了人体的检查范围,提高了病变的检出率和诊断的准确率。CT 检查适用于心包疾病、心脏肿瘤、特发性心肌病、先天性心脏病等诊断。

常规胸部 CT 扫描,能显示心、大血管轮廓以及与纵隔内器官、组织的毗邻关系,对显示心包积液、增厚、钙化情况有一定帮助。

螺旋 CT 扫描与心血管造影并用(CTA)可以得到心、大血管内腔的三维重建图像,能了解心、大血管腔内的情况和心血管壁的厚度等。

超高速 CT 扫描与心血管造影并用,可显示心、大血管内腔的变化,对诊断心、大血管内血栓、黏液瘤、瓣膜形态改变以及冠状动脉钙化有一定帮助。对冠状动脉钙化的发现优于MRI。此外,还可行心肌厚度、血流量和组织内灌注等的研究。由于扫描时间短,还可行心、大血管的动态观察。

(五)磁共振成像(MRI)检查

优点:①由于血流的流空效应,心、大血管内腔呈黑的无信号区,与心血管壁的灰白信号形成良好的对比,能清楚地显示心内膜、瓣膜、心肌、心包和心包外脂肪;②MRI 为无损伤性检查;③可从冠状面、矢状面、横断面以及斜面来显示心、大血管的层面形态。MRI 适用于大血管病、先天性心脏病、心肌病变、心脏肿瘤、心包病变等疾病的诊断。

(六)放射性核素心肌和血池显像

该方法临床应用在急性心肌缺血、慢性心肌缺血和心力衰竭这三个领域,主要用于疾病的诊断,疾病严重程度的判断,预后判断和危险度分层,以及疗效评价方面。

五、冠状动脉造影术(CAG)

冠脉动脉造影术是利用导管注入造影剂,对冠状动脉的解剖形态进行的放射影像学检查术,为有创的冠状动脉介入性诊断技术,是诊断冠心病、判断冠状动脉病变范围和严重程度最准确的方法,有助于选择最佳治疗方案。

六、心脏介入治疗

心脏介入治疗包括经皮冠状动脉腔内血管成形术、球囊扩张术、心导管射频消融术和各种先天性心血管疾病的介入治疗,对循环系统疾病的诊断和治疗具有重要意义。这种诊疗技术可以免去开胸手术,对患者创伤小,治疗效果可与外科手术相媲美。

经皮冠状动脉腔内血管成形术(PTCA)常指传统的冠状动脉球囊扩张术(POBA),基本原理是将球囊导管通过血管穿刺植入狭窄的血管内,在体外将球囊加压膨胀,撑开狭窄的血管壁,使病变血管恢复畅通。它是目前所有冠心病介入治疗技术的基础,为降低冠状动脉的再狭窄率,常需要放置一枚或多枚支架,并长期应用抗血小板药物。当冠状动脉血管存在严重狭窄(70%以上)或闭塞的时候,可以考虑支架介入治疗。

心导管射频消融术是利用电极导管在心腔内某一部位释放射频电流而导致局部心内膜及心内膜下心肌的凝固性坏死,从而破坏某些快速心律失常起源点的介入性技术。主要用于预激综合征和房室结双径路引起的各种快速心律失常等。

介入性治疗先心病大致分为两大类:一类为用球囊扩张的方法解除血管及瓣膜的狭窄,

如主动脉瓣狭窄、肺动脉瓣狭窄、主动脉缩窄等；另一类为利用各种栓子堵闭不应有的缺损，如房间隔缺损、室间隔缺损、动脉导管未闭等。

七、冠状动脉搭桥术

当冠状动脉阻塞严重或血供严重不足时，用自体血管在冠状动脉狭窄的近端和远端之间建立一条通道（桥），使血液绕过狭窄而到达远端，从而恢复心肌的血液供应。手术前应该进行冠脉造影确认阻塞的部位。当进行手术时，需要切断心脏对身体的血液供应，用心肺机将血液进行体外循环，以保护大脑等重要器官的正常功能。

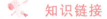 **知识链接**

冠心病诊断金标准

X线胸片及心电图是循环系统疾病的最基本检查。冠心病的诊断金标准是冠状动脉造影术。急性心肌梗死的早期诊断对治疗及预后有很重要的意义，及时心电图检查并动态观察可确诊，有些心肌酶和心肌蛋白检查在早期可增高，但检验结果要一定的时间。因此，若要进行溶栓治疗可不必等酶学结果。先天性心脏病或心脏瓣膜病变等可选择超声心动图及多普勒、DSA、MRI等检查。冠脉动脉造影可发现狭窄，冠脉介入治疗可防治心肌梗死。

二维码 9-11
课件

第六节　循环系统常见疾病

【案例导入 9-5】

患者，女，66岁，突然发生剧烈头痛，视力模糊，心悸、气促，来院就诊，查体，BP 29.3/18.6kPa(220/140mmHg)，P 120 次/min。肺底可闻及湿啰音。

请分析：

(1)该患者初步诊断是什么？

(2)此时抢救该患者的最根本措施有哪项？

(3)平时服用哪些药物可预防高血压并发症？

(4)血压的意义何在？收缩压和舒张压分别代表什么意义？哪些因素会影响血压？你会测量血压吗？你的血压是多少？

二维码 9-12
案例导入
9-5分析

一、高血压

高血压是以体循环动脉压增高为主要表现的临床综合征，是最常见的心血管系统疾病，也是其他多种疾病的危险因素。高血压的诊断标准（表9-5）为，收缩压≥140mmHg 和（或）舒张压≥90mmHg。高血压分为原发性高血压和继发性高血压两大类。约95%的高血压患者病因不明，称为原发性高血压（即高血压病），与环境和遗传等因素有关。国际公认的高血压发病危险因素是：超重、高盐膳食及中度以上饮酒。约5%的高血压是由某些疾病引起的，称为继发性高血压。临床表现除高血压本身带来的症状如头痛、眩晕、乏力以外，长期高血压对心脏和动脉造成损伤，可引起左心室肥厚及心功能衰竭,动脉夹层、动脉瘤及动脉硬化,尤其是心、脑及肾血管硬化,最终导致相应器官功能衰竭。

表 9-5　血压水平的定义与分类

分类	收缩压/mmHg	舒张压/mmHg
正常血压	<120	<80
正常高值	120～139	80～90
1 级高血压(轻度)	140～159	90～99
2 级高血压(中度)	160～179	100～109
3 级高血压(重度)	≥180	≥110
单纯收缩期高血压	≥140	<90

注:收缩压与舒张压处于不同类别时,取较高一个类别。

 知识链接

继发性高血压病因

病因主要有:①肾性高血压(肾小球性肾炎、慢性肾盂肾炎、多囊肾、糖尿病肾病等),②肾上腺疾病(原发性醛固酮增多症、嗜铬细胞瘤、皮质醇增多症等),③中枢神经系统疾病(脑肿瘤、脑干感染等),④动脉病变(肾动脉狭窄、主动脉狭窄、多发性大动脉炎等),⑤其他(口服避孕药、拟交感神经药等、妊娠中毒症等)。

(一)高血压的诊断

第一次测量血压发现血压增高后,应连续数日多次测血压,要是有三次以上血压升高,方可谓高血压。原发性高血压(高血压病)首次诊断应排除继发性高血压。

选择辅助检查,应首先了解高血压对机体的损害程度(表 9-6)及排除引起高血压的常见疾病。可选择的检查有血常规、尿常规、血生化(如血钾、血钠、肝肾功能、血糖、血脂等)、心电图、眼底检查。进一步检查可选择超声心动、动态血压 24h 监测。特殊检查包括肾素、血管紧张素、醛固酮、儿茶酚胺、皮质醇等实验室检测、计算机断层(CT)、磁共振成像(MRI)、核素肾图、肾动脉造影等。

表 9-6　高血压分期

分期	器官病变程度
一期	无器官损害客观表现
二期	至少有一项器官损害客观表现如: 左心室肥厚(X 线、ECG、UCG); 和/或视网膜动脉变窄; 和/或蛋白尿或血肌酐升高(106～177μmol/L,1～2mg/dl); 和/或 UCG 或 X 线有动脉粥样斑块(颈、主、髂、股动脉)

续表

分期	器官病变程度
三期	出现器官损害的临床表现 心：心绞痛、心肌梗死、心力衰竭 脑：TIA、脑卒中、高血压脑病 眼底：视网膜出血、渗出或伴视盘水肿 肾：血肌酐＞177μmol/L、肾衰竭 血管：动脉夹层、动脉闭塞性疾病

(二)治疗要点

治疗目的：降低血压，防止靶器官并发症，降低死亡率和病残率。

降压目标：一般降至 140/90mmHg 以下，老年患者血压降至 150/90mmHg 以下，有糖尿病或肾病的患者降至 130/80mmHg 以下。

治疗原则：尽快控制血压，注意保护靶器官，用药个体化，一般需要长期甚至终身服药。

(1)非药物治疗　①消除紧张情绪，保持心理平衡。②调节饮食，控制体重。原则是低盐(＜5g/d)、低脂和低胆固醇，使体重维持在正常范围；同时要戒烟，避免过量饮酒。③适量的运动，如慢跑、体操、太极拳等。

(2)降压药物治疗　目前常用的降压药物有六大类(表 9-7)：①利尿剂如氢氯噻嗪、呋塞米；②β受体阻断剂如阿替洛尔、美托洛尔；③钙通道阻滞剂如硝苯地平、氨氯地平；④血管紧张素转化酶抑制剂如卡托普利、依那普利；⑤血管紧张素Ⅱ受体拮抗剂如氯沙坦、缬沙坦；⑥α受体阻断剂如哌唑嗪。其他有血管扩张剂如硝普钠、硝酸甘油；复方制剂如复方降压片及复方罗布麻等。

表 9-7　各类主要降压药选用的临床参考

口服药物类别及常用药物		适应证	主要不良反应	禁忌证
利尿剂	氢氯噻嗪、吲哒帕胺、吲哒帕胺缓释片	心力衰竭、收缩期高血压、老年高血压	轻度干扰血钾、糖、脂类及血尿酸代谢	
β受体阻断剂	美托洛尔、阿替洛尔、比索洛尔、卡维地洛、阿罗洛尔	劳力性心绞痛、心肌梗死后、快速心律失常、心力衰竭	支气管痉挛、心功能抑制、心动过缓　对血糖、血脂影响小	哮喘、慢阻肺、周围血管病、房室传导阻滞
血管紧张素转化酶抑制剂	卡托普利、依那普利、贝那普利、赖诺普利、雷米普利、福辛普利、西拉普利、培哚普利	心力衰竭、左心室肥厚、心肌梗死后、糖尿病微量蛋白尿	主要是干咳，其他如皮疹、高钾血症、味觉异常等发生率均极低	双侧肾动脉狭窄血肌酐＞3mg/d高血钾
血管紧张素Ⅱ受体拮抗剂	氯沙坦钾、缬沙坦、厄贝沙坦、坎地沙坦、替米沙坦	同上	同 ACEI 类，但不引起咳嗽	同上
钙通道阻滞剂	氨氯地平、非洛地平、硝苯地平、硝苯地平缓释片、硝苯地平控释片	心绞痛、周围血管病、老年高血压、收缩期高血压、糖耐量减低	外周水肿、头痛、面部潮红、低血压、心悸	室性心动过速
α受体阻断剂	多沙唑嗪、哌唑嗪、特拉唑嗪	前列腺增生、高血脂	直立性低血压、头痛、心绞痛、下肢水肿	体位性低血压

用药注意事项：①用药个体化，根据高血压病类型和分期、血压水平（表9-5,9-6）、全身情况、有无并发症以及药物反应等具体情况，选用合适药物（表9-7）。②最好选用1次/d给药并可持续24h作用的药物，使24h血压稳定在目标血压范围，有效地防止靶器官损害并增加依从性。长期用药，起始采用较小剂量以获得有效而不良反应最小的效果，不满意则逐渐增加剂量以达到最佳效果，以维持量巩固疗效。不要突然停药或频繁换药。③联合用药，可联合应用两种或几种降压药物，尤其是严重高血压患者，治疗开始即应联合使用降压药物；对严重高血压的老年患者，降压不能过快过低，以保证安全。

综上所述，高血压属于一个症状，最常见的疾病是原发性高血压。原发与继发高血压降压治疗用药相同，目标是控制血压使之降到正常范围，不同之处为继发性高血压应重点治疗原发病，当原发病得到控制后，血压可降至正常。原发性高血压则原因不明，需要终身服用降血压药。因此当首次发现高血压时，一定要到医院进行必要检查以明确诊断。长期高血压患者除按医嘱用药外，应指导其经常测量血压，定期检查心电图、血尿常规、眼底等，了解血压控制情况及各重要脏器是否受损，是否需要调整药物或剂量。长期用药还需要指导患者注意药物的不良反应。

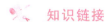 **知识链接**

缓进型高血压病治疗策略

目前倾向于用无代谢副作用，无中枢抑制，既作用于周围血管又能逆转左心室肥厚的血管紧张素转化酶抑制剂或血管紧张素Ⅱ受体拮抗剂、钙通道阻滞剂、α受体阻断剂作为首选药物。因而提出了新的阶梯治疗方案：Ⅰ级：硝苯地平、卡托普利或哌唑嗪的任何一种；Ⅱ级：硝苯地平、卡托普利或美托洛尔任选两种；Ⅲ级：在Ⅱ级的基础上＋利尿剂；Ⅳ级：在Ⅲ级基础上＋可乐定。

二、心悸

健康人安静状态下感觉不到自己的心脏搏动。心悸是指患者自觉心跳或心慌，常伴有心前区不适感。一般认为与心脏过度活动有关，当心脏搏动频率、节律及强度发生异常时，均可导致心悸。

(一)引起心悸的常见病因

1.心脏搏动增强

(1)生理性　见于正常人在剧烈体力活动或精神激动时；饮酒、浓茶或咖啡后；应用某些药物如麻黄碱、咖啡因、肾上腺素、阿托品、甲状腺素片等后。

(2)病理性　发生各种器质性心脏病（如风湿性心脏病、高血压性心脏病、先天性心脏病、心肌炎、心肌病等），心排血量增加（如贫血、高热、甲状腺功能亢进、低血糖症、缺氧、嗜铬细胞瘤等）时。

2.心律失常

该症状见于各种心律失常如心动过速或心动过缓（如高度房室传导阻滞等）及心律不规则（如期前收缩、心房纤颤等）。

3.心神经官能症

这是由于自主神经功能失调,致心脏血管功能紊乱引起的一种临床综合征。患者除感觉心悸外,尚有左胸部刺痛或隐痛、呼吸不畅,常伴有其他神经官能症的症状。

(二)诊断要点

(1)询问病史　仔细询问病史、心悸的发生情况、精神状态及用药等因素。若心悸常发生在轻体力活动后,则多为器质性改变。若突然发生,短时间消失,反复发作,则多与心律失常有关。

(2)体格检查　重点检查心脏情况,如心脏大小、有无杂音及节律改变等,体温及血压情况、贫血情况、甲状腺大小等。

(3)辅助检查　首先确定心脏有无器质性改变,选择一般常规检查,如心电图、心脏多普勒超声等。其他引起心悸的常见病的检查如血常规、血糖、甲状腺功能检查等。要进一步检查可选择动态心电图,了解24h的心电活动情况,协助心律失常及心肌缺血的诊断,确定心律失常的类型、发生频度、诱因以及抗心律失常药物的疗效。运动负荷心电图可协助安静状态下心电图无异常、而体力活动时出现心悸者的诊断。直立倾斜试验是协助诊断血管神经性晕厥最有效的方法。

(4)若上述检查不能诊断,可选择心脏电生理检查:如食道心房调搏、心内电生理检查等,协助心律失常的诊断,筛选抗心律失常药物,拟定最佳治疗方案。

(三)治疗要点

(1)无器质性心脏病的患者　首先应向患者解释,减轻其焦虑,多可自行恢复正常。无效时可用镇静剂或抗心律失常药物。

(2)心脏器质性病变引起者　如冠心病、心肌炎、心肌病等,主要改善心脏供血及进行原发病治疗。心律失常者应根据病情及心律失常的类型,选用不同的抗心律失常药物。临床上心律失常主要分为快速型和缓慢型两类。快速型心律失常又分为室上性和室性,室上性心律失常可选用β受体阻断剂如普萘洛尔、钙通道阻滞剂如维拉帕米、毛花苷C、胺碘酮等,室性心律失常可选用普罗帕酮、利多卡因、胺碘酮等。缓慢型心律失常可选用阿托品、异丙基肾上腺素等。

(3)心悸伴昏厥、抽搐反复发作者　可见于高度房室传导阻滞、阵发性室性心动过速或心室颤动引起的心源性脑缺血综合征。对于缓慢型可安装人工心脏起搏器,对于快速型可电击除颤或安装自动除颤器。

综上所述,反复发作的心悸最常见的病因为器质性心脏病引起的心律失常(表9-8),抗心律失常药物毒性较大,为处方用药,需要医师指导用药(表9-9)。在用药期间需要密切观察病情及采用心电监护或心电图检查等判断药物疗效,因此建议患者到医院心血管内科就医。50岁左右的更年期女性也常有心悸、胸闷等不适,简单的鉴别方法是询问病史及发病情况,单纯的更年期患者,若既往无高血压、高血脂、糖尿病及冠心病病史,多描述在安静时发病,运动或工作等劳累时多无不适。可指导患者到医院心血管内科进一步检查确诊,如心电图、动态心电图、心电图运动负荷实验等,必要时可选择冠状动脉造影术,排除冠心病,因这个年龄段也是冠心病的高发阶段。

表 9-8　常见引起心悸病因的特点

分类	常见诱因	心悸的特点	主要诊断方法
生理性心脏搏动增强	剧烈运动、药物、茶、酒等	在明显的诱因后出现,不难鉴别	消除诱因后症状消失
病理性心脏搏动增强	有器质病变如高血压、甲亢、贫血等引起心室肥厚	心悸起始时间无明显的界限。有明显其他伴随症状如心前区疼痛、发热、贫血、呼吸困难等	心电图、心脏超声波、血常规、甲状腺检查等
心律失常	感冒、心脏疾病等导致心肌或心脏传导系统等失常	多为间歇或阵发性或偶发,心悸有较明显的起始时间。严重心律失常可伴有晕厥、抽搐	心电图、动态心电图、心脏电生理检查
心神经官能症	精神因素如焦虑、紧张、抑郁等	心悸起始时间无明显的界限,但工作或运动后症状减轻或消失可与心脏器质病变鉴别	心电图、动态心电图、心电图运动负荷试验

表 9-9　抗心律失常药物分类

类别	药物	临床应用
Ⅰ A 类	奎尼丁、普鲁卡因胺	房性、室性均有效
Ⅰ B 类	利多卡因、美西律、苯妥英钠	室性有效
Ⅰ C 类	普罗帕酮、莫雷西嗪	房性、室性均有效
Ⅱ 类	β阻断剂:普萘洛尔、美托洛尔	室上性心律失常有效
Ⅲ 类	胺碘酮、索他洛尔	广谱抗心律失常药
Ⅳ 类	钙通道阻滞剂:维拉帕米、地尔硫䓬	室上性心律失常有效

三、冠状动脉粥样硬化性心脏病

　　冠状动脉粥样硬化性心脏病简称为冠心病,是由于冠状动脉硬化,使血管腔狭窄、阻塞,导致心肌缺血缺氧甚至坏死而引起的心脏病变。冠状动脉粥样硬化是全身动脉粥样硬化的一个部分,由于冠状动脉有特殊的血流动力学特点,它是动脉粥样硬化最易受累的血管,其所致的冠心病是严重危害人体健康的常见病。

　　病因尚未完全明了,可能为多种因素作用于不同环节所致。目前公认的冠心病危险因素包括:高龄、男性、绝经女性、有过早患冠心病的家族史(父母、兄弟在 55 岁前患有确诊的心肌梗死或突然死亡)、吸烟(吸烟≥10 支/d)、高血压、糖尿病、高血脂及 HDL-C＜0.9mmol/L、有明确的脑血管或外周血管阻塞的既往史、重度肥胖(超重≥30％)。

　知识链接

冠心病预防

　　在众多的冠心病易患因素中,有的为不可改变的因素,如年龄、性别、心脑血管病家族史;其他均为可改变因素,如高血压、高血脂、高血糖、抽烟、饮食习惯、肥胖等。因此,为防止发生冠心病,应积极控制"可改变的因素",控制体重、适量运动、戒烟、低脂低盐饮食,有效控制高血压、高血脂和糖尿病是更为迫切的预防措施。采取积极的预防措施,冠心病的发病率可显著降低。

根据冠状动脉病变的严重程度和临床表现不同,冠心病可分为5种类型:①隐匿型心肌缺血;②心绞痛;③心肌梗死;④缺血性心肌病;⑤心源性猝死。以下重点介绍心绞痛及心肌梗死。

(一)心绞痛

心绞痛是由于心肌需氧与供氧之间不平衡,导致冠状动脉供血不足,主要表现为心肌暂时性缺血、缺氧而出现发作性胸痛或胸部不适的临床综合征。典型的心绞痛为胸骨后压迫性不适或为紧缩感、压榨感或堵塞感,常放射到左肩、左上肢内侧。常在劳累、激动、受寒、饱食后发生。在休息后或舌下含服硝酸甘油后1~5min可自行缓解,偶尔持续15min。发作时患者面色苍白,心率加快或减慢,或心律失常。变异型心绞痛常在夜间休息时发作,与劳力无关,疼痛较剧烈,持续时间较长。

1. 诊断要点

(1)有典型的心绞痛特点。

(2)辅助检查　心电图、心电图运动负荷试验、24h动态心电图、超声心动图、放射性核素检查等,冠状动脉造影具有确诊价值。

2. 治疗要点

(1)发作期治疗　心绞痛发作时,立即停止活动,安静休息;同时可给予舌下含服硝酸甘油或硝酸异山梨酯、硝苯地平等冠脉扩张剂。如伴有心率加快和血压升高者,可用普萘洛尔等β受体阻断剂。钙通道阻滞剂对变异性心绞痛疗效较好(表9-10)。

(2)缓解期治疗　积极消除各种易患因素,预防复发。可适当选用一些冠脉扩张剂及抗血小板凝集药物。根据病情可选择冠状动脉介入治疗如冠脉球囊成形术、冠脉内支架植入术及冠脉搭桥手术治疗。

表9-10　常用药物剂量及用法

药名	剂量及用法	副作用	注意事项
硝酸酯类			
硝酸甘油片	0.3~0.6mg/次,可重复3~5次	头胀痛、面红、心率加快、偶有血压下降	舌下含化用于发作期,是最有效药物,作用快,疗效好
硝酸异山梨醇酯	5~10mg,维持2~3h		
β受体阻断剂			
阿替洛尔	12.5~25mg/次,2~3次/d	引起低血压	尤适用于劳累性心绞痛,但变异性心绞痛禁用
美托洛尔	25~50mg/次,2~3次/d		
钙通道阻滞剂			
地尔硫卓	30~60mg/次,2~3次/d	维拉帕米应避免与β受体阻断剂联用	变异性心绞痛首选,尤适用于伴高血压者
维拉帕米	30mg/次,2~3次/d		
抗血小板聚集药			
阿司匹林	100~300mg,1次/d	胃肠道症状、出血、血小板减少	阿司匹林过敏、不能耐受者

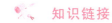　　知识链接

心绞痛分型

心绞痛的分型目前在主要类型方面已经有比较统一的看法,并多以世界卫生组织(WHO)心绞痛分型为基准,但在详细分型方面尚未统一,目前国内文献中的几种主要分型如下:

世界卫生组织(WHO)心绞痛分型:劳力性心绞痛(初发型、稳定型及恶化型)、自发性心绞痛。

根据心绞痛自然病程分型:①稳定型心绞痛:是指劳力性心绞痛病程稳定1个月以上。②不稳定型心绞痛:包括初发劳力性心绞痛、恶化劳力性心绞痛及各型自发性心绞痛。

目前常用分型:劳累性心绞痛、自发性心绞痛、混合性心绞痛三种。

(1)劳力性心绞痛　因劳累、情绪激动或其他增加心肌需氧量的情况所诱发的短暂胸痛发作,经休息或舌下含化硝酸甘油后,疼痛常迅速消失。劳力性心绞痛可分为四类:①初发型劳力性心绞痛,病程在1个月以内。②稳定型劳力性心绞痛,病程稳定且在1个月以上。③恶化型劳力性心绞痛,同等程度劳累所诱发的胸痛发作次数,严重程度突然加重,持续时间加长。④卧位性心绞痛,指患者在卧位、安静状态下心绞痛发作,是由于心肌耗氧量增加,并非心肌供血量减少所致。因此,卧位性心绞痛应属劳力性心绞痛范畴,并应与自发性心绞痛区别,治疗上亦有其独特性。

(2)自发性心绞痛　胸痛发作系由冠状动脉痉挛所致,而与心肌需氧量增加无明显关系。疼痛程度较重,时限较长,不易为含化硝酸甘油所缓解。有以下几种特殊类型:①变异型心绞痛。发作时心电图示有关导联ST段抬高;由于冠状动脉主要分支痉挛而导致心肌穿壁性缺血,易并发心肌梗死或猝死。②单纯型自发性心绞痛。发作时心电图示ST段压低,表现为心内膜下心肌缺血。缺血发作与下述因素可能有关:冠状动脉主支或其小分支痉挛,但伴有丰富的侧支循环,未导致心肌穿壁性缺血,故心电图仅表现为ST段压低。③中间综合征:亦称冠状动脉功能不全,指心肌缺血引起的心绞痛发作历时较长,达0.5~1h,常在休息时或睡眠中发生,但心电图、放射性核素和血清学检查无心肌坏死的表现。本型疼痛其性质是介于心绞痛与心肌梗死之间,常是心肌梗死的前奏。④梗死后心绞痛:指心肌梗死发生后1个月内又出现的心绞痛。与发作有关因素:梗死相关冠状动脉存在严重残余狭窄或伴有斑块破裂、不稳定性血栓、血管痉挛及侧支循环建立不足等,易发生心肌梗死区扩展或在近期内再发心肌梗死。

(3)混合性心绞痛　劳累性和自发性心绞痛混合出现,由冠状动脉的病变使冠状动脉血流贮备固定地减少,同时又发生短暂的再减损所致,兼有劳累性和自发性心绞痛的临床表现。

(二)心肌梗死

心肌梗死指冠状动脉急性闭塞、血流中断,所引起的局部心肌严重而持久的缺血性坏死。临床表现为持久的胸骨后疼痛、发热、休克、心律失常和心力衰竭等,并有白细胞计数增高、血清转氨酶增高以及心电图的改变(表9-11)。

表 9-11　心绞痛与心肌梗死鉴别

临床表现	心绞痛	急性心肌梗死
1.疼痛性质	沉重紧缩感	压榨性、更剧烈
2.疼痛时限	几分钟	几小时以上
3.硝酸甘油作用	疼痛迅即消失	无效
4.诱发因素	用力、兴奋、饱餐等	同前,有时不明显
5.休克	无	常有
6.血压	可升高	常降低
7.气急或肺水肿	一般无	常有
8.坏死组织反应		
(1)发热	无	常有
(2)白细胞计数	正常	增高
(3)血沉	正常	快
(4)血清转氨酶	正常	增高
9.心电图改变		
(1)ST 段	降低,恢复快	抬高几小时以上
(2)T 波	暂时低平或倒置	持久性改变
(3)QRS 波群	不改变	常有异常 Q 波

冠脉闭塞后 30min,部分心肌开始坏死,2h 后绝大部分心肌凝固性坏死,以后逐渐溶解。1~2 周后开始吸收,6~8 周瘢痕形成。

1.诊断要点

(1)临床表现　持续胸痛不缓解或出现休克、心衰等。

(2)心电图检查　急性期可见病理性 Q 波、ST 段弓背向上明显抬高及 T 波倒置。

(3)心肌酶学和心肌蛋白检测　在发病后 0.5~3h 脂肪酸结合蛋白(FABP)及肌红蛋白(Mb)含量开始增高,以后血清肌钙蛋白 T(cTnT)及 I(cTnI)、肌酸激酶(CK)及同工酶(CK-MB)含量也相继增高。

(4)其他　排除心绞痛、急性心包炎、急性肺动脉栓塞、主动脉夹层分离、胃肠源性胸痛等。

2.治疗要点

急性心肌梗死的治疗原则是　保护和维持心脏功能,改善心肌血液供应,挽救濒死心肌,缩小心肌梗死范围,及时处理并发症,防止猝死。主要治疗措施有以下几个方面。

(1)监护和一般治疗　卧床休息 3~7d,尽量避免不良刺激,必要时给予镇静剂;吸氧;密切观察心率、心律、血压、呼吸和心电图等变化,以便及时发现心律失常和休克等,防止猝死。

(2)心肌再灌注治疗　①溶栓治疗:在起病 6h 内使用可溶解冠脉内的血栓。常用药物有尿激酶、链激酶及重组组织纤溶酶原激活剂等。②急诊冠状动脉介入治疗：经皮冠状动脉腔内血管成形术（PTCA）及支架植入术。③抗凝及抗血小板治疗：可防止梗死面积扩大。常用抗凝药物有低分子量肝素皮下注射，抗血小板药物有阿司匹林 150～300mg/d，或噻氯吡啶 250mg/次，每天 1～2 次，或氯比格雷 75mg/d。

（3）对症处理　包括解除疼痛（哌替啶或吗啡），消除心律失常（利多卡因、电除颤、阿托品等）、心力衰竭（利尿剂、血管扩张剂硝普钠或酚妥拉明等）、控制休克（补充血容量、应用升压药多巴胺或多巴酚丁胺、主动脉内气囊反搏术等）。

 知识链接

冠心病发作期关键治疗

冠心病发作期关键治疗在于迅速缓解心肌缺血、缺氧，因此应指导患者当发生胸痛时立即休息，并舌下含服硝酸甘油，如 30min 内不能缓解，考虑有心肌梗死可能，应及时到医院急诊科或心血管科就医，以免延误溶栓治疗最佳时间。冠心病最准确的诊断方法是冠状动脉造影术，可了解病变部位、病变程度及范围等，根据结果可选择较好的治疗方法，以防发生致死率较高的心肌梗死。治疗冠心病主要有药物治疗、手术及支架植入三种方式，三种方式各有优劣。服药并不能改变血管狭窄的状况，但药物仍是冠心病治疗的基础及重要手段。过去在心脏血管发生严重狭窄的情况下，就要考虑做心脏搭桥手术。而现在当冠状动脉血管存在严重狭窄（70% 以上）或闭塞的时候，可以考虑支架介入治疗。

四、血脂异常与高脂蛋白血症

【案例导入 9-6】

患者，女，50 岁，发作性心前区疼痛半年，加重 5d，一般数天发作 1 次，每次发作持续 3～5min，休息或含服硝酸甘油可缓解。查体：P 83 次/min，BP 150/105mmHg，心音低钝，节律规整，无杂音。余（－）。血糖 8.3mmol/L，胆固醇 7.6mmol/L，甘油三酯 3.6mmol/L，高密度脂蛋白 0.85mmol/L，低密度脂蛋白 5.8mmol/L。心电图示 V5R 波 2.8mV，心电轴左偏。超声心动图示室间隔及左室后壁增厚。

请分析：

（1）患者可初步诊断为什么疾病？

（2）血脂有哪些异常？

（3）应选用哪类降血脂药物？

二维码 9-13
案例导入
9-6 分析

血浆中所含脂类统称为血脂，血浆脂类含量虽只占全身脂类总量的极小一部分，但外源性和内源性脂类物质都需经过血液运转于各组织之间。因此，血脂含量可以反映体内脂类代谢的情况。脂质本身不溶于水，它与载脂蛋白（Apo）结合成脂蛋白（LP）而具有水溶性，并可通过血液循环运转到全身。故高脂血症也可认为是高脂蛋白血症。

✖ 知识链接

高脂肪膳食

食用高脂肪膳食后,血浆脂类含量大幅度上升,但这是暂时的,通常在 3～6h 后可逐渐趋于正常。检测血脂时,常在饭后 12～14h 采血,这样才能反映血脂水平的真实情况。短期饥饿也可因储存脂肪的大量动员,而使血脂含量暂时升高。这就不难理解早晨到医院检查血脂时,医生要求患者在前一天用完晚餐后,不要再吃其他东西,空腹 12h 后再抽血了。

脂代谢异常导致的异常脂蛋白血症是指因遗传性或获得性原因引起血清脂蛋白代谢异常所导致的脂质改变,临床上称为血脂异常。血脂异常可粗略分为四类,即高总胆固醇血症(TC)、高甘油三酯血症(TG)、混合性高脂血症(TC、TG 均增高)和低高密度脂蛋白胆固醇血症(HDL-C)。

(一)常见病因

1. 疾病

常见于未控制的糖尿病、甲状腺功能减退、肾病综合征、胆汁性肝硬化、脂肪肝、胰腺炎、痛风等。

2. 遗传性因素

遗传性脂代谢紊乱,罕见。

3. 其他

年龄、饮食、多种激素及药物等因素都可影响血脂水平。

(二)临床表现

高脂蛋白血症若沉积在真皮内可形成黄色瘤,若沉积在血管内可导致动脉粥样硬化、冠心病、脑血管疾病、周围血管病。高脂血症是心脑血管疾病发病的主要危险因素。调整血脂水平可预防动脉粥样硬化,减少心、脑血管疾病,特别是减少冠心病的发生与发展,使该病的死亡率显著降低。

(三)血脂的实验室指标与临床意义

一般人群血脂水平(表 9-12)和已有冠心病或糖尿病,或已经发生过心肌梗死、中风等的患者,血脂治疗值和目标值与化验单上显示的正常值是不同的。后者的血脂目标值要求更严格,要低于血脂化验单上的参考值(表 9-13)。重点人群,即 40 岁以上男性、绝经女性、肥胖、有黄色瘤、有血脂异常及心脑血管病家族史者的胆固醇指标也不能仅仅参考化验单上"不高于 3mmol/L"这一指标。

表 9-12 血浆中各种脂类水平的临床意义

脂类名称	理论水平 /(mmol/L)或[mg/dl]	临界水平 /(mmol/L)或[mg/dl]	需要药物治疗水平 /(mmol/L)或[mg/dl]	治疗低限目标 (mmol/L)或[mg/dl]
TC	<5.18[200]	5.18～6.19[200～239]	>6.22[240]	<6.22[240]
LDL-ch	<3.37[130]	3.37～4.12[130～159]	>4.14(160)	<4.14[160]
TG	<1.70[150]	1.70～2.25[150～199]	>2.26[200]	<2.26[200]
HDL-ch	1.04～1.55[40～60]		<1.04[40]	>1.04[40]

表 9-13 不同人群血脂异常开始治疗的标准值及目标值

危险分层	LDL-C 开始治疗标准值 (mmol/L)或[mg/dl]	LDL-C 靶目标值 /(mmol/L)或[mg/dl]
无高血压及其他危险因素数<3	≥4.92[190]	<4.14[160]
高血压或其他危险因素≥3	≥4.14[160]	<3.37[130]
高血压且其他危险因素数≥1	≥2.59[100]	<2.59[100]
冠心病等危症	≥2.07[80]	<1.8[70]

注:其他危险因素包括年龄(男≥45岁,女≥55岁)、吸烟、低 HDL-C、肥胖和早发缺血性心血管病家族史。

(四)治疗要点

1.生活方式调整

首先给予调整饮食、改善生活方式和适当的体育锻炼为主的治疗(图 9-16);同时对患者进行健康教育,使其自觉进行这方面的治疗。对于继发性患者,应积极治疗原发病症,并停用引起血脂紊乱的药物。

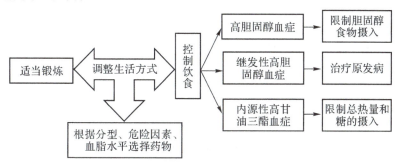

图 9-16 高脂蛋白血症的治疗原则

冠心病高危险者经过 1～3 个月的调整饮食及改善生活方式治疗后,若疗效欠佳,血脂水平未能达到治疗目标,则应进行药物治疗。已有冠心病的患者,药物治疗可与调整饮食及改善生活方式同时开始。

2.药物治疗

常用的血脂调节药物有:①3-羟-3-甲戊二酰辅酶 A(HMG-CoA)还原酶抑制剂(他汀类);②贝特类;③烟酸类;④胆汁酸结合树脂(胆酸螯合剂);⑤胆固醇吸收抑制剂;⑥其他,如普罗布考、n-3 脂肪酸制剂、泛硫乙胺、益多酯等。

主要不良反应:他汀类药物主要有胃肠道反应、肝损害、横纹肌溶解、体内类固醇激素分泌减少、头痛、失眠等;贝特类及其衍生物为肝损害;不饱和脂肪酸主要不良反应为胃肠道反应。

知识链接

血脂增高与动脉粥样硬化

血脂增高易形成动脉粥样硬化,但动脉粥样硬化从 10～20 岁就开始发生了,并逐渐加重,使血管管腔变窄,若冠状动脉狭窄超过 75% 即会发生心绞痛,此时的年龄多在 50 岁左右。由此可见,动脉粥样硬化导致的血管狭窄不是短时间形成的,血脂的控制应从年轻时做起,而不是一时的降血脂治疗,降脂药物不良反应较多,因此指导饮食的控制尤其重要。在服用降血脂药物时,为预防严重的不良反应发生,应指导患者定期检查肝、肾功能,血常规等。高脂血症的合理用药及常见降血脂药物见表 9-14,9-15。

表 9-14　高脂血症的药物治疗

简易分型		首选药	次选药	也可考虑的药
高 TC 血症		他汀类	胆酸螯合剂	烟酸或贝特类
高 TG 血症		贝特类	烟酸	多烯脂肪酸类
混合型血脂异常	以高 TC 为主	他汀类	烟酸	贝特类
	以高 TG 为主	贝特类	烟酸	贝特类
	TG、TC 均衡升高	胆酸螯合剂＋贝特类或烟酸	他汀类	他汀类中的阿伐他汀
低 HDL-ch 血症		贝特类	他汀类＋贝特类或烟酸	多烯脂肪酸类
阻止脂质浸润沉积		吡卡酯、泛硫乙胺		

注:TC:总胆固醇;TG:甘油三酯;HDL:高密度脂蛋白。

表 9-15　常用血脂调节药

血脂调节药	剂量/(mg/d),次数/(次/d)	主要不良反应
HMG-CoA 还原酶抑制剂		
辛伐他汀	10～20(最大 80),1 次	腹泻、腹胀、肌痛、肌炎、横纹肌溶解
洛伐他汀	10～20(最大 80),1 次	
普伐他汀	10～20(最大 40),1 次	
氟伐他汀	20～40(最大 40),1 次	
阿托伐他汀钙	10～20(最大 40),1 次	便秘、腹痛、肌痛、肌炎、横纹肌溶解
贝特类		
氯贝丁酯	750～2000,3～4 次	腹泻、恶心、胆石症、周围血管病、流感样综合征或肌炎
苯扎贝特	600～1200,3 次	恶心、胃饱胀感、肌痛、肌无力
非诺贝特	300,3 次	腹部不适、腹泻、便秘、乏力、失眠、肌痛
吉非贝齐	600～1200,2 次	胆石症、胃痛、嗳气、贫血、横纹肌溶解
烟酸类		
烟酸	150～300,3 次	皮肤潮红、瘙痒、血尿酸增高、低血压
烟酸缓释剂	375～500,1 次	低血压
阿昔莫司	500～750,2～3 次	潮热、瘙痒、胃灼热、腹痛、头痛、哮喘

续表

血脂调节药	剂量/(mg/d),次数/(次/d)	主要不良反应
	胆酸螯合剂	
考来替泊	15～30g,2～4 次	便秘、胆石症、胃肠出血、脂肪泻
考来烯胺	2～24g,3 次	便秘、肠梗阻、胃痛、消化不良、恶心
	胆固醇吸收抑制剂	
依替米贝	10,1 次	过敏、面部或舌头水肿、呼吸困难、吞咽困难
	其他	
普罗布考	1000,2 次	腹泻、腹痛、恶心、呕吐、失眠、耳鸣
泛硫乙胺	600,3 次	腹泻、食欲缺乏、腹部胀满、呕吐
益多酯	500～750,2～3 次	腹部饱满、瘙痒

五、心肺复苏

　　心肺复苏(cardio pulmonary resuscitation，CPR)是当心跳停顿及呼吸终止时,使用心外按压及人工呼吸来进行急救的一种技术。心、肺及脑复苏分为3 个阶段:初期复苏,即心跳、呼吸骤停时的现场应急措施,主要为心脏按压和人工呼吸;二期复苏,即在药物和器械支持的基础上进一步恢复和稳定呼吸、循环系统的功能,为初期复苏的后续;后期复苏,即脑复苏和复苏后处理,旨在恢复脑功能及防治多器官功能衰竭。复苏成功与否的关键在于时间,在心跳停止后 4min 内进行初期复苏,8min 内进行 2 期复苏者的成功率最高。

二维码 9-14
课件

 知识链接

心源性猝死

　　猝死指突然发生的自然死亡。心脏血管、呼吸系统、中枢神经系统疾病,代谢障碍,药物,酗酒,出血,过敏及中毒都可以导致猝死,但是以心血管疾病居多。世界卫生组织曾规定发病 24h 内死亡为猝死,心源性猝死占 75％。目前多数心脏病学者主张把时限定在发病 1h 内,则心源性猝死率占 90％,排除了许多非心脏病病因。

　　引起猝死的心血管疾病中冠状动脉粥样硬化性心脏病(冠心病)占半数以上。其他少见,如先天性心脏异常、急性心肌炎、心肌病、心脏瓣膜病、心脏肿瘤、心包填塞等。

　　心源性猝死者能否生存决定于能否获得及时的抢救,有学者比较了及时和不及时获得复苏的效果,猝死发生 5min 内成功复苏者,住院生存率、心脏功能和中枢系统受到损伤的程度都与晚迟复苏有明显的不同。故自 20 世纪 70 年代初在一些猝死高发国家开展了群众性复苏技术的培训,经过数年的努力,呼吸心跳停止患者抢救的生存率有很大的提高。

　　下面主要介绍初期复苏的有关知识和技能。

一、心肺复苏术的主要技术

1.胸外心脏按压术

(1)患者体位 患者仰卧于硬板床或地面上,头部与心脏在同一水平,以保证脑血流量。如有可能应抬高下肢,以增加回心血量。

(2)术者体位 紧靠患者胸部一侧,为保证按压力垂直作用于患者胸骨,术者应根据抢救现场的具体情况,采用站立地面或脚凳上,或跪式等体位。

(3)按压部位 在胸骨下 1/3 段(图 9-17)。确定部位用的方法是术者用靠近患者足侧一手的食指和中指,确定近侧肋骨下缘,然后沿肋弓下缘上移至胸骨下切迹,将中指紧靠胸骨切迹(不包括剑突)处,食指紧靠中指。将另一手的掌根(长轴与患者胸骨长轴一致)紧靠前一手的食指置于胸骨上。然后将前一手置于该手背上,两手平行重叠,手指并拢、分开或互握均可,但不得接触胸壁。

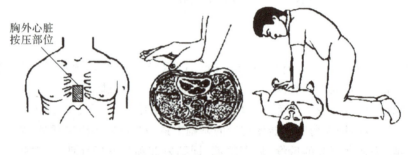

图 9-17 人工胸外按压术

(4)按压方法 ①成人:救护者双肘伸直,上半身前倾,双肩位于双手的正上方,两臂伸直(肘关节伸直),垂直向下用力,借助自身上半身的体重和肩臂部肌肉的力量,向脊柱方向按压,使胸廓下陷大于 5cm,尔后迅即放松,解除压力,让胸廓自行复位,使心脏舒张,如此有节奏地反复进行。按压与放松的时间大致相等,放松时掌根部不得离开按压部位,以防位置移动,但放松应充分,以利血液回流。按压用力要均匀,不可过猛;按压节律、频率不可忽快忽慢;按压频率大于 100 次/min。②幼儿:按压部位在双乳连线与胸骨垂直交叉点下方 1 横指,用一手手掌下压,使手掌根部的横轴与胸骨的长轴重合,手臂伸直,垂直向下用力,按压深度为儿童胸部 1/3～1/2 深度(2.5～3.5cm),按压速度至少 100 次/min,放松时,手指不要离开胸壁。③婴儿:年龄小于 1 岁者,选胸骨中 1/2 的位置或两乳头连线正中下一横指处,环抱法,双拇指重叠下压或一手食指、中指并拢下压,挤压深度为 1.5～2.5cm,挤压速度110～120 次/min,放松时,手掌不要离开胸壁,确保定位正确。

2.打开气道的手法

保持呼吸道通畅,是进行人工呼吸的先决条件。昏迷患者很容易由于各种原因而发生呼吸道梗阻,最常见的是舌后坠和呼吸道分泌物、呕吐物或其他异物的梗阻,所以开放气道十分关键。有义齿的患者,如牢固不会掉落,不必取下,因其能保持正常口腔结构使人工呼吸更顺利,但若发生松脱,则必须取下。打开气道的方法有以下几种(图 9-18)。

(1)仰额抬颈法 患者去枕,术者位于患者一侧,一手置患者前额向后加压,使头后仰,另一手托住颈部向上抬颈。

（2）压额提颏法　术者位于患者一侧，一手置于患者前额向后加压使头后仰，另一手（除拇指外）的手指置于下颏外之下颌骨上，将颏部上举。注意勿压迫颌下软组织，以免压迫气道。

（3）托下颌法　术者位于患者头侧，两肘置于患者背部同一水平面上，用双手抓住患者两侧下颌角向上牵拉，使下颌向前、头后仰，同时两拇指可将下唇下拉，使口腔通畅。对于怀疑有头、颈部创伤患者，此法更安全，不会因颈部动作而加重颈部损伤。

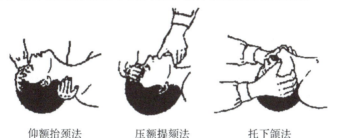

仰额抬颏法　　压额提颏法　　托下颌法

图 9-18　打开气道的手法

3.人工呼吸方法

人工呼吸方法有口对口呼吸、口对鼻呼吸、口对气管套管呼吸、口对通气防护装置呼吸、口对面罩呼吸等。下面主要介绍口对口和口对鼻呼吸的方法。

（1）口对口呼吸　口对口呼吸是一种快捷有效的通气方法，抢救人员呼入患者肺中的空气，含氧量为 $16\%\sim17\%$，约可产生 10.64kPa(80mmHg) 的肺泡氧张力。呼出气体中的氧气足以满足患者需求。人工呼吸时，要确保气道通畅，捏住患者的鼻孔，防止漏气，急救者用口唇把患者的口全罩住，呈密封状，正常吸气，缓慢吹气，每次吹气持续 1s 以上，确保呼吸时胸廓起伏（图9-19）。人工呼吸而无按压的节律应保持成人 10～12次/min，婴儿和儿童 12～20 次/min。

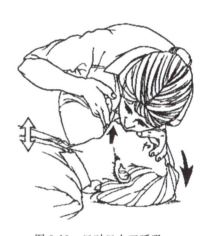

图 9-19　口对口人工呼吸

（2）口对鼻呼吸　在对患者不能经口呼吸时（如牙关紧闭不能开口、口唇创伤、口对口呼吸难以实施），应采用口对鼻呼吸。救治溺水者最好应用口对鼻呼吸方法，只要患者头一露出水面即可行口对鼻呼吸。口对鼻呼吸时，将一只手置于患者前额后推，另一只手抬下颏，使口唇紧闭。用嘴封罩住患者鼻子，深吹气后口离开鼻子，让呼气自动排出。必要时，间断使患者口开放，或用拇指分开口唇，这对有部分鼻腔阻塞的患者呼气非常重要。

二、心肺复苏术的步骤

初期复苏可分为 3 个主要步骤，分别以 C、A、B 3 个字母概括：C(circulation)为建立人工循环，A(airway)为保持呼吸道通畅，B(breath)为人工呼吸。具体操作步骤如下。

1. 现场评估

在现场救助伤者,首要的问题是评估现场是否有潜在的危险。如有危险,应尽可能解除。例如,在交通事故现场设置路障,在火灾现场需避免房倒砸伤。还要注意到意外事故的成因,防止继发意外发生。

2. 检查反应

首先向意识清楚的患者表明身份。如无反应,可用"摇或叫"的方法,轻摇患者肩膀及在耳边叫唤,测试患者神志是否清楚。如有回应,则表示气道仍然畅通。如患者人事不省,应立即请旁人协助报警,申请救护车服务。

3. 检查脉搏

(1)成人与儿童　意识不清的伤病者,检查脉搏应在颈动脉。颈动脉位于咽喉两侧,在喉结与邻近肌肉带之间。如颈椎没有受伤,应保持头后仰,用食指和中指感觉喉结的位置。然后将指头顺着救助者自身方向下滑约 2.5cm 至颈动脉处(图 9-20 右),判断时间为 5～10s,同时观察循环征象,如呼吸,咳嗽及眼睛、肢体的活动。

(2)婴儿(一岁以下)　婴儿因颈部肥短,颈动脉较难触摸,应检查肱动脉。利用食指及中指触摸婴幼儿身体靠近救助者一侧的上臂中央内侧,并可用拇指配合,帮助拿着婴儿的手臂,检查 10s。同时观察循环征象,如呼吸、咳嗽及肢体活动。

4. 复苏体位

将患者置于复苏体位:实施抢救者位于患者右侧,注意保护患者颈部,使其仰卧于地面或硬板上,解开衣服、腰带,暴露胸部。

5. 施行胸外按压

如患者没有脉搏,应立即实施胸外按压。按压部位:胸骨中下 1/3 处。为快速确定按压位置,男性可选择双侧乳头连线中点位置按压,女性选胸骨下切迹上两横指处。双手重叠,十指相扣,手掌及根部按压,手指离开胸壁;双肘关节伸直,利用上身重量垂直、快速有力下压,用力均匀,放松时掌根应紧贴胸壁,并应使胸廓完全回弹,按压与放松时间相等。按压次数:30 次;按压频率>100 次/min;按压深度>5cm。

6. 检查及打开气道

如伤者意识不清,喉部肌肉就会松弛,舌肌就会后坠,阻塞喉咙及气道,使呼吸时发出响声(如打鼾声),甚至不能呼吸。因舌肌连接下颚,如将下颚托起,可将舌头拉前上提,防止气道阻塞。

(1)畅通气道的方法　一般采用压额提颏法。如果怀疑患者头部或颈部受伤,应采用托下颌法。压额提颏法可能会移动颈椎,增加脊髓神经受伤的可能。

(2)清除异物　检查气道及口腔。如有明显异物(松脱的义齿,食物或呕吐物等),可用手指勾出。

7. 检查呼吸及实施人工呼吸

将脸颊靠近患者口鼻,距离大约 3cm,判断时间 5～10s,①观察胸腹起伏;②聆听呼吸声;③感觉呼吸气流(图 9-20 左)。如患者没有呼吸,立即进行人工呼吸,即口对口人工通气两次。如初始通气不成功,重新开放气道,若仍无效,应进行气道异物梗阻解除。

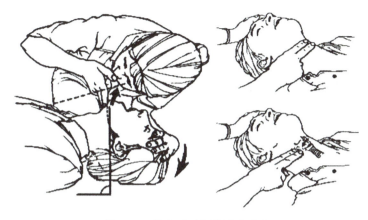

图 9-20　检查呼吸与脉搏的手法

8.按压与通气比

先进行胸外按压 30 次后,立即再进行人工呼吸 2 次,成人实施心肺复苏无论是单人还是双人,按压与通气比均为 30：2。人工呼吸时应停止胸外按压。儿童及婴儿按压与通气比为单人 30：2,双人 15：2。

复苏者应该在离开患者身边时打电话给急救中心,且在患者获得体外自动除颤仪之前提供五个循环的 CPR(2min 内)(注:一个循环的 CPR 是 30 次按压和 2 次人工呼吸)。

三、心肺复苏术施行有效征象

(1)大动脉出现搏动,收缩压在 8.0kPa 以上。

(2)自主呼吸恢复,神志恢复,有知觉反应及呻吟等。

(3)瞳孔缩小,对光反射出现。

(4)发绀减退等。

四、终止心肺复苏术的条件

(1)已恢复自主的呼吸和脉搏。

(2)心肺复苏术持续 1h 之后,患者瞳孔散大固定,心电活动、呼吸不恢复,表示心、肺、脑死亡。

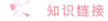　知识链接

心肺复苏成功关键

心肺复苏成功的关键是时间,心跳停止的初期是患者存活的最关键的"黄金时刻";其次是正确的心肺复苏术。因此,当心跳呼吸停止发生时,应及时正确地进行抢救,可挽救患者生命。一个人做复苏容易疲劳,使按压的质量和节律下降,因此抢救按压要求约 2min 5 个循环,换人时限 5s 内。有研究表明及早进行除颤,可明显提高复苏成功率。若单人复苏时应先做 5 个循环,再拨打救援电话120。

二维码 9-15
心肺复苏术

本章小结

1. 循环系统由心血管系统(心脏、动脉、毛细血管、静脉)和淋巴管系统(淋巴管、淋巴器官、淋巴组织)组成。

2. 心脏由右心房、右心室、左心房、左心室 4 个腔室组成。

3. 心脏功能评价指标有搏出量、射血分数、心输出量、心指数、心脏做功量、心脏储备功能、心脏泵血功能。

4. 影响心脏泵血功能的因素:心率、动脉压(后负荷)、心肌收缩力、心室舒张末期容积(前负荷)。

5. 心脏生物特性有兴奋性、自律性、传导性和收缩性。心脏正常起搏点是窦房结。

6. 心电图临床应用于心律失常、心肌缺血、心肌梗死、房室肥大等。

7. 正常血压 90～120/60～80mmHg,高血压≥140/90mmHg。

8. 影响血压的因素有心输出量、外周阻力、大动脉的弹性贮器作用、循环血量和血管系统容量的比例。

9. 心血管调节因素:神经调节,体液调节。心血管的基本中枢位于延髓。

10. 常用的心脏电学检查有心电图、动态心电图、心电图运动负荷试验等。

11. 高血压主要危害有心、脑、肾等的血管硬化,降压目标 140/90mmHg 以下。

12. 治疗高血压病常用的药物有利尿剂、β 受体阻断剂、血管紧张素转化酶抑制剂、血管紧张素 II 受体拮抗剂、钙通道阻滞剂、α 受体阻断剂。

13. 典型心绞痛疼痛特点有胸骨后压迫性不适或为紧缩感、压榨感或堵塞感,常放射到左肩、左上肢内侧。常在劳累、激动、受寒、饱食后发生。在休息后或舌下含硝酸甘油后 1～5min 可缓解,偶尔持续 15min。

14. 治疗心绞痛的药物有硝酸酯类、β 受体阻断剂、钙通道阻滞剂、抗血小板聚集药等。

15. 急性心肌梗死及时诊断主要靠临床表现,心电图检查,心肌酶学和心肌蛋白检测以及其他。心肌梗死发病后应在 6h 内进行溶栓治疗。

16. 心肺复苏术的 CAB 步骤可概括建立人工循环,保持呼吸通畅,人工呼吸,成人心脏按压与人工呼吸比例为 30∶2。

思考题

1. 评定心脏功能的指标有哪些?

2. 影响心输出量的因素有哪些?

3. 何谓高血压病? 高血压的判定标准是什么? 降压目标是多少?

4. 试述典型的心绞痛特点。

5. 试述胸外心脏按压部位及方法。

（郭　芹　李　洁　崔相一　刘玉新）

二维码 9-16
测一测

二维码 10-1
课件

第十章 呼吸系统及其常见疾病

【学习目标】

掌握：呼吸系统组成及功能；呼吸过程的基本环节；肺通气概念及其结构基础；气体的运输形式；肺换气的概念和影响因素；肺容量、肺活量、肺通气量的概念；急性上呼吸道感染、肺部感染的常见病因、诊断及治疗原则。

熟悉：肺通气的原理及其评价指标；组织换气的概念和过程；呼吸膜的结构和功能；呼吸中枢的部位；哮喘、肺结核的常见病因、诊断方法及其治疗原则。

了解：影响气体交换的因素；呼吸的反射性调节；呼吸系统常用诊疗方法；咳嗽、咯血、呼吸困难诊断、治疗的要点。

第一节 呼吸系统结构概述

【案例导入 10-1】

二维码 10-2
案例导入
10-1 分析

呼吸道黏膜表面有一层纤毛，是呼吸道名副其实的"清洁工"；构成了呼吸道天然的一道防御屏障。

请分析：

（1）空气是如何进入人体的？

（2）空气中的氧气如何进入血液？

（3）血液中的二氧化碳如何离开人体？

呼吸系统包括呼吸道和肺两大部分。呼吸道由鼻、咽、喉、气管和各

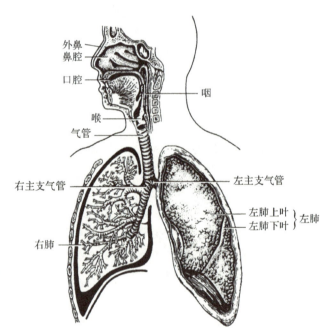

图 10-1 呼吸系统模式

级支气管组成。临床上通常以喉为界，将鼻、咽、喉称上呼吸道，气管、各级支气管至终末细支气管称为下呼吸道。肺由肺实质（支气管树和肺泡）和肺间质（结缔组织、血管、淋巴管、淋巴结和

神经)组成,表面包有胸膜(图10-1)。

呼吸系统的主要功能是实现机体与外界之间进行气体交换;排出细胞新陈代谢过程中产生的过多的CO_2,补充其消耗的O_2,使细胞新陈代谢和其他生命活动能正常进行。呼吸道的主要功能是传送气体进出肺,并具有调节吸入气体的温度和湿度、净化吸入气体,以及防御和保护功能。

呼吸全过程由三个基本环节组成:①外呼吸(肺呼吸)指外界环境与血液在肺部进行气体交换,包括肺通气(肺泡与外界的气体交换)和肺换气(肺泡与血液间的气体交换)。②气体在血液的运输,即指机体通过血液循环把肺摄取的O_2送到组织细胞,又把组织细胞产生的CO_2送到肺的过程。③内呼吸(组织呼吸)指组织细胞与毛细血管血液之间的气体交换。呼吸过程的任何环节出现障碍,均可影响细胞新陈代谢和其他生理功能,严重时危及生命(图10-2)。

二维码 10-3
肺部图片

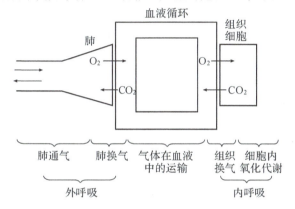

图 10-2 呼吸的三个环节

一、呼吸道

呼吸道是沟通肺泡与外界环境、气体进出肺的通道。由上呼吸道和下呼吸道组成。

(一)鼻

鼻分三部,即外鼻、鼻腔和鼻窦。它既是呼吸道的起始部,又是嗅觉器官。

1.外鼻

外鼻是突出于面部的部分,以骨和软骨为支架,外被皮肤、内覆黏膜。可分为鼻根、鼻尖和鼻翼。左右鼻翼围成的孔称鼻孔。

2.鼻腔

以骨和软骨为基础,内衬黏膜,鼻中隔将鼻腔分为左、右两腔,向前经鼻孔与外界相通,向后经鼻后孔通鼻咽。鼻中隔前下部黏膜内血管丰富、位置表浅,外伤或干燥空气刺激均易出血,故称易出血区。外侧壁有三个鼻甲,自上而下分别为上、中、下鼻甲,其下方的间隙相应称为上、中、下鼻道(图10-3)。鼻腔黏膜分为嗅部和呼吸部。

3.鼻窦

鼻窦是鼻腔周围多个含气的骨质腔,共4对,左右对称排列。即上颌窦、额窦、筛窦和蝶窦(图10-4)。当鼻腔黏膜发炎时,可蔓延到鼻窦,引起鼻窦炎。

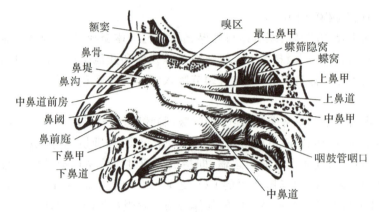

图 10-3　鼻腔和鼻窦

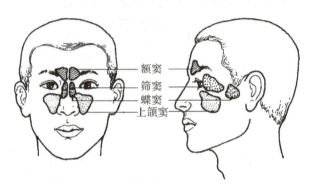

图 10-4　鼻窦体表投影

（二）咽

详见消化系统相关章节。

（三）喉

喉由软骨和喉肌构成,既是呼吸通道,也是发音器官。上通咽腔,下连气管,由软骨作为支架,以韧带和肌肉连接,内衬黏膜而构成。喉的软骨包括甲状软骨、环状软骨、会厌软骨和成对的杓状软骨(图 10-5)。甲状软骨最突出的部分为喉结。在吞咽时会厌软骨盖住喉口,

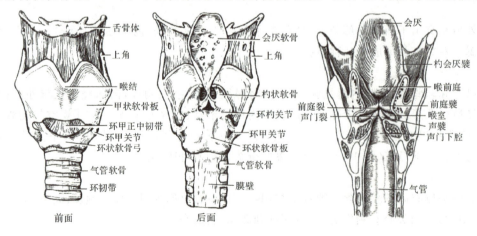

图 10-5　喉软骨连接

防止食物误入气管。喉的内腔称喉腔。黏膜在喉腔形成两对皱襞,上为前庭襞,下为声襞。声襞之间的裂隙称声门裂,是喉腔最狭窄的部分。喉腔分 3 部分,喉前庭、喉室和声门下腔。

 知识链接

环甲正中韧带穿刺

二维码 10-5
喉部图片

当急性喉阻塞来不及进行气管切开术时,可以在甲状软骨和环状软骨之间的环甲正中韧带处穿刺,建立暂时的呼吸通道,以挽救患者的生命。

(三)气管和支气管

气管和支气管是连接喉和肺之间的管道(图 10-6),以 15～20 个 C 形半环状软骨为支架,保持其持续张开状态。软骨后面缺口由纤维组织和平滑肌形成的膜封闭。气管上端平第 6 颈椎体,下缘与喉相连,下端至胸骨角平面分为左、右主支气管。左主支气管较细,走向倾斜;右主支气管较粗短,走向陡直。因此异物易落入右主支气管。

气管和主支气管管腔内均衬以黏膜,表面覆盖纤毛上皮。其黏膜分泌的黏液可黏附吸入的灰尘颗粒,纤毛可不断向咽部摆动帮助黏液与灰尘排出,以净化吸入的气体。

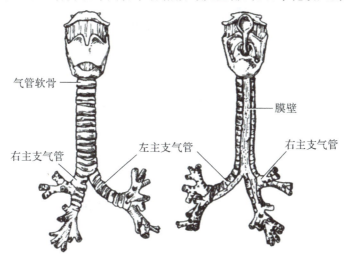

二维码 10-6
气管图片

图 10-6　气管与支气管

 知识链接

呼吸道的"清洁工"

纤毛从喉、气管到呼吸性细支气管,其黏膜表面都覆盖假复层纤毛柱状上皮,每个纤毛上皮细胞都有 200～300 条纤毛,它与上皮层内的杯状细胞和黏膜下层腺体分泌的黏液一起构成了黏液纤毛系统,是呼吸道的一道防御屏障。由于纤毛不停地按固定方向有规律地摆动,所以能将进入呼吸道深部的一些细菌和尘埃颗粒清除出来。因此,纤毛可以说是永不知疲倦的呼吸道"清洁工"。

二、肺

肺位于胸腔内,左右各一。正常的肺组织质地柔软、富有弹性、呈海绵状。上为肺尖,下为肺底,表面包覆有胸膜。有肋面与纵隔面,纵隔面凹陷处为肺门。肺门是左右主支气管、肺动脉、肺静脉、淋巴管和神经等出入的门户。右肺被水平裂和斜裂分为上、中、下 3 叶。左肺由斜裂分为上、下两叶(图 10-7)。

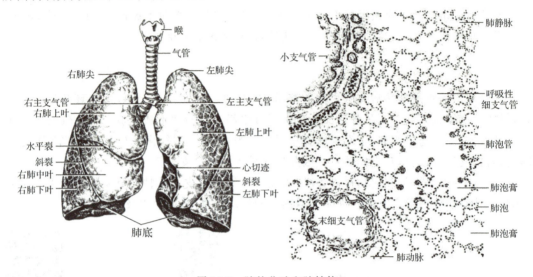

图 10-7　肺的分叶和肺结构

肺组织分为肺实质和肺间质。实质即肺内支气管的各级分支(支气管树)及其终末端的大量肺泡;间质为结缔组织,含血管、淋巴管和神经等。从气管到肺泡分为传导区和呼吸区。呼吸区是机体与环境进行气体交换的部位,主要由肺泡囊和肺泡构成。正常成人肺泡总数为 3 亿～4 亿个,其总面积可达 $75\sim130m^2$。肺泡壁由肺泡上皮和基膜组成。肺泡上皮为单层上皮,由两类细胞构成,即Ⅰ型细胞和Ⅱ型细胞。Ⅰ型细胞为扁平细胞,占 95%,气体易于通过。Ⅱ型细胞占 5%,能分泌表面活性物质,其功能是降低肺泡表面张力,稳定肺泡内压。

三、胸膜

胸膜是一层光滑的浆膜,分别被覆于左、右两肺的表面,胸廓内表面,隔上面和纵隔外侧面。贴在肺表面的胸膜叫脏胸膜,外层为壁胸膜。脏胸膜和壁胸膜在肺根处互相延续,形成左、右侧两个完全封闭的胸膜腔(图 10-8)。腔内含少量浆液,呈负压状态,使脏、壁胸膜紧紧贴在一起,可减少呼吸时两层胸膜的摩擦。

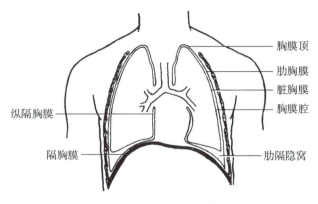

图 10-8 胸膜与胸膜腔

第二节 呼吸系统生理功能

【案例导入 10-2】

张某,女,69 岁,因吃粽子太快,没有充分咀嚼即行下咽,导致呼吸道阻塞,出现呼吸困难,大口喘气,面色、口唇青紫,随时可能出现窒息。

请分析:

(1)出现呼吸困难的原因和可能导致的后果是什么?

(2)什么力量促使气体进出人体?

(3)面对此类患者首先要解决的问题是什么?

(4)如何进行急救?

二维码 10-7
案例导入
10-2 分析

肺和胸廓是人类呼吸系统中的重要器官。在中枢神经系统控制下,呼吸肌发生节律性收缩,使胸廓容量发生周期性变动,进而引起肺内压改变,驱动气体出入肺,实现呼吸过程。

一、肺通气

肺通气是肺与外界环境之间的气体交换。实现肺通气的器官包括呼吸道、肺泡和胸廓等。呼吸道是沟通肺泡与外界的气流通道。肺泡是气体交换的场所,而胸廓的节律运动犹如"通气泵",则是实现肺通气的动力。气体进出肺取决于两方面的因素:一是推动气体流动的动力;二是阻止其流动的阻力。前者必须克服后者,方能实现肺通气。

(一)肺通气的动力

呼吸运动是实现肺通气的原动力。胸廓节律性运动引起肺容积及肺内压的周期性变化,形成了肺内压与大气压差,是导致气体进出肺的直接动力。密闭的胸膜腔保证肺能随胸廓的容积变化而扩大或缩小。胸膜腔负压可保持肺的扩张状态,并促进血液、淋巴液回流。

在安静状态下,正常成人的呼吸频率为 12～20 次/min。以隔肌活动为主的呼吸运动称为腹式呼吸,以肋间外肌舒缩活动为主的呼吸运动称为胸式呼吸。正常男性和儿童以腹式呼吸为主,而女性以胸式呼吸为主。用人为的方法造成肺内压和大气压之间的压力差以维持肺通气,这便是人工呼吸,常用以抢救呼吸暂停的患者。

(二)肺通气的阻力

肺通气的阻力有两种:来源于呼吸器官本身(包括肺和胸廓)的弹性阻力和通气过程中形成的非弹性阻力(包括气道阻力、惯性阻力和组织的黏滞阻力)。平静呼吸时,弹性阻力是主要因素。

在呼吸过程中,随肺容量的变化,气道阻力会发生周期性变化。吸气时肺泡扩大,小气管拉开,口径增大,阻力减小;呼气时发生相反变化,阻力增大。因此支气管哮喘患者通常表现为呼气性呼吸困难。

发生肺充血、肺水肿、肺纤维化等病变时,弹性阻力明显增大,肺不易扩张,可导致吸气困难;而肺气肿时,因为肺的弹性组织被破坏,弹性阻力减小,顺应性增大,使肺回缩力减小,可导致呼气困难。

(三)肺通气能力的评价

肺通气能力评价的简单方法是用肺量计记录进出肺的气量(图 10-9)。

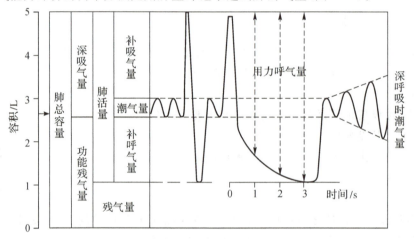

图 10-9　肺容量

1.肺容量

肺容量指肺容纳气体的量,随着呼吸运动而变化。

(1)潮气量(VT)　指平静呼吸时,吸入或呼出的气量。正常成人为400~600ml。

(2)补吸气量(IRV)　指平静吸气末再尽力吸气所能吸入的最大气量。正常成人为1500~2000ml。

(3)补呼气量(ERV)　指平静呼气末再用力呼气所能呼出的最大气量。正常成人为900~1200ml。

(4)残气量(RV)和功能残气量(FRC)　残气量也称余气量,是指最大呼气末仍残留在肺内不能被呼出的气体量。正常成人为1000~1500ml。平静呼气末,内所余留的气体量称为功能余气量。它实际上是余气量与补呼气量之和。正常成人为2000~2500ml。增加见于肺气肿,减少见于肺纤维化、肺表面活性物质减少、胸廓畸形等。

(5)肺总容量(TLC)　指肺所能容纳的最大气量。即上述 4 个基本肺容量之和。正常成人男性约为 5000ml,女性约 3500ml。

2.肺活量

(1)肺活量(VC)　指在最大吸气后,再用力呼气所能呼出的最大气量。它实际上是潮气量、补吸气量和补呼气量之和。正常成人男性约为 3500ml,女性约为 2500ml。肺活量的大小反映一次呼吸时肺所能达到的最大通气量,可作为肺通气功能好坏的指标之一。但其个体差异较大,适宜做自身比较。

(2)时间肺活量　指用力吸气后再用力并以最快的速度呼出,在头几秒钟所呼出的气体量占肺活量的百分数。正常成人第 1、2、3 秒钟所呼出的气量(分别称为 FEV1、FEV2、FEV3),各占用力肺活量的百分率(分别称为 FEV1％、FEV2％、FEV3％),分别约为 83％、96％、99％。即正常人在 3s 内基本上可呼出全部肺活量的气体。在阻塞性肺部病变患者中,FEV1 和 FEV1％均降低。时间肺活量是测定肺通气功能的最佳指标。

3.肺通气量

(1)每分通气量　是指每分钟进或出肺的气体总量。每分通气量＝潮气量×呼吸频率。正常成人平静呼吸潮气量约 500ml,呼吸频率 12～18 次/min,故每分通气量为 6～9L。若每分通气量>10L 表示通气过度,每分通气量<3L 表示通气不足。

(2)每分最大通气量　指以最快的速度和尽可能深的幅度进行呼吸时的每分通气量。它代表单位时间内肺的全部通气能力充分发挥时的通气量,是估计一个人能进行多大运动量的重要生理指标。正常人最大通气量变异较大,一般达 70～150L/min。

(3)肺泡通气量　在通气过程中,由于鼻、咽、喉、气管、支气管等呼吸道上没有肺泡,不能进行气体交换,这部分称为解剖无效腔,正常成年人约 150ml。所以,肺泡通气量＝(潮气量—无效腔气量)×呼吸频率。从肺泡气更新的角度看,适度的深而慢的呼吸比浅快的呼吸更有利于气体交换。

通气功能障碍有阻塞性和限制性两种基本类型,两者特点兼有者为混合性。阻塞性通气功能障碍见于咽喉部水肿、气管和气道周围疾病以及肺气肿等。限制性通气功能障碍指肺扩张受限制的通气障碍,见于肺间质疾病、肺占位性病变、胸膜疾患、胸壁及脊柱疾患等。不同类型的通气功能障碍各项指标的变化不同(表 10-1)。

表 10-1　不同类型的通气功能障碍特点

	肺活量	最大通气量	用力呼气肺活量	残气量	残气量/肺总量
阻塞性	正常或减小	明显减小	明显减小	明显增大	明显增大
限制性	明显减小	减小或正常	正常或增大	减小	正常或增大
混合性	减小	减小	减小	不等	不等

二、肺换气和组织换气

呼吸气体交换包括肺换气和组织换气。肺换气指肺泡与肺毛细血管血液之间 O_2 和 CO_2 的交换;组织换气指血液与组织细胞之间 O_2 和 CO_2 的交换。两者均通过扩散的方式进行。气体扩散的条件是呼吸膜和细胞膜对气体分子的通透性。

(一)气体交换原理

组成气体各自的压力称为该气体的分压。在液体中的气体分压也称气体张力。气体分子从分压高处向分压低处运动,称为气体扩散。肺泡气、血液和组织内的 PO_2 和 PCO_2 各不相同(表 10-2)。彼此间的分压差决定了气体扩散的方向。

表 10-2　人体各部位呼吸气体的分压　　　　单位:kPa(mmHg)

气体	大气	吸入气	呼出气	肺泡气	混合静脉	动脉	组织
O_2	21.15 (159.0)	19.86 (149.3)	15.96 (120.0)	13.83 (104.0)	5.32 (40)	12.9~13.3 (97~100)	4 (30)
CO_2	0.04 (0.3)	0.04 (0.3)	3.59 (27.0)	5.32 (40.0)	6.12 (46)	5.32 (40.0)	6.65 (50)

(二)气体交换过程

在肺泡处,肺泡内 PO_2 13.83kPa(104mmHg)高于静脉血中 PO_2 5.32kPa(40mmHg),所以 O_2 从肺泡扩散入血;肺泡内 PCO_2 5.32kPa(40mmHg)低于静脉血中 PCO_2 6.12kPa(46mmHg),所以静脉血中 CO_2 扩散入肺泡中,结果使静脉血变成动脉血。

在组织处,由于组织细胞在代谢过程中不断消耗 O_2 并产生 CO_2,因此组织中的 PO_2 4.0 kPa(30mmHg)低于动脉血 PO_2 13.3kPa(100mmHg),所以 O_2 透过毛细血管壁向组织中扩散;而组织中 PCO_2 6.65kPa(50mmHg)高于动脉血中 PCO_2 5.32kPa(40mmHg),所以 CO_2 由组织扩散入血。于是动脉血又变成了静脉血。

(三)影响气体交换的因素

1. 呼吸膜

呼吸膜是肺换气的结构基础,其通透性、厚度以及面积都会影响气体交换的效率。呼吸膜包括 6 层结构:含肺泡表面活性物质的液体层、间质、肺泡上皮、上皮基底膜、毛细血管基膜和毛细血管内皮(图 10-10)。正常成人呼吸膜的有效面积约为 $70m^2$,厚度约为 $0.6\mu m$,通透性好,气体易于扩散通过。

气体扩散的速度与呼吸膜面积成正比,与呼吸膜的厚度成反比。在某些病理情况下,如肺纤维化、肺水肿等使呼吸膜增厚,肺不张、肺炎、肺气肿等使呼吸膜面积减少,这些均可降低气体扩散速率,减少气体扩散量,影响气体交换效率而导致呼吸困难。

2. 通气/血流比值

即每分钟肺泡通气量(V)与每分钟肺毛细血管血流量(Q)之间的比值。正常成人安静时,每分钟肺泡通气量约为 4.2L,每分钟心输出量约为 5L,V/Q=0.84,此时恰好使混合静脉血全部动脉化,气体交换

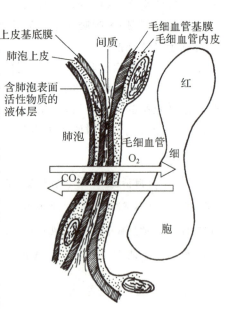

图 10-10　呼吸膜结构

效率最高。若肺泡通气不足,而肺泡周围的血流量正常,则 V/Q 值下降,血液不能进行充分的氧合,称为功能性短路;若肺泡通气量正常,而流经肺泡周围的血流量不足,则 V/Q 值升高,肺泡通气过剩,不能充分与血流进行交换,则致使肺泡无效腔增大(图 10-11)。

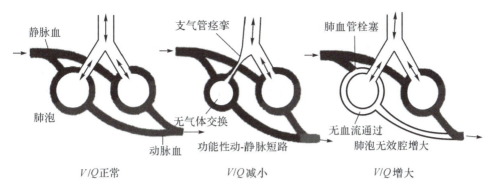

静脉血　　支气管痉挛　　肺血管栓塞

肺泡　　无气体交换　　无血流通过

动脉血　　功能性动-静脉短路　　肺泡无效腔增大

V/Q正常　　　　V/Q减小　　　　V/Q增大

图 10-11　通气/血流比值

三、气体在血液中的运输

气体在血液中的运输方式为物理溶解和化学结合。虽然物理溶解形式的 O_2 和 CO_2 很少,但很重要。在肺或组织换气时,进入血液的 O_2、CO_2 均是先物理溶解,提高分压,再化学结合。O_2、CO_2 从血液中释放时,也是溶解的先逸出,使分压下降,结合的再分离出来,补充失去的溶解气体。所以物理溶解和化学结合的两者之间处于动态平衡。

(一)O_2 的运输

1. 物理溶解

血液中物理溶解的量与氧分压成正比。当动脉血 PO_2 为 $13.3kPa(100mmHg)$ 时,每 $100ml$ 血液中溶解 O_2 $0.3ml$,约占血液 O_2 含量的 1.5%。

2. 化学结合

98.5% 的 O_2 与红细胞中的血红蛋白(hemoglobin,Hb)结合并进行运输。

O_2 与 Hb 结合有下述特征:①O_2 与 Hb 的结合反应快、可逆、不需酶催化,反应的方向取决于 PO_2 的高低;②Hb 的 Fe^{2+} 与 O_2 结合是氧合,不是氧化;③1 分子 Hb 可以结合 4 分子 O_2;④Hb 与 O_2 结合与解离的曲线呈 S 形。

3. 影响 Hb 与 O_2 亲和力的因素

氧分压、二氧化碳分压、血液酸碱度、温度、2,3-二磷酸甘油酸等因素会影响着与 O_2 的亲和力。当 pH 降低,PO_2 升高,温度升高时,Hb 对氧的亲和力减弱,O_2 容易解离被组织细胞摄取利用;反之,O_2 不易解离,从而使血液 O_2 运输量增加。HbO_2 呈鲜红色,去氧血红蛋白呈紫蓝色。当皮肤浅表血管内血液中的还原血红蛋白含量达 $50g/L$ 以上时,皮肤、甲床或黏膜可呈青紫色,称为发绀。CO 与 Hb 的亲和力是 O_2 的 250 倍,因此,CO 中毒时,形成大量的一氧化碳血红蛋白(HbCO),使血液呈樱桃红色,但并不出现发绀。

(二)CO_2 的运输

1. 物理溶解

CO_2 溶解度较 O_2 约大 24 倍,但也仅占血液中 CO_2 总量的 5% 左右。因此,CO_2 主要运输方式也是化学结合。

2. 化学结合

CO_2 的化学结合有两种形式:形成碳酸氢盐,约占血液中 CO_2 总量的 88%;生成氨基甲酸血红蛋白，约占总量的 7%。

3. 影响 Hb 与 CO_2 亲和力的因素

主要是 PO_2 值，当 PO_2 升高时，携带 CO_2 能力下降；反之携带能力升高。这种因 PO_2 的变化引起 CO_2 解离曲线位置的变化，称为霍尔登效应。产生霍尔登效应的原因主要是去氧 Hb 比氧合 Hb 能结合更多的 H^+，还能形成氨基甲酸血红蛋白。故在组织中静脉血能携带更多的 CO_2，而在肺部则释放 CO_2。

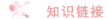 **知识链接**

血气分析

血气分析是指采动脉血，应用微量血气分析仪，检测动脉血中的氧分压、二氧化碳分压、酸碱度、血氧饱和度、实际碳酸氢盐、标准碳酸氢盐、血浆二氧化碳含量、缓冲碱及碱剩余等。其中动脉血 pH 可反映血液的酸碱度。动脉血氧分压和二氧化碳分压可以反映机体的缺氧程度以及机体酸碱平衡状态。

血气分析对判断机体的酸碱失衡有重要价值，还能对重症呼吸系统疾病患者进行监护、判定预后、指导氧疗和机械通气。

第三节　呼吸运动的调节

正常的呼吸运动是一种自动节律性运动，受意识的控制。呼吸的频率和度随人体代谢水平而发生相应的变化。呼吸的正常节律及适应性变化是通过神经系统和体液因素的调节实现的。

一、呼吸中枢调节

呼吸中枢是指中枢神经系统内产生呼吸节律和调节呼吸活动的神经细胞群。呼吸中枢分布在延髓、脑桥等部位（图 10-12）。其中延髓是最基本的呼吸中枢，其余各级中枢都通过影响它来调节呼吸运动。

脊髓无自动节律活动能力，它只是联系脑和呼吸肌的中继站，以及整合某些呼吸反射的初级中枢。延髓是产生节律呼吸的基本中枢，但正常节律还有赖于延髓以上更高级中枢的调节。脑桥上 1/3 处有呼吸调整中枢，它能促进切断机制的活动，使吸气及时转向呼气，保持呼吸节律正

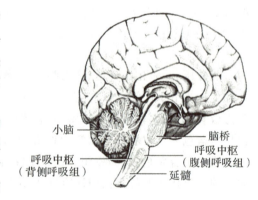

图 10-12　呼吸中枢

常。大脑皮层能有意识性地控制呼吸，属于呼吸的随意调节系统。

横切脑干后呼吸的变化，如图 10-13 所示。

1 处横切，呼吸无明显变化；4 处横切，呼吸停止。结果表明呼吸节律产生于下位脑干，上位脑对节律性呼吸不是必需的。

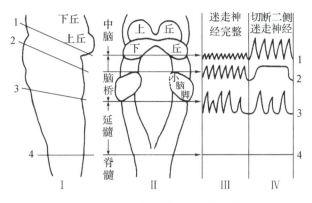

图 10-13　横切脑干后呼吸的变化

2 处横切,呼吸将变慢变深,提示脑桥上部有抑制吸气的中枢结构,迷走传入冲动也有抑制吸气的作用。

3 处横切,不论迷走神经是否完整,长吸式呼吸都消失,呈喘息样呼吸。

二、呼吸的反射性调节

起源于脑的节律性呼吸运动受到来自各种感受器传入信息的反射性调节,使呼吸运动的频率、深度和形式等发生相应的改变。

(一)肺牵张反射

这是由肺的扩张或缩小引起的反射性呼吸变化。肺牵张感受器分布在支气管和细支气管的平滑肌层中。吸气时,肺扩张,气道的牵张感受器受刺激,发放冲动经迷走神经传入到延髓,使吸气切断机制兴奋,抑制吸气,发生呼气;呼气时,对肺牵张感受器刺激减弱,传入冲动减少,解除了对吸气的抑制,吸气再次发生。在肺顺应性降低时,肺扩张使气道扩张较大,刺激较强,可引起肺牵张反射,使呼吸变浅、变快。

(二)化学性调节

只改变 PCO_2、H^+ 和 PO_2 三个因素中的一个因素,而其余两个因素保持不变时,它们各自对肺泡通气的影响都很明显。但是,在自然呼吸情况下,当其中一种因素发生变化时,往往同时伴有其他因素的改变,此时的肺泡通气反应是几种因素综合影响的结果。

1.CO_2 对呼吸的影响

一定水平的 PCO_2 对维持呼吸和呼吸中枢的兴奋性是必要的。当血液中 CO_2 浓度降低时,呼吸中枢活动下降,出现呼吸减弱或暂停;当 CO_2 浓度升高时,呼吸加强,肺通气量增大。但 CO_2 浓度过高时,将会对中枢神经系统起麻痹作用,发生呼吸困难、头痛、头昏,甚至昏迷,出现 CO_2 麻醉。可见,血液中一定浓度的 CO_2 是维持呼吸中枢正常兴奋性所必需的。

2.H^+ 对呼吸的影响

血液中 H^+ 浓度增加可使呼吸加深、加快,肺通气量增加;H^+ 浓度降低,使呼吸受到抑制。H^+ 浓度对呼吸的调节也是通过外周化学感受器和中枢化学感受器实现的。

3.缺 O_2 对呼吸的影响

吸入气中 O_2 分压稍降低时,对呼吸没有明显影响。当吸入气中 O_2 的含量下降到 10% 左右,使血液中 O_2 分压下降到 8kPa 以下时,才通过外周化学感受器反射性地使呼吸加强。

O_2 对延髓呼吸中枢的直接作用是抑制。当轻微缺 O_2 时，对外周化学感受器的作用掩盖了对呼吸中枢的抑制，表现呼吸加强；若严重缺 O_2，则呼吸中枢抑制超过了对外周化学感受器的作用，将使呼吸停止，危及生命。

(三)防御性呼吸反射

当呼吸道黏膜受到有害刺激时，会引起对机体有保护作用的反射活动，称为防御性呼吸反射。主要有咳嗽反射、喷嚏反射、屏气反射。

第四节　呼吸系统常用诊疗方法简介

一、血液检查

血液检查是较常见的辅助检查之一，有助于呼吸系统疾病的诊断，如白细胞和中性粒细胞计数增加提示感染性疾病，嗜酸性粒细胞计数增加提示为变态反应性疾病等。其他血清学抗体试验，如荧光抗体、免疫电泳、酶联免疫吸附测定等，对于病毒、支气管和细菌感染的诊断均有一定价值。

二、抗原皮肤试验

哮喘的变应原皮肤试验阳性有助于变应体质的确定和相应抗原的脱敏治疗。对结核和真菌呈阳性的皮肤反应仅说明已受感染，并不能确定患病。

三、痰液检验

一般检查应该取清晨第一口痰液为宜，留痰时应先漱口，然后用力咯出气管深处痰液，放入清洁干燥的容器内送检，注意不要将唾液混入。痰液检验包括一般性状检查(量、性状、颜色、气味与异物等)、显微镜检查(直接涂片、涂片染色)、免疫学检测(痰中免疫球蛋白)等，有助于呼吸系统疾病的诊断、观察疗效和判定预后。痰液检验无创性、标本收集方便，易被患者接受，但不够灵敏及特异，且对疾病定位帮助不大。痰涂片在光镜低倍视野下上皮细胞 <10 个、白细胞 >25 个或白细胞/上皮细胞 >2.5 的为合格的痰标本。定量培养结果 ≥107 cfu/ml 可判定为致病菌。经环甲膜穿刺气管吸引或经纤维支气管镜防污染毛刷采样获得的痰标本得到的结果可信度更高。反复做痰脱落细胞检查，有助于肺癌的诊断。

四、胸腔穿刺术与胸腔积液检查

当胸膜腔积液或积气时，可采用胸腔穿刺抽取液体或气体治疗，以缓解对肺组织的压迫。亦可用注射器抽出胸腔积液，以分析检测。

常规胸腔积液检查可明确胸腔积液是渗出性还是漏出性。其中胸腔积液的溶菌酶、腺苷脱氨酶、癌胚抗原、抗酸杆菌、脱落细胞及染色体检查等，有助于癌性与结核性胸腔积液的鉴别。

五、纤维支气管镜检查

纤维支气管镜(简称纤支镜)已广泛用于多种呼吸系统疾病的诊断与治疗。它能弯曲自如,深入到亚段支气管,能直视病变,还能做黏膜刷检和活检、经支气管镜肺活检、经纤支镜对纵隔肿块穿刺针吸活检、经纤支镜支气管肺泡灌洗(BAL)等。对取得的组织及回收的灌洗液进行检查分析,有助于明确疾病的诊断。还可以结合支气管内超声(EBUS)完成对纵隔肿块的穿刺针吸活检,提高检查的成功率并减少风险。

六、影像学检查

拍摄胸部 X 线和 CT 对于明确肺部病变部位、性质以及有关气管、支气管通畅程度有重要价值。增强 CT 对淋巴结肿大、肺栓塞、肺内占位性病变均有重要的诊断和鉴别诊断意义。磁共振成像(MRI)对纵隔疾病和肺血管栓塞症有较大帮助。

超声扫描是根据超声波在体内的反射产生图像。超声检查可用于胸腔积液的诊断与穿刺定位以及紧贴胸膜病变的引导穿刺等。

血管造影可准确地显示肺的血液供给。将 X 线可检出的染料注入血管内,流经肺内动静脉时产生图像。血管造影检查最常用于疑有肺栓塞的患者,常可提示肺内异常扫描结果。肺动脉造影被认为是诊断和排除肺栓塞的金标准。

七、放射性核素扫描

应用放射性核素做肺通气/灌注显像检查,对肺栓塞和血管病变的诊断价值较高,对肺部肿瘤及其骨转移、弥漫性肺部病变的诊断也有较高的参考价值。正电子发射型计算机断层显像(PET-CT)对于呼吸系统疾病尤其是恶性肿瘤的早期发现和诊断有独特的优越性。

八、肺活体组织检查

肺活体组织检查是确诊疾病的重要方法。肺活组织检查包括:①经纤维支气管镜肺活检;②经胸壁穿刺肺活检;③经胸腔镜肺活检;④开胸肺活检。

九、呼吸功能测定

肺功能试验包括肺容量、流速测定、流速容量测定、肌力评价和弥散容量测定,可测定肺含气量、肺吸气、呼气功能及肺脏氧气和二氧化碳交换的能力。肺功能试验对确定肺部疾病的类型和严重程度价值较大,对确定特定的病因价值则较小,但也常用于诊断某些疾病(如支气管哮喘、慢性阻塞性肺病引起的阻塞性通气功能障碍或肺间质纤维化、胸廓畸形、胸腔积液、胸膜增厚及肺切除术等引起的限制性通气功能障碍),可较客观地评价呼吸系统疾病的严重程度;评价劳动能力和所能承受外科手术的风险。动脉血气分析主要测定血中氧和二氧化碳浓度,是反映肺功能及判定体液的酸碱平衡的重要指标。

第五节　呼吸系统常见疾病

二维码 10-8
课件

呼吸系统疾病种类繁多。常见的疾病有感染性疾病,如上呼吸道感染、肺部感染、肺结核;变态反应性疾病,如过敏性鼻炎、支气管哮喘;以及慢性阻塞性肺疾病,如胸膜疾病、肺部肿瘤等。

呼吸系统疾病常见的症状有咳嗽、咳痰、咯血、胸痛、呼吸困难和气喘。咳嗽可以由普通感冒引起，也可以由肺炎甚至肺癌引起。胸痛可以是呼吸系统疾病常见的症状，也可以是心血管疾病发病的症状。

呼吸系统疾病常利用听诊器对肺部进行听诊，能发现声音的异常，可以对肺部疾病的诊断提供线索。X线胸部透视或摄片、CT、气管镜等也常用来检查肺部疾病。

一、急性上呼吸道感染

【案例导入 10-3】

男性，10岁，发热，伴寒战，头痛，全身无力，食欲减退 1d 入院就诊。查体：T 39℃，咽部红肿，颌下淋巴结肿大。两肺呼吸音粗糙，未闻及干湿性啰音，心脏不大，无杂音，腹软，肝脾未触及。

二维码 10-9
案例导入
10-3 分析

请分析：

(1)该患者的初步诊断是什么？应该如何治疗？

(2)平时如何预防该病？

急性上呼吸道感染简称上感，一般称为感冒，是由病毒和细菌感染引起的鼻腔、咽或喉部急性炎症的概称。急性上呼吸道感染有 70%～80% 由病毒引起，细菌感染可直接或继病毒感染之后发生，以溶血性链球菌为多见。发病不分年龄、性别、职业和地区，受凉、淋雨、过度疲劳等引起全身抵抗力下降是此病的诱因。

临床表现常有喷嚏、鼻塞、流鼻涕，可伴咽痛，声嘶等。一般无发热及全身症状，或仅有低热、不适、轻度畏寒和头痛。多呈自限性，但发病率高，不仅可影响工作和生活，有时还可伴有严重并发症，并有一定的传染性，应积极防治。

1. 诊断步骤

首选血常规检查，病毒性感染常见白细胞计数正常或偏低，伴淋巴细胞比例升高。细菌感染有白细胞计数与中性粒细胞计数增多和核左移现象。细菌培养及药敏试验可判断细菌类型及指导治疗选药。

2. 治疗要点

目前尚无特效抗病毒药物，因此以对症治疗为主，同时要戒烟、注意休息、多饮水、保持室内空气流通和防治继发性细菌感染。

(1)对症治疗 为主要治疗方式。伴发热、头痛、肌肉酸痛、咳嗽、咽痛等可选择解热镇痛药，或应用含有多种感冒症状的复方抗感冒制剂，如复方阿司匹林、日夜百服宁等；以鼻塞、流涕等症状为主者，可选用盐酸伪麻黄碱和氯苯那敏的复方抗感冒制剂；痰液黏稠者可用溴己新、沐舒坦(盐酸氨溴索)等化痰药。

(2)抗生素治疗 普通感冒无须使用抗生素。如并发有细菌感染，可根据当地流行病学史和经验选用口服青霉素、第一代头孢菌素、大环内酯类药物或喹诺酮类药物。

（3）中医治疗　采用中成药或辨证施治的原则对上呼吸道感染治疗有其独到之处。有助于改善症状、缩短病程。

3.预防
增强机体自身抗病能力是预防急性上呼吸道感染最好的办法。

知识链接

常见感冒药的成分及功能如表10-3所示。

二维码 10-10
上呼吸道
感染是怎么
一回事

表 10-3　常见感冒药的成分及功能

药品商品名	退烧止痛成分	止鼻涕成分	止咳成分	缓解鼻塞成分
新康泰克		氯苯那敏		伪麻黄碱
泰诺	对乙酰氨基酚	氯苯那敏	右美沙芬	伪麻黄碱
新帕尔克	对乙酰氨基酚	氯苯那敏	右美沙芬	伪麻黄碱
快克	对乙酰氨基酚	氯苯那敏		
感康	对乙酰氨基酚	氯苯那敏		
可立克	对乙酰氨基酚	氯苯那敏		
严复利康	对乙酰氨基酚	氯苯那敏		
感冒清	对乙酰氨基酚	氯苯那敏		
速效感冒胶囊	对乙酰氨基酚	氯苯那敏		
白加黑夜片	对乙酰氨基酚	苯海拉明	右美沙芬	伪麻黄碱
日夜百服宁夜片	对乙酰氨基酚	氯苯那敏	右美沙芬	伪麻黄碱
999感冒灵	对乙酰氨基酚	氯苯那敏		
诺沙欣	对乙酰氨基酚	氯苯那敏		
维C银翘片	对乙酰氨基酚	氯苯那敏		
白加黑日片	对乙酰氨基酚		右美沙芬	伪麻黄碱
日夜百服宁日片	对乙酰氨基酚		右美沙芬	伪麻黄碱
艾舒				伪麻黄碱
同奢	对乙酰氨基酚		氢溴酸右美沙芬	盐酸伪麻黄碱
扑感敏片	对乙酰氨基酚			
芬必得	布洛芬			

二、流行性感冒

（一）概况
流行性感冒简称流感,是由流感病毒引起的急性发热性呼吸道传染病。主要经飞沫传播,临床典型表现为突起畏寒、高热、头痛、全身酸痛、疲弱乏力等全身中毒症状,而呼吸道卡他症状较轻。发病有季节性,北方常在冬春季,而南方全年可以流行。由于变异率高,人群普遍易感。发病率高,在全世界包括中国已引起多次暴发流行,严重危害人类生命安全。

(二)分型

流感病毒属正黏病毒科,为 RNA 病毒。病毒表面有一层脂质包膜,膜上有糖蛋白突起,由血凝素和神经氨酸酶构成。根据核蛋白抗原性不同,可将流感病毒分为甲、乙、丙三型,再根据血凝素和神经氨酸酶抗原性的差异将甲型流感病毒分为不同亚型。抗原变异是流感病毒独特的最显著的特征。甲型流感病毒极易发生变异,主要是血凝素 H 和神经氨酸酶 N 的变异。甲型流感病毒 H 有 15 种,N 有 9 种。根据抗原变异的大小,人体的免疫力对变异的新病毒可完全无效或部分无效,从而引起流感流行。

甲型流感病毒常引起大流行,病情较重。乙型和丙型流感病毒引起流行和散发,病情相对较轻。

(三)临床表现

临床上分为单纯型、胃肠型、肺炎型和中毒型。潜伏期 1～3d。有明显的流行和暴发。急性起病时,畏寒或寒战,头痛、全身肌肉痛、乏力、食欲减退等全身中毒症状明显而呼吸道症状轻微。胃肠型流感在儿童中常见,以恶心、呕吐、腹泻、腹痛为主要症状。肺炎型流感系流感病毒感染自上呼吸道继续向下呼吸道蔓延引起,严重者可致呼吸衰竭。中毒型极为少见。有全身毒血症表现,严重者可致休克、弥散性血管内凝血、循环衰竭,直至死亡。

(四)治疗

1. 隔离

应对疑似和确诊患者进行隔离。

2. 对症治疗

对发热、头痛者应予对症治疗;但不宜使用含有阿司匹林的退热药,尤其是 16 岁以下患者,因为该药可能与 Reye 综合征的发生有关。高热、食欲缺乏、呕吐者应予以静脉补液。

3. 抗病毒治疗

应在发病 48h 内使用。神经氨酸酶抑制剂类药物能抑制流感病毒复制,降低致病性,减轻症状,缩短病程,减少并发症。此类药物毒性低,且耐受性好,是目前治疗流感最好的药物。代表性药物为奥司他韦、扎那米韦等。

4. 支持治疗和预防并发症

注意休息,多饮水,给予易消化的流质或半流质饮食,保持鼻咽及口腔清洁,补充维生素 C、维生素 B_1 等,预防并发症。

(五)预后

与病毒毒力和自身免疫有关。年老体弱者易患肺炎性流感且病死率较高,单纯型流感预后较好。

三、肺部感染

【案例导入 10-4】

男性,33 岁,以"咳嗽、咳痰发热 5d"入院。患者于入院前 5d 淋雨受凉后出现咳嗽、咳痰,痰黏不易咳出,咳出痰呈铁锈色,高热,体温最高达 39.5℃,伴寒战,无头痛、头晕,无恶心、呕吐,无心悸、胸闷,无腹痛、腹泻,未进行治疗,急诊以"肺部感染"收住。患者自发病以来,嗜睡,精神差,饮食情况差,大小便尚可。入院后查体:胸廓对称,叩诊右肺清音,左肺叩诊浊音,听诊双肺呼吸音粗,两肺底可闻及散在性湿性啰音。心腹无异常。胸片示:左肺大片致密影,多考虑大叶性肺炎。入院后,查血气分析:pH 7.21,PCO_2 19mmHg PO_2 81mmHg;HCO_3^- 7.4mmol/L,BE 17.3mmol/L。血常规:WBC 16.1×10^9/L,N 85%,Hb 126g/L,PLT 339×10^9/L;

请分析:

(1)该患者初步诊断是什么疾病?

(2)如何治疗?

(3)如何预防?

二维码 10-11
案例导入
10-4 分析

肺部感染是呼吸系统的常见病,是由病原微生物及其他因素引起的肺部炎症,其中以细菌感染为首,其次为病毒、支原体等。近年真菌感染也明显增多。感染途径一般为呼吸道传播,其次为血源性或直接蔓延。临床症状常见发热、咳嗽、咳痰、胸痛、呼吸困难等,查体有肺实变体征和湿性啰音。目前临床为了便于治疗按感染方式分为社区获得性肺炎和医院获得性肺炎两类。社区获得性肺炎致病菌多为肺炎链球菌,其次为金黄色葡萄球菌、流感嗜血杆菌等。医院获得性肺炎致病菌常为需氧革兰阴性杆菌,其次为金黄色葡萄杆菌、真菌等。

(一)肺炎分类

1.按解剖分类

(1)大叶性(肺泡性)肺炎　病原体先在肺泡引起炎症,经肺泡间孔向其他肺泡扩散,致使部分或整个肺段、肺叶发生炎症。常见于肺炎链球菌、肺炎杆菌、变形杆菌等感染。X线影像显示叶、段或片状分布阴影。

二维码 10-12
社区获得
性肺炎

(2)小叶性(支气管)肺炎　病原体经支气管入侵,引起细支气管、终末细支气管及肺泡的炎症。常继发于其他疾病,如支气管炎、支气管扩张、上呼吸道感染以及长期卧床的危重患者。X线显示沿肺纹理分布的不规则斑片状阴影。

(3)间质性肺炎　炎症主要侵犯肺间质,常由于病毒、支原体和过敏因素,少数细菌也可引起。X线影像表现为一侧或双侧肺下部不规则阴影,可呈磨玻璃状、网格状,其间可有小片肺不张阴影。

2.按病因分类

(1)细菌性肺炎　致病菌包括:①需氧革兰阳性球菌,如肺炎链球菌、金黄色葡萄球菌等。②需氧革兰阴性杆菌,如克雷白杆菌、铜绿假单胞菌、流感嗜血杆菌等。③厌氧菌,如棒状杆菌、梭状杆菌等。

(2)病毒性肺炎　病毒包括冠状病毒、腺病毒、呼吸道合胞病毒、流感病毒等。多为病毒性呼吸道感染向下蔓延所致,其中以流感病毒最为常见。

(3)非典型病原体肺炎　由军团菌、支原体、衣原体引起。

(4)肺真菌病　真菌包括白色念珠菌、曲菌、放线菌等。多发生于长期应用广谱抗菌药物和机体免疫功能低下者。

(5)其他　如卡氏肺孢子虫常在免疫力低下宿主中引起肺炎,是艾滋病患者最常见的直接致死原因。

(6)理化因素所致的肺炎　如放射性肺炎、过敏性肺炎等。

(二)诊断要点

1.血常规检查

急性细菌性肺部感染,白细胞总数明显升高,并伴有明显核左移。病毒感染,白细胞计数常常减少。

2.肺部 X 线检查

显示肺部片状、斑片状浸润性阴影或肺间质性改变。

3.痰液检查

痰细菌培养加药敏试验,可做病因学诊断。

(三)治疗要点

主要包括抗感染治疗、支持治疗和并发症的治疗。抗感染治疗又分为经验性治疗和特异性治疗。

1.经验性治疗

社区获得性肺炎首选青霉素类,对青霉素过敏者可用红霉素类治疗,治疗 3d 以上无效者,可加用氨基糖苷类或改用第一代头孢菌素类。医院获得性肺炎常用第二、三代头孢菌素,β 内酰胺类/β 内酰胺酶抑制剂,氟喹诺酮类或碳青霉烯类药物。

2.特异性治疗

特异性治疗如表 10-4 所示。

表 10-4　社区获得性肺炎的病原治疗

病原	宜选药物	可选药物
肺炎链球菌	青霉素、氨苄西林	第一、二代头孢菌素
流感嗜血杆菌	氨苄西林、氨苄西林/舒巴坦、阿莫西林/克拉维酸	第一、二代头孢菌素、氟喹诺酮类
肺炎支原体	红霉素等大环内酯类	氟喹诺酮类、多西环素
肺炎衣原体	红霉素等大环内酯类	氟喹诺酮类、多西环素
军团菌属	红霉素等大环内酯类	氟喹诺酮类
革兰阴性杆菌	第二代或第三代头孢菌素	氟喹诺酮类、β 内酰胺类/β 内酰胺酶抑制剂
金葡菌	苯唑西林、氯唑西林	第一、二代头孢菌素、克林霉素
肺真菌	轻者:氟康唑,重者:两性霉素 B	伊曲康唑、氟胞嘧啶
病毒性肺炎	对症治疗为主	

3.疗程

轻、中度肺炎可在症状控制后 3～7d 停药,一般建议的疗程是:流感嗜血杆菌 10～14d,肠杆菌科细菌、不动杆菌 14～21d,铜绿假单胞菌 21～28d,金黄色葡萄球菌 21～42d,其中耐甲氧西林金葡菌宜选用万古霉素且可适当延长疗程,卡氏肺包虫病、军团菌、支原体及衣原体 14～21d。总之,当高热伴咳嗽、胸痛时首选应考虑肺部感染,指导患者及时到医院检查血常规、拍摄胸片等可协助诊断,痰细菌培养加药敏试验可做病因学诊断及正确选药。若发病第 1 天应用抗生素,可缩短病程,第 2 天应用抗生素,可缓解症状。

二维码 10-13
医院获得性
肺炎

四、咳嗽

【案例导入 10-5】

患者,男,63 岁。22 年来反复出现咳嗽,咳痰,伴喘息,应用抗生素可缓解。近 3 月来咳嗽加剧,晨起咳大量脓痰,痰中偶带血丝,活动后喘息明显,伴有发热。有 30 年的吸烟史。查体:消瘦,驼背耸肩,桶状胸,双肺叩诊呈过清音,双肺底闻及较多湿性啰音及喘鸣音,杵状指,其他查体未见异常。实验室检查 Ig 系列:IgA、IgG、IgM、IgE、IgG1-4 亚类,CD3、CD4、CD8 数量,及补体系列均在正常范围。血气分析:动脉血氧分压(PaO_2)65mmHg。

请分析:

(1)可能引起患者咳嗽、咳痰的原因是什么?

(2)如何治疗该患者?

二维码 10-14
案例导入
10-5 分析

咳嗽是一种保护性反射,可通过咳嗽清除呼吸道内的分泌物或进入气道内的异物。咳痰是通过咳嗽动作将呼吸道内病理性分泌物排出。咳嗽多伴有咳痰。但频繁、剧烈或持续时间长的咳嗽,可影响工作和休息,感觉痛苦,属病理症状。当咽、喉、气管、支气管和肺因各种原因(生物性、化学性、物理性、过敏性)使黏膜或肺泡充血、水肿,黏液分泌增多,浆液大量漏出,则炎症渗出物、漏出物、黏液、浆液、吸入的尘埃与组织破坏产物一起混合成痰。在痰液形成的同时,不断刺激呼吸道黏膜,引起咳嗽,排出痰液,直至病因消除,病变痊愈为止。

(一)咳嗽的常见原因

1.呼吸道疾病

呼吸道的炎症、出血、异物、肿瘤及各种物理化学性的刺激性气体及粉尘等。

2.胸膜疾病

各种病因所致的胸膜炎、胸膜受刺激均可引起咳嗽。

3.心血管疾病

左心衰竭引起肺淤血、肺水肿时,或右心及体循环静脉栓子脱落引起肺栓塞时,肺泡与支气管内产生漏出物或渗出物,刺激肺泡壁以及支气管黏膜,而引起咳嗽、咳痰。

4.中枢神经因素

大脑皮质可直接影响咳嗽,因此人可随意咳嗽或人为抑制咳嗽反射。

(二)诊断要点

咳嗽是呼吸系统发生病变的一个重要信号,轻者可为炎症,重者可为肿瘤。应予以重视。

(1)根据病史,咳嗽及咳痰的性质、规律及伴随症状,初步做出诊断。病毒感染多为咳嗽、咳少量白痰;细菌感染多为咳黄痰,并发厌氧菌感染时,脓痰有恶臭味。肺炎球菌肺炎可咳铁锈色痰;阿米巴肺脓肿咳棕褐色痰。肺水肿咳粉红色泡沫痰;肺结核、肺癌常有血痰。

(2)选择辅助检查项目,进一步确定病变部位及性质。常首选胸部 X 线及血常规检查,进一步检查包括 CT、内镜、痰液特殊检查(如抗酸染色、培养、病理检查等)。

(三)治疗要点

由炎症引起者,应以控制感染为主,止咳为辅;由过敏引起如支气管哮喘者,应以解除支气管痉挛、平喘为主。某些药物如血管紧张素转化酶抑制剂、利尿剂、抗凝血药、抗肿瘤药等引起的咳嗽,止咳药物对其无效,应根据情况调整用药。

1.非处方药

中枢性镇咳药有右美沙芬、喷托维林,末梢性镇咳药有苯丙哌林。

(1)咳嗽症状 以刺激性干咳或阵咳为主,宜选用苯丙哌林或喷托维林。

(2)咳嗽的频率和程度 剧咳宜首选苯丙哌林,次选右美沙芬,咳嗽较弱者宜选用喷托维林。

(3)咳嗽发作时间 白天咳嗽宜选用苯丙哌林,夜间咳嗽宜选右美沙芬,其镇咳作用较显著,服后 10~30min 起效,维持时间可达 5~6h。

(4)感冒伴随的咳嗽 常选用右美沙芬复方制剂,如酚麻美敏等制剂。

2.处方药

(1)频繁、剧烈的干咳,可考虑使用可待因,镇咳作用强大。

(2)有大量痰液并阻塞气道时,可选用司坦类黏液调节剂如羧甲司坦或祛痰剂如氨溴索,降低痰液黏稠,利于排痰。

3.合理使用镇咳祛痰药物

(1)应用镇咳药物时首先必须明确引起咳嗽的病因,并采取相应的措施。

(2)对于有痰的咳嗽,必须同时合用祛痰药,以免由于痰液排出受阻而加重感染。

(3)溃疡病患者应慎用黏液调节药。

(4)恶心性祛痰药儿童剂量不宜过大。

(5)氯化铵与磺胺嘧啶、呋喃妥因、金霉素、新霉素、华法林等呈配伍禁忌。

 知识链接

咳嗽和咳痰的鉴别

(1)感冒伴随咳嗽 多为轻咳或干咳,有时可见少量的白痰;流感以发热、头痛、咽喉痛等全身症状为主,咳嗽轻,多为干咳或少量白痰。

(2)百日咳 多发生于儿童,为阵发性剧烈痉挛性咳嗽,伴有鸡鸣样吸气吼声,病程长达 2~3 个月。

(3)支气管病变伴随咳嗽 支气管炎多在感冒后继发,咳嗽加剧,痰量增加,伴有细菌感染时多为黄痰,咳嗽咳痰时间较长;哮喘是以喘息为主,咳痰多为白痰或淡黄色;支气管扩张常为大量的脓臭痰。

(4)肺炎伴随咳嗽 突然起病,寒战、高热等全身中毒症状较重,伴胸痛、咳痰可为铁锈色。

(5)肺结核 起病多缓慢,低热,盗汗,胸痛,可为干咳或轻咳,黄绿色痰液,有时可伴咯血。

五、咯血

【案例导入 10-6】

患者,女,65 岁。8 年前开始反复咳嗽,咳黄脓痰,有时伴有咯血,曾行胸部 CT 提示双肺下叶柱状支气管扩张。4d 前,前述症状复发加重,每次咯血量多,最多 400ml/d 以上。入院时:神志清,BP 80/50mmHg,贫血貌,双下肺可闻及湿啰音。HR 98 次/min,各瓣膜区未闻及病理性杂音;腹软,无压痛、反跳痛,双下肢无水肿。

请分析:

(1)该患者初步诊断是什么?

(2)该患者可以做哪些处理?

二维码 10-15
案例导入
10-6 分析

咯血是指喉及喉以下呼吸道任何部位的出血,经口腔咯出。咯血可分痰中带血、少量咯血（＜100ml/d）、中等量咯血（100～500ml/d）和大咯血（＞500ml/d）。痰中带血丝或小血块,多由黏膜或病灶毛细血管渗透性增高,血液渗出所致。大咯血可由呼吸道内小动脉瘤破裂或因肺静脉高压时支气管内静脉曲张破裂所致。国内常见的咯血原因是支气管扩张、肺结核、肺肿瘤。

(一)咯血病因的常见原因

1.支气管疾病

常见有支气管扩张症、支气管肺癌、支气管结核、慢性支气管炎等。

2.肺部疾病

常见的有肺结核、肺脓肿、肺炎等,较少见的有肺淤血、肺栓塞、肺寄生虫病、肺真菌病、肺泡炎、肺含铁血黄素沉着症和肺出血-肾炎综合征等等。

3.心血管疾病

较常见于二尖瓣狭窄,其次为先天性心脏病所致肺动脉高压或原发性肺动脉高压,另有肺栓塞、肺血管炎、高血压病等。

4.其他

(1)血液病 如血小板减少性紫癜、白血病、血友病、再生障碍性贫血等。

(2)急性传染病 如流行性出血热、肺出血性钩端螺旋体病等。

(3)风湿性疾病 如系统性红斑狼疮、结节性多动脉炎、Wcgcner 肉芽肿、白塞病等。

(4)气管、支气管子宫内膜异位症。

(二)诊断要点

咯血是内科常见急症,病因复杂,病情多变,严重者威胁生命,应尽快找出病因,明确出血部位。急则治其标,先止血。但千万不能忽略对病因的诊治。诊断必须结合其他症状、体征和相关检查综合分析。

1.咯血的量

慢性肺脓肿可出现大量咯血。支气管肺癌常表现为持续或间断性痰中带血,少有大咯血。

2.伴随症状

咯血伴有发热或咳黄脓痰多为感染性疾病引起,如肺炎、支气管扩张、肺脓肿、肺结核等。咯血伴有皮肤黏膜出血常见于血液病。咯血伴心悸、气短多见于心血管疾病如二尖瓣狭窄等。

3.辅助检查

先行血常规、胸部X线检查。确定性质的检查有痰液涂片和痰细菌培养、痰病理检查。进一步选择的检查有支气管镜、支气管造影及特殊的血液病学检查等可协助诊断。

(三)治疗方法

1.一般处理

出血性疾病,当出血量大时可威胁生命。但咯血则较特殊,出血量即使不大也可威胁生命。因呼吸道细长,当阻塞时若不及时抢救便会引起窒息死亡。因此,咯血最关键是预防窒息,窒息多由出血量大、不能或无力咳出、过度紧张导致气管痉挛所致。咯血时要提醒患者注意不要过度紧张,尽量缓缓咳出,以免造成呼吸道阻塞和肺不张。用力过猛的咳嗽可增加气道内压,加重损伤出血。对大咯血患者要求绝对卧床休息。应指导患者取患侧卧位以保护健侧肺。咯血期间,应尽可能减少患者一些不必要的移动,以免因途中颠簸加重出血。

2.止血治疗

痰中带血或小量咯血,以治疗原发病为主,不需要特殊止血治疗。对大咯血首选垂体后叶素治疗,对药物治疗效果不佳的顽固性大咯血患者,应及时进行纤维支气管镜检查,以明确出血部位、清除气道内的陈血,且可局部止血治疗如采用血管收缩剂、凝血酶、气囊填塞等方法。对于反复咯血、部位不定者,不宜手术。诊断不明的肺切除后出血,可行支气管动脉栓塞术。

3.手术治疗

对部分经过积极保守治疗,仍难以止血,且咯血量大直接威胁生命的患者,可考虑外科手术治疗。

 知识链接

咯血窒息的抢救

大咯血有时难与呕血区别,但大咯血随时有发生窒息的危险,因此应时刻警惕。尤其是对那些长期卧床、体质虚弱、咳嗽无力、肺功能较差的患者,少量咯血亦应倍加重视,一旦出现窒息的症状,如咯血突然中断或血液流出不畅,伴突发胸闷、呼吸困难、烦躁、颜面唇甲青紫、呼吸频率及深度改变、神志改变、二便失禁等,应迅速进行抢救。

(1)迅速排出气道积血　立即将患者置于头低足高位,俯卧于床,或将患者置于倒立位,头部朝下,上身与床沿成45°～90°,轻托头部向后仰曲,打开口腔,拍击患者背部,使积血排出,若无效则以纤维支气管镜(或粗导管)插入气管内吸出积血。

(2)吸氧　清除积血的同时应吸入高浓度氧,呼吸微弱者,或呼吸停止的患者应进行机械通气。

(3)适当应用呼吸兴奋剂　对神志清醒、有自主呼吸的患者,在清除气道积血后可给予呼吸兴奋剂以改善通气,常用尼可刹米0.375g静脉注射。

（4）止血　应用止血药物控制继续出血,适当输入新鲜血有利于止血。

（5）后期处理　包括补充血容量,纠正休克,防治感染,治疗脑水肿,治疗肾衰竭,处理肺不张等。

六、支气管哮喘

【案例导入 10-7】

患者,女,26 岁,因突发憋喘 30min 就医。患者在参观花卉展时,突感鼻痒、打喷嚏、流清涕,随即出现胸闷、憋气,逐渐加重,伴大汗淋漓,虽喷吸"舒喘灵"气雾剂但效果不佳。既往有"哮喘"病史,其母患有同类病史。查体:神清、烦躁、呼吸急促、口唇发绀、双肺弥漫性哮鸣音,未闻及水泡音,P 100 次/min,律齐,心音有力、无杂音,双下肢无水肿。

二维码 10-16
案例导入
10-7 分析

请分析:

(1)该患者初步诊断什么疾病?

(2)该患者此时抢救措施有哪些?

(一)概述

支气管哮喘简称哮喘,是由多种细胞(如嗜酸粒细胞、肥大细胞、T 淋巴细胞、中性粒细胞、平滑肌细胞、气道上皮细胞等)和细胞组分参与的气道慢性炎症性疾病。

疾病表现为不同程度的可逆性气道阻塞,临床上表现为反复发作性伴有哮鸣音的呼气性呼吸困难、胸闷或咳嗽,多数患者可自行缓解或经治疗后缓解。儿童的发病率高于成人,常发生于秋冬及春季。

目前认为哮喘是一种复杂的、有明显家族倾向的多基因遗传疾病,并受到环境因素的影响。环境因素包括变应原性因素,如室内变应原(屋尘、动物皮毛)、室外变应原(风媒花粉)、职业性变应原(油漆、饲料、活性染料)、食物(鱼、虾、蛋类、牛奶)、药物(阿司匹林、抗生素)和非变应原性因素,如大气污染、吸烟、运动、肥胖等。

(二)机制

支气管哮喘的发病机制尚未完全阐明,但可能与以下因素有关。

1.遗传基因的影响

研究发现,许多过去并不会对人类产生危害的某些刺激物或过敏原,现在却可诱发哮喘的急性发作或其他过敏反应,这可能与人类的易感性增强有关。使人类易感性增强的原因显然与遗传基因有关,即遗传性易感人群在增多。

2.都市化和人口居住的密集化

在现代工业化之前的社会,哮喘并不是什么问题,这可能与当时的自然环境有关。随着都市化发展,哮喘发病率也紧跟着增加。有专家调查发现,居住在农村地区的人口中,呼吸道疾病发病率为 1∶1000,但城市却高达 1∶17。

3.工业化导致大气污染

专家研究认为,二氧化硫、臭氧、油漆、杀虫剂、农药、苯及工业废气等工业污染都会对呼吸道造成刺激。在空气污染严重期间哮喘患者住院率常增加 20%～30%。

4.室外活动减少

互联网的发展使得办公家庭化和室内化,室外活动明显减少。室内空气的氧含量较低,而变应原或刺激物浓度却相对较高。

5.室内装修的影响

室内装修易导致虫螨滋生或其他变应原聚集,如地毯的普及、呢绒装饰品的增多、化工类装修材料的应用、空调导致的室内通气不良等,均可能增加哮喘的患病率。

(三)诊断要点

(1)反复发作喘息、气急、胸闷或咳嗽,多与接触变应原、冷空气,受到物理、化学性刺激,病毒性上呼吸道感染,运动等有关。

(2)发作时在双肺可闻及散在或弥漫性、以呼气相为主的哮鸣音。呼气相延长。

(3)上述症状可经平喘药物治疗后缓解或自行缓解。

(4)排除其他疾病所引起的喘息、气急、胸闷或咳嗽。

(5)临床表现不典型者(如无明显喘息或体征)应有下列三项中至少一项阳性:①支气管激发试验或运动试验阳性;②支气管舒张试验阳性;③昼夜 PEF 变异率≥20%。

(四)治疗要点

目前尚无特效的治疗方法。防治目的为控制症状,防止病情恶化,巩固治疗防止复发,改善肺功能,避免治疗的副作用和提高患者的生活质量。

(1)脱离变应原 对于已经明确引起哮喘发作的变应原或其他非特异性刺激因素的患者,立即脱离变应原是防治哮喘最有效的方法。

(2)药物治疗 治疗药物主要用于控制性药物和缓解性药物。主要有两大类,即支气管舒张剂和抗炎药。支气管舒张剂包括 β_2 受体激动剂、茶碱类、抗胆碱药、钙通道阻滞抗剂;抗炎药物包括肾上腺糖皮质激素、白三烯调节剂、色甘酸钠、酮替芬等。

(3)免疫治疗 分为特异性和非特异性两种。前者又称为脱敏疗法。非特异性治疗为使用卡介苗、核酸酪素、转移因子等治疗,有一定疗效。

(4)哮喘急性发作治疗选药 轻度发作时,用支气管扩张剂雾化吸入治疗有较快的疗效。常首选沙丁胺醇或特布他林气雾剂吸入治疗,每次喷 1~2 下,可于数分钟内起效;若效果不理想,可合用氨茶碱。中度发作时吸入支气管扩张剂效果往往不理想,需要配合应用倍氯米松等。喷吸后要及时漱口,可防止口腔真菌感染和吸收入血。重度或危重度哮喘发作时应持续吸入 β_2 受体激动剂,联合雾化吸入短效抗胆碱药、激素混悬液以及静脉茶碱类药物。吸氧。尽早静脉应用激素。

七、肺结核

【案例导入 10-8】

女性,32 岁。高热、咳嗽、憋气 3d。X 线胸片显示:双肺上、中、下示大小不等、密度不均的结节状阴影,左肺有部分融合成块状。ESR 30mm/h,痰涂片结核菌 4 次,2 次阳性。PPD 试验强阳性。治疗方案 2HSRZ/4HR 加激素,治疗 1 个月,痰涂片结核菌 2 次均为阴性。

请分析：

(1)该患者属于哪种类型的肺结核？

(2)患者出院后还需要注意什么问题？

二维码 10-17
案例导入
10-8 分析

肺结核(pulmonary tuberculosis,PTB)是由结核分枝杆菌引起的慢性传染病,可累及全身多个器官,但以肺最为常见。结核菌主要通过呼吸道传播。传染源主要是排菌的肺结核患者(尤其是痰涂片阳性、未经治疗者)。传染的次要途径是经消化道进入体内。病理特点是结核结节和干酪样坏死,易形成空洞。临床上多呈慢性过程,少数可急起发病。常有低热、乏力等全身症状和咳嗽、咯血等呼吸系统表现。结核病有原发性的,也有继发性的,初染时多为原发性;而原发性感染后遗留的病灶,在人抵抗力下降时,可能重新感染,通过血循环播散或直接蔓延而致继发性感染。

1.结核病分型

(1)原发性肺结核　多见于少年儿童,无症状或症状轻微,多有结核病家庭接触史,结核菌素试验多为强阳性。原发灶可自行吸收或纤维化、钙化而愈合。淋巴结内一些细菌可存活数年,成为日后继发性结核的病理基础。

 知识链接

原发综合征

当人体第一次感染结核菌时,经呼吸道吸入的结核菌到达胸膜下的肺组织内,即产生炎性渗出病灶。由于身体变态反应,原发灶内结核菌很快侵入淋巴管产生淋巴管炎,然后引流到肺门支气管周围淋巴结,产生淋巴结炎。这种由原发病灶、引流淋巴管炎、肿大的肺门淋巴结共同构成的病变,称为原发综合征。X线胸片表现为特殊的哑铃状阴影。

(2)血行播散型肺结核　包括急性血行播散型肺结核(急性粟粒性肺结核)、亚急性及慢性血行播散型肺结核。多见于婴幼儿和青少年。多由原发性肺结核发展而来,但成人更多见的是由继发于肺或肺外结核病灶溃破到血管引起。

(3)继发性肺结核　包括浸润型肺结核、结核球、干酪性肺炎、纤维空洞性肺结核。浸润型肺结核是最常见的类型,多见于成人。当免疫力低下和体质衰弱,且有大量结核杆菌感染时,机体对结核菌的变态反应过高,可发生干酪样肺炎。常由浸润型肺结核恶化进展而来,或由急、慢性空洞内的细菌经支气管播散所致。结核球病灶相对稳定,多由干酪样病变吸收和周边纤维膜包裹或干酪空洞阻塞性愈合而形成。当机体抵抗力下降时,病灶可恶化、播散。多用手术切除。慢性纤维空洞型肺结核大多是由于肺结核未及时发现或者治疗不当,病灶出现广泛纤维化而形成的。结核分枝杆菌长期检查阳性且常耐药,是结核病的重要传染源。

(4)结核性胸膜炎　根据病变性质可分为渗出性和增生性胸膜炎。可发生于原发性和继发性肺结核的各个时期,多见于儿童和青年。

(5)其他肺外结核　按部位及脏器命名,如骨关节结核、结核性脑膜炎、肾结核、肠结核等。

2. 诊断要点

(1)肺结核早期　常因症状不明显而延误诊治。故见到下列情况,应考虑肺结核:①不明原因的消瘦、乏力、盗汗、食欲减退;若发热,在 2 周以上,且一般抗菌药物治疗无效;或咳嗽时间长,在 3～4 周以上;排除其他原因的咯血。②既往有结核病接触史或过去曾患过胸膜炎或长期淋巴结肿大等。

(2)X 线检查及结核菌素试验　是早期发现肺结核的重要方法。

(3)痰检查结核菌阳性　是诊断肺结核金标准。

3. 治疗方法

(1)抗结核化学药物治疗(简称化疗)　①化疗原则:早期、联合、适量、规律和全程治疗。②常用的抗结核药物见表 10-5。③化疗方案:视病情轻重、痰菌有无和细菌耐药情况等,选择化疗方案。标准化疗是用异烟肼、链霉素和对氨基水杨酸联合做常规治疗,疗程 12～18 个月;短程疗法,是目前常用的方案,即联合异烟肼、利福平等两种以上杀菌剂,疗程缩短至 6～9 个月。间歇疗法,分两阶段进行,初起 1～3 个月为强化阶段,每天用药,后 6～7 个月为巩固阶段,可每天用药或每周 3 次间歇用药。

表 10-5　常用抗结核药物成人剂量和主要不良反应

药名	剂量/(g/d)	抗菌作用机制	主要不良反应
异烟肼(H,INH)	0.3	DNA 合成	周围神经炎,偶有肝功能损害
利福平(R,RFP)	0.45～0.6	mRNA 合成	肝功能损害、过敏反应
链霉素(S,SM)	0.75～1.0	蛋白合成	听力障碍、眩晕、肾功能损害
吡嗪酰胺(Z,PZA)	1.5～2.0	吡嗪酸抑菌	肠胃不适、肝功能损害、高尿酸血症、关节痛
乙胺丁醇(E,EMB)	0.75～1.0	RNA 合成	视神经炎

注意:治疗时因服用时间长,很容易导致不规律服药从而加剧细菌耐药性产生。对结核菌有效且不良反应小的一线药物目前仅有 5 种,因此,治愈结核病的关键是保证药物有效,即联合应用杀菌药物,每日顿服,一般在晨起饭前 1h 为佳,早餐最好不要食用牛奶;若胃肠道不适明显,可改在睡前服用。停药一定要遵医嘱,不要自行停药。

(2)手术治疗　大于 3cm 的结核球与肺癌鉴别困难、复治的单侧纤维厚壁空洞、长期内科治疗未能使痰菌阴转者,或单侧的毁损肺伴支气管扩张、已丧失功能并有反复咯血或继发感染者,可做肺叶或全肺切除。

 知识链接

结核菌素试验

结核菌素试验在人群中做普查时,可用 PPD(结核菌素的纯蛋白衍化物)5U,在左前臂屈侧做皮内注射,经 48～72h 测量皮肤硬结直径,硬结平均直径＞5mm 为阳性反应。阴性者可在一周后再用 5U 皮试(产生结核菌素增强效应),若仍为阴性,大多可排除结核感染。

结核菌素试验阳性反应仅表示结核感染,并不一定表示患病。我国城市成年居民的结核感染率在 60％以上,故用 5U 结核菌素进行检查,其一般阳性结果意义不大。但如用高稀释度(1U)做皮试呈强阳性者,常提示体内有活动性结核灶。结核菌素试验对婴幼儿的诊断价值比成年人大,因为年龄越小,自然感染率越低;3 岁以下强阳性反应者,应视为有新近感染的活动性结核病,须给予治疗。结核菌素试验阴性反应除提示没有结核菌感染外,还见于结核菌感染不足 4～8 周、应用糖皮质激素等免疫抑制剂者,或营养不良及麻疹、百日咳等患者。

八、呼吸困难

【案例导入 10-9】

男,34 岁,车祸致右股骨骨折,胸部无外伤。第二天,突然出现呼吸困难,胸闷痛。病情呈进行性加重,痰中有暗红色血,右大腿有出血点。查体:面色苍白,冷汗淋漓,BP 140/60mmHg,P 180 次/min,R 46 次/min,T 38.5℃。双肺呼吸音下降,肺底有湿啰音。X 线示:双肺中下部满布大片及斑片状模糊影,呈"暴风雪样"改变。

请分析:

(1)是什么疾病引起该患者的呼吸困难?

(2)该患者应如何抢救?

二维码 10-18
案例导入
10-9 分析

呼吸困难是指患者主观上感觉空气不足、呼吸费力。客观上表现为呼吸运动用力,严重时可出现张口呼吸、鼻翼扇动、端坐呼吸,甚至发绀、呼吸辅助肌参与呼吸运动,并且可有呼吸频率、深度、节律的改变。

(一)呼吸困难常见病因

1.肺源性呼吸困难

(1)吸气性呼吸困难 以吸气显著困难为特点,发生常与大气道狭窄梗阻有关。

(2)呼气性呼吸困难 以呼气明显费力、呼吸相延长伴有广泛哮鸣音为特点,其发生与支气管痉挛、狭窄、肺组织弹性减弱,影响肺通气功能有关,如支气管哮喘、慢性阻塞性肺疾病。

(3)混合型呼吸困难 为吸气和呼气均感费力,呼吸浅快。多见于重症肺炎、广泛肺纤维化、大面积肺不张、大量胸腔积液和气胸等。

2.心源性呼吸困难

各种原因造成的左和(或)右心衰竭、心脏压塞、肺栓塞和原发性肺动脉高压等所致。左心衰竭时呼吸困难更为严重,表现为夜间阵发性呼吸困难、端坐呼吸或心源性哮喘等。

3.中毒性呼吸困难

系各种中毒所致,如糖尿病酮症酸中毒、吗啡类药物中毒、有机磷杀虫药中毒、氢化物中毒、亚硝酸盐中毒和急性一氧化碳中毒等。

4.神经精神性疾病

呼吸中枢受颅内压增高和供血减少的刺激,使呼吸节律发生改变,如双吸气、间歇呼吸等。常见于脑出血、脑外伤、脑炎、脑肿瘤等。

5.血源性呼吸困难

多由红细胞携带氧量减少所致。特点为呼吸浅、心率快。常见于重度贫血、高铁血红蛋白血症、硫化血红蛋白血症等。

(二)诊断要点

呼吸困难是呼吸功能不全的一个重要症状,必须结合伴随症状、体征和相关检查进行综合分析。

(1)伴随症状 肺部疾病引起的呼吸困难,多伴有咳嗽、喘息、肺部干湿性啰音等呼吸系统疾病的症状和体征。心功能不全引起的呼吸困难,多有长期心脏病史,且与体位有关,常有心率增快,可伴有下肢水肿。中毒引起者,既往多无疾病,突然发病,有中毒病史。

(2)辅助检查 常规的检查包括血常规、胸部 X 线,若考虑呼吸系统的疾病,可进一步做 CT 和 MRI、纤维支气管镜等;心血管系统疾病须做心电图、超声波等检查协助诊断。

(三)治疗要点

1.畅通呼吸道

由呼吸道梗阻引起,应尽快解除梗阻。立即使患者头部取侧卧位,颈部后仰,抬起下颌。以负压吸引清除堵塞物,必要时建立人工气道如气管插管和气管造口术后置入气管导管。

2.病因治疗

积极进行病因治疗是综合治疗的基础,如肺炎、肺脓肿的抗菌治疗,心衰的扩管、强心、利尿治疗等。

3.对症治疗

(1)取出喉及气管异物 可在喉镜、支气管镜直视下取出。

(2)解除支气管痉挛 β_2 受体激动剂及糖皮质激素雾化吸入。长效氨茶碱口服;或氨茶碱加入葡萄糖溶液,静滴。地塞米松加入葡萄糖溶液,静滴。

(3)祛痰 应用祛痰剂如溴己新,或盐酸氨溴索,氯化铵口服;应用雾化吸入,以湿化痰液,使之容易咳出。对神志清楚者,鼓励咳嗽、咳痰;对神志不清楚者,勤翻身、拍背、吸痰或支气管冲洗。

4.改善通气

(1)呼吸兴奋剂的应用 对Ⅱ型呼吸衰竭患者,尤其某些严重二氧化碳潴留中枢呈抑制状态患者,在保持呼吸道通畅的情况下,适当应用呼吸兴奋剂后,二氧化碳潴留及低氧血症可有缓解。

(2)合理使用机械通气 无论何种类型的呼吸衰竭,进行机械通气的目的是给患者以氧合和通气支持,争取时间以纠正引起呼衰的原因或使患者恢复至机械通气前的慢性稳定状态。

5.氧气疗法

氧气疗法就是通过吸入高于空气中的氧来提高 PaO_2,改善 PaO_2 是治疗呼吸困难的最重要的手段。

本章小结

1.呼吸系统由呼吸道(鼻、咽、喉、气管和各级支气管)和肺组成。

2.呼吸系统的主要功能是实现机体与外界进行气体交换,即吸入氧气、呼出二氧化碳。肺泡是气体进行交换的场所。

3.肺通气的结构基础:呼吸道、肺和胸廓等。

4.肺通气的动力与阻力:原动力是呼吸运动;阻力有弹性阻力和非弹性阻力。

5.肺通气能力的评价指标:潮气量、补吸气量、补呼气量、残气量和功能残气量、肺总容量、肺活量、时间肺活量等。

6.气体的运输形式:物理溶解,化学结合(HbO_2)。

7.常用的呼吸系统疾病辅助检查:血液检查、抗原皮肤试验、痰液检查、胸腔穿刺术与胸腔积液检查、纤维支气管镜检查、影像学检查(X线胸片、CT、MRI、DSA)、放射性核素扫描、肺活组织检查、呼吸功能测定等。

8.急性上呼吸道感染多为病毒感染,以对症治疗为主。

9.肺部感染多见于细菌感染,首选抗感染治疗。诊断方式为血常规检查、肺部X线检查、痰液检查可做病因诊断。

10.咳嗽是呼吸系统发生病变的一个重要信号,治疗关键是根据病因进行治疗。

11.咯血是急症,最关键的是防止窒息发生,应消除紧张情绪,咯血较多时应患侧卧位,鼓励患者缓缓把气道出血咳出,小量出血无需止血药物,大量出血可用垂体后叶素止血。

12.支气管哮喘典型表现为反复发作性伴有哮鸣音的呼气性呼吸困难、胸闷或咳嗽。药物治疗有两大类,即支气管舒张剂和抗炎药。控制重度或危重度哮喘急性发作症状的首选药物是 β_2 受体激动剂;控制症状最有效的药物是糖皮质激素。

13.肺结核为传染病,未经治疗者传染性较强,长期慢性控制不佳者排出的结核菌常为耐药菌,是结核病的重要传染源。痰检或细菌培养有结核杆菌可确诊。X线检查可确定病变部位及观察疗效。

14.结核病的药物治疗原则(化疗原则)有早期、联合、适量、规律和全程治疗。

15.治疗肺结核的常用药物有异烟肼、利福平、吡嗪酰胺、链霉素、乙胺丁醇。

16.呼吸困难是呼吸功能不全的一个重要症状。

思考题

1.简述呼吸系统组成和功能。
2.简述肺通气的动力和阻力。
3.简述肺换气和组织换气的区别。
4.急性上呼吸道感染和肺炎的治疗有何异同?

二维码 10-19
测一测

5.肺结核的治疗原则有哪些？

（杨　辉　余园媛　李彩虹　李宏伟）

第十一章 消化系统及其常见疾病

二维码 11-1
课件

【学习目标】

掌握：消化系统组成及功能；上、下消化道解剖结构特点以及各部位的生理功能；唾液腺、肝脏、胰腺结构及生理功能；消化、吸收的概念，主要消化液的成分和作用；消化性溃疡的概念、病因、诊断、治疗。

熟悉：腹痛的概念及常见原因、诊断要点；呕血、便血的概念、治疗要点；腹泻的概念、常见原因、治疗要点；黄疸的概念、常见类型、诊断步骤；慢性胃炎的原因、治疗要点。

了解：病毒性肝炎的诊断和治疗；肠道寄生虫病的特点。

第一节 消化系统结构概述

【案例导入 11-1】

患者，男，32 岁。周期性节律性上腹部疼痛 5 年，多发生在 11:00,16:00 至 17:00,进食后缓解，常有夜间疼痛。有时反酸，胃烧灼热感。

请分析：

(1)该患者初步诊断为什么病？

(2)如何为该患者进行治疗？

(3)人体吃进去的食物经过哪些部位？

二维码 11-2
案例导入
11-1 分析

消化系统的功能是消化食物、吸收各种营养物质、水分和无机盐并排出残渣。食物在消化道内被消化分解为小分子物质，然后营养物质被小肠吸收，进入血液和淋巴，残渣通过大肠排出体外。此外，口腔、咽等还与呼吸、发音和语言活动有关。

消化系统由消化管和消化腺两大部分组成。消化管是一条自口腔开始延至肛门的肌性管道，包括口腔、咽、食管、胃、小肠(十二指肠、空肠、回肠)和大肠等。临床上，通常把口腔至十二指肠这段消化管称为上消化道，空肠及其以下的消化管称为下消化道。消化腺包括大消化腺和小消化腺，大消化腺位于消化管壁外，是一个独立的消化器官，可分泌消化液，经导管流入消化管内，如唾液腺、胰和肝脏；小消化腺位于消化管各段的管壁内，如唇、舌、食管腺、胃、肠等(图 11-1)。

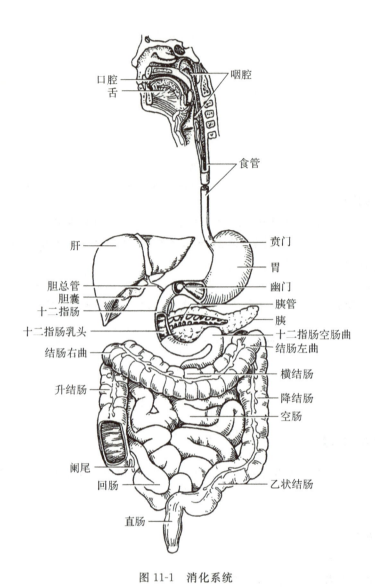

口腔
舌
咽腔
食管
肝
贲门
胃
胆总管
幽门
胆囊
胰管
十二指肠
胰
十二指肠乳头
十二指肠空肠曲
结肠右曲
结肠左曲
升结肠
横结肠
降结肠
空肠
阑尾
回肠
乙状结肠
直肠

图 11-1　消化系统

二维码 11-3
消化系统
图片

一、消化管

(一)口腔

口腔是消化系统的入口,是以骨性口腔为基础形成的。前方的开口叫口裂,由上下唇围成;后方以咽峡和咽交通。上壁(顶)是腭(包括前 2/3 硬腭和后 1/3 软腭两部分;软腭后缘、两侧腭舌弓及舌根共同围成咽峡,是口腔与咽的分界处),下壁是口底,两侧壁叫颊。整个口腔被上、下牙弓(包括牙槽突、牙龈和牙列)分隔为前、后两部;前部叫口腔前庭,后部叫固有口腔。在上、下牙列咬合时,两部可通过两侧第三磨牙后方的间隙相通,在牙关紧闭时可经此间隙插管或注入营养物质。

口腔内有牙齿(图 11-2)和舌,并有三对唾液腺开口于口腔黏膜表面。牙齿是人体最坚硬的器官,是对食物进行机械加工的器官,对语言、发音亦有辅助的作用。舌位于口腔底部,其功能是感觉食物的味道和搅拌食物。舌是肌性器官,舌肌共同协调活动,使舌运动灵活,适于搅拌食物、吞咽、语言、发音等动作。舌面的黏膜表面有舌乳头,乳头上有味蕾。

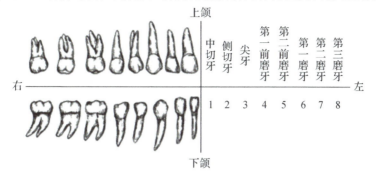

图 11-2　牙的名称及符号

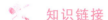　**知识链接**

智　齿

　　第三磨牙又叫智齿,是最后长出的恒牙,位于上下左右牙弓的最后方。由于它萌出时间很晚,一般在 16～25 岁萌出,此时人的生理、心理发育都接近成熟,有"智慧到来"的象征,因此被俗称为"智齿"。智齿牙冠周围的软组织炎症为智齿冠周炎,主要症状为牙冠周围软组织肿胀疼痛。炎症可向周围组织播散,如咀嚼肌、咽部,可引起张口受限、吞咽疼痛等。病情重者可有周身不适、头痛、发热、食欲减退等全身症状。治疗急性期以控制感染为主,急性期过后,应考虑对病源牙治疗,如纠正牙位或拔除。

　　口腔内有大、小两种唾液腺。小唾液腺散于各部口腔黏膜内(如唇腺、颊腺、腭腺、舌腺)。大唾液腺包括腮腺、下颌下腺和舌下腺三对(图 11-3)。

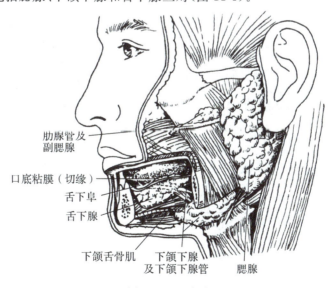

图 11-3　唾液腺

✿ 知识链接

腮腺炎

腮腺位于耳屏、下颌角、颧弓所构成的三角区内,正常腮腺体薄而软,触诊不出腺体轮廓。腮腺炎时肿大的腮腺是以耳垂为中心,向周围蔓延,故腮腺炎在民间被称为"大嘴巴"。

腮腺炎可以分为病毒性和化脓性。流行性腮腺炎是由腮腺炎病毒引起的急性呼吸道传染病,飞沫是主要传播途径;病毒还可侵犯各种腺组织或神经系统,常可引起脑膜脑炎、卵巢炎、睾丸炎等并发症;一旦发现腮腺炎,患者应立即隔离,一般无特效治疗方案,局部可以中药治疗。急性化脓性腮腺炎是由细菌感染引起的,腮腺导管口可见脓液流出,早期以抗生素治疗为主,进入化脓期则应切开引流。

(二)咽

咽是一个上宽下窄、前后略扁的漏斗形的肌性管道。上端起于颅底,下端以平环状软骨弓(第 6 颈椎下缘平面)续于食管,全长约 12cm。后壁平整,前壁不完整,与鼻腔、口腔和喉腔相通。以软腭和会厌上缘平面为界,咽腔可分为鼻咽部、口咽部和喉咽部(图 11-4)。咽腔是呼吸道和消化道的共同通道。在鼻咽部的侧壁上有咽鼓管咽口,经咽鼓管与中耳鼓室相通。

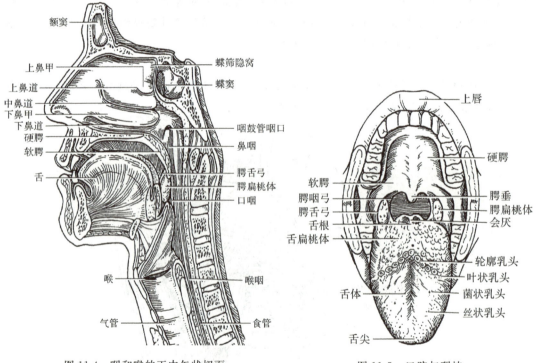

图 11-4　咽和喉的正中矢状切面　　　　图 11-5　口腔与咽峡

顶部后壁黏膜下有丰富的淋巴组织，为咽扁桃体。口咽的外侧壁在腭舌弓与腭咽弓之间的凹陷为扁桃体窝，容纳腭扁桃体。咽扁桃体、腭扁桃体和舌扁桃体共同围成咽淋巴环，是呼吸道和消化道上端的防御结构(图 11-5)。

 知识链接

扁桃体炎

咽部检查方法是让被检查者头略后仰，口张大并发"a"音，检查者可用压舌板或替代物如汤匙等在舌的前 2/3 与后 1/3 交界处迅速下压，在照明的配合下可见软腭、腭垂、软腭弓、扁桃体、咽喉壁等。位于舌腭弓和咽腭弓之间的扁桃体若正常，检查是看不到的，如果看到即为肿大。扁桃体肿大分三度，不超过咽腭弓为Ⅰ度肿大，超过咽腭弓但未超过咽后壁中线为Ⅱ度肿大，达到或超过咽后壁中线为Ⅲ度肿大。

扁桃体炎可由病毒或细菌感染引起，由病毒所致者常常是急性病毒性上呼吸道感染的一部分，而由细菌感染所致者则称为化脓性扁桃体炎。急性化脓性扁桃体炎多为链球菌感染，儿童多见，起病急，高热、咽痛明显，吞咽时尤甚。检查可见咽部充血，扁桃体肿大，并有黄白色脓点或脓苔。治疗以抗生素如青霉素或头孢菌素等为主。

(三)食管

食管为一前后略扁的肌性管道，位于脊柱前方，上端在第 6 颈椎下缘平面与咽相续，下端在第 11 胸椎左侧续于胃的贲门。全长 25～30cm，依其行程可分为颈部、胸部和腹部 3 段。

食管全程有 3 个生理性狭窄：第 1 狭窄位于食管的起端，即咽与食管的交接处，相当于环状软骨和第 6 颈椎体下缘，由环咽肌和环状软骨围成，距离中切牙约 15cm。第 2 狭窄在食管入口以下 7cm 处，位于左主支气管后方与食管交叉处，相当于胸骨角或第 4、5 胸椎之间的水平，距离中切牙约 25cm。第 3 狭窄是食管通过隔肌的裂孔处，该裂孔由右向左呈向上斜位，距离中切牙约 40cm。这些狭窄处异物容易滞留，也是肿瘤的好发部位(图 11-6)。

食管具有消化管典型的 4 层结构，由黏膜、黏膜下层、肌层和外膜组成。整个食管管壁较薄，仅 0.3～0.6cm，容易穿孔。

(四)胃

胃是消化管的最膨大部分(图 11-7)。由食管送来的食团暂时贮存在胃内，进行部分消化，到一定时间后再送入十二指肠；此外胃还有内分泌的功能。胃大部分位于左季肋区，小部分位于腹上区。上端与食管相续的入口叫贲门，下端连接十二指肠的出口叫幽门。上缘凹向右上方叫胃小弯，下缘凸向左下方叫胃大弯。贲门平面以上向左上方膨出的部分叫胃底；胃底和幽门部之间的部分叫胃体；胃体下界和幽门之间的部分叫幽门部，临床上叫胃窦。幽门部和胃小弯是溃疡的好发部位。

二维码 11-4
腹腔胃图片

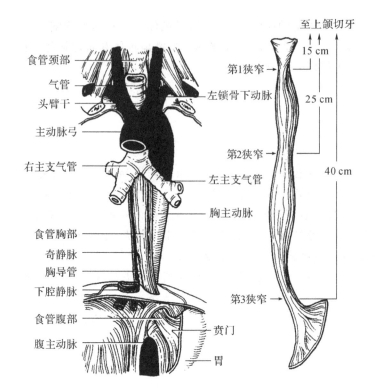

图 11-6　食管的位置及三个狭窄

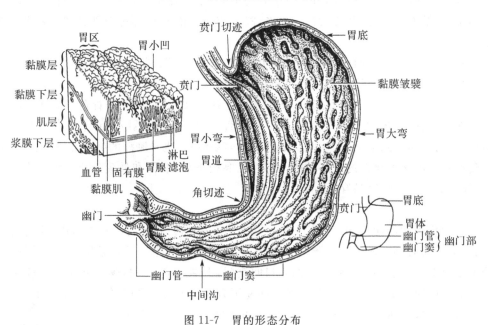

图 11-7　胃的形态分布

　　胃壁由黏膜层、黏膜下层、肌层和浆膜层四层构成。黏膜上皮为柱状上皮,上皮向黏膜深部下陷构成大量腺体(胃底腺、贲门腺、幽门腺等)(图 11-8),它们的分泌物混合形成胃液,可对食物进行化学性消化。黏膜上皮具有旺盛的再生修复能力,每 4～7d 可全部代谢更新。

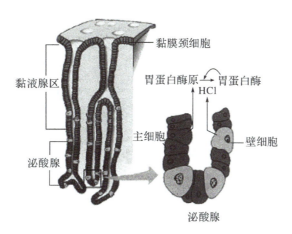

图 11-8 胃部分泌腺体

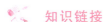 知识链接

胃、十二指肠病变的检查

腹部体格检查时,如果剑突下或稍偏左或右有压痛,多提示胃、十二指肠可能有病变,进一步的检查可选择胃镜、X线、钡餐、胃液分析等。

(五)小肠

小肠是食物消化、吸收的主要部位,是消化管中最长的一段。小肠上连幽门,下接盲肠,全长5～7m,分十二指肠、空肠和回肠三部(图11-9,11-10)。十二指肠位于腹腔的后上部,全长25cm。它的上部(又称球部)连接胃幽门,是溃疡的好发部位。肝脏分泌的胆汁和胰腺分泌的胰液,通过胆总管和胰腺管在十二指肠上的开口,排到十二指肠内以消化食物。十二指肠呈c字形,从右侧包绕胰头,可分为上部、降部、水平部和升部等四部分。空肠连接十二指肠,占小肠全长的2/5,位于腹腔的左上部。回肠位于右下腹,占小肠全长的3/5。空肠和回肠之间没有明显的分界线。

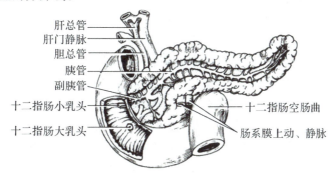

图 11-9 胆道、十二指肠和胰

小肠的黏膜,特别是空肠段,具有许多环状皱襞和绒毛,大大扩大了黏膜的表面积,有利于营养物质的消化和吸收。

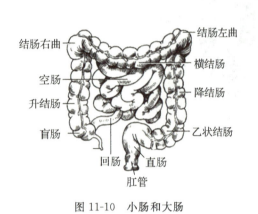

图 11-10　小肠和大肠

结肠右曲　结肠左曲　空肠　横结肠　升结肠　降结肠　盲肠　乙状结肠　回肠　直肠　肛管

直肠　直肠壶腹　肛管　齿状线　肛门外括约肌　直肠横襞　肛提肌　肛柱　肛窦　肛瓣　肛门内括约肌　白线

图 11-11　直肠与肛管

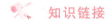

知识链接

痔　疮

痔疮是肛门直肠底部及肛门黏膜的静脉丛发生曲张而形成的一个或多个柔软的静脉团,多见于经常站立者和久坐者。以齿状线为界,将痔疮分为内痔、外痔、混合痔。位于齿线以上的为内痔,位于齿线以下的为外痔,上下均有的为混合痔。痔疮治疗包括超低温、超高温疗法,结扎、套扎疗法,注射硬化剂,行微创(吻合器痔环切术)手术等。

(六)大肠

大肠是消化管最后的一段,长约 1.5m,起自右髂窝,终于肛门,可分为盲肠、阑尾、结肠(升结肠、横结肠、降结肠和乙状结肠)、直肠和肛管(图 11-11)。大肠的主要功能是吸收水分、分泌黏液,将食物残渣以粪便的形式排出体外。

盲肠是大肠中最粗、最短、通路最多的一段,长为 6～8cm。位于大肠的起始部,下端为膨大的盲端,左侧与回肠末端相连,上续升结肠,以回盲瓣与升结肠及回肠为界(图 11-12)。

阑尾为一蚓状突起,是附属于盲肠的一段肠管,根部固定,末端游离,长 6～8cm,内含血管、淋巴管和神经,使阑尾成袢状或半圆弧形,成为阑尾炎的形态基础(图 11-12)。阑尾的体表投影一般在右髂前上棘与脐连线的外 1/3 与内 2/3 交界处,称为 McBurney 点。

结肠围绕在小肠周围,始于盲肠,终于直肠,分升结肠、横结肠、降结肠和乙状结肠 4 部分,大部分固定于腹后壁,结肠的排列酷似英文字母 M,将小肠包围在内。直肠上接乙状结肠,下端与肛管相连,长为 12～15cm。直肠上端的大小似结肠,其下端扩大成直肠壶腹,是粪便排出前的暂存部位,最下端变细,接肛管。直肠在额状面有向左、右方向凸出的弯曲,当行乙状结肠镜检查时,必须注意这些弯曲,以免损伤肠壁。肛管是消化道的末端,上与直肠相连,下与肛门

二维码 11-5
腹腔肠图片

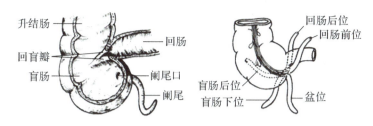

图 11-12　盲肠和阑尾

相接,长约 4cm。

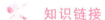　知识链接

腹部触诊

肠道病变首先常用物理检查如腹部触诊,了解有无压痛、反跳痛。有压痛多表示局部有异常,有反跳痛多表示炎症波及腹膜。肠道寄生虫病常见脐周疼痛。在脐与右髂前上棘连线的中外 1/3 交界处若有压痛则提示有阑尾炎。急性肠穿孔常见中下腹或波及全腹的持续性刀割样疼痛。

阑尾炎常有转移性的右下腹部疼痛伴发热、呕吐、McBurney 点压痛和中性粒细胞计数增多等表现。急性阑尾炎诊断明确后,可考虑行外科手术治疗。

二、消化腺

人体的大消化腺有唾液腺、肝和胰腺。

(一)唾液腺

唾液腺有三对,即腮腺、颌下腺和舌下腺,它们是位于口腔周围的独立的器官,但其导管开口于口腔黏膜。唾液腺分泌唾液,可湿润口腔,有利于吞咽和说话。人唾液中含有淀粉酶,能初步分解食物中的淀粉。

(二)肝

肝是人体中最大的消化腺(图 11-13),成人的肝约重 1.5kg,位于右季肋部和腹上部。肝具有分泌胆汁、贮存糖原、解毒和吞噬防御等功能,在胚胎时期还有造血功能。

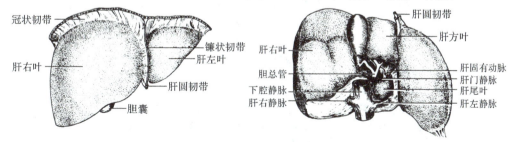

图 11-13　肝的膈面(左)及脏面(右)

肝是由 50 万～100 万个基本结构单位即肝小叶构成(图 11-14)。肝小叶呈六角柱状。肝小叶的中央有一中央静脉,中央静脉的周围有大致呈放射状排列的肝细胞板(肝板)。肝

板之间为肝血窦,相邻肝细胞之间有微细的胆小管。胆小管汇集成稍大的管道,再逐级汇集成更大的管道,最后形成左、右肝管经肝门出肝。肝细胞分泌的胆汁进入胆小管,经各级胆管和肝管流出。门静脉和肝动脉入肝后反复分支,最终与肝血窦相连接,在此与肝细胞进行物质代谢。

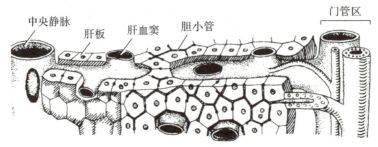

图 11-14　肝的结构

胆汁从肝管出肝后,并不立即直接流入十二指肠,而是先贮存于胆囊内,间断性地排放到十二指肠。胆汁流入十二指肠前在肝外流经的管道总称为肝外胆道系统,包括肝管、肝总管(图 11-15)、胆囊管、胆囊和胆总管。

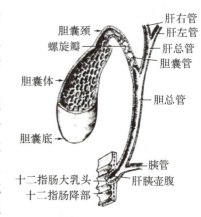

图 11-15　胆囊和胆道

肝脏的功能是:①分泌胆汁。有助于脂肪的消化吸收。②参与代谢。身体内的蛋白质、脂肪、糖的分解和合成都在肝内进行,并可贮存在肝内,当机体需要时,再将这些物质释放到血液中以供利用。③具有防御和解毒功能。肝脏可吞噬随血流进入肝内的细菌和异物颗粒。肝细胞可将氨基酸代谢过程中产生的有毒的氨转变为无毒的尿素,经肾排出体外。

 知识链接

肝脏、胆囊的检查方法

首先可触诊右肋缘下,了解肝脏有无肿大(图 11-16 左),一般在肋缘下是触不到肝脏

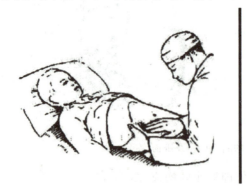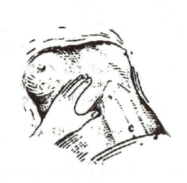

图 11-16　肝脏双手触诊(左)及胆囊触诊(右)

的。在剑突下可触及肝下缘，多在 3cm 以内。胆囊检查用左手掌平放在右肋下部，拇指指腹勾压右锁骨中线与肋弓交界处下方（图 11-16 右），被检查者缓缓深吸气时若感到疼痛或吸气中止，则为胆囊触痛或 Murphy 征阳性，提示胆囊有病变。轻叩击右季肋部处，若肝区及胆囊区叩击痛，提示肝炎、肝脓肿或胆囊炎等。若明确诊断需进一步检查，如肝功能、乙肝检查、腹部超声波、腹部 CT、胆囊造影、肝活检等。肝胆疾病最常见的症状、体征有恶心、呕吐、食欲下降、厌油、腹胀、右上腹疼痛、皮肤黏膜黄染等。

(三)胰腺

胰腺是人体的第二大腺体，质地柔软，呈灰红色，全长 17～20cm，重量为 82～117g。位置较深，位于胃的后方，在第 1、2 腰椎水平横贴于腹后壁。胰腺分为头、体、尾三部，各部无明显界限。胰腺由外分泌部和内分泌部两部分组成。外分泌部的腺细胞分泌胰液，经各级导管，流入胰腺管，胰腺管与胆总管共同开口于十二指肠大乳头。胰液中含有多种消化酶，对消化食物起重要作用。内分泌部是指散在于外分泌部之间的细胞团——胰岛，它分泌的胰岛素直接进入血液和淋巴，主要参与糖代谢的调节。

二维码 11-6
腹腔肝、
胰腺图片

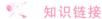　知识链接

胰腺的辅助检查

胰腺位置靠后，体检触摸不到。可选用辅助检查协助诊断：①胰酶含量测定：测量血清淀粉酶、脂肪酶及尿淀粉酶的含量，是诊断急性胰腺炎的依据。②影像检查：包括 B 型超声、内镜逆行胰胆管造影（ERCP、CT、MRI）等，观察胰腺或胰管的形态或胰腺血管的分布状态，来确定胰腺疾病的性质。③胰腺外分泌功能试验：用不同物质刺激胰腺外分泌后，测定胰液或胰酶分泌量是否低下。④放射免疫测定：确定血浆胃肠激素含量，是诊断胰腺内分泌腺瘤的依据。⑤细胞学检查：细针胰腺穿刺或通过 ERCP 收集胰液做细胞学检测，有助于胰腺癌的诊断。

第二节　消　化

食物在消化道内被分解为小分子物质的过程称为消化，包括物理性消化和化学性消化。物理性消化是指消化管对食物的机械作用，包括以咀嚼、吞咽和各种形式的蠕动运动来磨碎食物，使消化液与食物充分混合，并推动食团或食糜下移等；化学性消化是指消化腺分泌的消化液对食物进行化学分解，如把蛋白质分解为氨基酸，淀粉分解为葡萄糖，脂肪分解为脂肪酸和甘油。

一、口腔内消化

消化过程是从口腔开始的。食物在口腔内停留的时间很短，一般是 15～20s。食物在口腔内被咀嚼，被唾液湿润而便于吞咽。由于唾液的作用，食物中的某些成分会在口腔内发生化学变化。

(一)唾液

1.性质和成分

唾液主要是由三对大唾液腺(腮腺、颌下腺和舌下腺)分泌的无色、无味混合液体,近于中性(pH 为 6.6～7.1),正常成人每日分泌量为 1.0～1.5L。其中水分约占 99%,其余成分为黏蛋白、唾液淀粉酶和溶菌酶等有机物及少量的无机盐。

2.作用

①清洁、保护口腔。②湿润和溶解食物,引起味觉,使食物形成食团易于吞咽。③对糖类进行初步消化。④唾液还具有排泄功能,铅、汞及某些微生物如狂犬病毒等也可从唾液排出。

(二)咀嚼和吞咽

咀嚼使食物被磨碎,在舌的搅拌作用下与唾液充分混合后成为食团。吞咽是指食团从口腔经过咽和食管进入胃的过程。整个吞咽过程包括两个阶段:第一阶段是舌、腭肌有意识地收缩压挤食团使之经咽峡入咽腔;第二阶段是食团由咽经食管入胃。

食管的蠕动是一种反射动作。蠕动是消化管运动的一种基本形式,食管的蠕动是由食管平滑肌有序地收缩将食团向前推进的波形运动。

二、胃内消化

食物在胃内经过化学性消化和胃壁肌肉运动的机械性消化后,变成半流体状的食糜,然后依次通过幽门向十二指肠输送。

(一)胃液的主要成分和作用

1.胃液的性状

胃液是由胃腺分泌的一种无色、透明、酸性的液体(pH 为 0.9～1.5),正常人每日的分泌量为 1.5～2.5L。

2.胃液的主要成分和作用

包括盐酸、胃蛋白酶原、黏液、内因子等。

(1)盐酸　又称胃酸,由胃底腺壁细胞分泌。作用是:①激活胃蛋白酶原,使其成为有活性的胃蛋白酶,为胃蛋白酶原提供适宜的酸性环境;②抑制和杀灭随食物入胃的细菌;③使食物中的蛋白质变性,易于消化;④盐酸进入十二指肠后可促进胰液、胆汁和小肠液的分泌;⑤盐酸造成的酸性环境有助于小肠对铁和钙的吸收。若盐酸分泌过少,细菌在胃内生长,产生腹胀、腹泻,引起消化不良;若盐酸分泌过多,对胃和十二指肠黏膜又有损害作用,是胃和十二指肠溃疡发病的重要因素之一。

 知识链接

胃黏膜屏障

胃黏膜具有防止 H^+ 由胃腔侵入黏膜本身和防止 Na^+ 从黏膜内迅速向胃腔弥散的特性,称为胃黏膜的屏障作用。该屏障可使黏膜内和胃腔间维持很高的 H^+ 浓度梯度,若酒精、乙酸、胆汁酸和阿司匹林等以适当的浓度和时间与胃黏膜接触后,可以破坏黏膜屏障。胃黏膜屏障的破坏在胃溃疡的发病机制中,也具有一定的作用。

（2）胃蛋白酶原　由胃底腺主细胞合成并分泌，在盐酸作用下或酸性条件下，通过自身催化转变为有活性的胃蛋白酶，并将蛋白质分解为蛋白胨以及少量的多肽和氨基酸。胃蛋白酶发挥作用的最适 pH 为 2.0～3.5，当 pH＞5 时便失活。

（3）黏液　由黏液颈细胞分泌。主要成分为糖蛋白，具有较强的黏滞性，覆盖在胃黏膜表面，有润滑和保护胃黏膜的作用。如过量饮酒或服用大量乙酰水杨酸类药物，可破坏这种保护作用。

（4）内因子　由壁细胞分泌的一种糖蛋白，可与食物中的维生素 B_{12} 结合形成内因子-维生素 B_{12} 复合物，保护维生素 B_{12} 不被消化酶破坏，被肠上皮吸收。当机体缺乏内因子或产生内因子抗体时，维生素 B_{12} 的吸收发生障碍，影响红细胞的生成，将引起巨幼细胞性贫血。

（二）胃的运动

胃的运动的作用是：容纳大量的食物，使食物与胃液充分混合，以适合小肠消化和吸收的速度向小肠输送食糜，使消化过程得以继续进行。

1. 胃的运动形式

主要有三种：紧张性收缩、容受性舒张和蠕动。

（1）紧张性收缩　胃的尾区及小肠上段可发生间断性的强烈收缩。收缩始于胃体的中部，并向尾区推进，每隔 90min 发生 1 次，每次持续 3～5min，称为紧张性收缩。

（2）容受性舒张　当咀嚼和吞咽时，食物对咽、食管等感受器的刺激可引起胃头区肌肉的舒张，使胃的容量明显增大，而胃内压则无明显升高。其生理意义是使胃更好地完成容受和贮存食物。

（3）蠕动　胃的蠕动出现于食物入胃后 5min 左右，起始于胃的中部，向幽门方向推进。其生理意义在于磨碎进入胃内的食团，使其与胃液充分混合，以形成糊状的食糜；将食糜逐步推入十二指肠中。

2. 胃的排空

胃的排空是指食物由胃排入十二指肠的过程。

胃紧张性收缩和蠕动使胃内压升高是胃排空的动力。当胃内压高于十二指肠内压时食糜被排入十二指肠，通常每次蠕动波到达幽门时可推动 1～3ml 食糜进入十二指肠。随着蠕动波的消失，幽门关闭，排空暂停，所以胃排空是少量间断进行的。胃的排空与食物的性质有关，流体食物比固体食物快；糖类食物快，蛋白质稍慢，脂肪最慢，混合食物需 4～6h。

3. 呕吐

呕吐是一种将胃内容物从口腔排出的过程，是一种防御反射，对机体有保护作用，可排出体内有害物质。呕吐前，常出现恶心、呼吸急促及心跳加快的症状，呕吐时胃和食管下段舒张，隔肌和腹肌强烈收缩，挤压胃体，使胃内容物通过食管经口吐出。

 知识链接

呕吐止吐

一般不需用药物止吐，但剧烈和频繁的呕吐也会影响进食和正常的消化功能。大量消化液的丢失会导致体内水电平衡的失调，可选用防止或减轻恶心和呕吐的药物。止吐药通过不同环节抑制呕吐反应，包括以下几类：①噻嗪类药物，如氯丙嗪、异丙嗪、奋乃静、三氟拉嗪等,主要抑制催吐化学感受区,对各种呕吐均有效;②抗组胺药,常用于晕动病呕吐,如敏克静、布克利嗪、苯海拉明、茶苯海明;③抗胆碱能药,如东莨菪碱等。其他还有甲氧氯普胺(胃复安)、多潘立酮(吗丁啉)、舒必利(止吐灵)等治疗。

需要催吐时常用药物按其作用部位可分为两类:①通过兴奋催吐化学敏感区部位催吐(如阿扑吗啡);②通过刺激消化道反射性地兴奋呕吐中枢而催吐(如硫酸铜)。

三、小肠内消化

食糜由胃进入十二指肠后,即开始了小肠内的消化。小肠内消化是整个消化过程中最重要的阶段。在这里,食糜受到胰液、胆汁和小肠液的化学性消化以及小肠运动的机械性消化。许多营养物质也都在这一部位被吸收进入机体。因此,食物通过小肠,消化过程基本完成。未被消化的食物残渣,从小肠进入大肠。食物在小肠内停留的时间,随食物的性质而有不同,一般为 3~8h。

(一)胰液

1.胰液的性状

胰液是胰腺的外分泌物,是无色透明的碱性液体,pH 为 7.8~8.4。成人每日的分泌量为 1~2L。

2.胰液的主要成分和作用

(1)碳酸氢盐　主要作用是:①中和进入十二指肠的胃酸,使肠黏膜免受强酸的侵蚀;②为小肠内多种消化酶提供适宜的 pH 环境。

(2)胰淀粉酶　胰淀粉酶将淀粉水解为麦芽糖和葡萄糖。其最适 pH 为 6.7~7.0。

(3)胰脂肪酶　它是消化脂肪的主要消化酶,可将甘油三酯分解为脂肪酸、甘油一酯和甘油;胰液还含有胆固醇酯酶和磷脂酶 A_2,可以分别水解胆固醇和卵磷脂。最适 pH 为7.5~8.5。如果胰脂肪酶缺乏,将引起脂肪的消化不良,导致脂肪泻。

(4)胰蛋白酶和糜蛋白酶　胰蛋白酶和糜蛋白酶是消化蛋白质的主要消化酶,可将蛋白质分解为蛋白脒,适宜 pH 为 8~9。如果缺乏它们,可引起蛋白质消化不良。

胰液中含有水解三种主要营养物质的消化酶,是所有消化液中最重要的。当胰液分泌障碍时,即使其他消化液分泌正常,食物中的脂肪和蛋白质也不能完全消化,从而影响它们的吸收。从动物胰腺提取制备的胰酶可作为助消化药,如胰酶片等。

(二)胆汁

1.胆汁的性状

胆汁是由肝细胞分泌的较黏稠并具有苦味的金黄色或橘黄色液体,弱碱性,pH 为 7.4。正常成人每日分泌量为 800~1000ml。肝脏分泌胆汁是连续不断的。胆汁在消化期从肝管流出,经胆总管直接进入十二指肠。非消化期可由肝管转入胆囊贮存,贮存期间水分被吸收而变浓,呈深绿色,碳酸氢钠被吸收而呈弱酸性,pH 为 6.8。当消化时胆汁再由胆囊排至十二指肠。

2.胆汁的主要成分及作用

(1)胆盐　胆汁中不含消化酶,主要通过胆盐发挥作用。胆盐对脂肪的消化和吸收具有重要意义:①乳化脂肪,促进脂肪的消化;②促进脂肪和脂溶性维生素的吸收;③促进胆汁的分泌。胆汁排入小肠后,经过肠肝循环(图 11-17),返回到肝脏的胆盐可促进胆汁的分泌,所以胆盐可作为利胆剂,胆盐对胆囊的运动并无影响。

（2）胆色素　是血红蛋白代谢产物。包括胆红素和胆绿素,决定了胆汁的颜色。

（3）其他成分　胆汁中还有胆固醇、脂肪酸、卵磷脂以及血浆中所含的无机盐等。

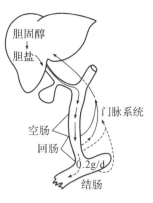

图 11-17　胆盐的肠肝循环

（三）小肠液

1. 小肠液的性状

由十二指肠和肠分泌的等渗的弱碱性液体,pH 约为 7.6,成人每日分泌量为1～3L。

2. 小肠液的成分和作用

小肠液中含有肠激酶,可激活胰蛋白酶原,有利于蛋白质的消化。另外,小肠黏膜上皮细胞还能分泌一些消化酶,包括氨基肽酶、二糖酶以及少量的小肠脂肪酶,可对营养物质进行最后消化。小肠液的作用有:①消化作用:小肠中的酶可使食物最终分解成可吸收的产物;②稀释作用:小肠液含有大量水分,可以稀释肠内容物,使其渗透压下降,有利于吸收;③保护作用:十二指肠分泌黏稠的碱性液体,能保护肠黏膜免受机械性损伤和胃酸的侵蚀。

3. 小肠的运动形式

主要有三种:紧张性收缩、蠕动和分节运动。

（1）紧张性收缩　主要作用是将肠内容物,包括前次进食后遗留的食物残渣、脱落的上皮细胞及细菌等清除干净,阻止结肠内的细菌迁移到终末回肠。

（2）蠕动　蠕动可使小肠内容物向大肠方向推进,其速度为 0.5～2cm/s,快速的蠕动可达 2～25cm/s。

（3）分节运动　分节运动是小肠的主要运动形式。通过分节运动,可使食糜更充分地与消化液混合,延长食糜在小肠内的停留时间,增大食糜与小肠黏膜接触面积,有利于消化和吸收(图 11-18)。

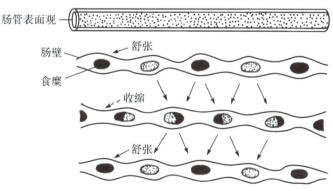

图 11-18　小肠的分节运动

四、大肠内消化

人类的大肠内没有重要的消化活动。大肠的主要功能在于吸收水分,大肠还为消化后的残余物质提供暂时贮存的场所并形成粪便。

(一)大肠液的成分和功能

它是由大肠黏膜表面细胞分泌的富含黏液和碳酸氢盐的液体,pH 为 8.3~8.4。它的主要作用是保护肠黏膜和润滑粪便。副交感神经刺激其分泌,交感神经抑制其分泌。

(二)大肠的主要生理功能

主要生理功能有:①吸收水和电解质,参与机体对水、电解质平衡的调节;②吸收由结肠内微生物产生的维生素 B 和维生素 K;③完成对食物残渣的加工,形成并暂时贮存粪便。

(三)大肠的运动和排便

1.大肠的运动

大肠也具有与小肠类似的分节运动和蠕动,其主要特点是少而缓慢,这与大肠吸收水分和暂存粪便的功能相适应。大肠还有一种行进快、传播远且强有力的蠕动称为集团运动,多发生于清晨和饭后,每日 3~4 次。可能是胃内食物进入十二指肠,由十二指肠结肠反射引起。集团运动常自横结肠开始,可将部分大肠内容物向下推送到降结肠、乙状结肠以及直肠而引起便意。

2.排便

食物残渣在大肠内停留的时间较长,一般在十余小时。在这一过程中,食物残渣中的水分绝大部分被大肠黏膜吸收,细菌分解作用后的食物残渣及其分解产物、肠黏膜的分泌物、脱落的肠上皮细胞和大量的细菌一起形成粪便,通过排便反射排出体外。排便是一种反射运动,正常人的直肠内无粪便,当粪便被推入直肠时,可刺激直肠壁上的压力感受器,冲动经传入纤维传至初级排便中枢,再传至大脑皮层引起便意。

 知识链接

排便反射

排便反射受大脑皮层的影响是显而易见的,意识可以加强或抑制排便。若经常有意识地抑制排便,会逐渐使直肠壁压力感受器的敏感性降低,而粪便在大肠中停留时间过久,水分会被吸收而变得干硬,不易排出,这是导致便秘的原因之一。

当直肠黏膜由于炎症使直肠壁内的压力感受器敏感性增高时,即使肠内只有少量粪便、黏液也可引起便意和排便反射,便后总有未尽的感觉,临床上称为"里急后重"。排便反射的反射弧受损,大便不能排出称为大便潴留。神经初级中枢和高级中枢的联系发生障碍,使皮层失去对排便反射的控制称为大便失禁。婴幼儿大脑皮层未发育完全,不能有意识地控制排便反射。

第三节 吸 收

吸收是指食物中的成分或食物经消化后,透过消化道黏膜,进入血液和淋巴循环的过程。

一、吸收的部位

消化管不同部位的吸收能力和吸收速度不同,这主要取决于各部位的组织结构、食物被消化的程度和停留的时间。在口腔和食管内,食物停留时间短,未被充分消化,所以不被吸收,但口腔黏膜可吸收某些药物,如舌下含服硝酸甘油可迅速缓解心绞痛。胃黏膜只吸收酒精和少量水分。大肠主要吸收一些水分和盐类。小肠是吸收营养物质的主要部位。钙、镁、铁主要在十二指肠内被吸收;糖类、蛋白质和脂肪的消化产物及维生素、水和无机盐主要在十二指肠和空肠被吸收。回肠可主动吸收胆盐和维生素 B_{12}(图 11-19)。

小肠为营养物质吸收的主要场所是因为小肠具有以下特点:①吸收面积大,人的小肠为 5～7m,肠黏膜有环状皱襞、绒毛和微绒毛,使小肠黏膜的表面积增大 600 倍,达到 200m² 左右;②绒毛内有丰富的毛细血管和淋巴管(中央乳糜管);③食物在小肠内已被消化为可被吸收的成分;④食物在小肠内停留时间长,一般为 3～8h,有足够的时间充分被消化、吸收。

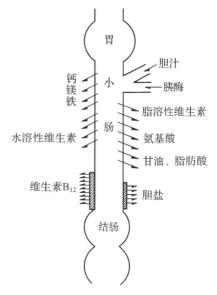

图 11-19　各种主要营养物质
在小肠的吸收部位

二、吸收的机制

各种营养物质通过肠黏膜上皮细胞或细胞间质进入血液和淋巴液。肠上皮细胞膜的转运机制,包括被动转运(单纯扩散和易化扩散)、泵转运、入胞和出胞等方式。

三、吸收的途径

营养物质通过两条途径吸收:血液和淋巴。糖类食物的分解产物葡萄糖、果糖、半乳糖和蛋白质的分解产物氨基酸、水、无机盐及水溶性维生素直接进入血液。脂肪的部分分解产物短链和中链脂肪酸也直接入血,但长链脂肪酸、甘油一酯和脂溶性维生素需通过胆盐的帮助先进入淋巴管,再进入血液。

四、主要营养物质的吸收

(一)糖类的吸收

糖类只有分解为单糖才能被吸收,主要的单糖有葡萄糖、半乳糖和果糖,其中葡萄糖占 80%。各种单糖吸收的速度不同,葡萄糖和半乳糖最快,果糖次之,甘露糖最慢。单糖的吸收是继发性主动转运。葡萄糖的吸收是与 Na^+ 的吸收耦联进行的,它们使用同一种载体蛋白(图 11-20)。

(二)蛋白质的吸收

吸收的主要形式是氨基酸、二肽和三肽,通过继发性主动转运被吸收。目前在小肠壁上已确定有 3 种转运氨基酸的特殊运载系统,氨基酸的吸收也是与 Na^+ 的吸收耦联的,Na^+ 的主动转运被阻断后,氨基酸的转运便不能进行。少量食物蛋白可完整地进入血液,由于吸收量很少,无营养意义;相反,它们常可作为抗原而引起过敏反应或中毒反应,对人体不利。

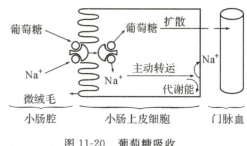

图 11-20 葡萄糖吸收

(三)脂肪的吸收

吸收的形式主要是脂肪酸,中、短链脂肪酸是水溶性的,可直接进入血液。长链脂肪酸、甘油一酯和胆固醇等都不溶于水,在胆盐和载脂蛋白的协助下,被吸收入血液或淋巴(图 11-21)。

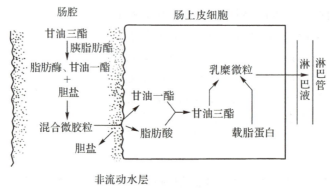

图 11-21 脂肪在小肠内消化和吸收的主要方式

(四)维生素的吸收

维生素可分为水溶性和脂溶性两类。水溶性维生素以简单扩散方式在小肠上段被吸收,只有维生素 B_{12} 必须与内因子结合成复合物,至回肠才被吸收。脂溶性维生素如维生素 A、维生素 D、维生素 E、维生素 K 的吸收机制与脂肪相似。

(五)水的吸收

成人每日摄取的水量约为 1.5L,各种消化腺分泌的消化液约 6.5L,其中大部分在小肠内吸收,随粪便排出的仅 0.1~0.2L。肠道内的水分都是被动吸收的。各种溶质,尤其是 NaCl 主动吸收产生的渗透压梯度是水分吸收的主要动力。如果发生频繁的呕吐、腹泻,造成大量水分丢失,会引起严重的脱水。

(六)无机盐的吸收

只有在溶解状态下的盐类才能被重吸收。一价的碱性盐(如钠、钾、铵盐)的吸收很快,多价的碱性盐类如镁盐、钙盐吸收较慢。凡能与钙结合形成沉淀的盐如硫酸盐、磷酸盐、草酸盐等,则不被吸收。

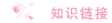

知识链接

盐类泻药的作用原理

如 15g 硫酸镁可在肠腔内保留 300～400ml 的水分,刺激肠蠕动并引起水样泻,这就是盐类泻药的作用原理。

钠、钙和铁的吸收都属于主动转运。钠的吸收在小肠吸收中有重要的地位,Cl^-、HCO_3^-、水、葡萄糖、氨基酸等在小肠的吸收都与钠的主动转运有关。肠内的酸性环境、脂肪、乳酸、维生素 D 等可促进钙的吸收。Fe^{2+} 比 Fe^{3+} 更容易被吸收,通过肠上皮细胞释放的转铁蛋白与铁离子结合为复合物,进而以受体介导的入胞作用进入细胞内。维生素 C、胃酸能促进铁的吸收。

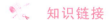

知识链接

胃肠内的 pH 对药物吸收的影响

在临床上,口服药物要经过胃肠道吸收后再进入血液,胃肠内的 pH 对药物的吸收有很大的影响。大多数药物为弱酸性或弱碱性,一般只有在胃肠内呈分子状态不解离的药物,才易于被胃肠道吸收。如弱酸性药物(阿司匹林、磺胺类等)在胃内吸收良好,而弱碱性药物(氨茶碱、奎尼丁等)在小肠碱性环境中吸收较快。另外,胃排空和肠蠕动的快慢也影响药物的吸收。小肠吸收药物的能力比胃大得多,这是因为肠道的吸收表面积大、血供丰富及药物在肠内溶解较好等。

第四节　消化系统常用诊疗方法简介

一、消化道内镜检查

消化道内镜是医用内镜中的一部分,内镜作为一种侵入式检查工具,是检查消化道疾病最有效的手段,可直接观察病变,用途广泛。纤维胃镜检查可发现食道、胃及十二指肠内病变,并可进行活组织检查、息肉摘除术及出血部位的止血等治疗。经内镜逆行胰胆管造影(ERCP)可做胆胰疾病的检查及治疗等。纤维结肠镜可进行大肠疾病以及回肠末段疾病的诊断及治疗。而纤维腹腔镜可帮助诊断肝胰和腹内肿块,确定腹水原因。

二、X 线检查

透视为最常用的方法,可观察隔肌运动和胃肠蠕动,了解胃肠活动度,排除胸部疾病,也常用于胃肠穿孔和肠梗阻诊断的筛选。消化道钡餐和钡灌肠检查有助于了解整个胃肠道动力状态,对肿瘤、溃疡、憩室的诊断有一定帮助,应用气钡双重造影提高了阳性率。胆管胆囊造影有助于了解胆囊浓缩功能,判断有无结石;经皮肝胆管造影可鉴别梗阻性黄疸的原因。选择性腹腔动脉造影对肝脏及其他肿瘤、消化道出血等都有诊断价值。CT 和 MRI 已用于腹腔内肿瘤的诊断。肝静脉及下腔静脉测压及造影、血流量和耗氧量测定有助于肝癌的诊断。

三、B型超声检查

超声检查可显示肝、脾、胰、胆囊的大小和轮廓，有助于肝癌和肝脓肿的鉴别，还能显示胆囊结石、门静脉内径、胆管扩张，以及肝脏、胰腺的囊肿和腹内肿块，安全易行。

四、大便常规检查

主要包括粪便颜色、粪便性状、粪便细胞（主要是红细胞和白细胞）、粪便潜血、粪胆素、粪便胆红素和粪便细菌培养加药敏等七项内容，各种结果代表的临床意义各不相同。

1.粪便颜色

柏油色见于上消化道出血等；红色见于痢疾、结肠癌、痔出血等；陶土色见于各种原因所致的阻塞性黄疸等；绿色见于婴儿消化不良等；黄绿色见于伪膜性肠炎等；米泔样便见于霍乱、副霍乱等。

2.粪便性状

稀汁样便见于急性胃肠炎、食物中毒、伪膜性肠炎等；黏液稀便见于痢疾、溃疡性结肠炎、肠炎、结肠癌、直肠癌等；黏液脓血便多见于菌痢；凝乳块便见于婴儿乳汁消化不良等；酱色黏液便多见于阿米巴痢疾；细条状便见于结肠癌等所致直肠狭窄。

3.粪便细胞

红细胞出现和增多见于痢疾、肠炎、结肠癌、痔疮出血等；白细胞增多见于肠炎、细菌性痢疾等；寄生虫卵见于肠道寄生虫感染。

4.粪便潜血

阳性见于胃肠道恶性肿瘤、伤寒、溃疡、肝硬化等引起的消化道出血。

5.粪胆素

阳性见于溶血性黄疸和肝性黄疸等。

6.粪便胆红素

阳性见于溶血性黄疸、阻塞性黄疸等。

7.粪便细菌培养加药敏

阳性见于细菌性痢疾、伤寒、肠结核、急慢性肠炎等；同时可根据药物敏感试验，选择有效的抗生素。

五、肝功能检查

临床上肝功能检查主要包括以下几方面。

（一）反映肝细胞蛋白合成代谢功能的指标

肝脏是机体蛋白代谢的主要器官，总蛋白（TP）、白蛋白（A）、前白蛋白（PA）、脂蛋白、凝血因子和纤溶因子以及各种转运蛋白等均由肝细胞合成，当肝功能受损时这些蛋白减少。γ-球蛋白（G）虽不是由肝细胞合成，但肝脏功能受损，如有炎症时，γ-球蛋白可增多。测定血清蛋白水平可了解肝脏对蛋白质的代谢功能。A/G比值即指白蛋白与球蛋白比值。肝脏损伤严重，病变范围较大时，可见到A/G比值倒置，而凝血酶原时间（PT）会延长。

(二)反映肝细胞有无受损及严重程度的指标

谷丙转氨酶(ALT、GPT)、谷草转氨酶(AST、GOT)、碱性磷酸酶(ALP)、γ-谷氨酰转肽酶(γ-GT)、胆碱酯酶(CHE)等,以上各项酶在肝细胞中均有存在,当肝细胞膜受损或细胞坏死时,这些酶进入血清使其含量增多。通过测定血清或血浆中酶的活性,即可了解肝细胞是否受损及损伤程度。

(三)反映肝脏胆汁排泄、分泌的指标

常用的胆红素代谢化验项目有:血清总胆红素(TBIL)、血清直接胆红素(DBIL)、血清间接胆红素(IBIL)三项。血清总胆红素可以判断:①有无黄疸或黄疸的程度;②黄疸的类型;③结合血清胆红素分类判定黄疸类型:TBIL 和 DBIL 增高为溶血性黄疸,TBIL 和 IBIL增高为阻塞性黄疸,TBIL、DBIL 及 IBIL 均增高为肝细胞性黄疸。

(四)反映肝脏合成和贮存胆固醇的指标

肝脏是合成和贮存胆固醇的主要器官。临床上常用的化验项目有:总胆固醇(TC)、甘油三酯(TG)、高密度脂蛋白胆固醇(HDL-C)、低密度脂蛋白胆固醇(LDL-C)、载脂蛋白 A_1(ApoA$_1$)、载脂蛋白 B(ApoB)等 6 项。脂肪肝本身即为一种代谢性疾病,主要表现为脂肪代谢异常,脂肪肝患者血脂检查可见血脂明显增高,表现为 TC、TG、ApoB 均明显增高,另几项可不增高或增高不明显。此外,胆固醇增多常见于高脂血症、动脉粥样硬化、糖尿病、肾病综合征、甲状腺功能减退等;减少常见于低脂蛋白血症、贫血、败血症、甲状腺功能亢进、肝病、严重感染、营养不良和晚期癌症等。

(五)反映肝脏间质成分增生(肝纤维化和肝硬化)的指标

胶原或其末端多肽Ⅲ型前胶原氨基端肽(PⅢP)、Ⅲ型原胶原(PCⅢ)、Ⅳ型胶原 C 端原肽(Ⅳ/PC);糖蛋白-层黏蛋白(LN);蛋白聚糖-透明质酸(HA)。肝纤维化时,以上指标含量会升高。

六、血和尿淀粉酶检查

血清和尿中的淀粉酶来自胰腺和唾液腺的分泌。在正常情况下,大部分淀粉酶随消化液进入消化道,少量可进入血液循环。由于淀粉酶分子较小,易通过肾小球从尿排出,所以,血清淀粉酶活性增高也反应在尿中。由此可知,血和尿淀粉酶检查主要用于诊断胰腺炎。

七、其他检查

胃液及十二指肠引流液可为胃及胆道疾病诊断提供依据。细胞学检查对食道、胃及结肠癌的诊断有帮助。自身抗体检查如抗线粒体抗体等对消化系统自身免疫性疾病的诊断有一定帮助。肿瘤标志物的检查,对于肿瘤的诊断有一定价值。甲胎蛋白(AFP)主要用于肝癌的普查、诊断及预后的判断;癌胚抗原(CEA)可见于消化系统炎症及癌症、泌尿生殖腺癌,是肿瘤血行转移的标志物;癌抗原 19-9(CA19-9)主要用于胰腺癌、胆囊癌等辅助诊断;癌抗原 72-4(CA72-4)主要用于胃癌辅助诊断;癌抗原 50(CA50)主要用于胰腺癌、结肠癌、溃疡性结肠炎、肝硬化等辅助诊断。肿瘤标志物的选择见表 11-1。

表 11-1　消化系统肿瘤标志物的检查选择

肿瘤	首选	次选	可选
胃癌	CEA 与 CA19-9/CA72-4		
肝癌	AFP 与 AFU		LDH 及同工酶
食管癌			CEA、SCC
胆管癌		CA19-9	GGT
胰腺癌	CA19-9	CEA	TAA、LAP、GGT、半乳糖转化酶
结肠直肠癌	CEA	CA19-9	OCT、CA50、唾液酸转移酶、TAA

注：AFU 即岩藻糖苷酶,LDH 即乳酸脱氢酶,SCC 即鳞状上皮细胞癌抗原,GGT 即 γ-谷氨酰转肽酶,TAA 即淋巴瘤相关抗原,LAP 即亮氨酸氨基肽酶,OCT 即鸟氨酸氨基甲酰转移酶。

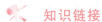　**知识链接**

消化性溃疡的诊断金标准

消化内镜检查及 B 超检查是本系统疾病最基本的检查方法。消化性溃疡的诊断金标准是胃镜检查。血和尿淀粉酶检查主要用于诊断胰腺炎。急腹症时可考虑行腹部 B 超检查或 X 线检查。

二维码 11-7
课件

第五节　消化系统常见疾病

一、消化系统常见疾病分类

消化系统疾病多表现为消化系统本身的症状或体征,但这些表现特异性不强,其他系统器官的疾病也会有类似表现。消化系统疾病也可以出现其他系统或全身性的临床表现,因此,理解症状发生的机制和临床意义有助于对疾病的认识和诊断。

1.食管疾病

食管疾病有食管炎、食管癌、食管贲门失弛缓症等。表现为吞咽困难、反酸、胸骨后灼热感(烧心)、胸痛(非心源性)、反食、嗳气,声音嘶哑以及咽喉疼痛不适等。

2.胃、十二指肠疾病

该类疾病包括胃炎、消化性溃疡、胃癌、十二指肠炎、胃神经官能症等。表现为上腹部胀气不适、灼热感或疼痛,厌食或早饱,恶心,呕吐,嗳气,反酸以及消化道出血等。

3.小肠疾病

小肠疾病有急性肠炎、肠结核、吸收不良综合征、急性出血性坏死性肠炎、克罗恩病等。表现为脐周围痛,腹胀和腹泻,粪便呈糊状或液状,或出现果酱样便等。

4.大肠疾病

大肠疾病有痢疾和各种结肠炎、肠易激综合征、结肠癌、直肠癌、阑尾炎等。表现为腹部一侧或双侧疼痛,腹泻或便秘,可出现黏液脓血粪便或血便,累及直肠时有里急后重。

5.肝脏疾病

肝脏疾病有各种肝炎、肝硬化、肝脓肿、原发性肝癌等。表现为肝区不适或疼痛,肝大,肝区压痛,黄疸,门静脉高压症,肝性脑病,营养代谢障碍等。

6.胆道疾病

胆道疾病如胆石症、胆囊炎、胆管炎、胆道蛔虫症等。表现为右上腹部疼痛(胆绞痛),局部有触痛、叩痛或/和黄疸,有时还伴有右后背放射性疼痛。

7.胰腺疾病

胰腺疾病有急性、慢性胰腺炎和胰腺癌。表现为上腹部疼痛(可向腰背部放散),胰腺分泌障碍引起的小肠吸收不良和代谢障碍。

8.腹膜、肠系膜疾病

腹膜、肠系膜疾病有各种急性、慢性腹膜炎,肠系膜淋巴结结核,腹膜转移癌等。

需要注意的是消化系统症状不一定是由消化系统疾病引起的,如腹痛可由宫外孕、肺炎等引起。

二、消化系统疾病的诊断

粪便检查对胃肠道疾病是一种简便易行的诊断手段。对疑有食管、胃、十二指肠,空肠、回肠疾病或胰腺癌的病例可进行 X 线检查。CT 扫描对腹腔内脏器病变,尤其是肝、胆、胰、脾的占位性病变的诊断有重要作用。应用内镜可以直接观察消化道腔内病变,采取活组织进行病理检查,并可将内镜所见拍照记录。B 超检查可显示肝、脾、胆囊的大小轮廓,对肝病特别是肝癌和肝脓肿的诊断帮助较大,对腹水和腹腔内实质性肿块的诊断也有一定的价值。肝穿刺活组织检查是确诊慢性肝病最有价值的方法之一。脱落细胞学检查有利于恶性肿瘤的诊断。放射性核素检查常应用于肝脏的显影。MRI 多用于肝、胰、脾疾病的诊断。

三、腹　痛

【案例导入 11-2】

患者,男性,32 岁,骤发剧烈上腹痛,伴腹胀、恶心、呕吐 1d。患者当天无明显诱因突然发作剧烈腹痛,初起时觉剑突下偏右呈发作性胀痛,腹痛迅速波及全腹部,呈持续性、刀割样剧烈疼痛,并向后背放射,伴频繁恶心、呕吐,吐出胃内容物。查体:全腹膨隆,明显肌紧张及广泛压痛,反跳痛。辅助检查:B 超:胆囊 7cm×3cm×2cm 大小,壁厚 0.4cm,内有多发强光团,回声后有声影,胆总管直径 0.9cm,胰腺形态失常,明显肿大,尤其以胰头、胰体明显,胰管增粗。

请分析:

(1)该疾病的诊断是什么?

(2)应该进一步做哪些检查?

(3)该患者应该如何治疗?

腹痛是指各种原因引起的腹腔内外脏器的病变,其表现为腹部的疼痛。腹痛可分为急性与慢性两类。病因极为复杂,包括炎症、肿瘤、出血、梗阻、穿孔、

二维码 11-8
案例导入
11-2 分析

创伤及功能障碍等。引起腹痛的原因很多,几乎涉及各科疾病。可以是腹内或腹外脏器病变,器质性或功能性的病变,内科或外科疾患,甚至最初为内科疾患,病情逐渐发展成以外科情况为主的病变。

(一)腹痛常见的原因

1.腹腔脏器的病变

(1)炎症　急性胃炎、急性肠炎、胆囊炎、胰腺炎、腹膜炎等。

(2)穿孔　胃穿孔、肠穿孔、胆囊穿孔等。

(3)阻塞和扭转　肠梗阻、胆道结石梗阻、胆道蛔虫症、输尿管结石梗阻、急性胃扭转、大网膜扭转及卵巢囊肿蒂扭转等。

(4)破裂　异位妊娠破裂、卵巢囊肿破裂、脾破裂、肝癌结节破裂等。

(5)血管病变　肠系膜动脉血栓形成、腹主动脉瘤、脾梗死、肾梗死等。

(6)其他　肠痉挛、急性胃扩张、经前紧张症等。

2.腹外脏器与全身性疾病

(1)胸部疾病　急性心肌梗死、急性心包炎、大叶性肺炎、胸膜炎、带状疱疹等。

(2)变态反应性疾病　腹型紫癜、腹型风湿热等。

(3)中毒及代谢性疾病　铅中毒、血紫质病等。

(4)神经精神系统疾病　腹型癫痫、神经官能症等。

(二)诊断要点

1.根据病史、临床表现及体格检查初步分析(表11-2)

表11-2　腹痛的伴随症状和可能的诊断

伴随症状	可能的诊断
脐周疼痛或绞痛,突然发作,阵发性加剧	肠道蛔虫(见肠道寄生虫病)
上腹部或脐周围疼痛,可为抗酸药所缓解,常伴有呕吐和腹泻	急性胃肠炎或胃溃疡
下腹部间歇性痉挛性疼痛	肠道功能紊乱
慢性、周期性、节律性中上腹部腹痛,有压痛,与饮食关系密切	消化性溃疡,疾病的活动期可有持续性剧痛
疼痛从右侧肋下向右肩部放射	胆囊炎或横隔病变
钻顶样阵发性疼痛,伴有呕吐,间歇时完全不痛	胆道蛔虫
持续性右上腹疼痛及肝区叩触痛,伴有黄疸	病毒性肝炎
左下腹疼痛,并常出现阵发性腹泻和间歇性便秘	结肠过敏,或溃疡性结肠炎

选择相关辅助检查进行综合判断,一般可得出正确诊断。

2.辅助检查

常规检查有血、尿、粪的检查,腹部超声检查;进一步可行内镜检查,如胰酶、肝功能、血糖等生化检查,腹部 X 线、CT、MRI、胰胆管造影、胆管造影等检查。

(三)内科和外科急腹症的区别

1.内科急腹症

①患者先发烧后腹痛,或腹痛开始即出现高热;②腹痛较缓,位置不明确,按压腹部或呕吐、排便、排气后疼痛减轻;③患者可有腹部压痛,但较轻微,腹痛部位不固定,无明确的腹肌紧张、压痛和反跳痛,摸不到腹部包块或肿物。

2.外科急腹症

①腹痛是首发症状,开始时不发热,随后才出现发热(体温 38～40℃);②腹痛常突然发生,且剧烈难忍受,进展快,改变体位时疼痛缓解不明显;③腹痛部位明确固定,拒按;④有明显的腹肌紧张、压痛和反跳痛;⑤可摸到腹部包块或肿物。

(四)治疗方法

1.禁食、输液,纠正水、电解质和酸碱平衡紊乱

2.对症治疗

病因诊断未明确前,禁用吗啡、派替啶、阿托品等药物,以免延误诊断。

疑有肠穿孔、肠梗阻或阑尾炎者,禁用泻剂或灌肠。根据病因和症状做相应处理:止痛可用一般镇静剂,维生素 K_3 或针刺治疗;如肠痉挛给予解痉药(表 11-3);胆道蛔虫症或蛔虫性部分肠梗阻,可用解痉止痛药等治疗;有休克应积极抗休克;有胃肠梗阻者应予胃肠减压等治疗。

表 11-3　常用胃肠解痉药

抗胆碱药	剂量/(mg/次),次数/(次/d)	禁忌证	主要不良反应
颠茄	10～30(最大 50),3 次	前列腺肥大、青光眼	口干、皮肤潮红干燥、心率加快、眼压增高、视力模糊、排尿困难等
阿托品	0.3～0.6(最大 1),3 次	前列腺肥大、青光眼、幽门梗阻	
山莨菪碱(654—2)	5～10,3 次	脑出血、颅内高压及青光眼	
丁溴东莨菪碱(解痉灵)	20,4 次	前列腺肥大、青光眼、幽门梗阻、严重心脏病、幽门狭窄	
丙胺太林	15,3～4 次	手术前和青光眼	

3.针对病因的治疗

炎性病变应根据病因,合理选用抗生素控制感染;由寄生虫引起者应驱虫治疗;有些病变如绞窄性肠梗阻、胃肠道穿孔、坏死性胰腺炎、急性阑尾炎等应及时进行手术治疗。

四、呕血与便血

【案例导入 11-3】

患者男,65 岁,上腹间断痛 10 余年,在餐后半小时较明显,持续 2～3h,可自行缓解。近 2 周加重,呕血、黑便 6h 入院。查体:BP 90/70 mmHg,神清,面色稍苍白,四肢湿冷,无出血点和蜘蛛痣,化验:Hb 82g/L,大便隐血强阳性。

请分析：

二维码 11-9
案例导入
11-3 分析

(1)该疾病的诊断是什么？
(2)该疾病需与哪些疾病鉴别？
(3)进一步做哪些检查？
(4)该患者应该如何治疗？

消化道出血经口腔呕出，称为呕血。消化道出血时，血从肛门排出、血呈鲜红、暗红或柏油样，或粪便带血，均称为便血。出血量少，不造成粪便颜色改变，须通过隐血试验才能查出者，为隐血便。成人出血>10ml/d 时，粪便隐血试验出现阳性。出血量 50～100ml/d 者，可出现黑粪，是由于血红蛋白与肠内硫化物形成硫化铁，导致粪色黑而发亮，称柏油样便。胃内储积血量 250～300ml 时，可引起呕血。失血可导致周围循环衰竭、贫血及发热。

(一)消化道出血常见病因

1. 常见的呕血病因

食管疾病如食管炎、食管黏膜撕裂症等；胃及十二指肠疾病如胃十二指肠溃疡、慢性胃炎和急性胃黏膜病变等；肝、胆、胰腺疾病如肝硬化门静脉高压所致食管-胃底静脉曲张破裂出血、肝癌等；血液系统疾病如再生障碍性贫血、急性白血病、血小板减少、血友病等。

最主要有三大原因：消化性溃疡、食管-胃底静脉曲张破裂出血、急性胃黏膜出血。

2. 常见的便血病因

上消化道疾病引起出血后均可有便血。下消化道出血常见病因有小肠疾病有肠结核、肿瘤、血管瘤、米格(Meckel)憩室炎或急性出血性坏死性小肠炎；结肠疾病有急性细菌性痢疾、阿米巴痢疾、慢性非特异性结肠炎、结肠癌、结肠息肉等；直肠疾病有直肠损伤、非特异性直肠炎、直肠息肉、直肠癌等；肛门疾病有痔、肛裂、肛瘘等。

(二)诊断要点

1. 临床表现

急性出血量超过 400～500ml，可出现冷汗、四肢厥冷、心慌、脉搏增快等全身症状；短时间内出血量超过 1000ml，可出现急性周围循环衰竭表现如脉搏频弱、血压下降、呼吸急促、休克等，应积极抢救。

2. 辅助检查

血常规检查、肝功能检查，有助于肝硬化所致食管-胃底静脉曲张破裂出血的诊断；血小板计数低、白细胞计数有异常、凝血试验异常者结合骨髓检查有助于血液病及出血性疾病的诊断。B超和CT检查对肝胆和胰腺病变等可提供较可靠的诊断依据。X线钡餐检查对食管-胃底静脉曲张、消化性溃疡、肿瘤等确诊有重要价值。选择性动脉造影主要用于纤维内镜检查，当无阳性发现，而患者仍有活动性出血时，造影剂溢出的部位，即是出血的部位。

(三)治疗要点

对出血的患者应密切观察生命征变化，特别是脉搏和血压的变化。

1. 一般急救措施

①应卧位休息，保持呼吸道通畅，必要时吸氧、禁食；②严密监测患者生命体征，观察呕血与黑粪情况。定期复查血红蛋白浓度、红细胞计数、红细胞压积与血尿素氮等指标，必要

时行中心静脉压测定,根据情况进行心电监护。

2.积极补充血容量

尽快建立有效的静脉输液通道,补充血容量。立即查血型、配血及备血,根据病情决定是否需要输血。急性失血性周围循环衰竭需要输血,在配血过程中,可先输平衡液或葡萄糖盐水。遇血源缺乏时,可用右旋糖酐或其他血浆代用品暂时代替输血。紧急输血指征:①患者出现晕厥,心率大于 120 次/min,或收缩压低于 90mmHg(或较基础血压下降 25%);②血红蛋白低于 70g/L 或红细胞压积低于 25%。

3.止血措施

针对病因进行治疗,常见的止血药物见血液系统章节。消化道的出血常用的治疗措施有:①抑制胃酸分泌药物如质子泵抑制剂、H_2 受体阻断剂等;②内镜治疗如激光、热探头、高频电灼、微波及注射疗法等;③手术治疗;④介入治疗如血管栓塞治疗。

五、腹 泻

【案例导入 11-4】

患儿,男,1 岁,发热、腹泻、呕吐 3d。患儿 3d 前无明显诱因突然高热 39℃,半天后开始腹泻和呕吐,大便每天 10 次以上,为黄色稀水便,蛋花汤样,无黏液及脓血,无特殊臭味,呕吐每天 3~5 次,胃内容物,非喷射性,曾用新霉素治疗无好转。病后食欲差,尿少,近 10h 无尿。查体:急性重病容,面色发灰,皮肤弹性差,眼窝明显凹陷,哭无泪,肢端凉。实验室检查:Hb 110g/L,WBC $8.6×10^9$/L,PLT $200×10^9$/L;粪便常规偶见白细胞。

请分析:

(1)该患者初步诊断是什么疾病?

(2)需要进一步做哪些检查?

(3)该患者应该如何治疗?

二维码 11-10 案例导入 11-4 分析

腹泻是指排便频率增加,大便稀薄或呈脓血状,是由肠黏膜吸收障碍与炎性分泌物增加,肠蠕动过速所致。

(一)腹泻按病因分类

1.感染性腹泻

多由细菌、真菌、病毒、原虫、寄生虫感染或食物中毒等引起。

2.炎症性肠病

由直肠或结肠溃疡、肿瘤或炎症引起。

3.消化性腹泻

由消化不良、吸收不良或暴饮暴食所致。

4.激惹性或旅行者腹泻

常由外界的各种刺激所致,如受寒、过食海鲜、油腻或辛辣食物刺激等。

5.激素性腹泻

由结肠过敏或由肠肿瘤产生过多的激素所致。

6. 菌群失调性腹泻

由肠道正常细菌的数量或比例失去平衡所致,一般多由长期应用广谱抗生素、肾上腺皮质激素诱发。

7. 功能性腹泻

由精神因素如紧张、激动、惊吓等引起。

(二)诊断要点

1. 根据病史、临床表现可做出初步诊断

急性腹泻要进一步确诊可选做粪便细菌培养、病毒分离和特异性的血清病毒抗体检测。

2. 辅助检查

慢性腹泻患者一般宜先行直肠或乙状结肠镜检查,必要时做纤维结肠镜或纤维小肠镜检查,对肠道病变有明确的诊断价值。怀疑胆道和胰腺病变时,做内镜逆行胰胆管造影(ERCP)有重要价值。X线钡餐、钡灌肠检查和腹部平片,对消化道有无器质性病变和病变部位常有明确的诊断价值。B超、CT或MRI(核磁共振)常可了解肝、胆、胰等内脏病变,对消化系统肿瘤引起的腹泻尤有价值。

(三)治疗措施

1. 非处方药

①感染性腹泻,首选小檗碱,药用炭(可吸附肠道内气体、细菌和毒素)或鞣酸蛋白(减轻炎症,保护肠道黏膜)。②消化性腹泻应选用胰酶、胃蛋白酶,伴有腹胀可选用乳酶生或二甲硅油。③激惹性腹泻可选用八面体蒙脱石,并注意保暖、控制饮食(少食生冷、油腻、辛辣食物),同时服用乳酶生或微生态制剂。④肠道菌群失调性腹泻可补充微生态制剂,如双歧杆菌、乳酸杆菌、双歧杆菌三联活菌片等。

2. 处方药

①感染性腹泻,对细菌感染者应选用庆大霉素、喹诺酮类药;病毒性腹泻者使用抗生素或微生态制剂基本无效,应选用抗病毒药,如阿昔洛韦、伐昔洛韦等;腹痛较重或反复呕吐腹泻,可服用山莨菪碱或颠茄片。②激惹性腹泻可选用硝苯地平片,促进肠道吸收水分,抑制胃肠运动和收缩。③功能性腹泻首选哌啶胺或地芬诺酯,抑制肠蠕动,延长肠内容物的滞留时间,抑制大便失禁和便急,减少排便次数,增加大便的稠度。④肠易激综合征可选用胃肠道钙通道阻滞剂如匹维溴铵,5-HT$_3$受体阻断剂阿洛司琼,降低直肠扩张或受损,缓解腹痛或不适。

3. 治疗注意事项

腹泻易导致体内水、电解质发生紊乱,尤其是低血钾,可影响心功能,故应特别注意补充;水过多丢失可导致血液黏稠、血流缓慢,因而易诱发脑血管病;某些药物不宜联合应用,如小檗碱不宜与鞣酸蛋白合用,微生态制剂不宜与抗生素、药用炭、小檗碱和鞣酸蛋白同时应用;药用炭可影响儿童的营养吸收,也影响维生素、抗生素、生物碱、乳酶生及各种消化酶的疗效。

六、黄疸

【案例导入 11-5】

患者,女,50岁,因间歇发作性腹痛、黄疸、发热3个月而入院。患者3个月前无明显诱因,餐后突然上腹痛,向后背、双肩部放射,较剧烈,伴发热 38℃ 左右,次日发现巩膜、皮肤黄染。半年前因"慢性胆囊炎、胆囊结石"行胆囊切除术。实验室检查:WBC 5.0X10⁹/L, Hb 161g/L,尿胆红素(一),TBIL(总胆红素)29.8μmol/L,(正常值 1.7~20.00μmol/L),DBIL(直接胆红素)7.3μmol/L(正常值<6.00μmol/L);B 超:脂肪肝。

请分析:

(1)该疾病的诊断是什么?

(2)应该和哪些疾病鉴别?

(3)进一步做哪些检查?

(4)该患者应该如何治疗?

二维码 11-11
案例导入
11-5 分析

黄疸是由于血清中胆红素升高致使皮肤、黏膜和巩膜以及其他组织和体液发生黄染的一种临床征象。当血中胆红素超过正常值而肉眼未能观察到黄疸时,叫作隐性或亚临床黄疸。黄疸不是一个独立的疾病,是由肝脏、胆囊、胰腺等处的多种疾病引起的一种征象。

(一)黄疸的类型

1.溶血性黄疸

凡能引起红细胞大量破坏而产生溶血的疾病,均能引起溶血性黄疸。常见疾病有两大类:

(1)先天性溶血性贫血　如地中海贫血(血红蛋白病)、遗传性球形红细胞增多症。

(2)后天性获得性溶血性贫血　如自身免疫性溶血性贫血、葡萄糖-6-磷酸脱氢酶缺乏症(蚕豆病)、异型输血后溶血、新生儿溶血、恶性疟疾、伯氨喹等药物、蛇毒、毒蕈中毒等引起的溶血、阵发性睡眠性血红蛋白尿等。

2.肝细胞性黄疸

各种肝脏疾病,如病毒性肝炎、中毒性肝炎、药物性肝病、各型肝硬化、肝癌、败血症及钩端螺旋体病等,都可因肝细胞发生弥漫性损害而引起黄疸。

3.阻塞性黄疸

根据阻塞的部位可分为肝外胆管阻塞及肝内胆管阻塞两类。

(1)引起肝外胆管阻塞的常见疾病　有胆总管结石、狭窄、炎性水肿、蛔虫、肿瘤及先天性胆道闭锁等;引起胆管外压迫而导致胆总管阻塞的常见疾病或原因有胰头癌、胰头增大的慢性胰腺炎、胆总管癌、肝癌以及肝门部或胆总管周围肿大的淋巴结(癌肿转移)等。

(2)引起肝内胆管阻塞的常见疾病　又可分为肝内阻塞性胆汁淤积与肝内胆汁淤积。前者常见于肝内胆管泥沙样结石、癌栓(多为肝癌)、华支睾吸虫病等;后者常见于毛细胆管型病毒性肝炎、药物性胆汁淤积症(如氯丙嗪、甲睾酮、口服避孕药等)、细菌性脓毒血症、妊娠期复发性黄疸、原发性胆汁性肝硬化及少数心脏或腹部手术后等。

(二)诊断要点

1.根据病史、临床表现及实验室检查

肝功能、尿、粪常规帮助黄疸病因的鉴别见表 11-4。

表 11-4　常见黄疸的类型及实验室检查

项目	总胆红素/(μmol/L)	非结合胆红素/(μmol/L)	结合胆红素/(μmol/L)	尿胆原	尿胆红素	颜色	粪胆原
健康人	3.4～17.1	1.7～10.2	0～6.8	1∶20(－)	(－)	黄褐色	正常
溶血性黄疸	升高＋＋	升高＋＋	升高＋/正常	强(＋)	(－)	加深	增加
阻塞性黄疸	升高＋＋	升高＋/正常	升高＋＋	(－)	(＋)	变浅/灰白色	下降＋/消失
肝细胞性黄疸	升高＋＋	升高＋/正常	升高＋	(＋)/(－)	(＋)	变浅/正常	下降＋/正常

2. 免疫学检查

主要用于肝性黄疸的检测,常见的项目有免疫球蛋白、甲胎蛋白、自身抗体测定和病毒性肝炎特异性标志物的检查。

3. 血液学检查

主要用于溶血性黄疸的检查,除贫血外,周围血中网织红细胞增加(常在5%～50%,可达90%以上),有多染性红细胞出现时,间接胆红素一般也明显升高。骨髓检查显示有核红细胞增生等代偿性改变。

4. 其他检查

腹部B超有助于了解肝、胆的大小和形态。经十二指肠镜逆行胰胆管造影(ERCP)和经皮肝穿胆管造影(PTC)可显示胆道梗阻的部位和范围,有助于肝内、肝外梗阻性黄疸的鉴别。腹部CT可显示肝胆胰等腹内脏器的断层图像,对肝脏和胰腺内有无占位性病变以及胆管和胆囊是否扩张有较大参考价值,有助于梗阻性黄疸的病因诊断。

(三)治疗要点

黄疸发生的原因不同,在治疗上,应该根据发生的原因选择合理的方法进行治疗。

1. 溶血性黄疸

①新生儿可采用输血、光疗等;②成人可采用输注低分子右旋糖酐、输入用经生理盐水洗涤的红细胞,或采用雄激素、泼尼松等药物治疗和骨髓移植等。

2. 肝细胞性黄疸

根据肝脏疾病的特点,选择合理的治疗方法。

3. 阻塞性黄疸

肝外胆道梗阻适宜手术治疗,肝细胞性黄疸一般以内科治疗为主。

 知识链接

黄疸的类型

黄疸可根据血红素代谢过程分为三类:肝前性黄疸(溶血性黄疸):大量红细胞被破坏,非结合胆红素生成过多而引起的黄疸。肝源性黄疸:肝细胞病变以致胆红素代谢失常而引起的黄疸。肝后性黄疸(阻塞性黄疸):肝内或肝外胆管系统发生机械性梗阻,影响胆红素的排泄,导致以结合胆红素升高为主而引起的黄疸。在临床上的鉴别主要通过实验室检查。

七、消化性溃疡

【案例导入 11-6】

二维码 11-12
消化性溃疡
（上）

患者,男,40 岁,1 年前开始上腹隐痛,伴腹胀、嗳气。上腹痛多在进餐后出现,持续 1h 左右可减轻或缓解,症状时好时坏。近 2 周患者自觉上腹痛及腹胀加重,并排少量黑便。查体 T 36.5℃,P 81 次/min,R 19 次/min,BP 110/80mmHg。皮肤黏膜无苍白、黄染,心肺无异常,腹软,左上腹轻压痛,无反跳痛,肝脾未触及,肠鸣音正常,双下肢无水肿。

请分析:

(1)该疾病的诊断是什么?

(2)应该和哪些疾病鉴别?

(3)进一步做哪些检查?

(4)该患者应该如何治疗?

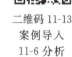

二维码 11-13
案例导入
11-6 分析

消化性溃疡,因溃疡的形成和发展与胃液中胃酸和胃蛋白酶的消化作用有关而得名。95%～99%的消化溃疡发生在胃或十二指肠,故又分别称为胃溃疡或十二指肠溃疡。胃溃疡是由防御因子的作用减弱、攻击因子的力量相对增强而引起的。而十二指肠溃疡是作为攻击因子的胃酸分泌增加引起的。临床上以慢性病程、周期性发作、节律性上腹痛为特点,多为烧灼样痛,多位于中上腹、偏左或偏右;与饮食有明显的关系,胃溃疡多在餐后 0.5～2h 出现,至下次进餐前消失。十二指肠溃疡多在餐后 4h 出现,至下次进餐后或服用制酸药物后缓解,即空腹或夜间痛。消化性溃疡可并发出血、穿孔、梗阻及癌变。

(一)常见病因

(1)幽门螺旋杆菌(Hp)是消化性溃疡的主要原因,十二指肠溃疡中几乎 100% 为幽门螺杆菌阳性,胃溃疡约 80% 为 Hp 阳性。

(2)胃酸和胃蛋白酶的侵袭作用,尤其是胃酸的作用,是主要损伤黏膜的因子,在溃疡形成中起关键作用。

(3)药物作用,如阿司匹林、吲哚美辛、利舍平、肾上腺皮质激素等,对胃十二指肠黏膜有损害作用。

(4)其他因素如应激,吸烟以及持续、过度的精神紧张,劳累,情绪激动等神经精神因素也是溃疡的发生和复发的重要原因。

(二)诊断要点

典型的慢性、周期性、节律性上腹痛是诊断的重要线索,胃镜检查是诊断消化性溃疡最可靠、直接的方法,不能接受胃镜检查者可行 X 线钡餐检查。

(三)治疗要点

治疗目标是消除病因,解除症状,促进愈合,防止复发,避免并发症。

1.一般治疗

注意起居、饮食规律,避免刺激性食物,忌烟酒,禁用能损伤胃黏膜的非甾体消炎药,如阿司匹林、吲哚美辛、保泰松等。

2.药物治疗

根除 Hp 治疗后以继续抑酸治疗为宜,疗程原则上为胃溃疡 6～8 周,十二指肠溃疡 4～6 周。常用药物包括:①抑酸药,主要有两类:H_2 受体拮抗剂,包括雷尼替丁和法莫替丁等;质子泵抑制剂,常用的有奥美拉唑、兰索拉唑、雷贝拉唑等。②根除幽门螺杆菌药物:质子泵抑制剂或铋剂加两种有效抗生素。常用的抗生素有阿莫西林、克拉霉素、甲硝唑、呋喃唑酮、四环素。③黏膜保护药物:常用的有硫糖铝、枸橼酸铋钾、前列腺素类药物等。

3.内镜止血治疗

适用于有活动出血的溃疡。方法有激光、热探头、高频电灼、微波及注射等疗法。

二维码 11-14
消化性溃疡
(下)

4.手术治疗

对并发大量或反复出血内科治疗无效、发生急性穿孔、器质性幽门梗阻、内科治疗无效的顽固性溃疡或疑有癌变者可采用手术治疗。

八、慢性胃炎(选学)

慢性胃炎系指各种原因引起的以胃黏膜炎细胞浸润为特征的胃黏膜慢性炎症,其临床表现缺乏特异性,常有上腹饱胀、疼痛、不适、食欲下降等消化道症状。慢性胃炎是一种常见病、多发病,其发病率在各种胃病中居首位。自纤维内镜广泛应用以来,对本病的认识有明显提高。

(一)常见类型

1.浅表性胃炎(非萎缩性胃炎)

主要病变在胃窦,炎细胞浸润局限于胃小凹的黏膜固有层的表层,深层的腺体保持完整。大多数与幽门螺杆菌感染有关。

2.萎缩性胃炎

又分为 A 型和 B 型。A 型病变在胃体,伴有恶性贫血,可检出内因子抗体和壁细胞抗体,与自身免疫有关。B 型病变在胃窦,主要与幽门螺杆菌感染有关,其次是理化因素和饮食因素。炎症深入黏膜固有层时影响腺体,使之萎缩,胃黏膜层变薄,黏膜皱襞平坦或消失,可为弥漫性,也可呈局限性。可发生肠腺上皮化生和假性幽门腺化生。

3.特殊类型的胃炎

包括理化因素所致的胆汁反流性胃炎、药物性胃炎等。

(二)病因

1.幽门螺旋杆菌感染

目前认为是慢性胃炎的主要病因,在慢性胃炎中检出率达 95％ 以上。幽门螺杆菌能产生多种致病因子,包括尿素酶、空泡细胞毒素、细胞毒素相关蛋白、脂多糖等,对胃黏膜产生局部的炎症和免疫反应,使胃黏膜受损,而损害的胃黏膜更易遭受胃酸、胃蛋白酶的侵袭。

2.自身免疫因素

萎缩性胃炎特别是胃体胃炎患者的血清中能检测出自身免疫抗体,如壁细胞抗体。胃黏膜萎缩伴恶性贫血患者血清中能检出内因子抗体。以上均可导致壁细胞减少,胃酸分泌减少甚至缺失。

3.其他因素

胰液、胆汁中的消化酶等破坏胃黏膜屏障,高盐饮食和缺乏蔬菜水果与胃黏膜萎缩和肠上皮化生的发生密切相关。各种理化因素,如长期吸烟、酗酒、饮浓茶、饮咖啡,进食过冷、过热及粗糙食物,长期服用非甾体类消炎药等也可导致炎症。

(三)诊断要点

胃炎确诊主要依据胃镜所见和胃黏膜组织病理检查,来确定胃炎的类型,并常规做幽门螺杆菌检查。若怀疑为萎缩性胃炎,应做抗壁细胞抗体、抗内因子抗体检测及维生素 B_{12} 吸收试验。

(四)治疗要点

1.消除病因

祛除各种可能致病的因素,如避免进食对胃黏膜有强烈刺激的食物及药品,戒烟忌酒。注意饮食卫生,防止暴饮暴食。积极治疗口、鼻、咽部的慢性疾患。

2.消除或削弱攻击性因子

(1)根除幽门螺杆菌 一线治疗方案为质子泵抑制剂(PPI)或含铋剂加两个敏感抗生素(阿莫西林、克拉霉素、甲硝唑、呋喃唑酮、四环素等),如奥美拉唑 20mg/枸橼酸铋钾 220mg/ 雷尼替丁枸橼酸铋＋阿莫西林 1.0＋克拉霉素 0.5,2 次/d,疗程 7～14d。可用 H_2 受体拮抗剂代替质子泵抑制剂,但根治率会降低。采用一线治疗方案失败者,二线方案主要包括 PPI＋铋剂＋两种抗生素的四联疗法,二线治疗中的抗生素建议主要采用甲硝唑、四环素和呋喃唑酮等。

(2)其他因素 如胆汁反流可给予具有胆汁吸附作用的铝碳酸镁。由服用非甾体类抗炎药引起者应停用或同时给予抑酸药,如质子泵抑制剂。避免饮用浓茶、咖啡及酗酒等。避免进食过于粗糙的食物。

3.增强胃黏膜防御能力

可选用抗酸剂如氢氧化铝、铝碳酸镁等,黏膜保护剂如硫糖铝、铋剂、前列腺素类等。

4.动力促进剂

适用于以上腹部饱胀等症状为主者。

5.其他

对伴有恶性贫血者可注射维生素 B_{12} 治疗。对于有肠化生和非典型增生者可考虑给予 β胡萝卜素、维生素 C、维生素 E、叶酸等抗氧化维生素,以及锌、硒等微量元素,可能帮助逆转病变。同时应定期做内镜检查随访。也可选择中医辨证施治。

6.手术治疗

慢性萎缩性胃炎伴重度异型增生多认为系癌前病变,有研究表明应手术治疗。

九、病毒性肝炎(选学)

病毒性肝炎是由多种肝炎病毒引起的以肝损害为主要表现的全身性传染病。按病原学分类,目前已确定的有甲型、乙型、丙型、丁型、戊型肝炎,分别由相应的肝炎病毒引起。各型肝炎病毒均可引起急性肝炎。甲型和戊型肝炎仅引起急性肝炎,部分急性乙型、丙型、丁型肝炎可转为慢性肝炎,极少数呈重症经过。按临床经过分 5 型:急性肝炎(黄疸型及无黄疸型)、慢性肝炎、重症肝炎、淤胆型肝炎、肝炎肝硬化。主要表现有发热、乏力、黄疸。消化道症状有食欲缺乏、厌油、恶心或呕吐,常有上腹部不适、腹胀、便秘或腹泻、肝脏肿大及疼痛。慢性肝炎多有脾肿大、蜘蛛痣、肝掌及明显痤疮,且可并发肝硬化、肝癌等。

传染源与传播途径:甲型和戊型肝炎的传染源是急性患者和隐性感染者,主要经粪－口途径传播;乙型、丙型和丁型肝炎的传染源分别是急性、慢性肝炎(含肝炎后肝硬化)患者和病毒携带者。乙型肝炎以血液传播为主,还有母婴垂直传播、生活上的密切接触及性接触传播;丙型和丁型肝炎主要通过血液传播。各型肝炎潜伏期不同,如甲型肝炎平均为 3 周,乙型肝炎平均为 3 月。

(一)诊断要点

1.病史及临床表现为诊断基础

发现乙肝表面抗原阳性,并不代表患病,若无肝炎症状和体征,肝功能等各项检查正常,则为病毒携带者,可因生活习惯不好、免疫力差等原因成为乙肝患者,且有肝硬化和肝癌的危险。因此,可指导非活动 HBsAg 携带状态者,每 6~12 个月检查 1 次转氨酶,HBsAg 阳性且 HBV DNA 阳性者,每 3~6 个月检查 1 次转氨酶,这样能够及时发现病情的活动,以便及时治疗。

2.实验室检查

①肝功能检查可了解肝脏损害程度,如肝损伤时血清丙氨酸转氨酶(ALT)、天门冬氨酸转氨酶(AST)明显升高,白蛋白降低,球蛋白升高,凝血酶原时间延长。②黄疸者血清胆红素检查升高、尿胆红素及尿胆原阳性。③病原学检查:有助于分型,如甲型肝炎检测血清抗-HAV IgM,乙型肝炎检测如表 11-5 所示,戊型肝炎检测抗-HEV IgM 等。

表 11-5　乙肝病毒标志物检测及意义

HBsAg	抗-HBsAg	HBeAg	抗-HBeAg	抗 HBcAg	意　义
＋	－	＋	－	－	急性 HBV 感染早期,HBV 复制活跃
＋	－	＋	－	＋	急慢性 HBV 感染早期,HBV 复制活跃(所谓的大三阳)
＋	－	＋	－	＋	急性 HBV 感染早期,HBV 复制中度
＋	－	－	＋	＋	急性 HBV 感染早期,HBV 复制低(所谓的小三阳)
－	－	－	－	＋	既往感染或窗口期
－	－	－	－	＋	抗 HBsAg 出现前阶段,HBV 复制低
－	＋	－	－	＋	HBV 感染恢复期
－	＋	－	－	＋	HBV 感染早期
＋	－	－	－	－	急性 HBV 感染早期
－	＋	－	－	－	既往感染或疫苗接种有效

(二)治疗要点

各型肝炎的治疗原则均以足够的休息、适当的营养为主,辅以抗病毒、保肝降酶、免疫调节等药物治疗,并忌酒、忌用损害肝脏的药物。

1.急性肝炎急性期

对于乙型、丙型肝炎宜早期应用干扰素或长效干扰素进行抗病毒治疗,并可同时加用利巴韦林。

2.慢性肝炎

应用降转氨酶药如联苯双酯、垂盆草中药等。抗病毒药如干扰素,核苷类药如拉米夫定、阿昔洛韦等。免疫调节剂如胸腺素、转移因子。中药可酌情采用等。

3.重型肝炎

采用以支持和对症治疗为基础的综合治疗,应用肝细胞生长因子或胰高血糖素-胰岛素疗法等促进肝细胞再生,防治并发症。

4.淤胆型肝炎

治疗与急症相似,黄疸持续不退时可加用糖皮质激素。

5.肝炎肝硬化

脾功能亢进或门脉高压明显时,可选用手术或介入治疗。

(三)预防要点

应采取以切断传播途径为重点的综合性预防措施,如重点抓好水源保护、饮水消毒、食品卫生、粪便管理等,对切断甲型肝炎的传播有重要意义;对乙型和丙型肝炎,重点在于防止其通过血液和体液的传播。高危人群中也可注射各种疫苗预防。

十、肠道寄生虫感染(选学)

肠道寄生虫病就是寄生虫在人体肠道内寄生而引起的疾病。常见的有原虫类和蠕虫类。肠道寄生虫的种类多,在人体内寄生过程复杂,其各发育期不一定都在肠道,因此,引起的病变也就并不限于肠道。肠道寄生虫病可导致消瘦和严重程度不等的胃肠道症状如腹痛、呕吐、消化不良等。不同的肠道寄生虫还会造成不同的危害。

大多数肠道寄生虫感染总是同当地的卫生条件、生活习惯、健康意识、经济水平和家庭聚集性等因素有关。自然界的气温、雨量以及人们的生产生活习惯是流行病学上的重要的因素。传播方式有直接传播、土源性传播、生物源性传播,大多数是直接传播。不良的饮食习惯,如吃清洗不干净的瓜果、蔬菜,饭前、便后不洗手等均可使虫卵通过食物、水源、食具而进入肠道。虫卵或蚴虫进入人体后逐渐发育为成虫,然后排卵,成为传染源。

(一)常见寄生虫病的特点

1.蛔虫病

蛔虫病是人体内最常见的寄生虫之一。成虫寄生于小肠,虫卵随粪便排出体外。人吞食被污染的食物后,大部分虫卵被胃酸杀灭,少数进入小肠,发育成幼虫,幼虫依次侵入肠黏膜毛细血管、门静脉、肺泡、支气管、气管,上升至咽喉,然后被吞入胃,到达小肠发育为成虫,导致肠黏膜损伤。传染源是蛔虫病患者和感染者。临床上绝大多数病例无任何症状,幼虫期可引起肺部炎症,如发热、咳嗽、哮喘等;成虫期主要以反复发作的脐周腹痛最常见。严重感染的儿童,常可引起营养不良、智能和发育障碍。蛔虫有钻孔习性而可产生各种并发症,如胃十二指肠蛔虫、胆道蛔虫、肠梗阻、肠穿孔和腹膜炎等。粪便中检查出虫卵,即可确诊。

2.钩虫病

钩虫的幼虫生活在泥土中,通过皮肤接触感染。成虫寄生于小肠上段,以吸血为生,可致贫血等症状。钩虫卵在泥土中发育成杆状蚴、丝状蚴。当人接触泥土或农作物时,丝状蚴通过皮肤侵入人体,引起局部钩蚴皮炎,依次经皮下毛细血管和淋巴管、肺、支气管、气管到喉部,随吞咽进入食管、胃到达小肠,发育为成虫,导致肠黏膜损伤。传染源为钩虫病患者和感染者。临床上以贫血、营养不良、胃肠功能失调为主要表现,重者可致发育障碍及心功能不全,有些患者有异食癖现象。粪便中可查到钩虫卵。若有贫血应补充铁剂。

3. 蛲虫病

吞食的虫卵在十二指肠内孵出幼虫,沿小肠到达结肠发育为成虫,造成肠黏膜损伤。儿童往往通过自身感染,主要引起肛门和会阴部皮肤瘙痒。蛲虫虽不是组织内寄生虫,但有异位寄生现象,除侵入肠壁组织外,还可侵入生殖器官,引起阴道炎、子宫内膜炎、输卵管炎。根据蛲虫在肛周产卵的特性,如在肛门周围发现白色的线头样小虫可确定诊断。可用透明胶纸法或棉签拭子法于清晨排便或洗澡前在肛周收集虫卵。

4. 阿米巴痢疾

阿米巴痢疾是由致病性溶组织阿米巴原虫侵入结肠壁后所致的以痢疾症状为主的消化道传染病。病变多在回盲部结肠。人吞食被阿米巴包囊污染的水或食物后,包囊在小肠内释放出小滋养体,定居并侵入肠壁变为大滋养体,造成肠壁细胞损害。原虫亦可由肠壁经血流－淋巴或直接迁徙至肝、肺、脑等脏器成为肠外阿米巴病,尤以阿米巴肝脓肿最为多见。慢性患者、恢复期患者及包囊携带者是本病主要传染源。多数为无症状的病原体携带者。本病易引起肠出血、肠穿孔、阑尾炎、结肠炎、肝脓肿等肠内外并发症。临床上以腹痛、腹泻、排有腥臭味暗红色果酱样便为特征。粪便检查发现阿米巴包囊呈小滋养体或大滋养体可确诊。

(二)防治要点

出现疾病相关症状需要到医院明确诊断,并在医生的指导下进行治疗。应使用驱虫药治疗肠道寄生虫病,一种驱虫药通常可以对几种不同的肠道寄生虫发挥作用。服用驱虫药后,寄生虫可随大便排出。目前的驱虫药多数都对成虫有效,但对虫卵和幼虫不能彻底消灭。少数驱蛔虫的药会引发患者体内的蛔虫游走,造成腹痛或口吐蛔虫,严重者会引起窒息,应及时向医生咨询。孕妇不宜服用驱虫药,幼童需根据医生的指示进行治疗。提倡集体驱虫,尤其是在中小学群体中。这样既可对已感染者进行集体治疗,又能对未感染者进行预防,能彻底根除感染源(表11-6)。

表 11-6 肠道寄生虫病常用药物

药物名称	剂量/(mg/次)及次数/(次/d)	作用与用途	主要不良反应
		驱肠虫药	
甲苯达唑(安乐士)	治疗不同寄生虫病有不同的用法用量,根据药品说明书服用	广谱驱虫药,治疗蛲虫病、蛔虫病、钩虫病、鞭虫病等	少数有胃部刺激、乏力、皮疹、剥脱性皮炎、吐蛔等
阿苯达唑(肠虫清)	治疗不同寄生虫病有不同的用法用量,根据药品说明书服用	高效广谱驱虫药,治疗蛲虫、蛔虫、钩虫、鞭虫及各型囊虫病	可有头痛、恶心、呕吐、口干、乏力等
左旋咪唑	治疗不同寄生虫病有不同的用法用量,根据药品说明书服用	广谱驱虫药,主要用于驱蛔虫和钩虫	可引起头痛、恶心、腹痛等
噻嘧啶(抗虫灵)	治疗不同寄生虫病有不同的用法用量,根据药品说明书服用	高效广谱驱虫药,用于驱蛔虫、蛲虫、钩虫或混合感染	可有轻度恶心、眩晕、腹痛、畏寒等

续表

药物名称	剂量/(mg/次)及次数/(次/d)	作用与用途	主要不良反应
		抗阿米巴病药	
双碘喹啉	治疗不同寄生虫病有不同的用法用量,根据药品说明书服用	直接杀灭阿米巴滋养体,并抑制肠内共生菌	可见消化道症状;偶可引起视神经萎缩
甲硝唑（灭滴灵）	治疗不同寄生虫病有不同的用法用量,根据药品说明书服用	为硝基咪唑类药	可见消化道症状
替硝唑	治疗不同寄生虫病有不同的用法用量,根据药品说明书服用	同甲硝唑	同甲硝唑

本章小结

1.消化系统由消化管[口腔、咽、食管、胃、小肠（十二指肠、空肠、回肠）和大肠（盲肠、阑尾、结肠、直肠、肛管）]和消化腺（小消化腺和大消化腺）组成。

2.胃是消化管的最膨大部分,两个口分别是贲门和幽门,两个弯为胃小弯和胃大弯。

3.阑尾的体表投影一般在右髂前上棘与脐连线的外 1/3 与内 2/3 交点处,称为 McBurney 点。

4.肝是人体中最大的消化腺,肝具有分泌胆汁、贮存糖原、解毒和吞噬防御等功能,在胚胎时期还有造血功能。

5.胰的外分泌部的腺细胞分泌胰液,胰液中含有多种消化酶。其内分泌部分泌的胰岛素参与糖代谢的调节。

6.食物的消化过程包括口腔内消化、胃内消化、小肠内的消化和大肠内消化。

7.小肠是营养物质吸收的主要部位,尤其是十二指肠及空肠。营养物质通过血液和淋巴两条途径吸收。

8.消化系统常用诊疗方法有消化道内镜检查、X线检查、B型超声检查、大便常规检查、肝功能检查、血和尿淀粉酶检查等方法。

9.腹痛可以由腹腔内外脏器的病变引起,几乎涉及各种疾病。

10.出血的判断:成人出血>10ml/d,粪便隐血试验出现阳性。出血量 50～100ml/d,可出现黑粪。胃内储积血量 250～300ml 时,可引起呕血。急性出血量超过 400 - 500ml,可出现冷汗、四肢厥冷、心慌、脉搏增快等全身症状;短时间内出血量超过 1000ml,可出现急性周围循环衰竭表现。

11.黄疸常见的类型有溶血性黄疸、肝细胞性黄疸和阻塞性黄疸。

12.消化性溃疡常见的原因为幽门螺杆菌的感染;临床特点常为慢性、周期性、节律性上腹痛。

思考题

1.简述胃液的主要成分和作用。

2.简述胆汁、胰液的主要成分和作用。

3.简述主要营养物质的吸收形式及部位。

4.为什么说小肠是消化和吸收的重要部位？

5.简述消化性溃疡的常见原因及诊断方法。

（俞淑芳　彭　兰　林爱斌　刘玉新）

二维码 11-15
测一测

第十二章　泌尿系统及其常见疾病

【学习目标】

掌握：泌尿系统组成及功能；肾脏的结构及位置；尿生成的基本过程；血尿意义及对症治疗要点；急性肾小球肾炎治疗要点。

熟悉：输尿管、膀胱、尿道结构特点；肾脏血液循环特点；尿液的理化特性；影响尿生成的因素；尿路刺激征意义及尿路感染的治疗要点；水肿意义及对症治疗要点；急性肾小球肾炎病因和临床特点。

了解：尿常规检查的意义及评定标准；尿路刺激征、血尿、水肿常见病因。

【案例导入 12-1】

患者，女，30 岁，尿频、尿急、尿痛 2h，查体：T 39.2℃，R 21 次/min，BP 17.2/10kPa，急性病容，眼睑无水肿，眼结膜无苍白，双肺呼吸音清，心界不大，P 102 次/min，律齐，双肾区叩击痛阳性。尿常规：尿蛋白(±)，白细胞 50～60/HP，成堆出现，红细胞 3～4/HP，白细胞管型 4～5/HP，血常规：白细胞计数 15×10^9/L，红细胞计数 4.7×10^{12}/L，血肌酐 92 mol/L，双肾 B 超：左肾 10.2cm×5.4cm，右肾 10cm×5.3cm，输尿管未见扩张。

请分析：

(1)该患者的初步诊断是什么？

(2)如何指导患者合理用药？

(3)平时应注意哪些情况可预防本病？

第一节　泌尿系统结构概述

泌尿系统由肾、输尿管、膀胱和尿道组成(图 12-1)。肾的主要功能是通过产生尿液，排出机体新陈代谢过程中产生的废物(如尿素、尿酸等)和多余的水分，从而调节体液，维持水、电解质及酸碱平衡，保持机体内环境的稳定。肾还有内分泌的功能(分泌肾素、促红细胞生成素、前列腺素等)。

二维码 12-2
案例导入
12-1 分析

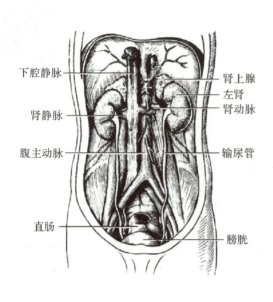

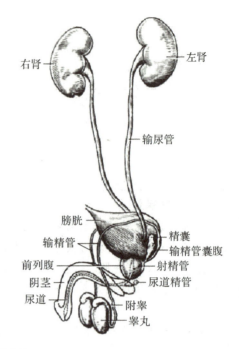

图 12-1 泌尿系统

二维码 12-3
泌尿系统
图片

一、肾

(一)肾的形态、位置和大体结构

1.肾的形态与位置

肾呈蚕豆形,左右各一,位于腹膜后面,紧贴腹后壁的脊柱两侧,上端平第11胸椎下缘,下端平第2腰椎下缘。肾分上下端、内外缘、前后面。内侧缘中部有血管、淋巴管、神经和肾盂出入肾门,出入肾门的结构合称肾蒂。由肾门向肾内续于肾窦,窦内有肾动脉、肾静脉、肾小盏、肾大盏。

2.肾的大体结构

肾脏纵轴切开,可看到两层,外层即肾皮质,内有许多细小红色点状颗粒为肾小体。肾皮质伸入到髓质之间的部分为肾柱。内层即肾髓质,呈暗红色,内有许多细小条纹为肾小管。髓质由15～20个肾椎体组成。椎体的尖端钝圆为肾乳头。包绕着1～2个肾乳头的漏斗状结构为肾小盏,每2～3个小盏集合成肾大盏,2～3个大盏汇成肾盂,出肾门后续于输尿管(图 12-2)。

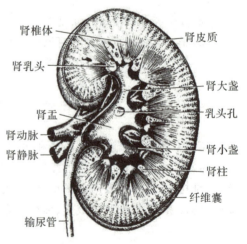

图 12-2 右肾冠状切面后面观

知识链接

肾脏体检手法

肾脏体检手法主要是双手触诊：一般采用平卧位,患者两腿屈曲并做深呼吸。检查者立于患者右侧,左手托住右腰部向上推起。右手平放在右上腹部,方向大致平行右肋缘而稍横向。于患者吸气时双手夹触肾。如触到光滑钝圆的物体,可能为肾下极。左肾检查时,左手越过患者上方而托住左腰部,右手横置左上腹部进行触诊(图12-3)。

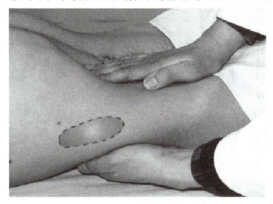

图 12-3　肾脏体检手法(双手触诊)

(二)肾的功能结构
1.肾单位

肾单位是肾的基本功能单位,它与集合管共同完成泌尿功能。每个肾约有100万个肾单位,每个肾单位包括肾小体和肾小管(图12-4)。肾小体包括肾小球(毛细血管团)和肾小囊两部分。肾小管分为近曲小管、髓祥、远曲小管。髓祥细段由扁平上皮构成,其他均为单层立方上皮。肾单位分为皮质肾单位(占85%～90%)和近髓肾单位(占10%～15%)。皮质肾单位主要与尿的生成和肾素的分泌有关,近髓肾单位主要与尿的浓缩和稀释有关。

2.集合管

集合管由远曲肾小管汇合而成,管壁为单层立方上皮。集合管汇合成乳头管,开口于肾乳头。集合管也具有重吸收和排泌作用,特别是在尿液浓缩和稀释过程中起着重要作用。由乳头管排入肾小盏的尿液称为终尿。

3.肾小球旁器

肾小球旁器由球旁细胞(其功能为分泌肾素以调节血压)、致密斑(其功能为感受钠离子浓度,以调节肾素分泌)(图12-5)和间质细胞(具有收缩和吞噬功能)组成。

(三)肾脏血液循环
1.肾血液供应特点

肾的血液循环与尿的生成密切相关,其主要特点有:①肾动脉直接来自腹主动脉,故血流量大(为1200～1400ml/min),在肾内分布不均,大部分流入皮质(占94%),有利于完成泌尿功能。②肾动脉在肾内两次形成毛细血管网,即肾小球毛细血管网(压力高,其功能为滤过生成原尿)和球后毛细血管网(缠绕于肾小管集合管周围,压力低,其功能为营养及重吸收)。

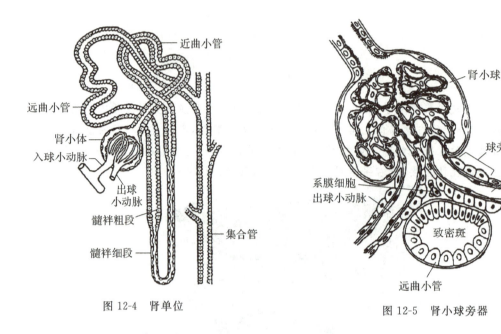

图 12-4　肾单位

图 12-5　肾小球旁器

2.肾血流的自身调节

当动脉血压在 10.64～23.94kPa(80～180mmHg)变动时,肾血流量保持相对恒定,肾小球滤过也无明显改变,为肾血流的自身调节。

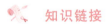 **知识链接**

肾血流的自身调节机制

当血压在一定范围内升高时,入球小动脉的平滑肌紧张性增加,血管口径缩小,肾血流量降低,同时远曲肾小管致密斑(离子感受器)感受到 Na^+ 浓度变化,将信息传递给球旁细胞,调整球旁细胞分泌肾素量,进而影响远端肾小管对钠的重吸收,使肾血流量和肾小球滤过率调整到正常(图 12-5)。当动脉血压超过上述限度时,入球小动脉平滑肌的舒张和收缩分别达到极限,则不能继续维持肾血流量的自身调节,将随着血压的变化而变化(图 12-6)。

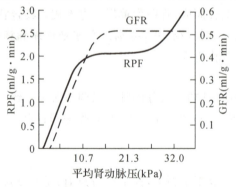

RPF:肾血浆流量;GFR:肾小球滤过率

图 12-6　肾血流量和肾小球滤过率的自身调节

二、输尿管

输尿管长约30cm,自肾盂起始后,首先沿腹后壁下行,再沿盆腔侧壁至盆底向内下斜穿膀胱壁,开口于膀胱。输尿管分三段,即腹段、盆段、壁内段。输尿管有三个狭窄处,即起始部、与髂血管交叉处、壁内段。输尿管有三个交叉处,即与生殖腺血管交叉、与髂外血管交叉、与子宫动脉(输精管)交叉。

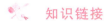 **知识链接**

肾及输尿管物理检查方法

脊柱与第12肋骨的夹角为肋脊点,竖脊肌外缘与12肋骨夹角为肋腰点(图12-7),是检查肾脏的叩诊部位。叩诊方法为患者取坐位或侧卧位,检查者用左手平放在肋脊点(肾区),右手握拳用轻到中等的力量叩击肋脊点相对应的左手背部,观察有无叩击痛。也可直接用拇指按压局部(两侧同时进行对比),观察有无压痛。主要用于检查肾脏病变,如患有肾炎、肾盂肾炎、肾结石、肾结核及肾周围炎时,可有叩击痛。

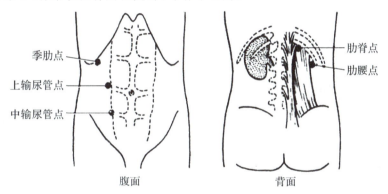

图12-7 肾脏与输尿管压痛点

季肋点(前肾点),在第10肋骨前端,右侧位置稍低,相当于肾盂的位置;上输尿管点,在脐水平线腹直肌外缘;中输尿管点,在髂前上棘水平腹直肌外缘,相当于输尿管第二狭窄处(图12-7)。检查方法:用食指及中指并拢按压局部,观察有无压痛。季肋点压痛提示有肾脏病变,上、中输尿管点压痛提示存在输尿管结石、结核或化脓性炎症。

三、膀胱

膀胱上连输尿管,下接尿道。位于小骨盆腔内,前为耻骨联合,后方在男性中有精囊腺、输精管和直肠,在女性中有子宫和阴道(图12-8)。

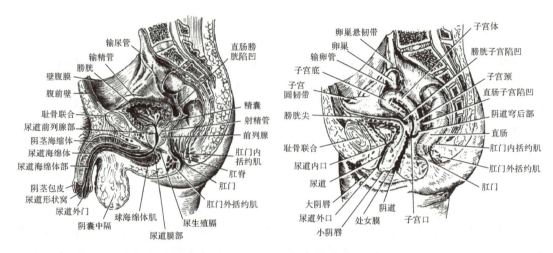

图 12-8　男女膀胱位置与比邻

膀胱是储存尿液的囊状器官,空虚时呈锥形,分为膀胱尖、膀胱底、膀胱体、膀胱颈。膀胱壁由黏膜、肌层(平滑肌)和外膜构成,在膀胱底两侧输尿管口与尿道内口之间有膀胱三角,其黏膜光滑无皱襞(图 12-9),是肿瘤和结核的好发部位。

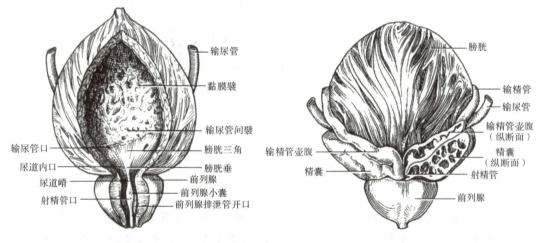

图 12-9　膀胱形态与位置

四、尿道

尿道是排尿管道的最后一段,由膀胱下口(尿道内口)开始,末端直接开口于体表。男、女尿道有很大不同。男性尿道细长曲,女性尿道短阔直,故易引起尿路感染(图 12-10)。

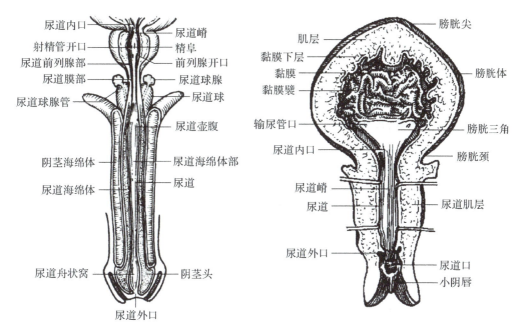

图 12-10　男性(左)与女性(右)尿道结构

知识链接

双手触诊检查肾脏

当有腹部或腰背部疼痛时,可用上述方法双手触诊上腹部检查有无肾脏增大或触痛,肾区有无叩击痛、输尿管有无压痛等,然后进一步做实验室尿常规检查、超声波等帮助诊断。

第二节　尿的生成与排出

一、尿液性质及组成

1.尿量

正常成人白天排尿 4～6 次,夜间 0～2 次,每次尿量 200～400ml,每日总尿量为 1～2L,平均 1500ml。一般情况下,水的摄入量和排出量是平衡的,清除每日所产生的固体代谢物至少需要 500ml 的尿液。每日尿量长期超过 2.5L,称为多尿。长期多尿,可因水分的过量丢失而引起脱水。每日尿量持续在 100～400ml 范围内为少尿;每日尿量不足 100ml 为无尿。少尿和无尿将造成代谢产物在体内堆积,破坏内环境的相对稳定。

2.尿的理化性质

正常尿液呈透明淡黄色,比重一般在 1.015～1.025,pH 在 5.0～7.0,呈弱酸性。尿液中化学成分主要来源于血浆,水占 95%～97%,溶质占 3%～5%,其中包括有机物和无机物。有机物为蛋白质代谢产生的含氮化合物,主要有尿素,其余为肌酐、马尿酸、尿胆素。无机物主要来自食盐及蔬菜类食品,主要有氯化钠,其余为硫酸盐、磷酸盐、钾和氨等。

尿的酸碱性、气味及排出

尿 pH 受食物的影响,荤素杂食者尿呈酸性;食用富含蛋白质的饮食者,尿为酸性;食用富含蔬菜水果的饮食者,尿稍偏碱性。新鲜尿液呈透明、淡黄色。尿的颜色主要来自胆红素代谢产物,并受一些食物和药物的影响。例如,摄入大量胡萝卜或维生素 B_2 时,尿呈亮黄色。病理情况下可出现血尿、血红蛋白尿(洗肉水色或深褐色)、胆红素尿(黄色)、乳糜尿(乳白色)。

新鲜尿液的气味来源于其中的挥发性酸,放置后,在细菌作用下,尿素分解,出现氨味。有些食物或药物也会使尿出现特殊气味。

肾脏排出水分和电解质的速率存在着日周期变化。在 24h 摄水量保持恒定的安静状态下,以 8h 睡眠期间尿量为最少。尿中电解质排出量也有昼夜差异。例如,夜间 K^+ 排出量较少,中午至下午排出量较多,而 H^+ 则在夜间排出量较多,日间排出量较少;Ca^{2+} 与 Mg^{2+} 的排出量也以夜间为高。肾脏的昼夜节律与体液因素有关,其中醛固酮和抗利尿激素(ADH)起着重要作用。例如,夜间 ADH 水平较高,因此,夜间尿少。

临床上注意观察肾脏节律性活动的改变,有助于早期发现体液和电解质平衡紊乱。

二、尿的生成过程

尿的生成包括肾小球的滤过,肾小管和集合管的重吸收及分泌三个基本过程。

(一)肾小球的滤过

当血液流经肾小球毛细血管时,在有效滤过压的作用下,血浆中的成分经滤过膜滤入肾小囊腔而形成原尿。此过程称为肾小球的滤过作用。

1.肾小球滤过率和滤过分数

两肾每分钟生成的原尿量称为肾小球滤过率(glomerular filtration rate,GFR)。正常成人 GFR 为 125ml/min,故推测人体两肾每天将生成原尿 180L。由于 GFR 受肾血流量变化的影响,GFR 与每分钟肾血浆流量的百分比称为滤过分数。每分钟肾血浆流量约 660ml,滤过分数 $=125/660\times100\%=19\%$,表明流经肾的血浆约有 1/5 生成了原尿。GFR 和滤过分数是衡量肾小球滤过功能的重要指标。

2.滤过膜

滤过膜由三层结构组成:肾小球毛细血管内皮细胞、基膜或基底膜、肾小囊上皮细胞(图 12-11)。具有一定的通透性,它将对血液成分进行筛选,允许一些小分子物质自由通过,阻止血液中的细胞和大分子物质流失。正常人两

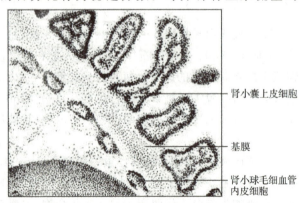

肾小囊上皮细胞

基膜

肾小球毛细血管内皮细胞

图 12-11　滤过膜

肾滤过膜总面积可达 1.5m²。血浆中的物质通过滤过膜的能力,取决于物质分子的大小(机械屏障)和所带电荷的性质(电学屏障)。血浆中的小分子物质容易滤过,而大分子蛋白质则不易滤过(表 12-1);在滤过膜上覆盖有带负电荷的物质,所以带负电的物质不易被滤过,而中性或带正电的物质容易被滤过。原尿的成分除大分子蛋白质外,与血浆成分完全一样(表 12-2)。

表 12-1　物质的有效半径和肾小球滤过能力的关系

物质	分子量	有效半径/nm	滤过能力
水、钠、尿素	18~60	0.10~0.16	1.00
葡萄糖、蔗糖	180~342	0.36~0.44	1.00
菊粉	5500	1.48	0.98
肌球蛋白	17000	1.95	0.75
卵白蛋白	43000	2.85	0.22
血红蛋白	68000	3.25	0.03
血浆白蛋白	69000	3.55	<0.01

注:滤过能力(filterability)值为 1.0 表示该物质可自由滤过,0 则表示不能滤过。

表 12-2　血浆、原尿和终尿部分成分滤过量和重吸收率

成分	血浆/(g/L)	原尿/(g/L)	终尿/(g/L)	滤过总量/(g/d)	排出量/(g/d)	重吸收率/%
Na^+	3.3	3.3	3.5	594.0	5.3	99
K^+	0.2	0.2	1.5	36.0	2.3	94
Cl^-	3.7	3.7	6.0	666.0	9.0	99
HCO_3^-	1.5	1.5	0.07	270.0	0.1	99
HPO_4^{2-}	0.03	0.03	1.2	5.4	1.8	67
尿素	0.3	0.3	20.0	54.0	30.0	45
尿酸	0.02	0.02	0.5	3.6	0.75	79
肌酐	0.01	0.01	1.5	1.8	2.25	0
氨	0.001	0.001	0.4	0.18	0.6	0
葡萄糖	1.0	1.0	0	180.0	0	100
蛋白质	微量	0	0	微量	0	100

3.有效滤过压

有效滤过压是肾小球滤过的动力:肾小球有效滤过压=肾小球毛细血管血压-(血浆胶体渗透压+肾小囊内压)。图 12-12 是有效滤过压的示意图。

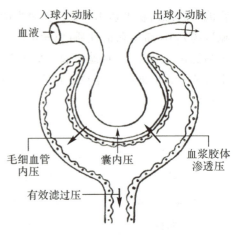

图 12-12　有效滤过压

知识链接

肾功能衰竭

肾小球滤过率是评价肾功能的一项检查。肾功能衰竭简称肾衰,分急性与慢性两种。急性肾衰常由于肾前性导致肾灌注不足,肾实质性(有毒物质、对药物的免疫反应及感染或疾病)、肾后性导致尿道阻塞而引起肾脏严重受损。首先表现为少尿,然后有多尿期和恢复期三个阶段。慢性肾衰多由肾脏实质或间质慢性病变引起。肾脏具有很强的代偿功能,慢性肾衰早期可无任何症状,最早出现的症状有食欲减退、尿量减少、颜面和下肢水肿、贫血、皮肤瘙痒等。

若怀疑有肾功能不全,应到医院进行肾功能检查,如内生肌酐清除率、血肌酐、血尿素氮、肾小球滤过率等。其他检查如影像学检查、肾穿刺活检等,对于病因诊断有帮助。

(二)肾小管和集合管的重吸收

重吸收是进入肾小管的原尿中的一些物质被肾小管和集合管重新转运回血的过程。正常成人的原尿量约为 180L/d,而终尿量仅为 1.5L/d,终尿量仅为原尿量的约 1%。这表明原尿中有 99% 的水被重吸收回血。另外,正常人的终尿中没有蛋白质、葡萄糖和氨基酸;钠、氯和 HCO_3^- 等也明显低于原尿中的数量,从而表明小管液中这些物质也被肾小管和集合管有选择性地重吸收(表 12-3)。重吸收的途径有跨细胞转运和细胞旁转运。重吸收方式分为主动和被动两种形式。

表 12-3　肾滤液中各物质重吸收的部位和数量

部位	水的重吸收	各种物质的重吸收
近曲小管	65%～70%	全部:葡萄糖、氨基酸 大部:水、Na^+、K^+、Ca^{2+}、Cl^-、HCO_3^- 部分:HSO_4^{2-}、HPO_4^{2-}、尿素、尿酸
髓袢	10%	部分:Na^+、Cl^-、水
远曲小管	10%	部分:Na^+、HCO_3^-、水
集合管	10%～20%	部分:水、Na^+、尿素

1. Na^+、Cl^-、葡萄糖和氨基酸的重吸收

Na^+ 每天通过肾小球滤出约 600g,尿中排出 3～5g,99% 以上被重吸收。肾小管和集合管主要以主动转运的方式对 Na^+ 重吸收。在近曲小管重吸收 65%～70%,在远曲小管重吸收 10%,其余的在髓袢升支和集合管被重吸收。利尿剂通过抑制各部位的 Na^+ 转运而达到排尿增加作用(表 12-4)。

表 12-4　种影响肾功能的利尿药及脱水药的生理学基础

代表药物	作用部位	主要作用机制
乙酰唑胺	近曲小管	抑制碳酸酐酶活性,使 Na^+、H^+ 交换减弱,Na^+、水重吸收减少
呋塞米、依他尼酸	髓袢升支粗段髓质	干扰 Na^+、K^+、Cl^- 同向转运
噻嗪类药	髓袢升支粗段皮质	影响 Na^+、Cl^- 同向转运
螺内酯	远曲小管、集合管	醛固酮受体拮抗剂,抑制 Na^+ 重吸收,使 Na^+、K^+ 交换减弱
氨苯蝶啶	远曲小管末端、集合管	Na^+ 通道阻断,使 Na^+、K^+ 交换减弱,Na^+、水排出增加
甘露醇、高渗葡萄糖	肾小管、集合管	渗透性利尿

Cl^- 的重吸收大部分伴随着 Na^+ 的继发主动转运重吸收。葡萄糖和氨基酸依靠钠泵在近球小管中继发性主动转运重吸收。肾小管重吸收葡萄糖有一定限度,当血糖浓度超过 9.9mmol/L(180mg/dl)时,进入小管液的糖过多,转运 Na^+ 和葡萄糖的载体饱和,终尿将出现葡萄糖(糖尿)。尿中开始出现葡萄糖时的血糖浓度,称为肾糖阈。

 知识链接

肾小管功能测定

小分子物质的测定包括小分子蛋白、氨基酸、葡萄糖、对氨马尿酸的测定。远端肾小管功能测定包括肾浓缩和稀释功能试验(酚红排泄试验)、尿渗透压测定;肾小管间质损害的测定包括尿酸化功能测定。

2. K^+ 的重吸收

每天从肾小球滤过的 K^+ 约为 36g,而每天从尿中排出的 K^+ 为 2~4g。小管液中的 K^+ 绝大部分在近曲小管被主动重吸收(65%~70%),其余在远曲小管、髓袢升支和集合管被吸收。终尿中的 K^+ 主要是由远曲小管和集合管分泌出来的。

3. 水的重吸收

原尿中的水约 99% 被重吸收,仅 1% 排出休外。在近曲小管中对水的重吸收是伴随溶质(Na^+、Cl^-、葡萄糖、氨基酸等)的重吸收形成的渗透压而被动重吸收的,与机体是否缺水无关,重吸收率始终占小管液中水的 65%~70%,为等渗性重吸收。远曲小管和集合管细胞对水不易通透,需要在抗利尿激素存在下进行重吸收,占 20%~30%,属于调节性、非等渗性重吸收。因此,在调节机体水平衡及渗透压平衡中起重要作用。

4. HCO_3^- 重吸收与 H^+ 的分泌

肾小管重吸收 HCO_3^- 是以 CO_2 的形式,而不是直接以 HCO_3^- 的形式进行的。HCO_3^- 在血浆中钠盐($NaHCO_3$)的形式存在,滤入肾小管后可解离成 Na^+ 和 HCO_3^-。通过 Na^+、H^+ 交换,H^+ 由细胞内分泌到小管液中,Na^+ 进入细胞内,并与细胞内的 HCO_3^- 一起被转运回血。由于小管液中的 HCO_3^- 不易通过管腔膜,它与分泌的 H^+ 结合生成 H_2CO_3,在碳酸酐酶作用下迅速被分解为 CO_2 和水。CO_2 是高度脂溶性物质,能迅速通过管腔膜进入细胞内。近端小管重吸收 85%,其余在远曲小管被重吸收。

(三)肾小管和集合管的分泌

肾小管的上皮细胞将自身产生的物质或血液中的物质分泌到小管液中的过程,称为肾小管和集合管的分泌作用。肾小管和集合管主要能分泌 H^+、氨、K^+,以维持机体电解质和酸碱平衡。

1. H^+ 的分泌

肾小管的各段和集合管都有分泌 H^+ 的功能,但主要部位在近端小管。由细胞代谢产生的或从小管液进入细胞内的 CO_2,在碳酸酐酶的催化下,与水结合生成 H_2CO_3,然后解离成 H^+ 和 HCO_3^-,H^+ 在载体蛋白的参与下排入小管液中,同时将小管液中的 Na^+ 转运进入细胞内,称为 Na^+、H^+ 交换。H^+ 分泌的意义:①排酸保碱;②酸化尿液;③促进氨的分泌。

2. K^+ 的分泌

远端小管和集合管的上皮细胞都能分泌 K^+。K^+ 的分泌依赖于 Na^+ 的主动重吸收,这使肾小管腔内的电位变负,此电位差为动力,促使 K^+ 从组织间液被动扩散进入小管液,即 Na^+、K^+ 交换。K^+ 的分泌是被动的过程。

🌸 知识链接

高钾低钾血症

H^+、Na^+ 交换与 K^+、Na^+ 交换有竞争抑制作用。即 K^+ 排出多时,H^+ 分泌少;H^+ 排出多时,K^+ 分泌少。故临床上酸中毒患者往往出现高血钾现象。

肾对 K^+ 的代谢特点是多吃多排、少吃少排、不吃也排,故对于不能进食的患者,应适当补充 K^+,以免导致低血钾症。

3. 氨的分泌

血浆氨(NH_3、NH_4^+)的浓度低于 0.1mmol/L,而尿氨为 40mmol/L,尿中排出的氨主要由肾生成和分泌。近曲小管和远曲小管均可生成和分泌氨,集合管几乎无生成氨的能力。氨是由肾小管上皮细胞内谷氨酰胺脱氨基而来的。氨是高度脂溶性物质,容易通过细胞膜扩散进入肾小管腔中,并在肾小管内与 H^+ 结合成 NH_4^+ 时,再与 Cl^- 生成 NH_4Cl 随尿排出。因此,NH_3 的分泌有利于 H^+ 的分泌,进而保证 HCO_3^- 的重吸收,利于肾的排酸保碱,调节酸碱平衡。

4. 其他物质的分泌

体内的代谢产物,如尿素、肌酐及对氨基马尿酸等,既能从肾小球滤过,又能由肾小管排泄。有些有机物和外来物质,如青霉素、酚红等主要由近曲小管细胞分泌到小管液中,因此,临床用酚红排泄试验来检查肾小管的分泌功能。

(四)影响尿生成的因素

尿是经过肾小球滤过,肾小管和集合管的重吸收、排泌过程而生成的。影响尿生成的任何一个环节,均可改变尿的组成成分和尿量。

1. 影响肾小球滤过的因素

(1)肾小球的有效滤过压　①肾小球毛细血管血压下降,如果平均动脉压下降到 10.7kPa 以下(如大失血),那么肾小球毛细血管血压很低,有效滤过压变小,肾小球滤过率减小甚至停止,将出现少尿或无尿。②血浆胶体渗透压降低,有效滤过压升高,肾小球滤过率随之增加。如大量输液或慢性肾炎时,血浆胶体渗透压降低;肾小球滤过率增加,可出现多尿现象。③肾小囊内压增高,如尿路结石、肿瘤或磺胺结晶堵塞肾小管时,有效滤过压降低,引起尿量减少。

(2)滤过膜的改变　在生理状态下,肾小球滤过膜的通透性比较稳定。如患急性肾炎时,当滤过膜通透性增大,可出现蛋白尿或血尿。当滤过膜肿胀或增厚,膜滤过面积减小,肾小球滤过率降低,则会出现少尿或无尿。

2. 影响肾小管和集合管重吸收、排泌的因素

(1)小管液的溶质浓度　小管液溶质浓度增大时,渗透压升高使水分重吸收减少,结果尿量增多,这种多尿叫渗透性利尿。

(2)肾小球滤过率　生理情况下,肾小球滤过率与肾小管的重吸收率有一定比例关系,这种现象叫作球-管平衡。即肾小球滤过率增大,肾小管重吸收率增高。反之,肾小球滤过率减少,肾小管重吸收率降低。球-管平衡的意义是使排出的尿量不会有过大的变动。

(3)激素的作用　①抗利尿激素(ADH)主要生理作用是增强远曲小管和集合管上皮细胞对水的通透性,使水的重吸收增多,尿液浓缩,尿量减少(抗利尿现象)(图 12-13)。②醛固酮主要作用是促进远曲小管和集合管上皮细胞对 Na^+ 的重吸收和 K^+ 的分泌。③其他激素如甲状旁腺素能抑制近曲小管对 Na^+、K^+ 和 HCO_3^- 等物质的重吸收,增强远曲小管对 Ca^{2+} 的重吸收,抑制磷酸盐的重吸收。心钠素可抑制远曲小管和集合管对 Na^+ 的重吸收,有排 Na^+ 和利尿的作用。

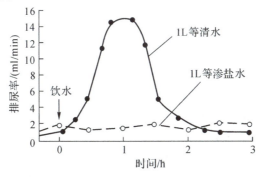

图 12-13　饮清水和饮等渗盐水后的利尿率

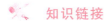　**知识链接**

抗利尿激素(ADH)

ADH 在下丘脑的神经细胞内合成,被运送到神经垂体贮存,在有效刺激下(血浆晶体渗透压的增高和循环血量的减少),随时释放入血。如果下丘脑或神经垂体损伤,ADH 合成或释放出现障碍,将出现多尿现象,每日排尿量达 10L 以上,称为尿崩症。醛固酮是由肾上腺皮质球状带分泌的。醛固酮的分泌受肾素-血管紧张素-醛固酮系统和血液中 K^+ 及 Na^+ 浓度的调节。血 K^+ 升高和血 Na^+ 降低可刺激肾上腺皮质分泌醛固酮增多。当循环血量减少时,肾动脉血压下降,肾血流量减少,刺激肾脏引起肾素释放。肾素能使血浆中的血管紧张素原生成血管紧张素Ⅰ,其又在酶的作用下转变为血管紧张素Ⅱ和Ⅲ,这些都可刺激肾上腺皮质分泌醛固酮。肾素、血管紧张素、醛固酮的作用是相互关联的,故称之为肾素-血管紧张素-醛固酮系统。

三、尿的输送、贮存与排放

尿的生成是连续不断的过程,生成后经肾盏、肾盂、输尿管进入膀胱,贮存在膀胱内,待达到一定量后,引起排尿反射、膀胱收缩、括约肌松弛,储存的尿液经尿道排出体外。

膀胱排尿过程受神经的调控,排尿是自主神经和躯体神经共同参与的反射活动。膀胱充盈达一定程度(400~500ml),将刺激膀胱壁牵张感受器。冲动沿盆神经传入,到达脊髓骶部初级排尿中枢,同时上传至脑干和大脑皮质排尿反射高位中枢,产生尿意;通过盆神经引起膀胱逼尿肌收缩,尿道内括约肌舒张,尿被驱出,尿液刺激后尿道,进而反射性地抑制阴部神经,引起外括约肌舒张,尿液被驱出体外。

 知识链接

排尿反射

膀胱有贮尿和排尿两方面的功能。随着膀胱的充盈,膀胱壁紧张性相应降低,贮尿量在 0.4L 以下时,膀胱内压无明显变化,保持在 0.98kPa(10cmH_2O) 以下。当贮尿量增至 0.4~0.5L 时,膀胱内压迅速上升,可达 1.47kPa(15cmH_2O),并伴有排尿欲望。贮尿量增至 0.7L 时,内压可高达 3.4kPa(35cmH_2O),逼尿肌则产生节律性收缩,随之出现紧迫的排尿欲望,但尚能有意识地控制排尿。若膀胱内压高达 6.86kPa(70cmH_2O) 以上,则出现明显的痛觉,并难以控制排尿。

排尿可受意识控制,婴幼儿的大脑皮质发育尚未完善,对初级排尿中枢的抑制能力较弱,不仅排尿次数多,且有夜间遗尿现象。当膀胱的排尿和贮尿功能发生障碍时,将出现排尿异常。当膀胱受到炎症或机械刺激时,可以出现尿意频繁,导致排尿次数增多而每次尿量减少,称为尿频;当骶部脊髓初级排尿中枢或排尿反射的反射弧其他部位受损时,即使膀胱充满尿液,也不能排出,称为尿潴留,尿道受阻时也会出现尿潴留;当大脑皮质与初级排尿中枢之间失去联系时,排尿反射仍存在,但不受意识控制,称为尿失禁。

第三节　泌尿系统常用诊疗方法简介

一、尿常规检查

(一)尿液一般性状检查

1.尿量

正常:1000~2000ml/24h;多尿:超过 2500ml/24h;少尿:少于 400ml/24h 或少于

17ml/h;无尿:少于 100ml/24h。

临床意义:

(1)多尿　见于进多出多、垂体病、肾小管病、急性肾衰竭恢复期。

(2)少尿和无尿　肾前性见于休克、脱水、肾动脉栓塞等;肾性见于各种肾脏病变;肾后性见于尿路梗阻。

2.颜色

正常:透明,淡黄色(尿色素)。

临床意义:

(1)血尿　见于可呈淡棕红色或红色。肉眼血尿为尿内含血量>1ml/L,镜下血尿为离心沉淀后镜检时红细胞≥3/HP。常见于肾小球肾炎、炎症、结石、肿瘤。

(2)血红蛋白尿　呈浓茶色或酱油色,隐血阳性。常见于蚕豆病、阵发性睡眠性血红蛋白尿等溶血性疾病。

(3)脓尿和菌尿　尿色混浊,呈云雾状。常见于泌尿系统感染如肾盂肾炎、膀胱炎。

(4)胆红素尿　呈深黄色,常见肝炎、阻塞性黄疸。

(5)乳糜尿　呈乳白色,常见于淋巴系统阻塞如丝虫病、肿瘤、结核。

(6)结晶尿　颗粒状浑浊,见于泌尿系统感染、结石。

3.气味

正常:略酸,氨臭味。

临床意义:浓氨味见于膀胱炎、尿潴留;蒜臭味见于有机磷农药中毒尿;鼠臭味见于丙酮酸尿症尿;其他气味多受食物影响。

4.pH

正常:5.5~6.5。尿的酸碱度受饮食种类、药物及疾病的影响。

临床意义:可反映体内酸碱平衡情况和肾脏的调节功能。pH 降低见于酸中毒、药物、痛风、糖尿病;pH 增高见于频繁呕吐、碱中毒、泌尿系统感染、尿潴留、利尿剂、肾小管酸中毒。

5.比重(SG)

正常随机尿:正常成人在普通饮食下尿比重大,在 1.015~1.025,大量饮水比重可降至 1.030 以下;机体缺水可达 1.030 以上。尿比重受年龄、饮水量和出汗的影响。尿比重的高低,主要取决于肾脏的浓缩功能,故测定尿比重可作为肾功能试验之一。

临床意义:比重过高见于血容量不足、心衰、糖尿病等;比重过低见于慢性肾衰、大量饮水等。比重固定在 1.008~1.012(等渗尿)是肾小管功能不全的表现。

(二)尿液化学检查

1.尿蛋白(PRO)

正常:定性为阴性;定量为 150mg/d。

临床意义:生理性蛋白尿见于剧烈运动后、发热、妊娠期妇女和体位性蛋白尿。病理性蛋白尿见于各种肾炎、肾毒性物质引起的肾损害、妊娠和免疫性蛋白尿等,进一步检查尿蛋白定量和尿蛋白电泳,区分肾小球性蛋白尿和肾小管性蛋白尿。尿 pH>8 时尿蛋白检查可出现假阳性。摄入大量青霉素、尿 pH<4 时,则可出现假阴性。

知识链接

蛋白尿

肾小球病变,尿蛋白以白蛋白为主,常大于2g/24h。肾小管病变,回吸收障碍,尿蛋白以小分子蛋白为主,常小于1g/24h。选择性肾小球性蛋白尿典型性疾病是肾病综合征;非选择性肾小球性蛋白尿可见于各类原发性肾小球肾炎,也可见于各类继发性肾小球肾炎,预示预后不良。肾小管性蛋白尿可见于各类肾小管间质疾病;混合性蛋白尿可见于肾小球及小管均累及的肾脏病;溢出性蛋白尿可见于浆细胞病(如多发性骨髓瘤)、急性血管内溶血(如阵发性睡眠性血红蛋白尿)、急性肌肉损伤(如挤压综合征)等。功能性蛋白尿因剧烈活动、长时间直立、高温和受寒等因素影响血液循环,导致尿内暂时出现蛋白。

2. 尿糖(GLU)

正常:定性为阴性;定量为0.56~5.00mmol/d。

临床意义:血糖增高性糖尿见于糖尿病、垂体病、甲亢、柯兴氏综合征、药物等;血糖正常性糖尿见于肾性糖尿、妊娠等;暂时性糖尿见于大量食糖(>肾阈值);应激性糖尿有心肌梗死、脑血管意外。摄入强氧化剂药物可出现假阳性。服用维生素C超过500mg/L,可出现假阴性。

3. 酮体(KET)

正常:定性为阴性;定量为0.34~0.68mmol/L。

临床意义:酮体是体内脂肪代谢的中间产物,正常尿中含量极微,定性试验为阴性。尿中酮体过多称为酮尿症,可见于糖尿病酮症酸中毒、妊娠呕吐、子痫、剧烈运动、应激状态。

4. 胆红素(BIL)

正常:定性为阴性;定量为≤2mg/L。

临床意义:阳性见于肝细胞性或阻塞性黄疸。摄入吩噻嗪等药物可出现假阳性;摄入维生素C超过500mg/L、亚硝酸盐、大量氯丙嗪,可出现假阴性。

5. 尿胆原(UBG)

正常:定性为阴性或弱阳性;定量为≤10mg/L。

临床意义:阳性见于溶血性或肝细胞性黄疸。发生阻塞性黄疸时为阴性。摄入磺胺类药、维生素K、吩噻嗪等可出现假阳性;摄入亚硝酸盐、对氨基水杨酸可呈假阴性。

 知识链接

尿三胆

血中胆红素的生成、解毒与排泄三个过程中的任何一个过程发生变化都可以出现黄疸,而尿三胆的变化与血中胆红素变化密切相关。根据黄疸性质不同,尿三胆会出现相应的变化。故怀疑黄疸时,可先做尿三胆检验(表12-5)。此法简单、方便而迅速。由于尿胆素是由尿胆原在体外氧化而成,所以其变化与尿胆原一致,因此,在临床尿三胆试验报告中,常常仅报尿胆红素和尿胆原两项,而不报尿胆素。

表 12-5　尿三胆检验在三型黄疸鉴别诊断的意义

黄疸类型	尿液颜色	尿胆红素	尿胆原	尿胆素
正常人	淡黄色	阴性	弱阳性	阴性
肝细胞性黄疸	深黄	阳性	阳性	阳性
溶血性黄疸	深黄	阴性	强阳性	阳性
阻塞性黄疸	深黄	阳性	阴性	阴性

6.尿亚硝酸盐（NIT）

正常:阴性。

临床意义:阳性提示尿中存在细菌数 $10^5/ml$ 以上。常见于大肠埃希氏菌引起的泌尿系统感染。阳性率取决于尿液在膀胱中存留时间,大于 4h,阳性率可达 80%。若尿路感染细菌不能使硝酸盐还原为亚硝酸盐,或尿在膀胱中存留较短,或尿中缺乏硝酸盐,也会产生阴性结果。

(三)尿沉渣镜检

1.红细胞（RBC）

正常:0～3/HP,定量检测 0～5/μl。

临床意义:＞3/HP,为镜下血尿。多形性红细胞＞80%时,为肾小球性血尿,常见于肾小球肾炎、紫癜性肾炎、狼疮性肾炎。多形性红细胞＜50%时,为非肾小球性血尿,见于肾结石、泌尿系统肿瘤、肾结核、肾盂肾炎、膀胱炎等。需要注意的是,女性查出尿中红细胞,要看是否在月经期,以避免假阳性。

2.白细胞（WBC）

正常:0～5/HP,定量检测 0～10/μl。

临床意义:如果出现大量白细胞,可见白细胞管型,提示有泌尿系统感染;如果患者有典型的尿频、尿急、尿痛症状,基本可以判断为尿路感染。对于反复发作的慢性尿路感染,用药前最好做尿细菌培养。根据培养出的致病菌和药敏实验结果,选择有效的抗生素治疗。

3.上皮细胞（SPC）

正常:尿中有时可发现少数脂肪变性的小圆形上皮细胞。

临床意义:肾小球有肾炎时,尿中上皮细胞增多。肾小管有病变时,可出现许多小圆形上皮细胞。移行上皮细胞可见于输尿管、膀胱、尿道炎。大量鳞状上皮细胞见于尿道炎。

4.管型（KLG）

正常:尿液中仅含有极微量的白蛋白,没有管型,或偶见少数透明管型。

临床意义:管型增多。①红细胞管型:肾脏病变急性期。②白细胞管型(脓细胞管型):化脓性感染如急性肾盂肾炎、间质性肾炎等。③肾小管上皮细胞管型:肾小管受损。④颗粒管型:慢性肾炎,急性肾炎后期,药物或重金属中毒等所致肾小管损伤。⑤透明管型:临床意义不大。在剧烈运动、肾脏受到刺激及乙醚麻醉时,尿内均可见到此种管型。

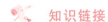 **知识链接**

尿常规检查

尿常规检查是筛查泌尿系统疾病有无病变、病变性质及程度、疗效,全身性疾病的诊断及用药监护的最简便检查方法。尿标本的收集与保存方法:留取清晨空腹、早餐前新鲜尿液约50ml,注意容器干净,送检及时,防腐,避开经期。影响因素:药物或食物可改变尿液颜色及酸碱度;饮水后尿液稀释,可影响尿比重及其他项目;女性患者月经期及月经前后2~3d验尿,可影响尿液结果。尿液中混有大便或手纸,均可影响化验结果。

全自动尿液分析仪常依测试项目将其分为两类:①主要用于初诊患者及健康检查的筛选试验,常用8~11项组合尿试验。8项检测项目包括蛋白、葡萄糖、pH、酮体、胆红素、尿胆原、潜血和亚硝酸盐;9项检测项目除上述8项检查外还增加了尿白细胞检查;10项尿液分析仪检测项目在9项基础上增加了尿比密检查;11项检测项目则又增加了维生素C检查。②主要用于确诊疾病的疗效观察,如肾疾患可用pH、比重、蛋白、隐血(红细胞)、颜色组合试带;糖尿病用pH、比重、蛋白、糖、酮体组合试带;肝病患者用胆红素、尿胆原组合试带;泌尿系统感染用白细胞。出现高浓度的维生素C时,一定要注意排除由其干扰作用造成的血红蛋白、葡萄糖、胆红素和亚硝酸盐等的假阴性结果。

二、泌尿系统疾病的其他检查方法

(一)尿液常用特殊检查

(1)血尿可选择尿相差显微镜检查,帮助临床判断血尿来源及可能的病因。

(2)可用尿渗透压了解肾小管浓缩功能。

(3)可用3h尿液艾迪氏计数了解尿中白细胞、红细胞排泄率。

(4)尿中蛋白检查 尿蛋白电泳,尿微量清蛋白、转铁蛋白、α_1-微球蛋白、β_2-微球蛋白、轻链蛋白,以判断有无早期糖尿病肾病、高血压肾病等轻度肾损害,鉴别肾小球性蛋白尿及肾小管性蛋白尿。尿清蛋白/肌酐、24h尿蛋白定量,可了解肾小球病变程度及性质,观察治疗效果。

(5)尿酶 尿N-乙酰-β-D-氨基葡萄糖酐酶(NAG)/肌酐,可了解肾小球及近端肾小管病变程度及性质。

(6)清洁中段尿细菌培养及药物敏感试验,可了解泌尿系统感染的病原菌种类,为临床选用抗生素提供依据。

(7)尿液病理检查,可了解有无泌尿系统肿瘤、肿瘤的分类。

(二)抽血检查

抽血主要检查血尿素氮(BUN,正常值2.6~8.3mmol/L)和血肌酐(Cr,正常值0~159μmol/L)。血尿素氮是尿毒素的一种,它和蛋白质的代谢、胃肠道的出血有关,并不一定表示肾脏病的严重程度,要正确评估肾功能,应做肌酐及其廓清率(CCr)检查。

(三)影像学检查

1.腹部X线检查

这是最基本的肾脏X线检查,大致可看出两侧肾脏的位置、大小、形状,是否有结石。

对一般的腰酸背痛,是快速有效的检查。

2. 静脉注射尿路造影检查

该法将造影剂由静脉注入体内,而显现出肾脏、输尿管及膀胱之形态、位置。观察泌尿系统各器官的结构和功能,了解尿路的病变特点和性质。肠道内有大量气体、大便及钡剂,会干扰显影效果。原有肾功能不全,可致造影剂在肾脏显像过慢、不清晰。

3. 膀胱镜逆行性肾盂造影检查

膀胱镜逆行性肾盂造影检查,对于泌尿系统出血及膀胱内炎症、肿瘤等疾病均有诊断价值。

4. 血管摄影检查

一般只在血尿而原因不明或怀疑有恶性肿瘤时应用。

5. 肾超声波检查

利用超声波在肾脏的回音所形成的影像,了解肾脏大小、形态,有无结石、肿瘤、囊肿、肾盂积水、尿路梗阻、先天畸形等病变。但对于输尿管的病变,往往无能为力。对于泌尿系统结石的诊断效果,不如一般的 X 线来得快速有效。身体过胖、腹部脂肪过多都将影响超声影像效果。

6. 肾图(肾动态显像,ECT)

静脉内快速注入核素标记的示踪剂,根据肾脏分泌和排泄的原理,分别测定它在肾脏中通过肾动脉、肾小管和尿道所需的时间及放射性强度,描记成曲线即为肾图。肾图主要用于了解两肾各自的肾脏血流量、肾小球滤过功能、肾脏排泌功能,有无肾血管狭窄。可早期发现肾功能改变,并可精确计算出肾小球滤过率。

7. 肾脏 CT 和核磁共振成像(MRI)

CT 和 MRI 能查出普通 X 线不能检查出的细小钙化、结石。可确定病变部位,还可以辅助诊断肾肿瘤、肾结核、肾囊肿等。

(四)肾脏穿刺活检术

该法是最直接的肾脏病检查,尤其肾小球或肾小管的微病变,利用病理诊断方法更加准确,在超声波直视下做肾活检安全性更高。可明确肾脏疾病诊断及分型、决定治疗方案、估计预后。

三、肾脏功能检查方法选择

检查肾脏功能的方法主要有:

(1)总体肾功能检查(即检查两个肾脏相加的功能水平)　通常是测定血中蛋白质代谢产物,如肌酐、尿素氮等的浓度来判断肾脏滤过功能。内生肌酐清除率是判断肾小球损害的敏感指标,且可评估肾功能损害的程度并指导治疗。

(2)分体肾功能检测　目前主要通过同位素肾图定量分析来分别判断两个肾脏功能。静脉肾盂造影亦能大概看出两个肾脏功能的好坏。

(3)检查肾脏特殊部位的功能　酚红排泄试验,尿浓缩与稀释试验可检测肾小管的浓缩功能,纯水清除率可准确判断肾髓质功能。

(4)其他　放射性核素肾图、肾脏扫描对诊断和测定排泄功能、肾脏肿瘤、梗死、尿路梗阻均有帮助。超声检查对诊断肾囊肿、肿瘤、尿路梗阻、泌尿道畸形及鉴别急、慢性肾衰竭有帮助。尿液培养、尿路平片、静脉和逆行肾盂造影、膀胱镜、磁共振显像等,对泌尿系统疾病的诊断均有帮助。

知识链接

内生肌酐清除率

内生肌酐清除率(Ccr,正常值 80~120ml/min)将肾功能分为 4 期:第 1 期(肾功能代偿期)Ccr 为 51~80ml/min;第 2 期(肾功能失代偿期)Ccr 为 20~50ml/min;第 3 期(肾功能不全期)Ccr 为 10~19ml/min;第 4 期(尿毒症期)Ccr 为<10ml/min。

慢性肾功能不全 Ccr<30~40ml/min,应限制蛋白摄入;Ccr<30ml/min,氢氯噻嗪等利尿剂治疗常无效;Ccr<10ml/min 应结合临床进行透析治疗,且对髓袢利尿剂(呋塞米、依他尼)的反应也极差。此外,还可根据 Ccr 降低的程度来调节以肾脏排泄为主的药物剂量和用药间隔时间。Ccr 是观察肾移植是否成功的重要指标,如 Ccr 逐步回升提示移植成功。

二维码 12-4
课件

第四节　泌尿系统常见疾病

泌尿系统疾病常由不同的临床科室负责诊治,包括肾内科和泌尿外科。肾内科常治疗肾小球疾病、肾小管疾病、尿路感染和肾血管疾病。泌尿外科主要治疗泌尿系统的肿瘤、结石、肾移植等。

一、泌尿系统疾病分类

泌尿系统疾病包括肾和尿路的病变,根据病变性质分为炎症、肿瘤、免疫异常、代谢性疾病、尿路梗阻、血管疾病和先天性畸形等。根据病变累及的主要部位分为肾小球疾病、肾小管疾病、肾间质疾病和血管性疾病。这一传统分类方法具有一定的应用价值。不同部位的病变引起的最初的临床表现常有区别。不同部位对某种损伤的易感性也有所不同,如肾小球病变多由免疫性因素引起,而肾小管和肾间质改变常由中毒或感染引起。常见的泌尿系统疾病有泌尿系统感染,肾小球疾病如肾小球肾炎、肾病综合征、尿石症、肿瘤等。

二、泌尿系统疾病的症状

泌尿系统的疾病既可由身体其他系统病变引起,又可影响其他系统甚至全身。其主要表现在泌尿系统本身,如排尿改变(尿频、尿急、尿痛等)、尿的改变(血尿、脓尿、菌尿等)、腰痛、肿块等,亦可表现在其他方面,如高血压、水肿、贫血等。在泌尿科临床中,必须时刻联系全身状况来考虑问题。

二维码 12-5
尿路感染
是怎么
一回事

三、尿路刺激征

【案例导入 12-2】

高女士于 1 年前出现右腰肾区疼痛,疼痛为钝痛。小便时有急胀感,量不多,小便断断续续,滴沥不尽,伴有尿道口阵发性疼痛。无发热畏寒,偶有恶心

254

无呕吐,无腹泻。入院时体格检查:T 36.8℃,P 63 次/min,R 20 次/min,BP 90/60mmHg,浅表淋巴结不肿大,心率 63 次/min,律齐。左肝肾区无叩击痛,右肾区叩击痛,双输尿管行程区轻压痛。验尿常规:潜血(++),草酸钙结晶+++/HP,24h 尿蛋白定量显示尿蛋白 0.34g/L,尿肌酐 4250μmol/L,肾脏排毒能力下降。

二维码 12-6
案例导入
12-2 分析

请分析:

(1)该患者的初步诊断是什么?

(2)平时注意哪些情况可预防发病?

尿路刺激征包括尿频、尿急、尿痛,也称为膀胱刺激征。尿频指排尿次数增多,正常成人白天排尿 4～6 次,夜间 0～2 次。尿急指患者一有尿意即要排尿,难以控制。尿痛指患者排尿时膀胱区及尿道受刺激产生疼痛或烧灼感。

(一)常见病因

导致尿路刺激征的病因很多,包括炎症性及机械性刺激、膀胱容量减少、排尿障碍、邻近器官疾病和精神因素等,但主要是泌尿系统本身病变所致(表12-6)。常见原因为尿路感染。

表 12-6 尿路刺激征的主要原因

分类	主要病因
肾脏	肾盂肾炎、肾结核和肾周脓肿等
膀胱	膀胱炎、结石、肿瘤和异物、药物等
邻近脏器	子宫、卵巢、结肠、直肠或阑尾炎、肿瘤压迫等
神经精神因素	癔症、精神紧张、神经性膀胱炎

(二)诊断要点

1.病史

感染性病因多有全身中毒症状如畏寒、发热等。尿路结核病因有潮热、盗汗、肺结核。尿路局部刺激或过敏可由外用避孕药或避孕工具、洗浴液、除臭喷雾剂等引起,多见于中年妇女尿路综合征,尿频常较排尿不适的表现更为突出。50 岁以上的男性有前列腺增生,放置导尿管、接受膀胱镜检等情形时易患前列腺炎。泌尿系统肿瘤多为无痛性血尿。尿路结石多伴有绞痛病史,且与饮食结构变化有关,如饮食中动物蛋白及精制糖增多,纤维素减少。性生活过频、性交被迫中断、骑自行车、久坐等可诱发慢性前列腺炎。

2.体格检查

大致了解病变部位,如肾区叩击痛、输尿管压痛,病变多发生在肾、输尿管部位。膀胱充盈、下腹部压痛,病变多发生在膀胱、前列腺。尿道口异常分泌物多为下尿路病变。

3.辅助检查

首先,选择尿常规检查,筛查泌尿系统有无病变、病变性质及程度,决定进一步检查项目及观察治疗效果。其次,根据情况可选择尿细胞学检查、尿细菌涂片、清洁中段尿细菌培养及药物敏感试验,了解泌尿系统感染的病原菌种类,为临床选用抗生素提供依据。若怀疑泌尿系统结核,应做尿沉渣抗酸杆菌染色和结核菌培养。

(三)治疗要点

1.一般治疗

休息、多饮水、勤排尿,保持尿量 2000～2500ml。用碳酸氢钠碱化尿液,减轻尿路刺激征。

2.抗菌药物治疗

在留取尿液标本做尿常规、细菌培养之后,立即应用抗菌药物。急性一般采用 10～14d 疗程,下尿路感染治疗时间短一些,上尿路感染必须进行较长时间的治疗。轻症可选用口服抗生素如磺胺类、喹诺酮类,较重症可肌内注射或静脉注射抗生素如头孢类、氨基糖苷类。抗生素治疗第 3 天做尿细菌培养,观察抗生素是否有效,停药后 1 周和 1 个月再追踪复查做尿细菌培养各 1 次,观察是否治愈。

慢性肾盂肾炎应在急性发作时选用敏感药物,避免应用氨基糖苷类药物,多需两类药物联合应用,疗程 2～4 周。如经过两个疗程足量药物治疗后,尿菌仍然持续阳性,可选用长程低剂量药物治疗,多采用复方新诺明或呋喃妥因或诺氟沙星,每晚 1 次,睡前排尿后服用 1～2 片,疗程 3～6 个月。

3.原发疾病的治疗

尿路结石可采用中药、体外碎石、手术三种方式。慢性前列腺炎可服用消除炎症的中药、西药,并配合前列腺按摩、磁疗等物理疗法,或经输精管内注射药物以及行尿道冲洗、涂药等治疗。膀胱肿瘤采用手术切除及膀胱内药物灌注预防复发。尿道综合征一般不采取手术治疗,以药物治疗为主。一般先给抗菌药物,对症治疗以缓解膀胱刺激症状,可给黄酮哌酯盐酸盐、溴丙胺太林或维拉帕米等。对绝经妇女可予小剂量雌激素。

(四)预防要点

(1)多饮水　每天液体摄入量最好在 2000ml 以上。白天至少每 3h 排尿一次,每次注意排空膀胱。

(2)注意外阴部的清洁卫生　对反复发生尿路感染者,于性交前后排尿并服用一次常用量抗菌药物预防。

(3)尽量避免尿路器械的使用　必须使用者应注意严格消毒,无菌操作。

(4)及早妥善处理尿路本身存在的功能与解剖上的问题,如尿道畸形。

 知识链接

女性较男性更易发生尿路感染

女性较男性更易发生尿路感染。但细菌并不是随时都威胁着女性尿路的,最容易侵入而引起发病的是女性三期(月经期、妊娠期及更年期)。养成良好饮水习惯是预防尿路感染的最简易方法。多饮水,多排尿对尿路起到冲刷作用,使不时侵入尿路的微量细菌随尿而排出体外。一般以每 2～3h 排尿 1 次为好。女性平日要加强会阴部的卫生保健,定期清洗,清洗液一般以 1∶1000 的新洁尔灭溶液或清水为宜,不可用肥皂、苏打等碱性液,以避免尿道口分泌的酸性液屏障作用受到破坏。

当有尿路刺激征时,应大量饮水,每天会阴部清洗 1～2 次,及时服用抗生素治疗,常用喹诺酮类如诺氟沙星、环丙沙星、复方新诺明、阿莫西林等。近期避免性生活,注意休息,清淡饮食,禁食油腻辛辣食物,生活规律。

常见尿路刺激征的疾病特点如表 12-7 所示。

表 12-7　常见尿路刺激征的疾病特点

常见疾病	病因	临床特点	辅助检查特点
肾盂肾炎	大肠杆菌为主	尿路刺激征、有全身中毒症状,局部肾区叩痛,可有上、中输尿管压痛	尿液检查可有明显变化:白细胞尿、白细胞管型、真性细菌尿、血象白细胞总数及中性粒细胞升高
肾结核	结核杆菌	有肾外结核灶,尿路刺激征明显,抗菌治疗无效。久治不愈的脓尿应想到肾结核的可能	尿普通细菌培养阴性、结核菌素试验阳性、尿抗酸染色可发现结核菌、结核菌培养阳性、腹部 X 线检查可有结核感染征象
急性细菌性膀胱炎		尿路刺激征明显,但全身中毒感染症状轻	白细胞尿、真性细菌尿,抗生素治疗有效,男性注意有无前列腺炎
泌尿系统结石	草酸钙结石最常见	有突发绞痛,之后出现血尿	腹部平片、肾盂造影可发现结石部位
急性细菌性前列腺炎	以大肠杆菌为主	全身中毒症状首发,有尿路刺激征,可有排尿困难、腰骶部和会阴部疼痛	直肠指诊前列腺肿胀、压痛,实验室检查尿常规多无明显变化
慢性前列腺炎	尿道炎蔓延、急性炎症转为慢性	青壮年男子多发,除尿检异常外临床症状多不明显,可有尿道口滴白、性功能障碍、反复尿路感染	前列腺按摩液有持续致病菌存在、白细胞>10/HP、磷脂小体减少,B 超有助于鉴别诊断
前列腺增生症	与性激素的作用有关	尿频、进行性排尿困难	直肠指检前列腺中央沟消失、肥大,合并感染时触痛。B 超及 CT 可明确诊断
前列腺癌		有血尿和排尿困难	血清酸性磷酸酶可明显升高,前列腺特异抗原阳性、B 超、CT 等有助于诊断
膀胱肿瘤		无痛性肉眼全程血尿	诊断依赖影像学检查如 B 超、CT 等,膀胱镜检查可确诊
尿道综合征		中年妇女多见,精神紧张,尿频明显与局部灌洗,与避孕药等化学刺激有关。抗生素多无效	反复尿检无异常排除尿路的结核菌、真菌和厌氧菌、衣原体感染的可能

四、血尿

【案例导入 12-3】

患者,女,28 岁。3d 前无明显诱因出现肉眼血尿 2～3 次,有血块,偶有尿道痛感。2d 前患者在上述症状基础上出现畏寒发热(测体温 38.2℃)、腰酸胀痛,小便时尿道口疼痛,伴尿频尿急、乏力。既往健康。B 超显示:左肾钙乳症,

二维码 12-7
尿路结石
解析

膀胱内絮状回声,考虑积血。血常规:白细胞 $13.48×10^9/L$,中性粒细胞 77.1%。尿常规:尿蛋白(+),潜血(+++),白细胞(+),红细胞(沉渣)$15391/\mu L$,白细胞(沉渣)$214/\mu L$。

二维码 12-8
案例导入
12-3 分析

请分析:

(1)该患者最可能的诊断是什么?

(2)治疗方法是什么?

(3)需要与哪些疾病鉴别?

尿液中的血液量超过正常量叫血尿,是泌尿系统可能有严重疾病的讯号。离心沉淀尿中每个高倍镜视野≥3 个红细胞,或非离心尿液超过 1 个或 1h 尿红细胞计数>10 万,或 12h 尿沉渣计数>50 万,而肉眼不能觉察者称为显微镜下血尿。每升尿液中有 1ml 血液时即肉眼可见,尿呈红色或呈洗肉水样,称为肉眼血尿。

(一)引起血尿的原因

原因可分为肾内因素和肾外因素,肾内、肾外因素均为病理性。95%以上是由于泌尿系统本身疾病所致。

1. 泌尿系统疾病

该类疾病包括各种肾炎(急性肾小球肾炎、病毒性肾炎、遗传肾炎、紫癜性肾炎)、结石(肾、膀胱、尿道)、泌尿生殖系感染(急性肾盂肾炎见图 12-14、肾结核、膀胱尿道炎、前列腺炎等)、各种先天畸形、外伤、肿瘤等。以泌尿系统结石、感染、肾小球肾炎最为多见,肿瘤次之。

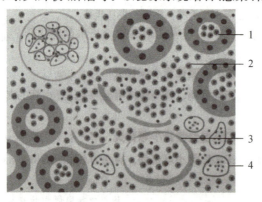

1.白细胞管型
2.中性粒细胞浸润
3.肾小管坏死
4.血管扩张充血

图 12-14 急性肾盂肾炎

2. 全身性病症

该类疾病包括出血性疾病、白血病、心力衰竭、败血症、维生素 C 及维生素 K 缺乏、高钙尿症、新生儿出血症等。

3. 物理化学因素

该类因素包括食物过敏、放射线照射、药物、毒物、运动等。

(二)诊断要点

1. 发现血尿时首先应确定是否为真性血尿

与色素尿、血红蛋白尿及月经血或痔核出血混入尿液等进行区别。确定为真性血尿后,应进行血尿的定位和定性诊断,明确出血部位及其原因。

2. 根据临床表现进行初步判断

①无症状的血尿首先考虑肿瘤;②伴有疼痛的血尿常见于尿路结石;③伴有明显膀胱刺

激征的血尿常见于尿路感染、结核及膀胱肿瘤;④伴高血压的血尿常见于肾小球肾炎,急进性高血压病等;⑤伴皮肤黏膜出血的血尿可见于败血症、感染性心内膜炎、流行性出血热、钩端螺旋体病、血液病等;⑥青少年血尿常见于泌尿系统感染、肾小球疾病、先天性异常,中年患者则以尿路感染、结石和膀胱肿瘤常见。40～60岁的男性以肿瘤多见,女性则以尿路感染常见。超过60岁的男性患者以前列腺增生、前列腺癌、尿路感染多见;女性则以尿路感染、肾或膀胱肿瘤多见。

3. 可指导患者根据尿三杯试验初步判断出血部位

尿三杯试验即在一次排尿过程中用三个容器分段收集尿液,比较观察。初始血尿(第一杯有血尿)尿道出血可能大;终末血尿(第三杯有血尿)为膀胱底或后尿道出血;全程血尿(三杯血尿无差异)出血部位在膀胱以上。来自肾脏的血尿一般不出现血凝块,不同于来自膀胱的肉眼血尿。总之,发现血尿应及早检查确诊,及时治疗,一时难以确诊的要到医院定期复查。

4. 尿常规及位相显微镜检

该法可进一步区分血尿是来自肾实质还是尿路,如发现红细胞管型、严重蛋白尿、变性红细胞占80%以上多为肾性血尿,主要见于肾小球肾炎;而非肾小球性血尿,红细胞多为正常,病因复杂,应警惕泌尿生殖系统的恶性肿瘤。

5. 器械检查

器械检查首选B超了解肾脏、上输尿管等,进一步可选择造影、CT和MRI、膀胱镜、肾活检、肾图检查等。

(三)治疗要点

1. 卧床休息

尽量减少剧烈活动,必要时可服用苯巴比妥、安定等镇静安眠药。

2. 大量饮水

减少尿中盐类结晶,加快药物和结石排泄。患肾炎且已发生水肿者应少饮水。

3. 应用止血药物或抗凝药

肾小球性或非肾小球性血尿对症治疗原则相反,肾小球性血尿常需抗凝、抗栓、抗血小板聚集或活血化瘀治疗;而非肾小球性血尿常需应用止血疗法,如卡巴克洛、酚磺乙胺、维生素K,还可合用维生素C。

4. 慎用会导致血尿的药物,尤其是已有肾脏病者

氨基糖苷类抗生素(如庆大霉素、卡那霉素、叉布霉素等)、磺胺类药物(如复方新诺明等)、头孢类药物(如先锋Ⅳ号等)均可引起肾毒性损害,出现血尿,头孢类药物若与氨基糖苷类药物或利尿剂合用,肾毒性更大。其他药物如阿司匹林、感冒通等亦可引起血尿。

5. 解痉止痛

尿路结石常有剧烈腹痛,可口服抗胆碱药如阿托品或654-2以解痉止痛。

7. 病因治疗

肾结核应用抗结核药物,肾肿瘤采用切除、肾结石的碎石术等。

(四)预防

(1)平时养成多饮水习惯。

(2)戒烟、少吃辛辣刺激性食物,如虾、蟹、辣椒、蒜、生葱、狗肉等。

（3）某些职业如染料、橡胶、塑料等工具生产中的防护保健。

（4）避免使膀胱经常高度充盈，有尿意应立即去排尿，以减少尿液在膀胱存留时间。

（5）注意劳逸结合，避免剧烈运动。

 知识链接

引起血尿的临床常见疾病特点如表 12-8 所示。

表 12-8　引起血尿的临床常见疾病特点

疾病	临床特点	辅助检查
肾小球肾炎	血尿多为镜下血尿，伴尿少、蛋白尿、水肿、高血压	颗粒管型和红细胞管型，位相显微镜检变形红细胞占 0.80 以上
肾结核	典型病例为洗肉水样血尿，病程长，膀胱刺激症状较一般细菌感染更明显，肾外可找到结核病灶，一般抗生素治疗无效	B 超、CT、IVP 肾盂造影检查，典型的影像学表现为一侧肾结核对侧肾积水。尿中若找到抗酸杆菌可确诊
泌尿系结石	血尿伴肾绞痛（肾、输尿管结石），或有排尿中断、排尿困难、尿痛（膀胱、尿道结石）等症状	影像学检查可发现结石部位、大小、形状、梗阻部位
尿路感染	一般为镜下血尿，伴有感染中毒症状、膀胱刺激症状	尿查有大量白细胞和白细胞管型，尿培养可找到致病菌，抗生素治疗有效
过敏性紫癜	皮肤有出血点，胃肠道出血，关节痛	皮肤有出血点 2～4 周后出现血尿
泌尿系统肿瘤	无痛、间歇性全程血尿	B 超、CT、膀胱镜检查可及早确诊
肾下垂	活动、久站后镜下检查出现血尿。腰痛，劳动及行走加剧，平卧后消失。可扪及下垂的肾脏，位置可随体位改变	静脉尿路造影或逆行造影，可确定肾下垂程度。超声波检查可探测肾位置及活动度

五、水肿

【案例导入 12-4】

男 15 岁，全身水肿伴呼吸困难 20d。查体：BP 16/12kPa，全身重度指陷性水肿（图 12-15），双下肺叩诊浊音，呼吸音低。心界不大，心率 76 次/min，律齐，无杂音，蛙状腹，肝脾未触及，移动性浊音阳性。尿常规：尿蛋白（＋＋＋），白细胞 0～1/HP，红细胞 0～3/HP，血浆白蛋白＞17g/L，球蛋白 24g/L，血尿素氮 3.6mmol/L（正常值 1.8～7.1mmol/L）。

二维码 12-9
案例导入
12-4 分析

请分析：

（1）最可能引起水肿的原因是什么？

（2）需进一步询问哪些情况？

（3）治疗主要措施有哪些？

水肿系指血管外的组织间隙中有过多的体液积聚，为临床常见症状之一。局部水肿常见原因为毛细血管渗透性增加（如炎症反应）。全身性水肿容易在组织比较疏松以及身体最低的部位出现,严重时可在胸腹腔内出现积液。皮下水肿可表现为指凹性(显性)水肿及非指凹性(隐性)水肿。水肿对机体具有多种不利的影响,其影响大小取决于水肿的部位、程度、发生速度和持续时间。主要有两方面的影响:细胞营养障碍及器官功能障碍。

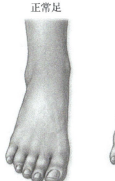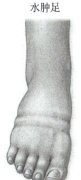

正常足　　　　水肿足

图 12-15　正常足与水肿足

(一)水肿分类

根据水肿波及的范围可分为全身性水肿和局部水肿;根据水肿液含蛋白质的量的不同,可将水肿液分为渗出液及漏出液。

1.全身性水肿

按照其病因可分为以下类别:

(1)心源性水肿　常见于充血性心力衰竭、急或慢性心包炎等。

(2)肾源性水肿　常见于肾小球肾炎、肾盂肾炎及肾病综合征等。

(3)肝源性水肿　常见于病毒性肝炎、肝硬化等。

(4)营养不良性水肿　常见于低蛋白血症、维生素 B_1 缺乏症等。

(5)结缔组织病所致的水肿　常见于红斑狼疮、硬皮病及皮肌炎等。

(6)内分泌性水肿　常见于席汉病、甲状腺功能减低及库欣综合征等。

(7)特发性水肿　如功能性水肿等。

(8)其他　贫血性水肿、妊娠中毒性水肿等。

2.局部水肿

(1)静脉梗阻性水肿　常见于血栓性静脉炎、下肢静脉曲张等。

(2)淋巴梗阻性水肿　常见于丝虫病所致的象皮腿、流行性腮腺炎所致胸前水肿等。

(3)炎症性水肿　常见于丹毒、疖肿、蜂窝组织炎等所致的局部水肿。

(4)变态反应性水肿　常见于血管神经性水肿、血清病、接触性皮炎等。

(二)诊断要点

(1)根据病史、临床表现及体检结果,了解水肿的来源及其特征(分布、发生部位、指压特性等),有助于诊断和鉴别诊断(表 12-9)。

表 12-9　临床常见水肿的特点

分类	原发疾病	水肿特点
心源性水肿	各种心脏病	从足部开始向上延及全身
肾源性水肿	肾脏疾病	从眼睑、颜面开始而延及全身
肝源性水肿	肝硬化	以腹水为主,全身水肿较轻,下肢明显
营养不良性水肿	摄食不足,肠道吸收障碍、慢性消耗性疾病等	从组织疏松开始,延及全身皮下,低垂部位明显。患脚气病时血和尿液中维生素 B_1 含量减少
特发性水肿	不明确	水肿受体位的影响且呈昼夜周期性波动,立卧位水试验有助于诊断
黏液性水肿	甲状腺功能低下	非指陷性水肿,皮肤粗厚,呈苍白色

(2)水肿的实验室检查及针对其原发病进行检查,以确定水肿的治疗和估计水肿的预后。对于全身性水肿的患者一般应考虑进行血、尿常规、肝功能、肾功能等检查。

(3)超声检查、X线、CT等检查可协助诊断病变部位。

(三)治疗要点

1. 原发疾病治疗

2. 水肿治疗

(1)心源性水肿　限制钠盐的摄入,以强心为主,多用利尿剂(急性心衰采用高效利尿剂如呋塞米等,慢性心衰一般用噻嗪类利尿药如氢氯噻嗪等,注意补充钾盐)、血管扩张剂。

(2)肾源性水肿　轻度水肿一般不用利尿药,而以无盐膳食和卧床休息为主;中度以上水肿者可按病情选用噻嗪类药物、保钾利尿剂(螺内酯、氨苯蝶啶)或呋塞米,可单独或联合应用,剂量宜由小到大,逐渐消肿以防止电解质紊乱。对有大量蛋白尿者,应提高蛋白摄入量。肾功能不全者,则应给予优质蛋白质,每日40g左右。

(3)肝源性水肿　以补充蛋白为主,限制水、盐摄入,利尿剂的使用应按照联合(排钾与保钾利尿剂如螺内酯与呋塞米)、间歇、交替的原则。有大量腹水时为解除压迫可采用腹腔穿刺放腹水(每次不宜超过2~3L)治疗。肝功能不全时,应限制高蛋白的摄入、大量利尿及放腹水,以免加重病情,诱导发生肝性脑病。

(4)急性肺水肿　吸氧(酒精吸氧效果甚佳)、利尿(静脉给予高效利尿剂如呋塞米或依他尼酸钠)、强心(如给予毛花苷C等)、使用血管扩张剂(如硝普钠或硝酸甘油等),同时取坐位两腿下垂,以减少回心血量,减轻肺水肿。

(5)脑水肿　以脱水剂(如20%甘露醇250ml,快速静滴,每4~6h一次)为主,利尿剂(呋塞米40~60mg静脉注射)。在应用脱水剂和利尿剂无效后,可采用脑室穿刺引流或脑室分流术降低颅内压,防止脑疝形成。

(四)预防要点

(1)避免久站久坐,常运动,勤做足部肌肉运动,预防及消除腿部肿胀。

(2)入睡前将脚抬高超过心脏的高度。

(3)避免摄入过多盐类,包括食盐、酱料、腌制物或含钠量高的饮料。应多吃蔬菜水果(含有丰富的钾),因为钠和胰岛素会将水分滞留在体内,而钾在体内的作用是排出水分。

(4)生活规律,不要过度劳累。

(5)不要穿过度紧身衣物,如牛仔裤、束腹、束腰等会造成腹压增加。

(6)穿弹性袜,促进下肢静脉回流。

六、急性肾小球肾炎

【案例导入 12-5】

8岁男孩,眼睑水肿,血尿、尿量减少5d,3周前曾有发热、咽痛、咳嗽、咳痰等上呼吸道感染症状。查体:眼睑水肿,睑结膜无苍白,咽部充血,扁桃体Ⅱ度肿大,表面有脓点,心肺未见异常,双肾区叩击痛阳性,双下肢轻度水肿,Hb 120g/L。尿常规:尿蛋白(+),红细胞(+++),尿沉渣红细胞管型1~3/HP。

请分析：

(1)该患者最可能的诊断是什么？

(2)需进一步做什么检查？

(3)如何指导患者合理用药？

(4)平时应注意哪些情况？

二维码 12-10
案例导入
12-5 分析

急性肾小球肾炎简称急性肾炎，是由感染后变态反应引起的以两侧肾脏弥漫性肾小球损害为主的疾病。可发生于任何年龄，以儿童为多见，多数有溶血性链球菌感染史。临床特点有血尿、蛋白尿、高血压、水肿、尿量减少，可伴有一过性氮质血症等。血清补体 C3 下降，循环免疫复合物试验可呈阳性，肾病理活检主要为毛细血管内增生性肾炎（图 12-16）。治疗以休息和对症治疗为主，大

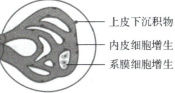

图 12-16　急性肾小球肾炎病变

部分预后良好，一般在 4～6 周内逐渐恢复，少数呈进行性病变，演变成慢性肾小球肾炎。

(一)病因及发病机制

细菌、病毒、真菌等均可致病，其中以 β-溶血性链球菌 A 组 M 型致肾炎菌株最常见，常表现为上呼吸道感染（如扁桃体炎）或皮肤感染（如脓疱疮等链球菌感染）。发病主要是由感染所诱发的免疫反应引起，当链球菌致病抗原进入机体 1～3 周后，刺激机体产生抗体，抗原抗体结合形成循环免疫复合物，沉积在肾小球内而致病；或在肾小球中的链球菌抗原，结合循环中的抗体形成原位免疫复合物致病。

(二)诊断

链球菌感染后 1～3 周发生血尿、蛋白尿、尿少、水肿、高血压，血清补体 C3 下降等典型表现，一般可确诊。但临床表现不典型者，多需要做肾组织活检以协助诊断。

(三)治疗要点

目前尚无直接针对肾小球免疫病理过程的特异性治疗。治疗以休息及对症治疗为主，防治急性期并发症、保护肾功能，以利其自然恢复。本病为自限性疾病，一般不使用糖皮质激素或细胞毒性药物。

1.一般治疗

急性期卧床休息至肉眼血尿消失、水肿消退、血压恢复正常后，通常需要 2～3 周，然后逐渐增加活动，但不能做剧烈运动。对于只遗留有轻度蛋白尿和镜下血尿的患者，在加强随诊、严密观察的情况下，也不需要无限期的卧床休息，但如果活动后血尿、蛋白尿情况比原来加重，就要再次卧床休息，直到完全正常。

急性期患者应限制盐、水、蛋白质摄入。对有水肿、血压高者用免盐或低盐饮食。水肿重且尿少者限水。对有氮质血症者限制蛋白质摄入。小儿于短期内应用优质蛋白，可按 0.5g/kg 计算。注意以糖类等提供热量。一般应给富含维生素的低盐（2～3g/d）食物，水肿与少尿时入水量以不超过前一天尿量加不显性失水量为宜。若有肾功能异常应限制蛋白质摄入量，仅给优质蛋白质如牛奶、瘦肉、鱼、鸡蛋等。

2.对症治疗

(1)利尿 水肿严重者,应用利尿剂如噻嗪类,必要时可用呋塞米。

(2)降压药物 凡经休息、限水盐、利尿而血压仍高者应给予降压药,如血管紧张素转换酶抑制剂或血管紧张素Ⅱ受体拮抗剂(氯沙坦或钙拮抗剂氨氯地平等)。

(3)透析治疗 对发生急性肾衰竭者,应及时给予短期透析治疗。

(4)控制感染 有链球菌感染者应选用青霉素或大环内酯类药物,疗程2周左右。

(5)中医中药 治疗针对表邪、水湿、清热三个环节。

(四)预防要点

根本的预防是防治链球菌感染。平日应加强锻炼,注意皮肤清洁卫生,以减少呼吸道及皮肤感染。如一旦感染则应及时彻底治疗。感染后2~3周应检查尿常规以及时发现异常。

七、慢性肾小球肾炎(选学)

【案例导入 12-6】

男,31岁,间断水肿4年,伴血压升高,神志清、精神可,查体:BP 25.6/15kPa,眼睑水肿,睑结膜轻度苍白,双下肢轻度水肿,Hb 85g/L,双肺呼吸清,未闻及干湿性啰音,P 72次/min,律齐,双肾区无叩击痛。辅助检查:尿蛋白(＋＋),红细胞4~8/HP潜血(＋＋),24h尿蛋白1.2g。

二维码 12-11
案例导入
12-6分析

请分析:

(1)首先检查的项目应是什么?

(2)可能的诊断是什么?

(3)应指导患者平时注意什么来预防病情加重?

慢性肾小球肾炎简称慢性肾炎,是一组病因不同,病理变化多样的慢性肾小球疾病。仅少数为急性肾炎迁延而致,大多病因不清,起病即为慢性肾炎。临床特点为病程长,进展缓慢,基本表现有蛋白尿、血尿、水肿、高血压和肾功能损害,最终将发展为肾衰竭(数年或数十年)。病理大体标本表现为肾体积缩小,质地硬,表面弥漫分布细颗粒(图 12-17),HE染色示萎缩的肾单位(上部)中有3个玻璃样变肾小球,肾小球萎缩,下方为代偿肥大肾单位(图 12-18)。慢性肾炎以中、青年多见,男性多于女性。慢性肾炎容易并发尿路感染、上呼吸道感染,与抵抗力差及应用免疫抑制药物有关。

1.诊断要点

蛋白尿、血尿、水肿及高血压病史达1年以上,有无肾脏损害均应考虑本病,但应排除继发性肾炎。

2.治疗要点

治疗主要目的在于防止或延缓肾功能进行性减退,改善症状及防治严重并发症,而不以消除尿蛋白及血尿为目标。

(1)一般治疗 病变活动期应卧床休息,病情稳定后可逐渐增加活动,但应避免劳累、受凉及感冒,预防感染。轻、中度氮质血症患者不限制蛋白质摄入,以维持体内正氮平衡。出现大量蛋白尿伴轻度氮质血症者可增加植物蛋白(如大豆)的摄入。重度氮质血症者适当限

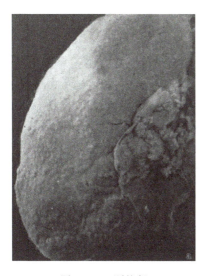
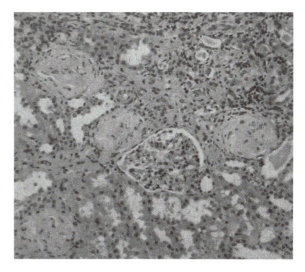

图 12-17　颗粒肾 图 12-18　代偿肥大肾单位

制蛋白质摄入。水肿、高血压时应低盐摄入＜3g/d。

（2）积极控制高血压　应控制血压达理想水平：蛋白尿≥1g/d 时，血压控制在 125/75mmHg 以下；蛋白尿＜1g/d,血压控制在 130/80mmHg 以下。选用血管紧张素转换酶抑制剂或血管紧张素Ⅱ受体拮抗剂或二氢吡啶类钙通道阻滞剂降低血压。

（3）糖皮质激素和细胞毒药物　一般不主张应用,但对于肾功能正常或轻度受损、病理类型较轻如早期膜性肾病、肾体积正常、尿蛋白较多、无禁忌证者可适用。长期用血小板解聚药物,可改善微循环,能延缓肾衰竭。目前研究认为此类药物仅对系膜毛细血管性肾炎有一定降低尿蛋白作用。

（4）联合疗法　慢性肾炎若使用单一药物治疗,疗效常不满意,联合疗法采用抗凝药物（肝素、双嘧达莫）、抗氧化剂（大剂量维生素 E、过氧化物歧化酶）、中药（活血化瘀、清热解毒、利尿消肿）及对症施治,可提高疗效。

知识链接

慢性肾小球肾炎采用科学合理饮食

宜给予优质低蛋白、低磷、高维生素饮食。增加糖的摄入,以保证足够的热量,减少自体蛋白质的分解,如患者有水肿、高血压则应限制钠盐的摄入,保证营养全面。

（1）水、钠摄入　钠的摄入应低于 3g/d,水肿严重者则应低于 2g/d；水的摄入量,可按前一天的总尿量加 500ml 计算。

（2）蛋白质的摄入　控制蛋白质的摄入量,一般每天以 0.6g/kg 体重的量摄取,其中一半为优质蛋白质（富含必需氨基酸的动物蛋白质）,如鸡蛋、瘦肉、牛奶等。

（3）能量的摄入　每天摄入能量 30～35kcal/kg,其中脂肪供能在 30% 以下,其余除蛋白质外,由糖提供。

（4）补充各种维生素及微量元素　如维生素 A、维生素 B、维生素 C、维生素 D、维生素 E、维生素 P 及微量元素 Zn、Fe 等。可给予新鲜蔬菜、水果、坚果、牛肉等。

八、肾病综合征(选学)

肾病综合征是指由多种病因引起的,以肾小球基膜通透性增加伴肾小球滤过率降低等肾小球病变为主的一组综合征。肾病综合征按病因可分为原发性、继发性及先天性三种。原发性肾病综合征占90%,其次为各种继发性肾病综合征,先天性肾病综合征极为罕见。原发性肾病综合征的病因不清楚,往往因呼吸道感染、过敏反应等而发病。继发性肾病综合征病因则主要有感染药物、中毒等,或继发于肿瘤、遗传及代谢疾病以及全身性系统性疾病之后。绝大多数原发或继发肾病综合征都是以肾小球病变为主,病理分型主要有5种:微小病变肾病、系膜增生性肾炎、局灶节段性肾小球硬化、膜性肾病和膜增生性肾炎。

典型表现为大量蛋白尿、低白蛋白血症、高度水肿、高脂血症。

1.诊断要点

以大量尿蛋白为主(>3.5g/d),血浆白蛋白低于30g/L。肾活检可鉴定病理类型。

2.治疗要点

(1)一般治疗　休息、限盐、限水,肾功能正常者可高蛋白饮食。

(2)利尿消肿　补充血浆、白蛋白等,应用利尿药。

(3)糖皮质激素与免疫抑制剂　糖皮质激素应用原则是足量、持续时间长、慢减量。免疫抑制剂适用于对激素产生依赖或无效者。

本章小结

1.泌尿系统由肾、输尿管、膀胱和尿道组成。

2.肾的主要功能是通过产生尿液,排出机体新陈代谢过程中产生的废物和多余的水分,从而调节体液、维持电解质平衡,保持机体内环境的稳定。

3.肾有内分泌的功能,分泌肾素、促红细胞生成素、前列腺素等。

4.肾单位由肾小体(肾小球和肾小囊)和肾小管(近曲小管、髓袢、远曲小管)组成。

5.尿的生成包括肾小球的滤过,肾小管和集合管的重吸收及分泌三个基本过程。

6.肾小球有效滤过压=肾小球毛细血管血压-(血浆胶体渗透压+肾小囊内压)。

7.影响尿生成的因素:肾小球的有效滤过压、滤过膜的改变。

8.影响肾小管和集合管重吸收、排泌的因素:小管液的溶质浓度、肾小球滤过率、激素的作用(抗利尿激素、醛固酮等)。

9.尿量正常:1000～2000ml/24h;多尿:超过2500ml/24h;少尿:少于400ml/24h或少于17ml/h;无尿:少于100ml/24h。

10.内生肌酐清除率是判断肾小球损害程度的敏感指标,且可评估肾功能损害的程度及指导治疗。

11.尿路刺激征包括尿频、尿急、尿痛,也称为膀胱刺激征。

12.血尿:镜下血尿:离心沉淀尿中每个高倍镜视野≥3/HP红细胞;肉眼血尿:每升尿液中有1ml血液时即肉眼可见。

13.尿三杯试验,初始血尿(第一杯有血尿)尿道出血可能大;终末血尿(第三杯有血尿)膀胱底或后尿道出血;全程血尿(三杯血尿无差异)出血部位在膀胱以上。

14.水肿可分为全身性和局部水肿;水肿常按发生原因又分为心源性水肿、肾源性水肿、肝源性水肿、营养不良性水肿、特发性水肿等。

16.急性肾小球肾炎临床特点有血尿、蛋白尿、尿量减少,可伴一过性氮质血症等。

思考题

1.影响肾小球滤过的因素有哪些?

2.糖尿病患者的多尿属于哪种利尿? 机制如何?

3.大量失血后尿量有何变化? 试述其机制。

4.尿路感染的病因、途径有哪些?

5.肾小球肾炎临床特点有哪些?

二维码 12-12
测一测

（崔相一　刘玉新　李宏伟）

267

第十三章 生殖系统及其常见疾病

【学习目标】

掌握：男性生殖系统的组成及功能；女性生殖系统的组成及功能，月经周期的概念；雄激素的功能及睾丸功能的调节；雌激素、孕激素的功能及卵巢功能的调节；性传播疾病的概念和常见类型。

熟悉：妊娠的过程；胎盘的内分泌功能；前列腺炎、阴道炎临床表现、诊断、治疗方法的选择。

了解：避孕方法；常用避孕药物；慢性前列腺炎、阴道炎的病因、预防；常见性病的临床表现和治疗方法；常见性病的病因和传染途径。

第一节 男性生殖系统结构及功能概述

【案例导入 13-1】

患者，男，42岁，半年前无明显诱因而出现尿频、尿不尽、尿滴白，伴性生活时勃起硬度差。双肾区饱满，无叩击痛，双输尿管走行无压痛，膀胱区无隆起。前列腺液常规：卵磷脂小体 5%；WBC：满视野。

请分析：

(1)该患者初步诊断是什么疾病？

(2)如何治疗该患者？

(3)你知道精子、卵子是在哪里产生和贮存的吗？卵子的受精部位在哪里？

生物体生长发育成熟后，能够产生与自己相似的子代个体的功能，称为生殖。生殖系统的功能是繁殖后代和形成并保持第二性征。生殖过程包括生殖细胞（精子和卵子）的形成过程，交配和受精过程以及胚胎发育过程等重要环节。

男性生殖系统包括内生殖器和外生殖器两个部分。内生殖器由生殖腺（睾丸）、输精管道（附睾、输精管、射精管和尿道）和附属腺（精囊腺、前列腺、尿道球腺）组成。外生殖器包括阴囊和阴茎（图 13-1）。

睾丸是产生精子和分泌男性激素的器官。睾丸产生的精子，贮存于附睾和输精管内，射精时经射精管和尿道排出体外。附属腺分泌的液体与精子相混合构成精液，以增加精子的活动性，并供给其营养。

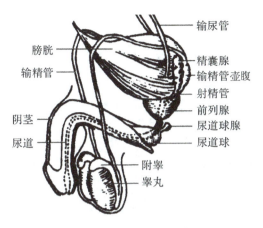

二维码 13-3
男性生殖
系统图片

图 13-1　男性生殖系统

一、睾丸的结构和功能

(一)睾丸的结构

睾丸呈椭圆形,表面是一层纤维膜(白膜),此膜突入睾丸,将其分为 100~200 个锥状的睾丸小叶。每个小叶含 2~4 条精曲小管,其上皮能产生精子。精曲小管之间的结缔组织内有间质细胞,产生性激素,具有促进生殖器官发育、形成并保持第二性征的功能。精曲小管汇合成精直小管,然后交织形成睾丸网,从睾丸网发出 12~15 条睾丸输出小管,进入附睾,汇合成附睾管(图 13-2)。

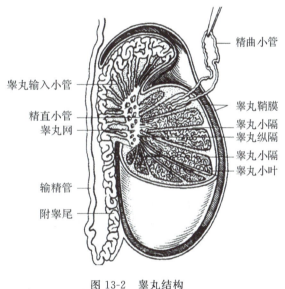

图 13-2　睾丸结构

(二)睾丸的生精作用

精子生成的过程为:精子是由生精细胞发育形成。生成精子最原始的细胞为精原细胞,从青春期开始,经多次有丝分裂、增殖生成初级精母细胞,再经第一次减数分裂形成次级精母细胞,经第二次减数分裂生成精子细胞,经过变形形成精子(图 13-3)。在曲细精管管壁中,生精细胞按各种不同发育阶段依次排列,由基膜至管腔,依次为精原细胞、初级精母细胞、次级精母细胞、精子细胞、分化中的精子,直至成熟精子脱离支持细胞进入管腔,整个生精过程大约历时两个半月。

支持细胞主要起支持及营养精原细胞的作用。在精曲小管中新生成的精子在通过睾丸网、输出小管、附睾管、输精管的运行过程中逐步成熟,具有运动和使卵子受精的能力。

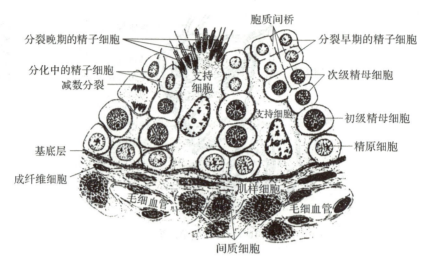

图 13-3　精子生成过程

 知识链接

隐睾症

　　精子生成需要适宜的温度,阴囊内温度较腹腔内温度低 2℃左右,适于精子的生成。如睾丸在腹腔内或腹股沟内(隐睾症),由于温度比阴囊内温度高 1～8℃,将影响精子生成,导致不孕症。正常男子每次射出精液 3～6ml,每毫升精液含 2000 万～4 亿个精子。少于 2000 万个精子,不易使卵子受精。

(三)睾丸的内分泌功能

　　睾丸的内分泌功能主要依靠间质细胞和支持细胞。间质细胞分泌雄激素,主要为睾酮。支持细胞分泌抑制激素,主要作用是抑制腺垂体分泌尿促卵泡素。

　　雄激素的功能有以下几个方面。

1.对睾丸生精功能的影响

　　在曲精细管中局部高浓度的睾酮是精子生成过程中的一个重要因素。睾丸生精上皮细胞和附睾上皮细胞都含有睾酮的胞质受体和核受体,因此,睾酮能促进睾丸曲精细管的发育和精子的成熟。

2.对附属性器官和副性征的作用

　　在青春期,睾酮刺激副性器官的发育并维持其正常功能。雄性激素促进男性副性征出现并维持其正常状态,如使骨骼生长加速,肌肉发达,皮肤变厚,皮脂腺增生,油脂分泌增多,易产生粉刺,皮下脂肪减少,皮下静脉显现,长出腋毛、阴毛及胡须,喉结突出,声带变厚,声音低沉,呈现典型的男性体征。

3.对代谢的作用

　　睾酮促进蛋白质合成以及减弱氨基酸分解代谢,减少尿氮排泄,呈现正氮平衡,促使肌肉发达和体重增加。

4.促进红细胞生成的作用

睾酮能增加肾脏促红细胞生成素的生成,或直接作用于骨髓使造血功能加强,促进红细胞生成。

二、睾丸功能的调节

睾丸的生精和内分泌功能有赖于丘脑-腺垂体-睾丸轴系统、睾酮和抑制素的反馈调节以及局部的精细调节。通过调节使血液及睾丸中睾酮的含量保持相对恒定,维持生精和内分泌功能处于稳定状态。

腺垂体分泌的尿促卵泡素(FSH)和黄体生成素(LH)都能调节睾丸的功能。它们又受下丘脑分泌的促性腺激素(GnRH)的调节。LH 与 FSH 对生精过程都有调节作用,LH 的调节作用是通过睾酮实现的。生精过程受睾酮与 FSH 的双重控制,实验表明,FSH 有启动生精的作用,而睾酮则有维持生精的作用。

抑制素是一种非甾体激素,对腺垂体的 FSH 分泌产生极强的负反馈抑制,对 LH 的分泌仅有轻微抑制作用。LH 控制睾酮分泌。反过来,血中睾酮又通过反馈抑制腺垂体与下丘脑 GnRH 的分泌。

第二节 女性生殖系统结构及功能概述

女性生殖系统(图 13-4)包括内生殖器和外生殖器两个部分。内生殖器由生殖腺(卵巢)、输卵管道(输卵管、子宫、阴道)和附属腺(前庭大腺)组成(图 13-5)。外生殖器即女阴,包括阴阜、大阴唇、小阴唇、阴道前庭、阴蒂和前庭球。

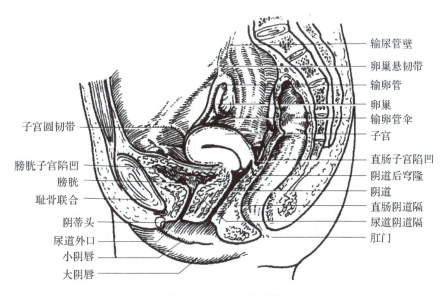

图 13-4 女性生殖系统

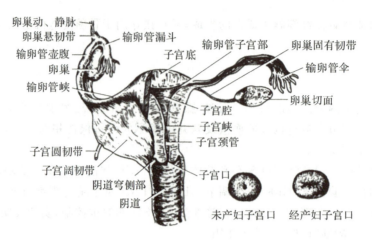

图 13-5　女性内生殖器

二维码 13-4
女性生殖
系统图片

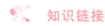 **知识链接**

处女膜

处女膜是一薄层黏膜,在某种程度上可以覆盖阴道口。它是进化的残留组织,有着极大的个体差异。在女婴时处女膜就可能不存在或部分存在或完全封闭阴道口。有处女膜也可能在孩提时因经常的运动或青春期时使用月经栓塞而破裂。处女膜也可能非常坚韧以至性交后仍然存在。因此处女膜并不足以作为处女的标志。

一、卵巢的结构和功能

(一)卵巢的结构

卵巢呈扁卵圆形,是产生卵细胞和分泌女性激素的器官。卵原细胞存在于卵泡中,经过原始卵泡、生长卵泡和成熟卵泡三个阶段发育成熟。成熟的卵细胞从卵巢表面排出,经腹膜腔进入输卵管,在管内受精后移至子宫内膜发育生长,成熟的胎儿于分娩时经阴道娩出。

(二)卵巢的生卵作用

女性从青春期起即开始有生卵作用。在一个月经周期中,常有几个甚至十几个卵泡同时发育,但往往只有一个卵泡成熟,排出一个卵子。卵泡在成熟过程中逐渐靠近卵巢表面,大约经过 14d 成熟而排卵。排卵时,卵泡破裂,卵被排出。排卵后残存卵泡出血,发育成为黄体。若排出的卵没有受精,黄体在排卵后 10d 开始退化、变性、纤维化而转变成白体。若排出的卵受精,黄体在胎盘分泌的激素刺激下继续发育成妊娠黄体,一直持续到妊娠后 5～6 个月,之后退化为白体(图 13-6)。

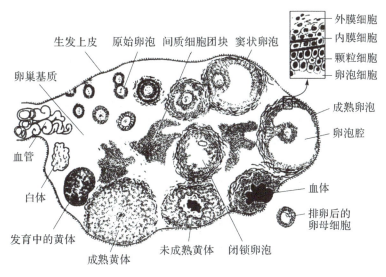

图 13-6 卵巢生卵及黄体生成

(三)卵巢的内分泌功能

卵巢分泌的主要激素:雌激素和孕激素及少量雄激素。

1.雌激素

雌激素包括雌二醇、雌酮和雌三醇,其中雌二醇生物活性最强。雌激素的主要作用是促进和维持女性生殖器官和副性征的发育。

(1)对女性生殖器官和副性征的作用 ①在青春期,雌激素促使所有的女性附属性器官,如输卵管、子宫、阴道及外生殖器生长发育,使之达到性成熟。②促使副性征出现,如乳腺发达、骨盆宽大、声调变高等。在女性附属性器官发育成熟、副性征出现后,仍需雌激素的维持。③雌激素使阴道上皮细胞分化、角化。它还使阴道黏膜上皮细胞内的糖原增加。糖原分解时,阴道呈酸性(pH 4～5),利于阴道乳酸菌的生长,从而排斥其他微生物的繁殖。所以,雌激素可增强阴道抵抗细菌的能力。绝经期的妇女雌激素分泌大量减少,使阴道抵抗细菌的能力下降,而易患老年性阴道炎。

(2)对代谢的影响 ①雌激素能促进肌肉蛋白质合成,加强钙盐沉着,对青春期发育与成长起促进作用。②雌激素刺激成骨细胞的活动,而抑制破骨细胞的活动,加速骨的生长,促进钙盐沉积,并能促进骨骺软骨的愈合,因而在青春期早期女孩的生长较男孩为快,而最终身高反而较矮。③雌激素能降低血浆胆固醇,减少主动脉的弹性硬蛋白,对减轻动脉粥样硬化可能有作用,这可能是生育年龄妇女心血管系统发病率较男子低的原因。雌激素影响皮下脂肪的沉积,尤以肩、胸、背部较为明显,形成女性特有体型。④雌激素能促进水分由血管进入组织间隙,使血容量减少,从而引起醛固酮分泌增加,促进水、钠潴留,引起水肿,这可能是某些妇女在月经前期水肿的原因。

(3)对中枢神经系统的作用 雌激素促进神经细胞的生长、分化、存活和再生,促进胶质细胞发育及突触形成,促进乙酰胆碱、多巴胺、5-羟色胺等神经递质的合成。雌激素作用于下丘脑前部的体温调节中枢,降低基础体温。因而排卵时,一般基础体温达到最低点。另外,还能影响下丘脑血管运动中枢的紧张性,女性更年期时,由于雌激素的撤退,血管运动中枢不稳定,可出现夜汗及面部潮红等症状。

2. 孕激素

孕激素的代表为黄体酮,主要作用于子宫内膜和子宫肌,适应孕卵着床和维持妊娠。由于黄体酮受体含量受雌激素调节,因此黄体酮的绝大部分作用都必须在雌激素作用的基础上才能发挥。

(1)对子宫的作用 孕激素在雌激素作用的基础上,使子宫内膜继续增殖。内膜细胞体积增大,分泌腺由直变弯,分泌含糖原的黏液,以利孕卵着床。孕激素也是子宫内膜基质细胞蜕膜化所必需的。孕激素能使子宫肌活动减弱,减少妊娠子宫的兴奋性,抑制其活动,使胎儿安全生长。

(2)对乳腺的作用 在雌激素作用的基础上,孕激素促使乳腺腺泡与导管发育,并在妊娠后为泌乳做准备。

(3)产热作用 孕激素作用于下丘脑的体温调节中枢,使基础体温在排卵后升高0.5℃左右,并在黄体期一直维持在此水平,临床上常将这一基础体温的变化,作为判定排卵的标志之一。

3. 雄激素

少量的雄激素,是由卵泡内膜细胞和肾上腺皮质网状带细胞产生的。适量的雄激素配合雌激素可刺激阴毛及腋毛的生长,女子雄激素过多时,可引起男性化与多毛症。雄激素能增强女子的性欲,维持性快感,这可能是由于它能促进阴蒂的发育并提高其敏感性,或是它对中枢神经系统的作用。

 知识链接

阴道内的 pH 是多少

阴道的肌层含有少量腺体,阴道内的酸性黏液主要来自子宫的腺体。阴道内 pH 是强酸性(约4.0)。这一酸性环境可以防止微生物生长但对精子活性不利。精液内的碱性成分可以暂时中和阴道内的酸性而保证精子的存活。

月经周期中的易受孕期

精子在女性生殖道内能存活 2～3d,而卵子在排卵后只能存活 24h。因此要想怀孕则应在排卵前 3d 至排卵后 1d 内性交。即受孕期一般约为 4d。

二、月经周期

女性从青春期开始,在卵巢激素周期性分泌的影响下,子宫内膜发生周期性剥脱,产生出血现象,称为月经周期。女性月经始于 13～15 岁,第一次月经称为月经初潮。成年妇女月经周期的长短可因人而异,平均为 28d,每次月经持续 3～5d,经血量每次为 50～100ml。在 45～50 岁月经周期停止,此后称为绝经期。

在每个月经周期中,卵巢、子宫内膜和阴道上皮都可发生规律性变化。根据子宫内膜的变化,一般可分为三期:①月经期,发生在月经周期的 1～4d,主要表现为子宫内膜脱落和出血。②增生期,发生在月经周期的 5～14d,主要表现为子宫内膜增生,腺体和血管增加。

③分泌期,发生在月经周期的 15～28d,主要表现为子宫内膜的腺体分泌增加等。也可以根据月经周期中卵巢的变化,将月经周期分为卵泡期和黄体期两个阶段(图 13-7)。

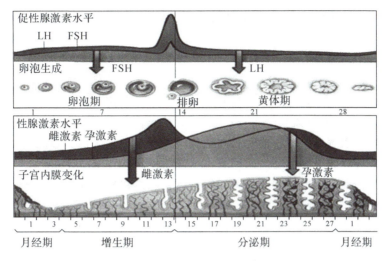

图 13-7　月经周期血中相关激素的变化

三、卵巢周期性活动的调节

卵巢的周期性活动受下丘脑-腺垂体的控制,而卵巢分泌的激素使子宫内膜发生周期性变化,同时对下丘脑-腺垂体进行反馈调节(图 13-7)。

女性达到青春期后,在下丘脑促性腺激素释放激素的控制下,腺垂体分泌尿促卵泡素(FSH)和黄体生成素(LH),促使卵巢内卵泡发育成熟,并开始分泌雌激素。随着卵泡逐渐成熟,雌激素的分泌逐步增加,当达到一定浓度时,通过对下丘脑-腺垂体的正反馈作用,促进腺垂体增加促性腺激素的分泌,且以增加 LH 分泌更为明显,形成黄体生成素释放高峰,引起成熟的卵泡排卵。排卵后的卵泡形成黄体,并分泌雌激素和孕激素。血中这两种激素浓度增加,通过负反馈作用抑制下丘脑和腺垂体,使腺垂体分泌的 FSH 和 LH 减少,黄体随之萎缩,因而孕激素和雌激素的分泌也迅速减少,子宫内膜骤然失去这两种性激素的支持,便崩溃出血,内膜脱落。

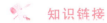 **知识链接**

月经周期

第一次来月经称为月经初期(初潮),它标志女性生殖能力的开始,是青春期开始的最明显的标志。初潮通常开始于 9～17 岁(平均 12.5 岁)。月经周期一直持续到绝经,为 36～40 年。阴道出血的日子是周期的第一天;一直到下次月经出现为周期最后一天。通常为一个阴历月或 28d,但在 22～35d 也算正常。

第三节　妊　娠

妊娠是新个体产生的过程，包括受精与着床、胎儿附属物及胚胎发育。

一、受精与着床

受孕过程中，大部分精子在阴道的酸性环境中死亡，只有少部分精子通过宫颈，在 1h 内到达子宫腔，再过 1～2h，最终到达输卵管壶腹部，与卵子结合成受精卵，这个过程称为受精。卵子排出后 6～24h 有受精能力，精子在女性生殖道内的受精能力大约只能保持 48h。精子必须在女性生殖道内停留一段时间才能获得使卵子受精的能力，称为精子获能。获能后精子的顶体在接近卵子时能释放几种酶，在这些酶的溶解作用下，精子穿过放射冠和透明带与卵相遇而受精（图 13-8）。精子进入卵细胞后，两者各提供 23 条染色体，受精卵一边进行有丝分裂，一边沿输卵管向子宫方向下行，2～3d 可到达子宫。那时的胚胎是由许多细胞构成的中空的小球体，称为胚泡（图 13-9）。约在受精后第 3 天被送入子宫，在子宫腔中经桑葚胚变为胚泡，约在受精后第 7 天，胚泡植入子宫内膜中，称为着床。着床经过定位、黏着和穿透 3 个阶段。

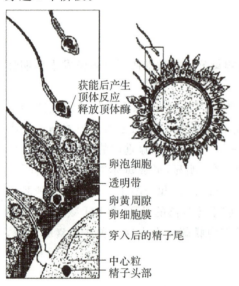

图 13-8　精子顶体反应与受精

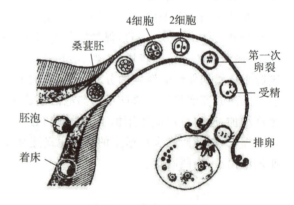

图 13-9　受精、着床植入

🌸 知识链接

约多少精子能分别到达子宫、输卵管？

射入阴道内的精液含 2 亿～5 亿个精子，其中只有约 100 万个能到达子宫，而其中又仅仅 1000 个能到达含排出卵子的输卵管口，到达输卵管上部即受精部的只有 100～200 个精子。

异位妊娠

异位妊娠是指胚泡种植在子宫以外的其他部位发生的妊娠。最常见的异位妊娠部位是输卵管,其他可见子宫颈和腹腔等。异位妊娠对孕妇的健康有严重的危害。如果没有自动吸收的话,一般都需要做手术。

二、胎儿附属物及胚胎发育

受精后约一周(胚卵期),胚泡植入增厚的子宫内膜中,称为妊娠。胚泡不断通过细胞分裂和分化而长大,分成了两部分。一部分是胚胎本身,将来发育成胎儿;另一部分演变为胚外膜,最重要的是羊膜、胎盘和脐带,胎儿通过胎盘和母体进行物质交换。

(一)胎儿附属物

胎儿附属物是指胎儿以外的组织,包括胎盘、脐带、羊水和胎膜,与胎儿发育密切相关。

1.胎盘

胎盘是胎儿与母体进行物质交换的枢纽。胎儿生长需要的能量、氧气、免疫防御等物质随母血经胎盘到达胎儿,胎儿代谢的废物随胎血经胎盘回到母体。胎盘是守护胎儿的屏障。它过滤有害的药物和微生物,使胎儿生活在安全的环境中。胎盘还能分泌许多维持妊娠、启动分泌、促进乳房发育的激素,对胎儿的正常发育非常重要。胎盘随胎儿的成长不断变大,直至分娩后,胎盘才与子宫分离排出体外。

 知识链接

诊断早孕

人绒毛膜促性腺激素(HCG)是由胎盘绒毛组织的合体滋养层细胞分泌的一种糖蛋白激素。在受精后6~8d即出现,可从孕妇血或尿中检测到,作为诊断早孕的准确指标。雌三醇的是由胎儿、胎盘共同参与制造的,故把两者称为胎儿-胎盘单位。雌三醇的高低可用于判断胎儿存活与否。

2.脐带

脐带是连接胎儿与胎盘的纽带,是胎儿的生命线。脐带的动脉负责将胎儿代谢的废物送至母体,脐带的静脉负责将富含氧气及营养物质的血液运送到胎儿。如果脐带被压迫,将导致胎儿缺氧甚至威胁生命。

3.羊水

胎儿是在充满羊水的环境中生存的,羊水早期主要来源于母体的血液,比较清澈,只有10~30ml。妊娠晚期羊水主要来自胎儿的尿液。胎儿可以吞咽羊水,再通过尿液排出。到分娩前羊水已经增长至1000~1500ml。羊水可以保护胎儿不受伤害,而且能缓冲胎儿活动给母体带来的不适,在分娩时羊水可冲洗产道,减少胎儿感染发生的概率。

(二)胚胎及胎儿的发育

受精后第2~8周末为胚胎期,胚胎继续进行细胞分裂、分化,产生各种细胞,组建各种组织、器官。这个时期是胎儿发育的重要时期,尤其是心脏和神经系统发育时期,是发育中的稚嫩和敏感时期,对各种外界刺激的抵抗力、适应力很差,要十分注意安全,包括孕妇被病毒感染或服药、接受辐射、接触其他有害因子等都会影响胎儿的正常发育。到第 3 个月末,各器官系统基本建成,称为胎儿期(第 9～38 周末)。其后只是内部细胞增殖使其体积增大和少数结构改变,这时抵抗能力增强,但如不注意,仍能发生流产。第 5 个月之后,就比较安全了。由于胎儿迅速生长,母亲的负担日益加重,一般到 280d 左右,将发生自然分娩。

第四节　避　孕

避孕是指用一定方法来阻止和破坏正常受孕过程中的某些环节,以避免怀孕,防止生育。

一、避孕方法

目前所采用的避孕方法很多,根据它们的避孕原理可以归纳为以下几种。

1. 抑制卵巢排卵

具有抑制卵巢排卵作用的有女用短效、长效避孕药以及皮下埋植避孕剂等。卵细胞的发育和成熟受下丘脑和脑垂体的影响,这类避孕药能抑制下丘脑和脑垂体的功能而阻止卵细胞发育,从而达到避孕目的。另外,妇女在哺乳期也具有抑制卵巢排卵的作用,所以哺乳期也能避孕。

2. 抑制精子的正常发育

从棉花种子中提取的棉酚能抑制精子的正常发育,长期服用棉酚可使精子数明显减少或完全消失,从而达到不能生育的目的。这种男用避孕药尚未推广使用。近几年来有些地方采用物理方法(如用超声波、微波、温热等刺激睾丸)来抑制睾丸的生精功能,也取得了一定进展。

3. 阻止精子和卵子结合

这类避孕方法较多,其目的是不让精子和卵子结合,以达到避孕的目的。例如避孕套、阴道隔膜等使精子不能进入阴道,或进入阴道的精子不能进入子宫腔;外用避孕药具有较强的杀精子作用,将其放入阴道内能杀死已进入阴道内的精子,使精子不能进入子宫腔;男女绝育手术能阻止精子排出或阻止精子与卵子结合,是一种永久性的避孕措施;小剂量孕激素口服后,抑制宫颈黏液的分泌,使黏液量减少但黏稠度增高,细胞含量增加,不利于精子穿透,达到阻碍受精的效果。

4. 阻止受精卵着床

子宫是孕育胎儿的地方,如果设法干扰子宫的内部环境,将不利于受精卵的生长发育。在子宫内放置节育环以及各种探亲避孕药均可使子宫内膜发生变化,阻止受精卵着床和发育。

5. 错开排卵期避孕

错开排卵期避孕就是安全期避孕,即利用月经周期推算法、基础体温测量法及宫颈黏液观察法等,掌握女性的排卵期,避开排卵期性交来避孕,使精子和卵子错过相逢的机会。

正常育龄女性每个月都有一次月经来潮。从本次月经来潮到下次月经来潮第 1 天,称为一个月经周期。排卵的日子一般在下次月经来潮前的 14d 左右。排出的卵子能存活大约

24h,如不能完成受精,随后就会发生退化,被人体吸收。精子进入女性生殖道后可保持受精能力的时间为1～3d。因此,只有在女性排卵期前3d至排卵期后1d,女性与男性同房才有较大可能怀孕。如果当精子与卵子相遇时,任何一方已失去了受精能力则不能受孕。医学上将排卵日的前5d与后4d,连同排卵日在内的10d,划归为女性排卵受孕期。安全期避孕法即在非排卵受孕期进行性生活,从而躲避计划外妊娠的一种避孕方法。这一方法的关键是准确判断排卵日。对于月经周期规律的女性来说此种避孕方法可以考虑。

二、常用的避孕药物

1.主要抑制排卵的避孕药

(1)短效口服避孕药 有复方炔诺酮片(口服避孕药Ⅰ号)、复方甲地孕酮片(口服避孕药Ⅱ号)、复方炔诺孕酮甲片。服药方法:从每次月经周期第5天开始,每晚1片,连服22d,不能间断,偶尔漏服应在24h内补服1片。一般于停药后2～4d发生撤退性出血,又称人工月经周期。

(2)长效口服避孕药 有复方炔诺孕酮乙片(长效避孕片)、复方氯地孕酮片、复方次甲地甲氯孕酮片。服药方法:在月经周期第5天服药1片,每月服1次,最初间隔20d,以后每月服1次。

(3)紧急避孕药 孕激素左炔诺孕酮片(毓婷、安婷)在避孕失败和无保护同房后的72h内服用1片,隔12h再服1片,总量为2片,可能出现轻度恶心及点滴出血。服药时间越早效果越好,可有效地防止非意愿妊娠的发生。机理是通过抑制、延迟排卵,并调整子宫内膜的状态迫使下次月经时间改变。抗孕激素米非司酮类(后定诺、弗乃尔)是在同房后的72h内服用1片(10mg,10～25mg用于紧急避孕;而150mg可终止49d内的妊娠),服药前后2h不能进食。具有终止早孕、抗着床、诱导月经及促进宫颈成熟等作用,与黄体酮竞争受体而达到拮抗黄体酮的作用。

这类药物只能作为偶然没有采取避孕措施来避免怀孕的一种方法。多次服用会导致月经紊乱,对身体健康有影响。一般一个月内最多使用一次,不可以每个月都用。服药后又发生性行为必须采取避孕措施,否则仍有妊娠的可能。

(4)不良反应 主要有类早孕反应、子宫不规则出血、闭经、乳汁减少、凝血功能障碍、痤疮、皮肤色素沉着、血压升高、体重增加等。

2.抗着床避孕药

可改变正常的子宫内膜周期性变化,使内膜正常转化受到干扰,子宫内膜组织学及生物化学发生变化,表现为内膜变薄、分泌不良、很快萎缩退化,破坏了受精卵和子宫内膜的同步现象,不利于孕卵着床。抗着床药物是大剂量孕激素,其优点是不受月经周期影响,可在探亲当日开始服用,所以亦称探亲避孕药。

常用药物有甲地孕酮片(探亲避孕Ⅰ号)、炔诺酮片(探亲避孕片)。服药方法:一般于同床当晚或事后服用,14d内必须连服14片,如超过14d,应接服Ⅰ号或Ⅱ号口服避孕药。双炔失碳酯片(53号避孕片)可作为事后避孕药,有抗着床作用,不受月经周期的限制,也无须连续服药,但影响雌激素活性,副作用较大。服药方法为每次性交后服1片,在第一次性交后次日清晨再加服1片。

少数人服药后可能出现恶心、头晕、困倦、无力嗜睡等类早孕反应,较轻者不需处理,出现不规则出血的可加服炔雌醇片 1～2 片,连服 3～5d。出现闭经者可服用短效口服避孕片 2 号,每日 2 片,连服 3d。

3.男性避孕药

棉酚每天 20mg,连服两个月即可达到节育标准。不良反应有乏力、恶心、呕吐、心悸及肝功能改变等。

第五节　生殖系统常用诊疗方法简介

一、精液检查

精液检查一般有助于男性生殖能力和生殖系统疾病的诊断。标本采集:性交或手淫法采集精液。正常参考值:①精液颜色为均匀灰白色,久未射精者可呈浅黄色。②精液量 2～5ml。③黏稠胶冻状,30min 内自行液化。④pH 7.2～8.0。⑤活动率:射精后 30～60min 内活动率>70%。⑥计数:(60～200)×10^9/L。⑦形态检查:畸形精子<10%～15%。⑧白细胞(WBC):<5/HP(高倍镜视野);红细胞(RBC):无。

临床意义:①颜色:鲜红色、淡红色、暗红色或酱油样颜色,见于前列腺和精囊的结核病、肿瘤、结石和炎症;黄色脓样或棕色脓样见于前列腺炎和精囊炎;米汤水样见于先天性无精囊或精囊液流出管道堵塞。②性状:精液稀薄,黏稠度下降,表明精子数量太少或为无精子症;精液不液化,见于前列腺炎。③精液量太少(少于 2ml)或太多(多于 8ml),也不利于生育。说明精囊或前列腺有病变。④大量白细胞见于精囊炎、前列腺炎及结核等,大量红细胞出现见于精囊结核或前列腺癌。

二、前列腺液检查

前列腺液为精液的一部分,占精液的 15%～30%。前列腺液检查主要用于慢性前列腺炎的诊断、病原微生物的检查及疗效的观察等,也可用于性病检查。通过前列腺按摩术采集前列腺液。正常参考值:①颜色:淡乳白色。②性状:稀薄半透明液体。③pH:6.3～6.5。白细胞<10/HP;红细胞<5/HP。④卵磷脂小体:多量均匀分布满视野。⑤细菌:阴性。

临床意义:前列腺炎时可见脓样或浅红色前列腺液,白细胞增多,卵磷脂小体减少或聚集成堆。胞质内含有大量磷脂体颗粒的巨噬细胞为前列腺炎特有的表现,并可找到大量细菌(以葡萄球菌最多见,其次为链球菌、淋球菌等)。前列腺液涂片抗酸染色检查,对疑有生殖系结核的患者有一定诊断意义。有滴虫感染时,可检出滴虫。淋病性尿道炎合并前列腺炎时,前列腺液涂片为大量白细胞及脓细胞,应做淋球菌细菌学检查。有结石时,可见到磷酸钙组成的结晶。红细胞增多可见于前列腺炎、精囊炎、前列腺癌等,也可能是前列腺按摩过重所致。

三、阴道分泌物检查

阴道分泌物又称为白带,主要用于女性生殖系统疾病的诊断。标本采集:用棉棒取得标本后放在有少量生理盐水的小瓶内。正常参考值:正常阴道分泌物清洁度为Ⅰ～Ⅱ度,有少量白细胞,偶有少数红细胞,表层上皮细胞较多,可有杆菌和球菌存在,但绝无滴虫、霉菌、淋球菌等。

临床意义:阴道清洁度分类:主要根据阴道分泌物所含杆菌、球菌、上皮细胞、脓细胞或白细胞的多少分为Ⅰ~Ⅳ度(表 13-1)。

表 13-1　阴道清洁度判定表

清洁度	杆菌	球菌	上皮细胞	脓细胞或白细胞
Ⅰ	++++	－	++++	0－5/HP
Ⅱ	++	+或－	++	5－15/HP
Ⅲ	+或－	++	+或－	15－30/HP
Ⅳ	－	++++	－	>30/HP

①阴道清洁度Ⅲ~Ⅳ度为异常,多数为阴道炎,可发现阴道霉菌、滴虫或淋球菌等病原体,如无病原菌,提示可能为非特异性阴道炎,如老年性阴道炎。②滴虫性阴道炎:白带呈淡黄色泡沫样,脓细胞增多,红细胞有时多见,可找到滴虫。③霉菌性阴道炎:白带呈乳白色黏稠凝块状,显微镜下可见丝团树枝状物,散在或凝集的酵母样菌,可找到霉菌,多为白色念珠菌。④淋病:白带多而呈脓样,脓细胞较多,可找到淋球菌。⑤肿瘤时可找到肿瘤细胞。⑥其他原因所致的生殖器官充血、腺体受刺激所致的白带增多,其性质多无明显变化。

四、绒毛膜促性腺激素(HCG)

HCG 的检查对早期妊娠诊断有重要意义,对与妊娠相关疾病、滋养细胞肿瘤等疾病的诊断、鉴别和病程观察等有一定价值。标本采集:静脉血及尿。正常参考值<12.5U/L(其中 β-HCG<3.1U/L)。可作为早孕的检查,是早孕的灵敏指标。在受孕后 9~13d 即有明显升高,8~10 周达高峰。如果妊娠 6~8 周 β-HCG 不能持续以每日 66% 的速度递增,应考虑异位妊娠或先兆流产的可能。HCG 可作为绒毛膜上皮癌以及生殖系统的恶性肿瘤临床治疗的监测指标,一般经手术或化疗后下降,若不下降,则提示绒癌组织残存或复发。

五、阴道镜检查

阴道镜是一种妇科临床诊断仪器,适用于各种宫颈疾病的诊断。它能将观测到的图像放大 10~60 倍,发现肉眼不能发现的微小病变。借着这种放大效果,医生可以清楚地看到子宫颈表皮上的血管,发现宫颈癌的前期病变,为宫颈癌的早期诊断提供依据,使患者提前得到有效的治疗,宫颈癌的治愈率大大提高。

六、前列腺按摩

前列腺按摩疗法就是通过定期对前列腺按摩来引流前列腺液、排出炎性物质而达到解除前列腺分泌液淤积,改善局部血液循环,以促使炎症吸收和消减的方法。但不是所有的前列腺患者都适合前列腺按摩。

以下几种情况不宜按摩:急性细菌性前列腺炎患者;怀疑为前列腺结核、肿瘤的患者;慢性前列腺炎急性发作期、前列腺萎缩或硬化患者。

七、微波治疗

微波治疗主要是利用微波产生的热效应,当微波照射到病变部位时,病变组织就会迅速升温,当某一部位温度超过某一阈值时,人体就会产生自我保护反应,即加强对该部位供血,改善病变部位的血液循环的条件,同时增加病变的营养,从而打通被压迫堵塞的毛细血管,使该部位的血液循环趋于正常,炎症逐渐消失。主要用于治疗妇科疾病,如阴道炎、盆腔炎、外阴炎、宫颈糜烂、宫颈息肉、阴道囊肿等。

第六节 生殖系统常见疾病

二维码 13-5
课件

二维码 13-6
案例导入
13-2 分析

【案例导入 13-2】

赵某,女,25 岁,白带多,有臭味,伴外阴痒,偶尿频,尿痛。阴道分泌物检查为滴虫阳性。

请分析:

(1)该患者初步诊断是什么疾病?

(2)该患者如何治疗?

生殖系统常见疾病有感染性疾病,如阴道炎、前列腺炎、宫颈炎、盆腔炎、性传播疾病(淋病、梅毒、艾滋病等);先天畸形,如隐睾、先天性阴道闭锁、阴道和子宫发育不良等;肿瘤,如前列腺增生、宫颈癌、前列腺癌、阴茎癌;功能障碍,如月经失调、不孕和不育症。

男性生殖系统疾病的常见症状包括与泌尿外科疾病有关的有排尿异常、脓尿、尿道异常分泌物、疼痛、肿块、性功能障碍及男性不育症等。女性常见症状有下腹部疼痛、白带增多、月经改变、阴道流血等。常用的协助诊疗的方法有分泌物检查,对于生殖系统疾病,基本诊断方法为病史分析、体格检查和分泌物的常规化验。在此基础上,进一步检查可选用分泌物病理检查或活组织检查、激素水平测定及 B 超检查。

一、阴道炎

二维码 13-7
阴道炎

正常情况下,阴道分泌物呈酸性,因而能抑制致病菌的活动、繁殖和上行,炎症一般不易出现。当阴道分泌物酸碱度发生改变,或有特殊病原体侵入时,即可引起炎症反应。表现为外阴皮肤瘙痒、疼痛,局部红肿。常见的致病菌有滴虫、真菌和细菌等。绝经后女性因卵巢功能衰退,雌激素水平下降,阴道壁萎缩变薄,无法维持适当的酸度环境,导致老年性阴道炎。

(一)滴虫性阴道炎

滴虫性阴道炎是常见的阴道炎,由阴道毛滴虫引起。主要通过性交传播。临床上以白带增多、质稀有泡沫、秽臭,阴道瘙痒为主要表现。发病是感染的阴道毛滴虫消耗了阴道的糖原,破坏了阴道的自净防御功能,继发细菌感染所致(图 13-10,13-11)。

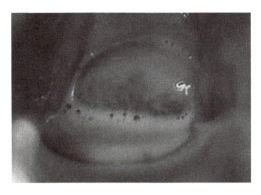

图 13-10 滴虫性阴道炎

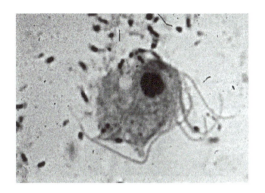

图 13-11 滴虫

 知识链接

滴虫

滴虫呈梨形,后端尖,虫体顶端有鞭毛 4 根,体部有波动膜,后端有轴柱凸出。活的滴虫透明无色,呈水滴状,鞭毛随波动膜的波动而摆动,滴虫只有滋养体而无包囊期,滋养体生命力较强,能在 3~5℃ 生存 2d;在 46℃ 时生存 20~60min;在半干燥环境中约生存 30min;在普通肥皂水中也能生存 45~120min。在 pH 5 以下或 7.5 以上的环境中则不生长,滴虫阴道炎患者的阴道 pH 一般为 5.1~5.4。隐藏在腺体及阴道皱襞中的滴虫常于月经前后繁殖,引起炎症发作。它能消耗或吞噬阴道上皮细胞内的糖原,阻碍乳酸生成。滴虫不仅寄生于阴道,还常侵入尿道或尿道旁腺,甚至膀胱、肾盂以及男性的包皮褶、尿道或前列腺中。

1. 诊断要点

白带增多,为黄白稀薄脓性液体,常呈泡沫状,外阴瘙痒、灼热感、疼痛、性交痛;感染尿道时,可有尿频、尿痛甚至血尿。妇科检查见阴道黏膜充血红肿,常有散在红色斑点或草莓状,后穹有多量黄白色、黄绿色脓性泡沫状分泌物。辅助检查采用悬滴法检查阴道分泌物可见滴虫。

2. 预防及治疗要点

切断传染途径,杀灭阴道毛滴虫。配偶亦应同时治疗。可口服和阴道局部使用甲硝唑治疗,并在用药前局部配合使用 0.5% 醋酸或 1% 乳酸液冲洗阴道,改善阴道环境,提高治疗效果。治疗后检查滴虫转阴性时,下次月经后应继续治疗 1 个疗程,经 3 次检查均阴性者,方为治愈。为防止重复感染,治疗过程中避免性交,应每天更换内裤,并将内裤、洗涤用毛巾煮沸 5~10min,放在阳光下晒干。禁止患者及带虫者进入游泳池。医院要做好妇科检查器械、垫布、敷料等的消毒。

(二)外阴阴道假丝酵母菌病

80%~90% 由白色念珠菌引起。常由于阴道糖原增多,酸度增高,局部抵抗力下降引起发病。多见于孕妇、糖尿病、长期应用抗生素、大量应用雌激素和肥胖者。主要表现为外阴、阴道奇痒,白带黏稠,呈豆渣样、凝乳状或白膜状,阴道黏膜红肿,严重时形成浅溃疡(图 13-12,13-13)。

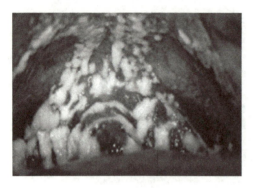

图 13-12　真菌性阴道炎

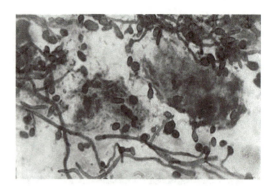

图 13-13　念珠菌

1. 诊断要点

根据症状及体征不难诊断,阴道分泌物查到白色念珠菌的菌丝或孢子可确诊。

2. 治疗及预防要点

念珠菌阴道炎较顽固、易复发,一般以局部治疗为主。局部应用克霉唑或制霉菌素栓或片,每晚 1 次,7～14d 为 1 疗程。在用药前局部用碱性的 2％～4％碳酸氢钠或肥皂水冲洗阴道,改变阴道酸碱度,使其不利于霉菌生长。治疗过程禁止性交,每日更换洗净消毒内裤,经期后复查。消除阴道变酸的诱因,注意外阴清洁,避免交叉感染,合理使用抗生素及激素。

 知识链接

念珠菌

健康人的口腔、阴道、消化道等处都有念珠菌,平常不引起疾病。当阴道内糖分增多、酸性增强时,念珠菌迅速繁殖引起炎症,故多见于孕妇、糖尿病患者及接受大量雌激素治疗者。如长期应用抗生素,改变了阴道内微生物之间的相互抑制,可使该菌大量繁殖而引起感染。念珠菌均可使阴道正常酸碱度改变或菌群失调,机体环境适合念珠菌生长繁殖时,其便侵犯寄主的组织发病。念珠菌也可经过性交直接传染而致病。

(三)细菌性阴道炎

细菌性阴道炎是阴道内正常菌群失调所致的一种混合感染,但在临床及病理特征上无炎症改变。正常阴道内以产生过氧化氢的乳杆菌占优势。细菌性阴道病时,阴道内乳杆菌减少而其他细菌大量繁殖,若厌氧菌繁殖可导致阴道分泌物增多并有臭味。

1. 诊断要点

10％～40％的患者无症状,有症状者主要为阴道分泌物增多,呈白色、稀薄、匀质,有"鱼腥样"臭味,月经或性交后加重。辅助检查:①阴道 pH＞4.5。②显微镜下镜检线索细胞阳性。③氨臭味试验阳性。取阴道分泌物少许放在玻片上,加入 10％氢氧化钾液 1～2 滴,产生一种烂鱼肉样腥臭气味即为阳性(图 13-14,13-15)。

2. 治疗及预防要点

①目前认为甲硝唑有可靠疗效,每日 2 次,连服 7d。②美帕曲星(克霉灵)共用 3d。③甲砜霉素(喜霉素)对多种革兰阴性及阳性菌有效,且对厌氧菌有良好疗效,也可选用。

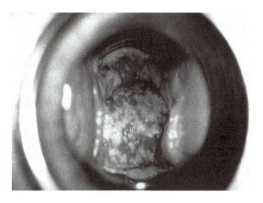

图 13-14　细菌性阴道炎

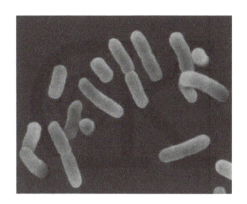

图 13-15　乳杆菌

④外用药物治疗,甲硝唑栓,每晚 1 次,连用 7d。注意个人卫生和性卫生,尤其是在经期和产褥期切忌性生活。

(四)萎缩性阴道炎(老年性阴道炎)

萎缩性阴道炎常见于自然绝经及卵巢去势后妇女,也可见于产后闭经或药物假绝经治疗的妇女。因卵巢功能衰退,雌激素水平降低,阴道壁萎缩,黏膜变薄,上皮细胞内糖原减少,阴道内 pH 增高,抵抗力减弱,致病菌易于侵入而引起阴道炎(图 13-16,13-17)。

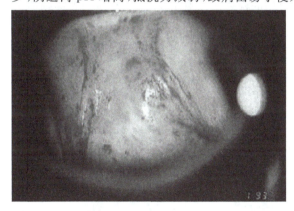

图 13-16　萎缩性阴道炎

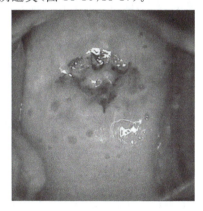

图 13-17　萎缩性阴道炎

1.诊断要点

①绝经、卵巢手术史。②阴道分泌物增多,多呈淡黄色;外阴瘙痒、有灼热感。③妇科检查:阴道黏膜皱襞消失,上皮菲薄,黏膜充血,表面有散在小出血点。

2.治疗及预防要点

治疗原则为补充雌激素,增强阴道抵抗力,抑制细菌生长。①增强阴道抵抗力,针对病因给予雌激素制剂,可局部用药,也可全身给药。妊马雌酮软膏局部涂抹,每日 2 次,或雌三醇乳膏,第 1 周内局部涂抹,每天使用 1 次,然后根据缓解情况逐渐减低至维持量(如每周用 2 次)。②抑制细菌生长,用 1%乳酸或 0.5%醋酸液冲洗阴道,每日 1 次,增加阴道酸度,抑制细菌生长繁殖。阴道冲洗后,局部应用抗生素治疗。

二、慢性前列腺炎

二维码 13-8
前列腺炎
解析

慢性前列腺炎发病率非常高（4%～25%），少数由急性前列腺炎未彻底治愈迁延而来，绝大多数患者无明确的急性期。引起慢性前列腺炎的致病微生物主要是细菌，其次有病毒、支原体、衣原体以及其他致敏原。性欲过强，前列腺充血，下尿路梗阻，会阴部压迫、损伤，邻近器官炎症病变波及前列腺以及全身抵抗力下降等，都可能是造成慢性前列腺炎的原因，甚至患者的精神状态也是影响症状轻重的一个因素。

临床症状复杂多样，常见的症状有：①排尿不适，如膀胱刺激症状，有尿频、排尿时尿道灼热、疼痛并放射到阴茎头部等。②局部症状，如后尿道、会阴和肛门处坠胀不适感。③放射性疼痛，疼痛并不仅仅局限在尿道和会阴，还会向其附近放射，以腰骶部疼痛最为多见。④性功能障碍，如性欲减退、阳痿、早泄、射精痛、遗精次数增多等。⑤合并神经衰弱症，如乏力、头晕、失眠等。

1.诊断要点

前列腺液检查是目前诊断慢性前列腺炎简单且最有用的方法。前列腺按摩后取前列腺液涂片行显微镜观察，如每高倍视野有 10 个以上的白细胞或脓细胞，且同时有卵磷脂小体数量减少，即可诊断为慢性前列腺炎。其他常用的检查方法有 B 超、CT 及前列腺穿刺活组织检查（图 13-18，13-19）。

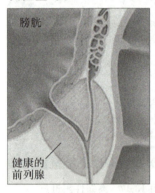
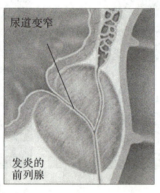
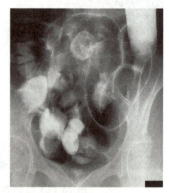

图 13-18　健康与发炎前列腺对比　　　　图 13-19　发炎前列腺 B 超

2.治疗要点

慢性前列腺炎患者多采取局部用药和局部治疗的方法

（1）抗微生物药物　细菌性慢性前列腺炎应选择合适抗微生物药，目前临床上常用的有四环素类、喹诺酮类、磺胺类及大环内酯类，上述药物可 2～3 种联合应用，或根据前列腺液细菌学培养及药物敏感试验结果选择性应用。抗微生物药给药疗程一般主张 4 周左右。

（2）α受体阻断剂　药物作用机制为减轻排尿阻力，减少尿液反流。常用药有哌唑嗪、酚苄明、特拉唑嗪、阿芙唑嗪和多沙唑嗪。

（3）综合治疗　以盆底肌锻炼为主的生物反馈技术，热疗或热水坐浴，前列腺按摩，忌酒及辛辣食物，防寒防着凉，力求生活有规律。

（4）其他药物　消炎止痛药：吲哚美辛、COX-Ⅱ抑制剂；植物药：植物花粉制剂；中成药；

5α还原酶抑制剂:保列治;尿酸抑制剂:别嘌呤醇。

3.预防

要保护好前列腺,男性应注意以下问题:检查包皮过长者要及早做包皮环切手术,防止细菌感染,及时清除身体其他部位的慢性感染病灶。养成及时排尿的习惯,不久坐和长时间骑自行车。养成良好的生活习惯,不吸烟、少饮酒。

 知识链接

前列腺按摩,生物反馈仪

前列腺自我按摩疗法:患者取下蹲位或侧向屈曲卧位,便后清洁肛门及直肠下段后,用自己的中指或食指按压前列腺体,每次按摩 3～5min,以前列腺液从尿道排出为佳。如果在自我按摩过程中,发现前列腺触痛明显,囊性感增强,应及时到专业的男科医院就诊。生物反馈是指通过提供反馈信息,指导患者进行正确盆底肌训练的各种方法,从初级的阴道压力计、阴道康复器、阴道张力计到生物反馈仪,除盆底康复器外都是用测压计或肌电位来测量尿道、阴道和直肠的压力,指导正确的盆底肌活动。配合盆底肌训练可达到准确收缩已松弛的盆底肌群、提高治疗效果的目的。

三、常见性病

【案例导入 13-3】

李某,女,28 岁,左侧小阴唇有一长条形、表面凹凸不平、污灰色、菜花状增生物,基底部分呈灰黑色,质地较硬。

请分析:

(1)患者初步诊断是什么疾病?

(2)如何治疗?

二维码 13-9
案例导入
13-3 分析

性传播疾病(sexually transmitted disease,STD)简称性病,是以性接触为主要传染途径的一类传染病。国际上将20 多种通过性行为或类似性行为引起的感染性疾病列入性病范畴。我国重点防治的性病有梅毒、淋病、非淋病性尿道炎、生殖器疱疹、尖锐湿疣、艾滋病等。

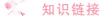 **知识链接**

世界卫生组织(WHO)将性病分为四级

一级性病:艾滋病。

二级性病:梅毒、淋病、软下疳、性病性淋巴肉芽肿、腹股沟肉芽肿、非淋菌性尿道炎、性病性衣原体病、泌尿生殖道支原体病、滴虫性阴道炎、细菌性阴道炎、性病性阴道炎、性病性盆腔炎。

三级性病:尖锐湿疣、生殖器疱疹、阴部念珠菌病、传染性软疣、阴部单纯疱疹、加特纳菌阴道炎、性病性肝周炎、瑞特氏综合征、B群佐球菌病、乙型肝炎、疥疮、阴虱病、人巨细胞病毒病。

四级性病:梨形鞭毛虫病、弯曲杆菌病、阿米巴病、沙门氏菌病、志贺氏菌病。

通常,性病的传播途径主要有以下5种方式:①直接性接触传染。②间接接触传染。③胎盘产道感染。④医源性传播。⑤日常生活接触传染。据统计,占90%以上的性病是通过性交而直接传染的,因此,性病的传播主要是通过性接触。

1. 梅毒

梅毒是由梅毒螺旋体感染引起的一种性病。病程很长,症状时隐时现,它的自然过程分为三个阶段:第一阶段,人体没有感觉,病毒侵入部位出现红斑、丘疹、破溃,这些症状经历一段时间可"自愈"。进入第二阶段,病毒在血液中大量繁殖,在皮肤和黏膜上出现类似玫瑰糠疹、银屑病、痤疮的红斑、血疹、斑丘疹等。这时患者才有感觉而去就诊。如果此时没有治疗,就会进入第三阶段,如果不及时治疗会危及生命(图13-20)。

治疗方式:青霉素治疗,足够的剂量和疗程。

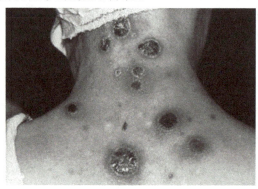

图 13-20　梅毒皮疹

2. 淋病

淋病是目前世界上发病患者数最多的性病之一。由淋球菌引起,男性较女性多见。男性得淋病后,主要症状是尿道炎,尿道口红肿,流脓,有刺痛、灼热感。排尿困难,小便次数多。若不及时治疗会转成慢性尿道炎。女性淋病患者表现为宫颈炎,阴道口有脓性分泌物,阴道红肿,充血并有刺痛感觉,其他症状不明显。

治疗方式:青霉素治疗,足够的剂量与疗程。

3. 非淋病性尿道炎

该病主要是由沙眼衣原体和支原体引起的一种性病,症状与淋病相似,但对分泌物检测时没有淋球菌,青霉素治疗无效。一般选用四环素、红霉素等对衣原体和支原体都有效的抗生素。

4. 生殖器疱疹

该病是由单纯疱疹病毒Ⅱ型引起的一种性病。传染性极强。主要症状为生殖器部位出现水疱、溃疡,并伴有疼痛感,继续发展会出现全身发热、肌痛、头痛等症状。女性生殖器疱疹患者发生宫颈癌的危险性很高。如果是孕妇患病,极容易传染给新生儿,可导致新生儿60%～70%死亡。

本病有自限性,1～2周即可自愈。目前尚无特效药物,及时足量使用抗病毒药物(阿昔洛韦、伐昔洛韦或泛昔洛韦),能够减轻症状、缩短病程和控制疱疹的传染和复发。

5．尖锐湿疣

该病由乳头瘤病毒引起,在生殖器部位出现鸡冠样或菜花样增生物,红色或污灰色,根部常有质地坚硬的蒂,自觉有痒感。个别可糜烂、渗液或发展到肛门部位,患者十分痛苦。

治疗方式有药物治疗(0.5%足叶草毒素酊/霜、5%咪喹莫特霜)、冷冻治疗、电烙治疗、激光治疗、手术切除。

6．艾滋病(AIDS)

由艾滋病毒感染引起,许多受艾滋病病毒感染的人在潜伏期没有任何自觉症状,但也有一部分人在感染早期(病毒复制开始阶段,感染后2～4周,介于5d～3月)出现非特异性的急性HIV感染综合征,表现类似"感冒"的症状,如发烧、无力、咽痛、肌痛、头痛、关节痛、躯干丘斑疹、腹泻、淋巴结肿大等。通常持续1～2周后就会消失,此后患者便转入无症状的潜伏期。

常见的症状有以下几个方面:

(1)一般性症状　持续发烧、虚弱、盗汗、全身浅表淋巴结肿大,体重下降(在三个月之内可达10%以上,最多可降低40%,患者消瘦特别明显)。

(2)呼吸道症状　长期咳嗽、胸痛、呼吸困难、严重时痰中带血。

(3)消化道症状　食欲下降、厌食、恶心、呕吐、腹泻、严重时可便血。通常用于治疗消化道感染的药物对这种腹泻无效。

(4)神经系统症状　头晕、头痛、反应迟钝、智力减退、精神异常、抽风、偏瘫等。

(5)皮肤和黏膜损害　弥漫性丘疹、带状疱疹、口腔和咽部黏膜炎症及溃烂。

(6)肿瘤　可出现多种恶性肿瘤,位于体表的卡波希氏肉瘤可见红色或紫红色的斑疹、丘疹和浸润性肿块。

治疗方式:抗HIV病毒药物(齐多夫定、双脱氧胞苷、利巴韦林、膦甲酸盐等),免疫调节药物(α-干扰素、白细胞介素-2、粒细胞巨噬细胞集落刺激因子和粒细胞集落刺激因子),自体和异体的骨髓移植、胸腺移植、输注淋巴细胞、胸腺素、转移因子、丙种球蛋白等,借用替代疗法改善机体的免疫功能,但往往由于排斥反应、过敏反应导致其效果短暂或难以肯定。

预防:目前尚无预防艾滋病的有效疫苗,预防措施很重要,如坚持洁身自爱,避免婚前、婚外性行为;严禁吸毒,不与他人共用注射器;不擅自输血和使用血制品;不借用或共用牙刷、剃须刀、刮脸刀等个人用品,使用安全套是性生活中最有效的预防性病和艾滋病的措施之一;要避免直接与艾滋病患者的血液、精液、乳汁和尿液接触,切断其传播途径。但日常生活方式不会传染艾滋病(图13-21)。

四、前列腺增生(选学)

前列腺增生发生于老年男性,一般多在50岁以后发病,且随着年龄的增长而发病逐渐增多(图13-22)。临床上主要表现为尿路梗阻的症状,早期表现为尿频、夜尿增多、排尿困难、尿流无力。晚期可出现严重的尿频、尿急、排尿困难,甚至点滴不通、小腹胀满、可触及充盈的膀胱,长期梗阻还可造成肾功能的损害。直肠指诊及B型超声波检查对诊断有帮助。

治疗:前列腺增生如无尿路梗阻症状及膀胱、肾功能障碍者无需治疗,如已影响排尿及

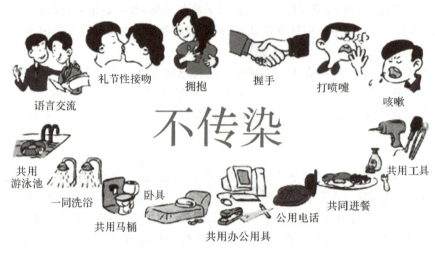

图 13-21 日常生活不传染艾滋病

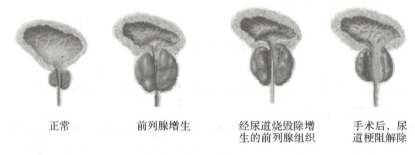

图 13-22 前列腺增生

正常生活时,应予治疗。

1.手术切除

手术切除增生的前列腺组织是治愈前列腺增生的根本方法,手术方式有前列腺切除术、双侧睾丸切除术。

2.药物治疗

适合于尿路梗阻较轻,或年老体弱、心肺功能不全等不能耐受手术者。应选择既有雌激素样作用,又不刺激基质增生的药物。如:①雌激素类,如己二烯雌酚或己烯雌酚、苯甲雌二醇、黄体酮。②α肾上腺素受体阻断剂。治疗早期前列腺增生,常用的有哌唑嗪、酚苄明等。

3.其他

其他包括冷冻治疗、微波和射频治疗、激光治疗、金属耐压气囊扩张术、镍钛形状记忆合金螺旋管支架的应用等。

本章小结

1.生殖系统的功能有繁殖后代和形成并保持第二性征。

2.男性生殖系统包括内生殖器和外生殖器。

3.男性内生殖器包括生殖腺、输精管道和附属腺。

4.男性外生殖器包括阴囊和阴茎。

5.睾丸的功能包括产生精子和分泌男性激素。

6.女性生殖系统包括内生殖器和外生殖器。

7.女性内生殖器包括生殖腺、输卵管道和附属腺。

8.女性外生殖器即女阴,包括阴阜、大阴唇、小阴唇、阴道前庭、阴蒂和前庭球。

9.成年妇女月经周期平均为 28d,每次月经持续 3～5d。

10.卵巢的功能为产生卵子以及分泌雌激素和孕激素及少量雄激素。

思考题

1.简述男性生殖系统的组成及睾酮的主要生理功能。

2.简述女性生殖系统的组成。

3.雌激素、孕激素的主要作用有哪些?

4.月经周期中子宫内膜的变化分为哪几期?

5.常见的阴道炎有哪些?

二维码 13-10
测一测

（崔相一　李彩虹　刘玉新　李宏伟）

第十四章　内分泌系统及其常见疾病

【学习目标】

掌握：内分泌系统的组成及功能；激素概念及激素作用的一般特征；垂体、甲状腺、甲状旁腺、胰岛、肾上腺分泌的主要激素及其重要功能；糖尿病、Graves 病的概念；糖尿病、Graves 病的治疗原则。

熟悉：激素的分类及作用机制；Graves 病的常见症状、诊断方法；糖尿病的病因、诊断方法；消瘦的常见原因。

了解：标准体重的计算方法；内分泌系统常用诊疗方法；消瘦、甲状腺肿、原发性甲状腺功能减退的概念、病因、诊断、治疗；成人胰岛细胞移植。

【案例导入 14-1】

患者，女，32 岁。半年前无明显诱因出现体重下降、怕热、多汗、心慌、脾气暴躁，食量增加，大便每天 2～4 次，近两周来心慌加重，写字时出现手抖。既往身体健康。查体：T 37.1℃，P 118 次/min，R 18 次/min，BP 125/72mmHg。神志清楚，言语较多，两眼球稍突出，目光有神，瞬目减少。甲状腺中度肿大，可闻及血管杂音。肝脾不大，双下肢无水肿。辅助检查：血清 TT_3、TT_4 增高，TSH 水平显著降低，TRAb（＋）。胸片示心肺正常。心电图示窦性心动过速。超声心动图示心脏结构未见明显异常。

请分析：

(1)该患者的初步诊断是什么？

(2)如何指导患者合理用药？

内分泌是指内分泌器官、细胞产生的激素无导管运输而直接分泌到体液中，即为无导管分泌。内分泌细胞集中的腺体统称内分泌腺。内分泌腺散在分布于体内，相互间不相连接，包括垂体、甲状腺、甲状旁腺、胰腺、肾上腺、性腺、松果体、胸腺等（图 14-1）。散在的内分泌细胞主要分布在肝、胃、肠、脑、心、肾、肺等许多器官中。

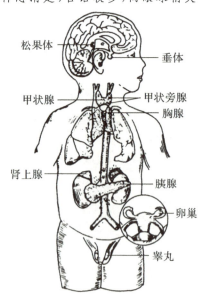

图 14-1　全身主要内分泌腺

内分泌系统是由机体各内分泌腺体及散在于组织器官中的内分泌细胞组成的信息传递系统。内分泌系统和神经系统相互配合,共同肩负着调控机体的新陈代谢、生长、发育、生殖等生命现象。神经系统调节的基本方式是反射;内分泌系统通过它们所分泌的激素发挥调节作用。

二维码 14-3
内分泌系统
图片

第一节 激素概况

一、概述

激素是由内分泌腺或内分泌细胞所分泌,具有高效能的生物活性物质。激素经组织液或血液递送到靶细胞发挥作用。激素可发挥作用的途径:①远距分泌。内分泌细胞释放激素入血,经血液循环到远距离靶细胞发挥作用。②旁分泌。激素释放后经细胞间液扩散到邻近的细胞而发挥作用。③自分泌。内分泌细胞所分泌的激素在局部扩散,又返回作用于该内分泌细胞而发挥作用。④神经分泌。神经激素(神经细胞分泌的激素)被送至所连接的组织(如神经垂体)或被运送到腺垂体。

二、激素的分类

按化学特性将激素分为两大类:一为含氮激素,包括肽类激素、蛋白质类激素、胺类激素、氨基酸衍生物;二为类固醇激素,包括肾上腺皮质激素和性激素。含氮激素除甲状腺激素外均易被消化酶破坏,作为药物使用时一般不宜口服。类固醇激素不易被消化酶破坏,可口服使用。

三、激素作用的一般特征

(一)信使作用

激素只是作为细胞间的信息传递者,即信使的角色,将内分泌细胞发布的调节信息以分泌激素的方式传输给靶细胞,调节机体的代谢、生长、发育和生殖等活动。

(二)特异性

激素只能对识别它的器官、组织、细胞起作用,被选择作用的特定部位称为"靶",这就表现出了激素作用的特异性。激素之所以能识别靶细胞,是因为靶细胞上存在着能与激素发生特异性结合的受体。各种激素的作用范围存在很大差异,不同激素作用的靶细胞也有很大差异。如肽类和蛋白质激素的受体存在于靶细胞膜上,而类固醇激素与甲状腺激素的受体则位于胞质或细胞核内。激素的作用范围取决于受体在体内分布的范围。

 知识链接

激素作用的无种族特异性

很多激素的作用无种族特异性,从动物体内提取的激素可用于人,如从牛、羊体内提取的胰岛素可用于人治疗糖尿病。1889 年,法国内分泌学创始人 Brown-Sequard 将动物的睾丸提取液注入自己的身体,感到返老还童,精力充沛。

(三)高效作用

激素是高效能的活性物质。它在血液中浓度很低,在100ml血中的含量仅为纳克(ng)甚至皮克(pg)数量级,但作用却十分显著。激素作用有赖于激素与受体结合之后,引起一系列酶促放大作用,产生瀑布式级联放大效应,效能极高。例如,$0.1\mu g$促肾上腺皮质激素释放激素可使腺垂体释放$1.0\mu g$促肾上腺皮质激素,再进一步引起肾上腺皮质分泌$40\mu g$糖皮质激素,其生物效能放大大约400倍。因此,体内激素水平一旦偏离正常范围,不论是过多还是过少,都将导致机体功能活动发生一系列的变化。

(四)激素间的相互作用

尽管不同的激素有不同的作用,但有些激素的作用可以互相影响、彼此关联,在维持机体活动的相对稳定中起重要的作用。主要有以下三种情况:①协同作用,如生长素、糖皮质激素和肾上腺素,虽然作用的环节不同,但都具有协同的升高血糖作用。②拮抗作用,如胰岛素使血糖降低,而肾上腺素使血糖升高,两者相互拮抗。③允许作用,是指某种激素的存在为其他激素发挥生物效应创造条件,而这种激素本身并没有其他激素的效应。如糖皮质激素本身并无直接使血管收缩的作用,但它的存在可使去甲肾上腺素的缩血管作用增强。

激素的调节作用为体液调节,与神经调节相比,它的作用较缓慢而持久。

四、人体主要内分泌腺分泌的激素

人体主要的内分泌腺体分泌的激素见表14-1。

表 14-1　人体主要的内分泌腺分泌的激素

腺体		激素
腺垂体		促肾上腺皮质激素(ACTH);促甲状腺激素(TSH),促性腺激素:促卵泡素(FSH)、黄体生成素(LH),生长激素(GH),促黑(素细胞)激素(MSH),催乳素(PRL)
甲状腺		甲状腺素(T_4),三碘甲腺原氨酸(T_3),降钙素
甲状旁腺		甲状旁腺激素(PTH)
肾上腺	肾上腺皮质	糖皮质激素,盐皮质激素,性激素
	肾上腺髓质	肾上腺素,去甲肾上腺素
胰岛	α细胞	胰高血糖素
	β细胞	胰岛素
睾丸		雄激素,如睾酮
卵巢		雌激素,如雌二醇,孕激素

第二节　内分泌腺结构和功能概述

一、垂体与下丘脑

垂体位于颅底蝶骨的垂体窝内,呈卵圆形,如豌豆大小,重量约0.6g,与下丘脑相连(图

14-2)。垂体虽小,却是体内最重要的内分泌腺,由腺垂体和神经垂体两部分组
成。神经垂体属于神经组织,不具有内分泌功能,实质上是下丘脑的向下延伸,
贮藏下丘脑分泌的激素。下丘脑的一些神经元具有内分泌功能,能分泌激素,
它们可以将大脑或中枢神经系统其他部位传来的神经冲动,转变为激素的释放
信息,起着类似换能神经元的作用。下丘脑与垂体通过"下丘脑-垂体-靶腺"轴
来实现调节(图 14-3)。生理状态下,下丘脑、垂体和靶腺激素的相互作用处于
相对平衡状态,通过反馈调节维持机体的功能稳定。

二维码 14-4
内分泌腺
结构和功能

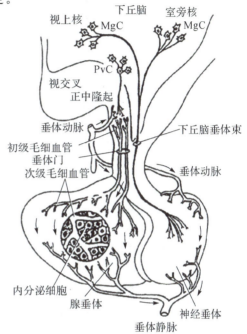

图 14-3　下丘脑-垂体联系

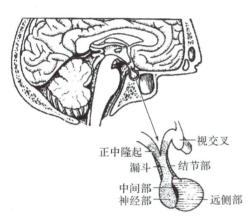

图 14-2　下丘脑及垂体

下丘脑分泌的激素包括神经垂体激素和促垂体
激素。神经垂体激素包括抗利尿激素和催产素。促垂体激素包括促肾上腺皮质激素释放激
素(CRH)、促甲状腺激素释放激素(TRH)、促性腺激素释放激素(GnRH)、生长素释放激素
(GHRH)、生长抑素(SS)、催乳素释放激素(PRH)、催乳素释放抑制激素(PIH)、促黑激素
释放因子(MRF)、促黑激素释放抑制因子(MIF),影响垂体的分泌功能。

二、垂体分泌的激素

(一)腺垂体分泌的激素

腺垂体不同的腺细胞分泌不同激素,包括生长激素(GH)、催乳素(PRL)、促黑激素
(MSH)、促甲状腺激素(TSH)、促肾上腺皮质激素(ACTH)、促性腺激素(GnH)等。

在腺垂体分泌的激素中,ACTH、TSH、FSH 与 LH 均有各自的靶腺,分别形成:①下丘
脑-垂体-肾上腺皮质轴;②下丘脑-垂体-甲状腺轴;③下丘脑-垂体-性腺轴。腺垂体的这些激
素是通过调节靶腺的活动而发挥作用的,而 MSH、GH 与 PRL 则不通过靶腺,分别直接调
节黑素细胞活动、人体生长、乳腺发育与泌乳等。所以腺垂体激素的作用极为广泛和复杂。

1. 生长激素（GH）

生长激素的分泌主要受下丘脑生长激素释放因子及生长抑素的双重调节。除此外，还受多种生理条件的影响，如熟睡 1h 后，GH 分泌明显增多；氨基酸、脂肪酸和血糖均能影响 GH 的分泌，血中氨基酸与脂肪酸增多可引起 GH 分泌增多；血糖升高能抑制 GH 分泌，低血糖则刺激 GH 分泌。此外，运动、应激刺激、雌激素与雄激素、甲状腺激素等均能促进 GH 分泌；在青春期 GH 分泌增加，老年人 GH 分泌减少，可能与性激素分泌变化有关。皮质醇抑制 GH 分泌。昼夜间血 GH 水平有较大波动，GH 分泌通常在深睡 1h 后达最高，并呈脉冲式分泌。GH 的主要生理作用是促进物质代谢与生长发育，对人体各个器官和组织均有影响，尤其对骨骼、肌肉及内脏器官的作用更为显著。

（1）促进生长发育　生长激素具有刺激骨骺生长、加速软骨生成作用，并能刺激骨基质形成，因此可促使骨骼增长和加大。但值得注意的是，生长激素对脑组织的发育无影响。如果人在幼年时生长激素分泌过多，则生长发育过度，身材过于高大，称为巨人症；如果成年后生长激素分泌过多，因骨骺已闭合，长骨不能再增长，只能促进扁骨及短骨增生，骨骺部加宽，出现肢端肥大症。如果幼年时生长激素分泌过少，则生长迟缓，身材矮小，但智力正常，称为侏儒症。

（2）对代谢的影响　GH 可促进氨基酸进入细胞，加速细胞核内 DNA 和 RNA 的合成；促使蛋白质的合成增多，包括软骨、骨、肌肉、肝、肾、心、肺、肠、脑以及皮肤等组织的蛋白质合成增强；GH 促进脂肪分解，增强脂肪酸氧化。抑制外周组织对葡萄糖的摄取和利用，减少葡萄糖的消耗，加强肝糖原异生，具有升高血糖效应。这种作用也称为生长激素的生糖作用。因此，生长激素与胰岛素在糖代谢方面存在着相互拮抗的作用。体内生长激素过多时会出现糖尿，这种糖尿称为垂体性糖尿。生长激素还可以加速体内脂肪的水解，使血中游离脂肪酸增加。生长激素过多时血酮体增多，这种作用也称为生长激的生酮作用，在胰岛素分泌不足时，可引起酮症。

 知识链接

生长介素

生长激素主要诱导肝产生一种具有促生长作用的肽类物质，称为生长介素（somatomedin，SM），因其化学结构与胰岛素近似，又称为胰岛素样生长因子（insulin-like growth factor，IGF）。目前已分离出两种 IGF-Ⅰ（GH 的促生长作用主要是通过 IGF-Ⅰ 作介导）和 IGF-Ⅱ（主要在胚胎期产生，对胎儿的生长起重要作用）。一般认为，生长激素促进骨的生长作用主要是通过 IGF-Ⅰ 实现的。

2. 催乳素（PRL）

血中催乳素水平呈昼夜改变，熟睡后期达高峰，睡时持续升高，直至次晨苏醒后迅速下降。催乳素的主要生理功能是在分娩后促进发育完全、已具备泌乳条件的乳腺分泌乳汁，并维持泌乳。青春期乳腺的发育主要依靠雌激素（促进乳腺导管的发育）和孕激素（促进乳腺小叶的发育）的作用。妊娠期乳腺的发育受催乳素、雌激素和孕激素的共同作用，同时雌激素拮抗催乳素的生乳作用。分娩后雌激素水平下降，泌乳始动。

3. 促黑激素（MSH）

促黑激素（MSH，促黑素细胞激素）的主要作用是促进黑素细胞合成黑色素，加深皮肤与毛发的颜色。肾上腺皮质功能低下时，血中 MSH 增多，全身皮肤色素加深，患者的皮肤呈古铜色可能与此有关。

4. 促甲状腺激素（TSH）

TSH 的分泌呈昼夜节律变化，高峰在晚上 23:00—24:00，11:00 最低。TSH 的主要作用是可促进甲状腺的生长、发育，促进甲状腺激素的合成、释放，对维持甲状腺的正常功能极为重要。缺乏此激素则甲状腺萎缩，注射此激素可使甲状腺腺泡细胞增生、肥大，甲状腺激素合成增多。

5. 促肾上腺皮质激素（ACTH）

促肾上腺皮质激素主要作用是促进肾上腺皮质的束状带和网状带的生长、发育，促进肾上腺皮质激素的合成和释放，其中以分泌糖皮质激素为主。对性激素的分泌也有轻度促进作用。

6. 促性腺激素（GnH）

其功能是促进性腺的生长、发育和分泌。促性腺激素有两种：①促卵泡激素（FSH，在男性也称精子生成素）。在女性中，促卵泡激素促进卵巢中的卵泡生长、发育和成熟，并与少量黄体生成素一起促进卵泡分泌雌激素，进一步引起排卵；在男性中，它协同睾酮促进睾丸曲细精管的生精细胞生成精子。②黄体生成素（LH，在男性也称间质细胞刺激素）。在女性中，黄体生成素可促进卵泡分泌雌激素。它还可在促卵泡激素作用的基础上促进成熟的卵泡排卵，并使排卵后的卵泡生成黄体，维持黄体的存在，同时促进黄体合成分泌雌激素和孕激素；在男性中，促进睾丸的间质细胞增殖、发育，并合成、分泌雄激素。

（二）神经垂体释放的激素

神经垂体不含腺体细胞，不能合成激素。所谓的神经垂体激素是指在下丘脑视上核与室旁核的肽能神经元分泌而贮存于神经垂体的血管升压素（VP）（也称抗利尿激素，ADH）与催产素（OXT）。机体需要时，这两种激素由神经垂体释放进入血液循环。

1. 抗利尿激素的作用

①抗利尿：增加远曲小管和集合管对水的通透性，水沿着渗透梯度被动地重吸收，使尿量减少。②升血压：大剂量的抗利尿激素可使血管平滑肌收缩，血压升高。

2. 催产素的作用

①促进子宫收缩：非孕子宫对催产素的敏感性很低，妊娠晚期子宫对催产素的敏感性大大提高，有较强的刺激子宫收缩的作用，有助于分娩和防止产后出血。②促进排乳：哺乳期的乳腺在催乳素的作用下分泌乳汁，贮存于乳腺腺泡。催产素可刺激乳腺腺泡周围的肌上皮细胞收缩，引起排乳。

三、甲状腺

甲状腺是人体最大的内分泌腺体。甲状腺形似 H 形，分左右两侧叶，两侧叶呈蝶形，中间由峡部相连，位于颈前部，重 20～30g（图 14-4）。

甲状腺合成分泌甲状腺激素，又称四碘甲腺原氨酸（T_4）和三碘甲腺原氨酸（T_3），T_3 的活性约是 T_4 的 5 倍。甲状腺是内源性 T_4 的唯一来源，而甲状腺分泌 T_3 的量仅占全部 T_3

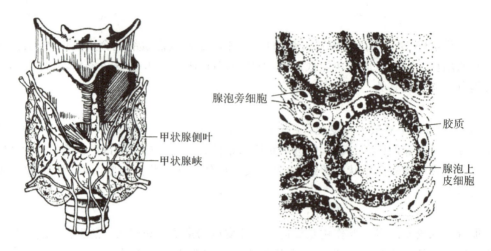

图 14-4　甲状腺(左)及甲状腺滤泡结构(右)

腺泡旁细胞

胶质

甲状腺侧叶

甲状腺峡

腺泡上皮细胞

的 20%，其余 80%则在甲状腺以外的组织，在脱碘酶的作用下由 T_4 转化而来。甲状腺激素的主要作用是调节机体新陈代谢和正常生长发育，对骨骼和神经系统发育有重要影响。甲状腺激素虽然属含氮激素，但其作用机制却与类固醇激素相似。

 知识链接

甲状腺肿大分度

甲状腺位于甲状软骨下方，紧贴气管两侧，表面柔软、光滑，不易触及，随吞咽动作可上下移动。甲状腺肿大分三度：Ⅰ度为不能看出但能触及；Ⅱ度为既能看出又能触及，但未超过胸锁乳突肌外缘；Ⅲ度为超过胸锁乳突肌外缘。

1. 促进生长发育

T_3、T_4 主要促进脑和长骨的生长发育，特别是在出生前 4 个月内。这是由于神经细胞树突和轴突的形成，髓鞘与胶质细胞的生长，神经系统功能的发生与发展，以及脑的血流供应均需要适量的 T_3、T_4。它们还有促进垂体分泌生长激素的作用，而生长激素也有促进长骨生长发育的作用(甲状腺素的允许作用)。先天性或婴幼儿时期缺乏甲状腺激素而使脑和长骨生长发育障碍，导致智力低下和身材矮小，称为呆小症或克汀病。这种患者必须在出生后 3～4 个月内补充甲状腺激素，治疗愈早，智力改善的可能性愈大，迟于此时间，治疗往往无效。

2. 对代谢的影响

(1) 能量代谢(产热作用)　甲状腺激素能提高绝大多数组织细胞的氧化水平，使人体的耗氧量和产热量增加，基础代谢率增高。1mg T_4 可使人体产热增加 4200kJ，基础代谢率提高 28%，甲状腺激素的这种作用也称为产热效应。T_3 的产热作用比 T_4 高 3～5 倍，但持续时间较短。甲状腺功能亢进(甲亢)患者产热增加，患者多汗、怕热，基础代谢率增高。甲状腺功能减退(甲减)患者产热减少，患者喜热、怕冷，基础代谢率降低。

（2）对物质代谢的调节

①糖代谢：T_3 和 T_4 可促进葡萄糖在肠道吸收，加速肝糖原的分解，因此甲亢患者吃糖稍多即可出现高血糖，甚至糖尿。但由于 T_3、T_4 还可加速外周组织对糖的利用，降低血糖，糖耐量试验可在正常范围之内。②脂代谢：T_3、T_4 可促进脂肪分解氧化，所以甲亢时，患者体型消瘦。甲状腺激素还可通过影响组织对儿茶酚胺、生长激素等脂肪动员激素的作用而促进脂肪分解。T_3、T_4 还可加速胆固醇的合成，但更明显的作用是促进胆固醇的降解，故甲亢时血胆固醇降低，甲减时则升高。③蛋白质代谢：T_3、T_4 对蛋白质代谢的影响因剂量不同而有很大差异。生理状态下，T_3、T_4 促进蛋白质及各种酶的生成，特别是骨骼、肌肉、肝脏等组织蛋白质合成量明显增加，这对幼年时的生长、发育具有重要意义。但甲状腺激素分泌过多，会促进蛋白质分解，特别是骨骼肌，呈负氮平衡，因而甲亢患者消瘦无力。甲减时因蛋白质合成减少也出现肌肉无力，而细胞间的黏蛋白增多，黏蛋白可结合大量水分，出现黏液性水肿。

3. 其他作用

（1）对神经系统 T_3、T_4 可提高中枢神经系统和交感神经系统的兴奋性。因此甲亢患者常出现注意力不集中、烦躁不安、失眠多梦、喜怒无常等症状。甲减患者则有言行迟缓、记忆力减退、终日思睡等症状。

（2）对心血管系统 T_3、T_4 可使心跳加强、加快，使心输出量增加，外周血管扩张。因此甲亢患者会出现血压增高，脉压增大，并可有心肌肥大，严重者出现甲亢性心脏病、心力衰竭。

（3）T_3、T_4 还可维持正常的月经和泌乳。

四、甲状旁腺激素、降钙素及维生素 D_3

甲状旁腺有两对，呈卵圆形，棕黄色，似黄豆大小，埋在甲状腺两侧叶的后壁（图 14-5）。甲状旁腺主要由主细胞和嗜酸性细胞组成。前者是分泌甲状旁腺激素（PTH）的细胞。

甲状旁腺分泌的 PTH 与甲状腺 C 细胞分泌的降钙素（CT）以及 1,25-二羟维生素 D_3 共同调节钙磷代谢，控制血浆中钙、磷的水平。

（一）甲状旁腺激素的作用

PTH 通过作用于骨、肠黏膜和肾脏来调节钙磷代谢，使血钙升高，血磷降低。PTH 与肾小管细胞膜上特异性受体结合，促进其对钙的重吸收和磷的排出。可动员骨钙入血，表现为两个方面。一方面是提高骨细胞膜对钙的通透性，使骨液中的 Ca^{2+} 进入骨细胞，骨细胞膜上钙泵活动增强，将钙转运到细胞外液，继而进入血液，此作用数分钟即可产生，称为快速效应。另一方面，PTH 还

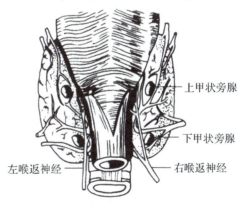

图 14-5 甲状旁腺

（图中标注：上甲状旁腺、下甲状旁腺、左喉返神经、右喉返神经）

可加强破骨细胞的活动，促进骨盐溶解，使骨钙入血，这种作用慢，常需 12～14h 才出现，故称为延缓效应。对肠道钙吸收的作用是间接的，主要是肾脏产生有活性的维生素 D 增多来实现的。若甲状旁腺大部分或全部被切除，可引起严重的低血钙。钙离子对维持神经和肌

肉组织正常兴奋性起重要作用,血钙过低促使神经肌肉的兴奋性异常增高,可导致低血钙性手足搐搦,严重时可引起呼吸肌痉挛而造成窒息。

(二)降钙素的作用

降钙素由甲状腺的腺泡旁细胞分泌。它的作用与甲状旁腺激素相反,使血钙降低。降钙素阻止骨原细胞转变为破骨细胞,并使破骨细胞的活动减弱,溶骨减弱,使骨组织释放钙盐减少。降钙素还可增强成骨细胞活动,使骨盐沉积增多。另外,它还可抑制肾小管对钙磷的重吸收。

(三)维生素 D_3 的作用

体内的维生素 D_3(又称胆钙化醇)也参与血钙的调节。主要来源于皮肤以及动物性食物。在皮肤内生成的维生素 D_3 活性很低,必须在肝内转化为 $25-(OH)D_3$,再经肾转变为 $1,25-(OH)_2D_3$ 才具有生理活性。它的主要作用是促进小肠对钙的吸收,动员骨钙入血,升高血钙;同时它也可促进骨盐沉积。儿童缺乏维生素 D_3,引起佝偻病;成人缺乏维生素 D_3 引起骨软化症。因为维生素 D_3 是在体内生成的,经血液循环运送到靶器官发挥作用,且具有精确的调节机制,故现在把它列为激素。

五、胰岛

胰腺具有外分泌和内分泌功能。外分泌腺可分泌多种消化酶参与食物的消化过程,内分泌腺是由 70 万～100 万个散布于外分泌腺之间的内分泌小岛即胰岛组成(图 14-6)。胰岛包括 α 细胞、β 细胞、δ 细胞及 PP 细胞。α 细胞约占胰岛细胞的 20%,分泌胰高血糖素;β 细胞占胰岛细胞的 60%～70%,分泌胰岛素;δ 细胞占胰岛细胞的 10%,分泌生长抑素;PP 细胞数量很少,分泌胰多肽。

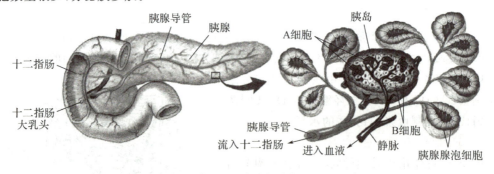

图 14-6 胰腺与胰岛

(一)胰岛素及其作用

胰岛素是一种小分子蛋白质,其主要作用是调节糖、脂肪和蛋白质的代谢。

1. 糖代谢

主要作用是降低血糖,是体内唯一可以降低血糖的激素。胰岛素通过促进葡萄糖进入细胞,加速糖的氧化和糖原合成,并使糖转变为脂肪,增加血糖的去路;此外,它还可减少糖原的分解和肝糖原的异生,减少血糖的来源。当胰岛素分泌不足时,血糖升高,超过肾糖阈时糖随尿排出,称为糖尿病。注入过量胰岛素可发生严重低血糖。

2. 脂肪代谢

胰岛素可促进组织细胞内的葡萄糖转变为脂肪贮存起来,又能抑制脂肪的分解。当胰岛素分泌不足时脂肪分解代谢加强,患者出现体重减轻,常伴有高脂血症和酮血症。

3.蛋白质代谢

胰岛素能促进细胞摄取氨基酸并合成蛋白质,又能抑制蛋白质的分解,因此有利于人体的生长和组织的修复。当胰岛素分泌不足而发生糖尿病时,患者的伤口往往难以愈合。

(二)胰高血糖素及其作用

胰高血糖素作用与胰岛素相反,是促进分解代谢的激素。它有促进糖原分解和糖异生的作用,使血糖明显升高。它还能促进脂肪分解,使酮体增多。

六、肾上腺

肾上腺位于肾脏的上端,左右各一个。肾上腺分为两部分,即外周的皮质和中心的髓质(图 14-7)。皮质是腺垂体的靶器官之一,髓质受交感神经节前纤维支配。肾上腺皮质可分泌多种激素,是维持生命所必需的腺体。

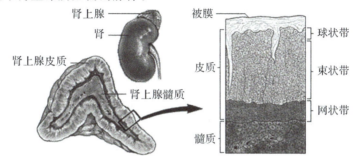

图 14-7　肾上腺结构

(一)肾上腺皮质激素

肾上腺皮质分泌的皮质激素主要分为三类,即糖皮质激素、盐皮质激素和性激素。各类皮质激素是由肾上腺皮质不同层上皮细胞所分泌的。束状带细胞分泌糖皮质激素,主要是皮质醇;球状带细胞分泌盐皮质激素,主要是醛固酮;网状带细胞主要分泌少量的性激素,如脱氢表雄酮和雌二醇。肾上腺皮质激素属于类固醇激素。

1.糖皮质激素

人体糖皮质激素以皮质醇(氢化可的松)为主,仅有少量皮质酮。糖皮质激素作用十分广泛,参与机体多种生理功能的调节。

(1)调节物质代谢

①糖代谢:糖皮质激素是升糖激素,可对抗胰岛素的作用,抑制外周组织对葡萄糖的利用,促进糖异生和肝糖原合成,使血糖升高。过量糖皮质激素引起的糖尿病,称为肾上腺皮质性糖尿病或类固醇性糖尿病。糖尿病患者要慎用或禁用糖皮质激素。②蛋白质代谢:糖皮质激素促进肝外蛋白质的分解,尤其是肌肉组织,同时它又抑制蛋白质的合成,使蛋白质代谢呈负平衡。所以糖皮质激素分泌过多或长期使用,可引起肌肉萎缩无力,骨质疏松,创伤不易愈合,在儿童身上出现生长缓慢。③脂肪代谢:糖皮质激素对不同部位脂肪的作用不同。它使四肢脂肪组织分解,而面部和躯干部脂肪合成增多。肾上腺皮质功能亢进或长期服用糖皮质激素的患者,可出现向心性肥胖的体形特征。

(2)抗有害刺激　糖皮质激素可增强人体对有害刺激的抵抗力和耐受力。当人体突然受到创伤、疼痛、寒冷、中毒、感染、紧张、恐惧等有害刺激时，血中糖皮质激素的浓度会急剧升高，从而增强人体对这些有害刺激的抵抗力和耐受力。这种现象称为"应激反应"。切除肾上腺皮质的动物，给予正常维持剂量的糖皮质激素，安静状态下可以存活，但给予有害刺激则易于死亡。大剂量糖皮质激素还有抗炎、抗过敏、抗休克、抗中毒等作用。

(3)其他作用

①血液及造血系统：它可增强骨髓的造血功能，使红细胞和血小板数量增多；使附着于小血管壁边缘的中性粒细胞进入血液循环，血液中性粒细胞增多；促进巨噬细胞系统吞噬嗜酸性粒细胞，使其在血液中的数量减少；抑制淋巴细胞 DNA 的合成，使淋巴组织萎缩，血液中的淋巴细胞减少。②循环系统：它一方面使肾上腺素和去甲肾上腺素降解减慢，另一方面提高血管平滑肌对去甲肾上腺素的敏感性(允许作用)，使血管保持正常的紧张性。它还能降低毛细血管的通透性。此外，增强血管对血管紧张素 II 和儿茶酚胺的反应性，使血压上升。③中枢神经系统：提高中枢神经系统的兴奋性。小剂量糖皮质激素可引起欣快感；大剂量则引起注意力不集中、烦躁不安和失眠等现象。艾迪生(Addison)患者呈淡漠表现，皮质醇增多症可发生精神分裂症。④消化系统：增加胃酸和胃蛋白酶的分泌，减少黏液分泌，可引起消化性溃疡，并可诱发出血、穿孔等并发症。溃疡病患者应慎用或禁用。⑤盐皮质激素的作用：有较弱的贮钠排钾作用。高血压患者慎用或禁用。

2.盐皮质激素

主要为醛固酮，对水、盐代谢的作用最强，其次为脱氧皮质醇(表 14-2)。

表 14-2　几种肾上腺皮质激素对糖代谢作用的比较

激素	对糖代谢作用	保钠排钾作用
皮质醇	1.0	1.0
可的松	0.8	0.8
皮质酮	0.5	1.5
醛固酮	0.25	500
脱氧皮质酮	0.01	30

注：表中数字代表皮质激素的相对效力，以皮质醇的效力为 1.0，其他与之相比

3.肾上腺皮质激素分泌的调节

血中糖皮质激素呈脉冲式分泌，并且在昼夜波动中保持相对稳定，这主要受下丘脑-腺垂体-肾上腺皮质轴正常活动的调控。在下丘脑 CRH 的作用下，腺垂体分泌 ACTH，促进肾上腺皮质束状带和网状带分泌激素。糖皮质激素的水平还受应激和自身反馈调节机制的影响。

(二)肾上腺髓质

肾上腺髓质嗜铬细胞分泌的肾上腺素和去甲肾上腺素都是儿茶酚胺激素。髓质激素的作用和交感神经兴奋时的作用基本相同；肾上腺素和去甲肾上腺素的作用也相似，只是各有侧重。

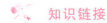 **知识链接**

应急学说

当机体遭遇特殊情况时,包括恐惧、剧痛、失血、脱水、缺氧、严寒高温以及剧烈运动等,交感-肾上腺髓质就会马上调动起来,儿茶酚胺(去甲肾上腺素、肾上腺素)分泌量大大增加。儿茶酚胺作用于中枢神经系统,提高其兴奋性,使机体处于警觉状态,反应灵敏;呼吸加强加快,肺通气量增加;心跳加快,心肌收缩力增强,心输出量增加。血压升高,血液循环加快,内脏血管收缩,骨骼肌血管舒张同时血流量增多,全身血液重新分配,以利于应急时重要器官有更多的血液供应;肝糖原分解增加,血糖升高,脂肪分解增加,血中游离脂肪酸增多,葡萄糖与脂肪酸氧化过程增强,以适应在应急情况下对能量的需求。

在紧急情况下,通过交感-肾上腺髓质系统发生的适应性反应,称之为应急反应。实际上,引起应急反应的各种刺激,也是引起应激反应的刺激,当机体受到应激刺激时,同时引起应急反应与应激反应,两者相辅相成,共同维持机体的适应能力。

第三节 内分泌系统常用诊疗方法简介

【案例导入 14-2】

患者,女性,25 岁,主要症状:脖子肿大,出虚汗,易疲劳,容易饿。化验检查结果:TT_3 1.6(1.3~3.1),TT_4 57.6(66.0~181),FT_3 4.1(3.1~6.8),FT_4 11(12.00~22.00),TSH 8.4u IU/mL(0.27~4.2)。

请分析:

(1)该患者的初步诊断如何?

(2)如何指导患者合理用药?

二维码 14-5
案例导入
14-2 分析

一、甲状腺激素的有关检查

1.血清甲状腺素水平测定

包括血清总 $T_3(TT_3)$、总 $T_4(TT_4)$、游离 $T_3(FT_3)$、游离 $T_4(FT_4)$、反 $T_3(rT_3)$ 测定,它们代表体内甲状腺素水平,增高见于甲亢,降低见于甲减。游离甲状腺素是实现该激素生物效应的主要部分,能更准确地反映甲状腺功能,较 TT_3、TT_4 更有价值,但 FT_3、FT_4 含量少,测定的稳定性不如 TT_3、TT_4。T_3 型甲亢时 T_3 增高,甲亢治疗过程中 T_3 先恢复,T_4 后恢复。rT_3 是一种无活性的甲腺激素,其浓度很低仅为 T_3 的 $1/5$~$1/4$,甲亢时,rT_3 也升高,rT_3/T_3 比值不变。

2.促甲状腺素(TSH)测定

TSH 浓度的变化是反映甲状腺功能最敏感的指标。TSH 是诊断甲亢和甲减最敏感的指标,也是鉴别甲减是原发性还是继发性的首选方法。测定出生后 72h 新生儿的 TSH 是先天性甲减的筛查指标。结合血中甲状腺素水平测定,可鉴别病变的部位,如 T_3、T_4 降低,

TSH 增高,则为原发性甲减,病变在甲状腺;若 TSH 降低,提示为继发性甲减,病变在垂体或下丘脑。T_3、T_4 增高,TSH 降低,则为原发性甲亢;TSH 增高,提示为继发性甲亢。甲亢时 TSH 通常<0.1mU/L。

3. 甲状腺[131]I摄取率测定

甲状腺对碘摄取的数量和速度以及碘在甲状腺内停留的时间可以反映甲状腺的功能状态。可用于鉴别不同病因的甲亢。[131]I摄取率正常值为 3h 5%~25%,24h 20%~45%,高峰在 24h 出现。如摄碘率下降可能为甲状腺炎伴甲亢,或碘甲亢,或外源性甲状腺素引起的甲亢,而 Graves 患者则摄碘高峰前移。

4. T_3 抑制试验

该实验可用于鉴别垂体性甲状腺疾病与下丘脑性甲状腺疾病。

正常第二次摄碘率比第一次减少 50% 以上,甲亢患者及浸润性突眼患者不能抑制或抑制<50%。

5. 促甲状腺激素释放激素(TRH)兴奋试验

该试验可测知 TSH 分泌的储备功能,鉴别继发性甲状腺功能异常是源于垂体还是下丘脑。甲亢时 TRH 低于正常,注射 TRH 后,TSH 也不升高(无反应),在诊断甲亢前宜先排除垂体疾病或其他影响因素;甲减时 TRH 刺激后,TSH 明显升高,提示病变在下丘脑;若不增高,则提示继发于垂体病,有 TSH 分泌缺乏。

6. 甲状腺抗体水平测定

甲状腺球蛋白抗体(TGAb)、甲状腺微粒体抗体(TMAb)、促甲状腺素受体抗体(TRAb)或称甲状腺刺激性抗体(TSAb)、甲状腺过氧化物酶抗体(TPOAb),是血清中主要的特异性甲状腺自身抗体,均能反映甲状腺疾病的自身免疫病因。如可协助 Graves 病的诊断,在新诊断的 Graves 病患者中 75%~96% 有 TRAb 阳性。此外,还可以作为疗效观察及判定复发和停药的指标。

7. 甲状腺 B 超检查、CT 检查

甲状腺 B 超检查有助于诊断和鉴别甲状腺疾病,能准确反映甲状腺体大小、血流情况。对于甲状腺癌患者还可通过 B 超评估有无颈部淋巴结转移。甲状腺 CT 检查具有高分辨率、解剖关系明确等特点,对明确诊断甲状腺肿的部位、范围及性质有重要意义。

8. 甲状腺活检

甲状腺活检是对甲状腺组织做出细胞学诊断,对甲状腺结节的诊断具有较高的灵敏度和特异性,且已被作为甲状腺肿块的首选检查。

二、胰岛细胞功能检查

1. 血糖

一般以静脉血为准,空腹血糖正常参考值 3.9~6.1mmol/L。当空腹血糖≥7.0mmol/L,餐后 2h 血糖≥11.1mmol/L 时可考虑诊断糖尿病。

2. 口服葡萄糖耐量试验(OGTT)

OGTT 为确诊糖尿病的重要方法,试验步骤为先测空腹血糖,以后口服葡萄糖 75g(12 岁以下为 1.75g/kg,总量不超过 75g),服糖后分别在 0.5h,1h,2h,3h 重复测静脉血糖。2h 血糖≥11.1mmol/L(200mg/dL)即可诊断为糖尿病。为了糖耐量试验的结果可靠,应注

意:①试验前必须禁食 8~10h。②试验前一周必须进食含适当热量和碳水化合物的饮食。③试验应在 7:00~9:00 进行。④试验过程中,不喝茶及咖啡,不吸烟,尽量安静休息,但也不需绝对卧床。⑤试验前停用影响糖代谢的药物 3~7d。⑥各种急慢性疾病均有不同程度的影响,判断测定结果时必须考虑。

3. 糖化血红蛋白(HbA₁c)

糖化血红蛋白是血红蛋白与葡萄糖经非酶促反应结合而成的,其含量多少取决于血糖浓度以及血糖与血红蛋白接触的时间长短。HbA_{1c} 的正常值为 $4\%\sim6\%$。$HbA_{1c}\geqslant6.5\%$ 可作为诊断糖尿病的参考。HbA_{1c} 能反映检测前 2~3 个月内血糖平均水平,因此,是评估长期血糖控制的金指标,也是指导调整治疗方案的重要依据。HbA_{1c} 较 OGTT 试验简便易行,结果稳定,变异性小,且不受进食时间及短期生活方式改变的影响,患者依从性好。需要注意的是,对于患有贫血和血红蛋白异常疾病的患者,HbA_{1c} 的结果是不可靠的。此类患者可用血糖、糖化血清蛋白来评价血糖的控制。

4. 糖化血清蛋白(GSP)

GSP 可反映患者过去 2~3 周内平均血糖浓度,且不受当时血糖水平的影响,是糖尿病患者血糖控制非常适宜的良好指标。

5. C 肽(CP)

主要用于观察糖尿病患者的 β 细胞功能和自然病情。CP 水平反映糖尿病的病情轻重和临床控制程度,指导胰岛素的治疗。CP 结合血糖和胰岛素释放试验,有助于糖尿病的分型和指导治疗。CP 测定不受血清中的胰岛素抗体和外源性胰岛素影响。1 型糖尿病空腹血清胰岛素和 CP 值低于正常,口服葡萄糖后无高峰;2 型糖尿病 CP 与胰岛素可正常或稍高,刺激后高峰延迟出现。用胰岛素治疗的患者,若血中 CP 值不太低,对试验有一定的反应能力,则说明胰岛 β 细胞有一定的储备能力,可考虑减量甚至停用胰岛素。若 CP 太低,则仍需用胰岛素治疗。

第四节　内分泌系统常见疾病

一、概述

(一)内分泌系统常见疾病

1. 垂体疾病

(1)功能亢进　巨人症,肢端肥大症。

(2)功能减退　性腺功能减退,垂体性甲状腺功能减退,垂体性肾上腺皮质功能减退,席汉综合征。

2. 甲状腺疾病

(1)功能亢进　甲状腺肿瘤,Graves 病。

(2)功能减退　原发性甲状腺功能减退症,桥本甲状腺炎。

3. 肾上腺疾病

(1)功能亢进　库欣综合征,醛固酮腺瘤,嗜铬细胞瘤。

(2)功能减退　原发性肾上腺皮质功能减退症。

二维码 14-6
课件

4. 胰岛疾病

(1)功能亢进　胰岛素瘤,胰高血糖素瘤。

(2)功能减退　糖尿病。

(二)内分泌系统疾病的症状

内分泌系统疾病的症状多种多样,涉及全身所有系统和器官,一种激素的异常经常引起多个系统的不适。当出现以下症状时,要特别注意内分泌系统疾病的可能:性欲和性功能改变、毛发改变、生长过度或生长障碍、体重变化、精神兴奋、皮肤色素改变和多尿多饮等。

(三)内分泌系统疾病的诊断

典型症状和体征对诊断内分泌疾病有重要参考价值。临床医生通常先根据患者的症状和体征,判断是哪一种激素出了问题,是产生过多还是过少;实验室检查可进一步测定激素血液浓度及代谢产物水平,动态功能测定如兴奋及抑制试验可协助病变部位的诊断。很多时候既可能是内分泌腺自身发生病变,也可能是该腺体的上级腺体发生了异常,影响了下属的功能。常把由内分泌腺体自身造成的疾病称为原发性,而把由其他原因牵连到该腺体所发生的疾病称为继发性。影像学检查、放射性核素检查、细胞学检查等可协助判断病变性质和确定病变部位。自身抗体检测及染色体检查有助于病因的诊断。

(四)内分泌系统的治疗原则

功能亢进可采用手术治疗、放射性核素放射治疗和药物治疗;功能减退可采用外源性激素替代治疗或补充治疗,这是最常用的治疗方法之一。

二、消瘦

消瘦是指人体因疾病或某种因素引起的热量或蛋白质摄入不足、代谢消耗增加或消化吸收不良,而体重下降较正常标准体重(标准体重＝身高－105)减少 10％以上,或 BMI(体重指数)<18.5kg/m²[BMI＝体重/(身高)m²]。多种器质性疾病均可引起消瘦,最常见的原因是内分泌代谢性疾病,其次是慢性感染和恶性肿瘤。其临床表现为皮肤粗糙而缺乏弹性,皮下脂肪减少,肌肉萎缩,骨骼显露;或有水肿,精神萎靡,器官功能紊乱和免疫力下降;儿童可有生长停滞。

1. 引起消瘦的常见疾病

(1)体质性消瘦。

(2)内分泌及代谢病所致的消瘦　糖尿病、甲亢、垂体功能减退症、嗜铬细胞瘤、慢性肾上腺皮质功能减退症、松果体瘤。

(3)慢性消耗性疾病　慢性感染、恶性肿瘤。

(4)慢性消化道疾病　常见的有非特异性溃疡性结肠炎、局限性肠炎、吸收不良综合征、肠结核、慢性肝炎、肝硬化和慢性胰腺炎等。

(5)严重创伤、烧伤。

(6)药物所致消瘦　甲状腺素制剂、苯丙胺、芬氟拉明等。

(7)神经性厌食。

(8)艾滋病。

2.诊断要点

首选通过病史询问及体格检查以初步判断疾病原因。

(1)食欲正常而体重下降　由于消化或吸收功能障碍使体重减轻,如消化系统以外的病因所致的呕吐、腹泻,寄生虫病等。

(2)食量增加,体重反而下降　虽然进食较多,但消耗显著增加,使体重减轻,如甲状腺功能亢进症、糖尿病等。

(3)食欲减退,摄食量减少　①全身性疾病(感染、恶性肿瘤、血液病),肾上腺皮质功能减退,垂体前叶功能减退;②精神因素:神经性厌食,忧郁症;③消化系统疾病:慢性胃肠疾病,慢性肝病,慢性胰腺疾病等。

(4)严重创伤与烧伤　常有大量血浆渗出,蛋白质消耗量显著增加等。

(5)某些药物原因　如甲状腺制剂,长期服用泻药等。消瘦特点为:皮肤粗糙而缺乏弹性,肌肉萎缩,皮下脂肪减少,骨骼显露。

其次,选择常规检查,了解机体一般情况,特殊检查进一步确诊。如消化系统疾病常需完善内镜检查;内分泌疾病如糖尿病、甲亢等,完善血糖、甲状腺功能等检查;肿瘤的诊断依靠超声、X线、CT等定位,病理学检查定性。

3.治疗要点

(1)以去除病因或针对病因的治疗为主　如寄生虫感染、结核病、甲亢、糖尿病的治疗等。

(2)饮食调整　饮食有节,定时定量,注意饮食均衡。

三、甲状腺肿

二维码 14-7
课件

正常成人甲状腺重 20～30g,表面柔软、光滑,触诊时不易扪及,当其重量超过 30g 时,视诊可见到腺体的外形,触诊时可扪及,称为甲状腺肿。单纯性甲状腺肿也称为非毒性甲状腺肿,俗称"粗脖子",是以缺碘为主的代偿性甲状腺肿大,女性发病率是男性的 3～5 倍,通常不伴有临床甲状腺功能异常。散发性甲状腺肿可由多种病因导致相似结果,即机体对甲状腺激素需求增加,或甲状腺激素生成障碍,人体处于相对或绝对的甲状腺激素不足状态,血清促甲状腺激素(TSH)反馈性分泌增加,致甲状腺组织增生肥大,出现甲状腺肿。

1.引起甲状腺肿的常见疾病

常见疾病有生理性甲状腺肿、Graves 病、地方性甲状腺肿、甲状腺炎、甲状腺肿瘤。

2.诊断要点

(1)通过病史及体检可做出初步判断,触诊可了解甲状腺质地及有无肿块,如质地柔软,触诊时有震颤,结合患者多食、消瘦、多汗等症状,多考虑甲状腺功能亢进。若腺体肿大很突出,无甲亢体征,有碘摄入缺乏史,多考虑单纯性甲状腺肿。若肿块有结节感,表面不规则,质硬,多考虑肿瘤或慢性淋巴性甲状腺炎(桥本甲状腺炎)。

(2)甲状腺 B 超、CT 检查可进一步明确甲状腺肿的部位、范围及性质。其中,B 超是确定甲状腺肿的主要检查方法。若为肿块应进行肿块穿刺活检。

(3)甲状腺功能的检查,查血清 TT_3、TT_4、FT_3、FT_4、TSH 水平等检查,了解甲状腺功能是否正常。

3.治疗要点

（1）以去除病因或针对病因的治疗为主　如地方性甲状腺肿可给予碘剂或增加碘盐，改善碘营养状态。

（2）手术治疗　如压迫气管、食管、喉返神经或交感神经节而引起的临床症状者；结节性甲状腺肿疑恶变者，必要时施行甲状腺大部切除术。

四、Graves 病

二维码 14-8
甲状腺
功能亢进

Graves 病又称弥漫性毒性甲状腺肿，是一种自身免疫性疾病，伴有甲状腺素的分泌过多。多见于 20～40 岁的女性，常伴有甲状腺肿大和眼球突出。症状主要有乏力、怕热多汗、食欲亢进、消瘦、心悸、大便次数增多或腹泻；还常有多言好动、易激动、烦躁不安、失眠等神经精神症状。由于症状复杂，患者可能因腹泻首次就诊于消化科；可能因心悸首诊于心内科甚至神经科。

1.诊断要点

根据典型的症状和体征，结合血清甲状腺素水平升高，B超提示甲状腺弥漫性肿大，可明确诊断。

2.治疗要点

主要治疗方法有抗甲状腺药物、放射性^{131}I 治疗、手术治疗三种。可根据患者情况进行选择。

抗甲状腺药物治疗是甲亢的首选治疗和基础治疗，也可用于手术和放射性碘治疗前的准备。一般来说，症状轻、甲状腺较小、年轻、妊娠、不宜手术或术后复发者宜选择药物治疗。常用药物有硫脲类，如甲硫氧嘧啶和丙硫氧嘧啶（PTU）；咪唑类，如甲巯咪唑（他巴唑）与卡巴马唑（甲亢平）等。药物治疗时应注意剂量的调整，定期复查甲状腺功能；还需要注意药物不良反应，尤其是骨髓抑制、肝损害方面。所以需要定期检查血常规及肝功能检查。按疗程治疗，一般为 1.5～2 年，不然容易复发。用抗甲状腺药物治疗后若心率控制不佳，可加用 β 受体阻断剂，如普萘洛尔（心得安）、美托洛尔（倍他乐克）等。放射性^{131}I 治疗适用于甲状腺肿大中度以上、不能或不愿长期药物及手术治疗或治疗后复发者、甲亢合并心脏病、甲亢合并肝肾等脏器功能损害者。手术治疗适用于中重度甲亢、甲状腺肿大明显有压迫症状、单或多结节性甲状腺肿、怀疑恶变、治疗复发者。

五、糖尿病

二维码 14-9
课件

【案例导入 14-3】

患者，男性50岁，1年前开始逐渐出现小便次数增多，饮水增多，食量增加。近一个月上述症状更明显，近来每天饮水 3000ml，每餐进食 280～300g 米饭，容易饥饿。常感乏力、记忆力减退。既往否认特殊病史。查体：体温 36.7℃，P 82 次/min，R 15 次/min，BP 125/78mmHg。肥胖体型。甲状腺不大，心律齐。肝脾不大，双下肢无水肿。辅助检查：空腹血糖 9.1mmol/L，OGTT 2h 血糖 13.2mmol/L，尿糖（＋＋＋），尿酮体（一），肝肾功能正常。

请分析：

(1)该患者的初步诊断如何？

(2)如何指导患者合理用药？

二维码 14-10
案例导入
14-3 分析

糖尿病是一种以慢性高血糖为特征的代谢性疾病,可以引起碳水化合物、脂肪和蛋白质三大营养物质的代谢紊乱。高血糖是由于胰岛素分泌或(和)作用缺陷所引起,具体的病因至今尚未完全阐明,多与遗传因素、环境因素和自身免疫等诱发的胰岛素抵抗有关。糖尿病已成为继心脑血管疾病、肿瘤之后另一个严重危害人民健康的重要慢性非传染性疾病,是世界范围内的公共卫生问题。1999 年 WHO 将糖尿病分 4 大类,即 1 型糖尿病、2 型糖尿病、其他特殊类型糖尿病及妊娠糖尿病。其中以 2 型糖尿病占了大多数,以中老年人发病多见。糖尿病的症状常被描述为"三多一少",即多尿、多饮、多食和体重减轻。许多患者早期无任何症状,因此,检测血糖可以及早发现糖尿病。如果血糖长期得不到控制,将发生包括心脑血管病变、肾功能不全、肢体坏疽和失明在内的多种糖尿病慢性并发症。

1. 诊断要点

典型症状(三多一少)及血糖检测通常不难诊断。多次空腹血糖≥7.0mmol/L 或餐后 2h 血糖≥11.1mmol/L 可以诊断糖尿病。建议已达到糖调节受损的人群,应行 OGTT 检查,以降低糖尿病的漏检率。同时需要进一步评估全身各脏器损害情况,如心血管、肢体血管、眼底血管及神经功能、肾功能等检查。定期测定空腹血糖、糖化血红蛋白等可了解糖尿病的控制情况。

2. 治疗要点

(1)强调早期、长期、综合及个体化的治疗　目的是使患者血糖达到或接近正常水平,消除症状,防治并发症,降低病死率,提高生存质量,延长寿命。加强宣传与教育,让患者充分认识糖尿病,自觉配合治疗,学会自我监测血糖。

(2)强调综合治疗　不仅需要控制血糖,还要对血压、血脂和体重等同时采取积极的综合措施。一般糖尿病控制指标:空腹血糖控制在 4.4～7.0mmol/L、非空腹血糖＜10.0mmol/L、糖化血红蛋白(HbA$_{1c}$)＜7％、血压＜140/80mmHg、总胆固醇(TC)＜4.5mmol/L、甘油三酯(TG)＜1.7mmol/L,高密度脂蛋白胆固醇(HDL-C)男＞1.0mmol/L、女＞1.3mmol/L,低密度脂蛋白胆固醇(LDL-C)未合并冠心病＜2.6mmol/L、合并冠心病＜1.8mmol/L,体重指数＜24kg/m^2。

(3)生活方式　干预是糖尿病治疗的基础措施,贯彻治疗的始终。因此,患者需要严格执行医生制订的饮食计划,长期坚持有规律的合适运动;并在医生的嘱咐下口服降糖药或皮下注射胰岛素。最新研究表明,初诊的 2 型糖尿病患者,最佳治疗方法是生活方式干预加口服二甲双胍治疗,建议二甲双胍 2g/d 是最佳治疗剂量,使患者达到最大获益且不增加不良反应。

二维码 14-11
糖尿病解析

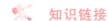

胰岛素抵抗

胰岛素抵抗是指胰岛素作用的靶器官（骨骼肌、脂肪等）对胰岛素作用的敏感性减低，即正常剂量的胰岛素产生低于正常生物学效应的一种状态。胰岛素抵抗是 2 型糖尿病的发生发展的重要环节，它增加了患心血管系统疾病的危险性。胰岛素抵抗综合征的典型特征有高胰岛素血症和糖耐量减低、血脂异常、肥胖（向心性肥胖）、动脉粥样硬化、高尿酸血症等。

六、原发性甲状腺功能减退症

这是一种由于甲状腺自身的病因造成的甲状腺激素合成或分泌不足导致的疾病，多由于自身免疫、甲状腺手术和甲亢^{131}I 治疗导致。多发生于中年女性，临床表现与甲亢刚好相反。典型患者常有怕冷、乏力、少汗、食欲减退、体重增加、便秘、动作缓慢、反应迟钝、女性月经紊乱等症状。检测血清结果为甲状腺激素水平（TT_4、FT_4）减低，血清促甲状腺素（TSH）增高，不难诊断。该疾病通常需要终生服药，采用左甲状腺素（L-T_4）替代治疗。

七、成人胰岛细胞移植

目前临床沿用各种胰岛素治疗，如胰岛素皮下注射、胰岛素泵、人工内分泌胰腺等激素替代式治疗。这些均属治标而非治本，只能暂时维持机体糖代谢稳定，将病情控制一段时间，难以使糖代谢功能完全恢复。

新近研究的成人胰岛细胞移植，是指从成人胰腺中分离、纯化出胰岛细胞，通过短期培养，经门静脉肝内等方法移植给患者，可解除患者对胰岛素的依赖，改善生活质量。由于胰岛移植是微创移植，具有手术安全、创伤小、患者耐受性好，可以减轻甚至逆转糖尿病慢性并发症等优点，目前是医学界研究的热点。与胰腺移植相比，这种方法具有手术安全、患者耐受好、可多次移植、可移植至身体多个部位等优点；与胰岛素治疗相比，具有血糖控制良好，可以减轻甚至逆转糖尿病慢性并发症和发病过程等优点。因此，胰岛移植可使患者获益更多，风险更小。

适应人群：1 型糖尿病且胰岛素控制效果不佳、伴有各种并发症、病史超过 5 年的人群。年龄最好在 15 至 65 岁，其他脏器功能检查正常，体重≤70kg，空腹或餐后 C 肽≤0.5 ng/ml、糖化血红蛋白≥8.0%。该方法也可以扩展至糖尿病肾病、器官移植后糖尿病、无胰岛素抗体和低水平 C 肽 2 型糖尿病。此外，慢性胰腺炎导致的糖尿病、因疾病需要切除整个胰腺者，也是成人胰岛细胞移植的适应证。

本章小结

1.内分泌系统是由内分泌腺体及散在于组织器官中的内分泌细胞所组成。内分泌腺包括垂体、甲状腺、甲状旁腺、胰腺、肾上腺、性腺、松果体、胸腺等。

2.激素是由内分泌腺或内分泌细胞所分泌的，具有高效能的生物活性物质。

3.激素作用的一般特征有信使作用、特异性、高效作用、激素间的相互作用。

4.按化学特性将激素分为两大类:含氮激素、类固醇激素。

5.垂体由腺垂体和神经垂体组成。下丘脑分泌的激素影响垂体的分泌功能。

6.腺垂体是体内最重要的内分泌腺。它由不同的腺细胞分泌生长激素(GH)、催乳素(PRL)、促黑激素(MSH)、促甲状腺激素(TSH)、促肾上腺皮质激素(ACTH)、促性腺激素(GnH)等。

7.人在幼年时生长激素分泌过多,则生长发育过度,身材过于高大,称为巨人症;如果成年后生长激素分泌过多,因骨骺已闭合,长骨不能再增长,只能促进扁骨及短骨增生,出现肢端肥大症。如果幼年时生长激素分泌过少,则生长迟缓,身材矮小,但智力正常,称为侏儒症。

8.神经垂体能释放的血管升压素(VP)(也称抗利尿激素,ADH)与催产素(OXT)。

9.甲状腺分泌甲状腺激素,可促进生长发育、对代谢产生影响及有其他作用。

10.甲状旁腺分泌的甲状旁腺激素(PTH)与甲状腺 C 细胞分泌的降钙素(CT)以及 1,25-二羟维生素 D_3 共同调节钙磷代谢,控制血浆中钙、磷的水平。

11.胰岛素作用:降低血糖、抑制脂肪的分解、抑制蛋白质的分解。

12.肾上腺分为皮质和髓质。皮质激素分为三类,即糖皮质激素、盐皮质激素和性激素。肾上腺髓质嗜铬细胞分泌的肾上腺素和去甲肾上腺素都是儿茶酚胺激素。

13.促甲状腺激素 TSH 浓度的变化是反映甲状腺功能最敏感的指标。

14.空腹血糖正常参考值 $3.9 \sim 6.1 \mathrm{mmol/L}$。当空腹血糖$\geqslant 7.0 \mathrm{mmol/L}$,餐后 2h 血糖$\geqslant 11.1 \mathrm{mmol/L}$ 时可考虑诊断糖尿病。

15.糖化血红蛋白 HbA_{1C} 正常值为 $4\% \sim 6\%$。$HbA_{1C} \geqslant 6.5\%$ 可作为诊断糖尿病的参考。HbA_{1C} 能反映检测前 $2 \sim 3$ 个月内血糖平均水平,因此,是评估长期血糖控制的金指标。

16.当出现以下症状时,要特别注意内分泌系统疾病的可能:闭经、月经过少、性欲和性功能改变、毛发改变、生长过度或生长障碍、体重变化、精神兴奋、皮肤色素改变和多尿多饮等。

17.Graves 病(弥漫性毒性甲状腺肿)是一种自身免疫性疾病,特点是甲状腺素的分泌过多。要个体化治疗。对确诊的患者,依据患者不同的情况给予选择抗甲状腺药物、放射性[131]I 治疗、手术治疗三种治疗方式。

18.糖尿病是一种以慢性高血糖为特征的代谢性疾病,分为 1 型糖尿病、2 型糖尿病、其他特殊类型糖尿病及妊娠糖尿病。其中 2 型糖尿病占了大多数,以中老年人发病多见。糖尿病的症状常被描述为"三多一少",即多尿、多饮、多食和体重减轻。对糖尿病的治疗不仅需要控制血糖,还要对血压、血脂和体重等同时采取积极的综合治疗。

思考题

1.简述内分泌系统组成和功能。

2.什么是激素?激素作用的一般特征有哪些?

3.糖尿病的分型有几种?

4.糖尿病控制目标是什么?

5.甲亢的常见症状有哪些？有哪三种标准的治疗方法？

（谭学莹　李宏伟　郭　芹　李　庆）

二维码 14-12
测一测

第十五章　感官系统及其常见疾病

【学习目标】

　　掌握：眼球壁的结构和功能；眼内容物的组成及主要生理功能；耳的结构和主要生理功能；结膜炎的治疗原则。

　　熟悉：视觉产生的过程；咽鼓管的位置与作用；结膜炎的病因和临床表现；屈光不正的类型及表现；耳聋的诊断及治疗原则。

　　了解：眼部疾病常用的检查方法；耳部疾病常用的检查方法；屈光不正的用眼卫生；治疗眼肌疲劳药物的合理选用。

第一节　视觉器官结构与功能概述

【案例导入 15-1】

　　男，16 岁，游泳后第 2 天即出现双眼红肿，有异物感、自觉痒，伴刺痛、流泪、畏光以及分泌物增多等症状。查体：双侧眼睑、球结膜均充血。

　　请分析：

　　(1)初步诊断该患者是什么疾病？

　　(2)应该如何进一步指导患者防治？

二维码 15-2
案例导入
15-1 分析

 知识链接

味觉与嗅觉

　　味觉包括甜(由糖、醇类及醛类引起)、酸(由 H^+ 引起)、苦(由生物碱引起)及咸(由离子化的盐引起)四种。嗅觉的产生是挥发性化学物质通过空气传播，溶解于鼻腔上外侧部的黏膜层(内含嗅觉感受器)而引起。

　　视器能接受外来光线刺激并将之转变为神经冲动，通过视神经和中枢神经内的感觉传导通路至大脑枕叶视觉中枢而产生视觉。视器由眼球及眼的附属结构组成。

一、眼球的结构和功能

眼球由眼球壁及其内容物组成(图 15-1)。成人的眼球近似球形,位于眶腔的前部,其前后径约 24mm,垂直径约 23mm,水平径约 23.5mm,向前平视时眼球凸出于眼眶 12～14mm,两眼球突出度不超出 1～2mm。

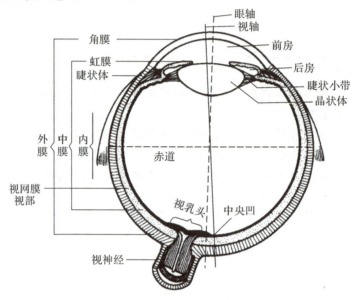

图 15-1 眼球的水平切面(右眼)

二维码 15-3
眼球外形及
内部结构
图片

(一)眼球壁

眼球壁分为三层,分别是外膜、中膜、内膜。

1. 外膜

外膜又称纤维膜,由致密结缔组织构成,对眼球起着良好的保护作用。可分为角膜和巩膜两部分。角膜与巩膜交界处称为角膜缘。

(1)角膜 位于眼球正前方,占外膜的前 1/6,为一透明膜,有屈光作用。

在角膜表面还有一层泪液膜,具有防止角膜干燥和维持角膜平滑以及光学性能的作用。角膜内无血管,但有丰富的感觉神经末梢分布,故任何异物或损伤都会引起剧痛,如遇刺激即引起闭眼反应,称角膜反射。当全身麻醉时,角膜感觉可以消失。角膜反射可作为区别昏迷程度的依据之一。

(2)巩膜 位于角膜后方,呈乳白色,占外膜后 5/6,不透明,具有维护眼球形状、保护眼球及遮光等功能。

(3)角膜缘 其内部有环形的静脉窦,叫作巩膜静脉窦,是房水循环的主要通道。角膜缘也是眼内手术切口的重要入路,此处组织结构薄弱,眼球受外伤时,容易破裂。巩膜后部视神经穿出的筛板处最薄弱,易受眼内压影响,在青光眼中形成特异性凹陷,称青光眼杯。

2. 中膜

中膜含有丰富的血管丛和色素细胞,形似紫色葡萄,故又称为血管膜或葡萄膜。中膜由前向后分为虹膜、睫状体和脉络膜三部分。

(1)虹膜 呈圆盘状,中央有圆孔,叫作瞳孔,位于角膜之后,晶体之前。虹膜内有两种不同方向排列的平滑肌,一种环绕在瞳孔的周围,叫作瞳孔括约肌,由动眼神经的副交感纤维支配;另一种呈放射状排列于瞳孔括约肌的外周,叫作瞳孔开大肌,受交感纤维支配。

在强光下或视近物时,瞳孔括约肌收缩,瞳孔缩小,以减少光线的进入量;在弱光下或远望时,瞳孔开大肌收缩,瞳孔开大,使光线的进入量增多。虹膜的生理功能主要是调节进入眼内的光线,由于密布第 V 颅神经纤维网,在炎症时反应重,有剧烈的眼疼。

(2)睫状体 是中膜最厚的部分,发出许多睫状小带,与晶状体相连。睫状体内的平滑肌称睫状肌,睫状肌受动眼神经的副交感纤维支配,通过收缩或舒张可使睫状小带紧张度发生变化而调节晶状体的曲度,以适应看近物或看远物。睫状体也富有三叉神经末梢,在炎症时,眼疼明显。

(3)脉络膜 占中膜后部 2/3,是眼球中血管含量最丰富的组织,在眼部的血流量最大,起着营养视网膜外层、晶状体和玻璃体等作用,对眼内压的调节起非常重要的作用。但此处血流流速较慢,病原体易在此滞留,造成脉络膜疾病。脉络膜含有丰富的色素,有遮光作用,还能吸收眼内分散的光。

3.内膜

内膜也称神经性膜,位于眼球壁的最内层,内膜可分为内外两层。外层由单层色素上皮细胞构成;内层为神经层。内外两层结合得较为疏松,在病变情况下,这两层经常发生分离,称为视网膜脱离。

内膜根据其构造及附衬的部位不同,又可分为视部、睫状体部及虹膜部。视部位于内膜后 2/3,其范围与脉络膜相当,故称为视网膜脉络膜部。内膜中仅有视部具有感光功能,而其余部位不能感光,所以称为盲部。通常所说的视网膜,指的是视网膜视部。视部的后部厚,向前逐渐变薄。后部有一处白色的圆形隆起,是视神经的穿出部位,称为视神经盘(视神经乳头),盘的中央有视网膜中央的动、静脉穿过。视神经盘没有神经细胞,所以不能感光,生理学上叫作盲点。在视神经盘的耳侧约 3.5mm 下方,有一黄色的小圆盘,叫作黄斑,其中央为一小凹,叫中央凹,是感光(辨色力、分辨力)最敏锐的部位(图 15-2)。视网膜神经部主要由三层神经细胞构成,最外层是接受光刺激的神经细胞。主要分为两种:一种叫视锥细胞,分布在黄斑区,起辨色作用,能感受强光,有精细的辨别力,形成中心视力。另一种是视杆细胞,在黄斑区以外的视网膜中,无辨色功能,主要感受弱光,形成暗视觉及周边视力(视野)。中层为双极细胞,位于第一、三级神经元之间,主要起联络作用。内层为节细胞,发出的轴突集中于视盘处,组成视神经。

(二)眼球的内容物

眼球内容物是无血管分布的组织,包括房水、晶状体以及玻璃体等,具有屈光作用。能使物体发射或反射的光线进入眼球后在视网膜成像。

1.房水

房水是无色且透明的液体,充满眼房。眼房位于角膜与晶状体、睫状体及睫状小带之间的空隙,它被虹膜分为前、后两部,分别称为前房及后房。前、后房之间借瞳孔相通。前房周边部,虹膜与角膜相交处,是虹膜角。房水除具折光作用外,还具有营养角膜、晶状体及维持眼内压的作用。房水由睫状体的血管渗透以及上皮细胞分泌产生,总量为 0.25~0.3ml。

二维码 15-4
眼球壁的结构

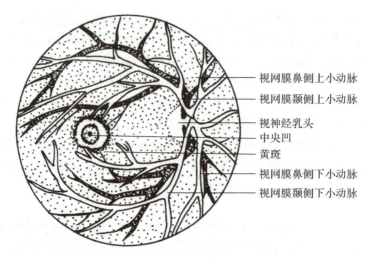

视网膜鼻侧上小动脉
视网膜颞侧上小动脉
视神经乳头
中央凹
黄斑
视网膜鼻侧下小动脉
视网膜颞侧下小动脉

图 15-2　右眼眼底

房水产生及排出的主要途径是：睫状突产生房水→后房→瞳孔→前房→前房角→巩膜静脉窦→全身血循环。房水保持动态平衡，当循环障碍时，将引起眼内压升高，视力受损，临床上称为青光眼。

2.晶状体

位于虹膜与玻璃体之间，呈双凸扁形，为弹性无色透明体，但后面较前面隆凸，不含血管神经，其营养主要来自房水。外面包以透明的高弹性薄膜，称晶状体囊。晶状体通过曲度变化，调整屈光能力，使物像聚焦于视网膜上。随着年龄的增加，晶体变硬、弹性减弱而导致调节作用减退，甚至出现老视。

　　知识链接

白内障

晶状体失去透明度，称为白内障。创伤、有毒物质损害、感染及老龄化都可能引起晶状体蛋白质变化。双侧晶状体白内障未进行治疗是最常见的致盲原因。发生白内障的晶状体可经手术摘除，置换成人工晶状体，使视力恢复。

3.玻璃体

玻璃体是无色透明的胶状物质，充满于晶状体与视网膜之间，其中无血管、无神经、透明，具有屈光作用。当玻璃体周围组织发生病变时，玻璃体代谢也受到影响，而发生液化、变性及混浊，如果玻璃体混浊，眼前会出现晃动的黑点，称飞蚊症。玻璃体充满眼球的后 4/5 腔内，起支撑视网膜及维持眼内压的作用。支撑作用减弱时，可导致视网膜脱离。

二维码 15-5
眼球内容物
图片

二、眼的附属装置

眼的附属装置包括眼睑、眼结膜、泪腺、眼外肌以及筋膜及眶脂体等，具有保护、运动及支持的作用。

三、视觉的产生

眼能感受到的各种光称为可见光。视觉的产生分为以下几个步骤：

第一步：物体发出的或反射的光，经过眼的折射，聚焦在视网膜上。

第二步：视网膜上感光细胞受到光的刺激，产生电位变化，经双极细胞传递至神经节细胞。

第三步：神经冲动经视觉通路传到大脑皮质视觉中枢，产生视觉（图 15-3）。

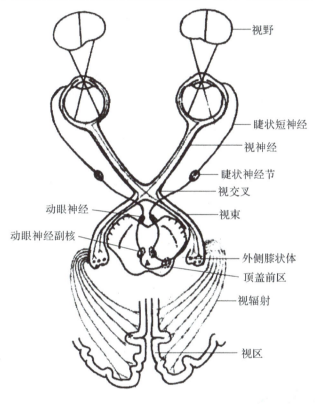

图 15-3　视路及光反射路径

🌸　**知识链接**

色　盲

色盲是一种视觉障碍，表现为不能辨别颜色，以红绿色盲多见；多半因视锥状细胞异常所致，大部分为家族遗传，也有部分为后天疾病所致。若只能辨别白及黑的不同灰度，称为全色盲，很少见。多数脊椎动物没有色觉。

视网膜的不同部位在视路中有精确的排列及投射部位。当视网膜不同部位受损，视觉传导过程中会出现不同的特定视野改变，临床上的细微检查视野可以按其缺损变化情况，定位出相关病变部位。

第二节　眼部常用检查法

一、视功能检查

1.中心视力检查

中心视力简称视力,即视敏度,是指黄斑部中心的视力功能,也就是眼分辨小目标物的能力。通常有远视力检查法及近视力检查法两种检查。检查前均应向被检者说明正确观察视力表的方法。依据检测结果可评判视力的好坏,并可衡量眼功能是否正常,可作为分析病情的重要依据。

2.视野及暗点检查

当眼注视一目标时,除了看清这个注视目标外,还能看到周围一定范围内的物体,这个空间范围,叫作视野。它反映黄斑部以外整个视网膜的功能。临床上视野检查对于许多眼病及其某些视觉传导通路疾患的诊断有重要意义。周边视野计检查视野分动态与静态。一般视野检查属动态,利用运动着的视标测定相等灵敏度的各点,所连之线称为视线,记录视野轮廓。静态检查则是测定一子午线上各点的光灵敏度阈值,由连成曲线可得出视野缺损的深度。

 知识链接

视　野

正常单眼视野的范围:颞侧约90°以上,下方约70°,鼻侧约65°,上方约55°(后两者受鼻梁及上眼睑的影响)。各种颜色视野范围并不一致,白色最大,蓝色次之,红色又次之,绿色最小,两眼同时注视时,大部分视野是互相重叠的(图15-4)。

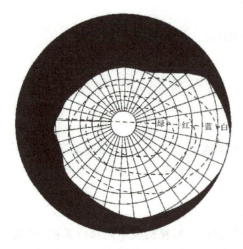

图15-4　正常视野图(右眼)

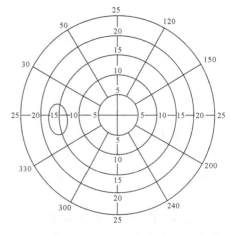

图15-5　平面视野计记录表(左眼)

在视野范围内某一孤立的、不能看见的区域,称为暗点。暗点有两种:一种为生理性,称生理盲点,乃是视盘投射在视野上所表现的一个暗点,位于注视点颞侧 15°处,呈竖椭圆形,垂直径 7.5°,横径 5.5°。另一种为病理性暗点,又可分为阳性(自己可观察到)及阴性(仅检查时发现)两种。根据暗点的程度,又可分相对性(能辨别白色视标)及绝对性(看不见任何视标)两种。病理性暗点均系相应部位的眼底或视路疾病所致。暗点检查:用平面视野计法(图 15-5)来检查 30°以内视野有无异常,主要检查有无病理性暗点。小方格表法用以检查中心视野,是检查黄斑部早期病变的一种精确方法。

3.色觉检查

色觉指视网膜黄斑区视锥细胞分辨颜色的能力。正常人能辨别各种颜色,凡不能准确辨别各种颜色者为色觉障碍。临床上按色觉障碍的程度不同,可分为色盲与色弱。色盲中以红绿色盲较为多见,蓝色盲及全色盲较少见。色弱者主要表现为辨色能力迟钝或易于疲劳,是一种轻度色觉障碍。色觉检查方法较多,现多采用假同色表(色盲本)检查法。检查时,将色盲本置于明亮的自然光线下(但阳光不得直接照射在色盲本上),距离被检者 70cm,让被检者迅速读出色盲本上的数字或图形,每图不得超过 10s。按色盲本所附的说明,判定是否正确,是哪一种色盲或色弱。色盲有先天性及后天性两种,先天性者由遗传而来,后天性者为视网膜或视神经等疾病所致。偶见于服药之后,如内服山道年可以发生黄视,注射洋地黄可以发生蓝视。我国先天性色盲的发生率,男性约 5.14%,女性约为 0.73%。

4.暗适应检查

从光亮处进入暗中,人眼对光的敏感度逐渐增加,约 30min 达到最大限度,称暗适应。暗适应是视杆细胞感光功能的反映。暗适应与夜间或黄昏时的弱光下视力直接有关。精确的暗适应检查仪器为暗适应计。简易的检查方法是让被检者与检查者一起进入暗室,在微弱的光亮下,同时观察一个视力表或一块夜光表,比较被检者与检查者(正常暗适应)能看到视力表上字标或夜光表上钟点的时间,以推断被检者的暗适应是否正常。临床上维生素 A缺乏、青光眼、某些视网膜及视神经疾患,均可使视网膜感光的敏感度下降。

二、眼部检查

1.泪道检查

泪道冲洗试验用于判断泪道是否通畅,以及了解泪道阻塞的部位及性质。

2.角膜知觉检查

用以检查角膜感觉是否正常。如发现角膜炎或溃疡而无显著刺激症状时,应做角膜知觉检查,以确定三叉神经有无功能减低或麻痹症状。方法是将一块消毒棉花搓成尖形条,用其尖端从眼的侧面或下方轻触角膜表面,如果知觉正常,就会立即发生反射性运动;如反射迟钝,即为知觉减退;如果无任何反应,则为完全麻痹,并应同时检查另一只眼以比较。

3.裂隙灯显微镜检查

裂隙灯显微由照明系统及双目显微镜组成,它不仅能把表浅的病变观察得十分清楚,而且可以调节焦点及光源宽窄,做成"光学切面",使深部组织的病变也能清楚地显现。通过裂隙灯显微镜可以清楚地观察眼睑、结膜、巩膜、角膜、前房、虹膜、瞳孔、晶状体及玻璃体前 1/3,可确定病变的位置、性质、大小及深度。

4.前房角镜检查

前房角的宽窄及其在眼内压波动时的宽度变化情况,对诊断及治疗各种青光眼有重要价值。此外,前房角镜检查对前房角的异物或虹膜根部肿瘤、新生血管等的诊断也有帮助。

5.检眼镜检查

检眼镜用以检查眼的屈光系统(角膜、房水、晶状体及玻璃体)及眼底(视盘、视网膜血管、黄斑部、视网膜)。检查在暗室进行,一般不必扩瞳。如需详细检查,可滴 2% 后马托品液 2～3 次或滴 0.5%～1% 托吡卡胺 1～2 次扩瞳。40 岁以上则用 2%～5% 新福林溶液扩瞳,并在检查后滴缩瞳药。扩瞳前应注意排除青光眼。检眼镜检查可发现角膜、晶状体、玻璃体混浊以及视网膜和视神经病变,看清视网膜所用的检眼镜镜片度数可提供屈光不正的近似值,眼底可因全身病(如糖尿病、高血压)而出现改变。

6.眼压检查

通常有指测法及眼压计法两种,临床较多应用非接触式眼压计。

7.眼底荧光血管造影

眼底荧光血管造影是将能产生荧光效应的染料快速注入血管,同时应用加有滤色片的检眼镜或眼底照相机进行观察或照相的一种检查法。染料随血流运行时可动态地勾画出血管的形态,加上荧光现象,提高了血管的对比度及可见性,使一些细微的血管变化得以辨认。

脉络膜及视网膜的血供途径及血管形态不同,造影时这两层组织的病变可得到鉴别;脉络膜荧光可衬托出视网膜色素上皮的情况;血管壁、色素上皮及视网膜内界膜等屏障的受损可使染料发生渗漏,这样就可检查到许多单用检眼镜发现不了的情况。

8.眼 A 超、B 超检查

眼用超声检查仪分为 A 超与 B 超。A 超检查主要用于眼轴等活体生物学测量,B 超检查主要应用于探察玻璃体、视网膜病变的部位及性质等。因具有无创伤、检查费用低等优点,临床应用较广泛。

第三节　眼部常见疾病

二维码 15-6
课件

一、结膜炎

结膜炎是眼科的常见病,主要分为传染性及非传染性两类。其中传染性疾病多由细菌、病毒、真菌、寄生虫、立克次体等引起。可经空气、灰尘、水或污染的手、毛巾、用具等途径传染,也可由邻近组织的病变而波及(如眼睑、泪器、角膜、眼眶等部位的炎症)。非传染性主要由机械性、物理性(热、辐射、电)及化学性(酸、碱)等物质的刺激而来,也可由过敏反应而引起(如春季结膜炎、药物过敏性结膜炎等)。

结膜炎的主要表现是眼睑、结膜均有充血。自觉痒、灼烧、异物感、分泌物增多等现象。炎症急剧者,可能出现球结膜水肿、出血甚至眼睑红肿等现象。长期慢性炎症,眼睑结膜上皮组织增生,会出现乳头肥大及滤泡形成。急性流行性结膜炎俗称"红眼病",传染性较强。

(一)诊断要点

(1)根据病史及眼常规检查容易诊断。要确定病源需做结膜上皮刮片及分泌物的涂片或培养检查细菌、真菌、分离病毒等,并做药物敏感试验。

(2)对慢性结膜炎应重点询问有无屈光不正、烟酒过度、睡眠不足或长期暴露于风沙、烟尘环境等病史。检查附近组织有无慢性炎症,如慢性泪囊炎等。

(二)治疗要点

治疗原则:注意控制炎症,防止蔓延扩散,以局部用药为主。

1.常用药物

(1)急性病毒性结膜炎,可使用1％~5％盐酸吗啉胍滴眼液及类固醇滴眼液等治疗。

(2)过敏反应可用0.5％醋酸可的松滴眼、0.1％地塞米松眼液等。

(3)细菌性的结膜炎用抗生素眼药水、药膏,甚至口服或注射抗生素。

2.禁止包扎患眼

因包扎可使分泌物滞留,导致结膜囊内的温度升高,有利于致病菌的繁殖。

3.冲洗结膜囊

用于结膜囊内分泌物多者,常用药有生理盐水或3％~4％的硼酸溶液。

4.防止健康眼的感染

两眼同时用药,先点健康眼,然后头偏向患侧以免患眼分泌物流入健康眼。

5.治疗慢性结膜炎,必须先找出其原因

若是环境刺激原引起的,尽量减少接触刺激原,如减少到公共场所、减少接触吸烟及燃烧废弃物的烟灰。若是过敏原引起,则避免接触花粉、油漆、灰尘。找不到原因者可加用0.5％硫酸锌滴眼。

(三)预防要点

1.个人卫生　如勤洗手,勤剪指甲,不用手揉眼,不用别人的手帕、毛巾。

2.集体卫生　提倡用流水洗脸,当发现"红眼"患者时,应进行隔离,对患者用的面盆、毛巾可用开水烫和煮沸消毒。

3.环境卫生　如消灭苍蝇,改进防尘设备等。

二、屈光不正

屈光不正是指眼在不调节时,平行光线通过眼的屈光作用后,不能在视网膜上形成清晰的物像,而在视网膜前或后方成像。屈光不正包括近视、远视及散光。

 知识链接

眼球和照相机

眼球结构、成像原理与照相机十分相似,眼球的视网膜相当于照相机中的胶卷,眼球的晶状体相当于照相机的镜头(凸透镜成像,成倒立、缩小的实像),眼球的瞳孔相当于照相机的光圈,眼球的脉络膜相当于照相机暗室的壁。人的眼睛通过调节焦距获得清晰的像,普通照相机是通过改变相距使像变清晰的。

(一)近视

近视指眼在不调节时,平行光线通过眼的屈光系统屈折后,焦点落在视网膜之前的一种屈光状态。所以近视眼不能看清远方的目标。近视发生的原因大多为眼球前后轴过长(称为轴性近视),其次为眼的屈光力较强。近视多发生在青少年时期,遗传因素有一定影响,但其发生及发展,与灯光照明不足、阅读姿势不当、近距离工作时间较长等有密切关系。

大部分近视眼发生在青少年中,在发育生长阶段度数逐年加深,到发育成熟以后即不发展或发展缓慢。其近视度数很少超过 6D(1D＝100 度),眼底不发生退行性变化,视力可以配镜矫正,称为单纯性近视。另一种近视发生较早(在 5～10 岁间发生),且进展很快,25 岁以后继续发展,近视度数可达 15D 以上,常伴有眼底改变,视力不易矫正,称为变性近视。常将 3D 以下近视称为轻度近视,3～6D 者称为中度近视,6D 以上者称为高度近视。轻度或中度近视,可有头痛、视远物模糊,在近距离工作时,不需调节或稍做调节即可看清细小目标。高度近视视物距离很近,两眼过于向内集合,可造成内直肌使用过多而出现视力疲劳。

1. 诊断要点

(1)通过观察视力表的方法评判视力的好坏。

(2)验光配镜 青少年患近视眼,配镜时一定要散瞳验光,如用 2％后马托品或 1％阿托品眼药水(＜12 岁青少年一定要用阿托品眼药水)散瞳,这样才能检查出准确的度数来。如果不用散瞳验光,由于睫状肌、晶状体的调节作用,验出的度数会不准确。

2. 治疗要点

(1)佩戴镜 轻中度近视可配适度凹透镜片矫正视力。若高度近视戴镜后常感觉物象过小、头昏及看近物困难,应酌情减低其度数,或戴角膜接触镜,但可引起一系列角膜并发症。

(2)手术 放射状角膜切开术在角膜周边部(瞳孔区以外)做 8～16 条放射状切口,可使角膜中央变平坦,以降低眼的屈光度,达到矫治近视的目的。一般对 2～8D 近视眼的矫正效果好。但此种手术会对角膜造成一定损伤,处理不当可出现角膜穿孔、角膜内皮层失代偿及感染等严重并发症,而且远期效果尚未完全确定,故目前对此手术应采取慎重态度。

(3)准分子激光角膜屈光治疗技术 是通过电脑精确控制的准分子激光的光束消减角膜的厚度,使眼球表面稍稍变平,从而使外界光线能够准确地在眼底会聚成像,达到矫正近视的目的。属于外眼手术,个别患者可出现视力回退、感染、眼球穿孔等并发症。

3. 预防要点

避免太早教幼儿识字,减少近距离阅读、写字、画图的时间,要有充足的睡眠及适当的休息,减少眼睛的疲劳,养成良好的阅读习惯,姿势端正、距离保持 35cm 左右,看书或看电视每半小时要休息 5min,休息的方法最好是起身走动或看远处物体,以恢复眼睛的调节力。不可躺着看书或在摇动的车上看书。眼保健操能解除眼的疲劳,对预防近视眼有一定的作用,应提倡常做。定期进行视力及眼部检查。

对于学习任务重的青少年,防治近视缓解眼肌疲劳,可选用 0.25％～0.4％托品卡胺眼药水或复方托吡卡胺眼药水(含有去甲肾上腺素)滴眼,每晚睡前 1 次,长期使用。也可以采用间歇疗法,每周末用药。用药时,每隔 5min 滴眼 1 次,共滴 2 次。

(二)远视

远视是指眼在不调节时,平行光线通过眼的屈光系统屈折后,焦点落在视网膜之后的一种屈光状态。因而要看清远距离目标时,远视眼需使用调节以增加屈光力,要看清近目标则需更多的调节。当调节力不能满足时,即出现近视力甚至远视力障碍。患者主观感觉看远模糊,看近更模糊。

1. 常见的原因

(1)眼球前后轴较短(称为轴性远视)。

（2）眼的屈光力较弱（称为屈率性远视）。

远视眼由于长期处于调节紧张状态，很容易发生视力疲劳症状。一般以下午及晚上常见。

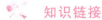 **知识链接**

视力疲劳

视力疲劳症状是指阅读、写字或做近距离工作稍久后，可以出现字迹或目标模糊，眼部干涩，眼睑沉重，有疲劳感，以及眼部疼痛与头痛，休息片刻后，症状明显减轻或消失。

远视程度较重者，其眼球较小，前房较浅，视网膜反光较强，视网膜血管较弯曲，有时视盘颜色较红，边缘模糊，称假性视盘炎。在儿童中有时会发生内斜视。

2.治疗要点

远视眼，如果视力正常，又无自觉症状，不需处理。如果有视力疲劳症状或视力已受影响，应佩戴合适的凸透镜片矫正。远视程度较高的，尤其是伴有内斜视的儿童应及早配镜。随着眼球的发育，儿童的远视程度有逐渐减退的趋势，因此每年还须检查一次，以便随时调整所戴眼镜的度数。除佩戴凸镜矫正外，还可以用角膜接触镜矫正。

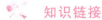 **知识链接**

老视眼

俗称老花眼，是中老年人眼球调节功能随着年龄的增大逐渐减弱导致的。主要表现为视远清晰，视近模糊。病变部位主要在晶状体和睫状肌。晶状体逐渐变硬，弹性以及可塑性降低；睫状肌调节功能减弱，看近处物体时，不能使晶状体变凸，不能在视网膜上成像。

（三）散光

散光眼是指眼球的不同经线，甚至在同一经线上，具有不同屈光力的一种屈光状态。因此，散光眼不能将外界射入眼内的光线聚合在一个焦点上。散光眼分规则与不规则两类，一般屈光学上所说的散光眼都是指规则散光。

1. 规则散光

规则散光是角膜或晶体的两个主要经线的弯曲度（即屈光力）不同造成的。屈光度数低者可无症状，稍高的散光可有视力减退，看远、近都不清楚，似有重影，且常有视力疲劳症状。一般轻度而无症状者可不处理，高度散光应配柱镜矫正。

2. 不规则散光

不规则散光是由角膜表面病变，其弯曲度高度不规则或凸凹不平所造成，不规则散光在同一经线上也不再是完整的弧，亦即同一经线上各部分的屈光力也不一致，因此光线通过时，更无法形成焦点，严重影响视力。可试配角膜接触镜矫正。

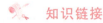 **知识链接**

正确滴眼药水

1．操作方法

（1）滴眼药水前将手洗干净，以免经手指接触而感染。

（2）将眼药水从冰箱内取出（眼药水一般应放置在 4℃的冰箱内保存），检查药液是否有过期、沉淀、变色、异味，若发现变质，则不可使用。在使用沉淀性药物时，应振荡摇匀后再用。

（3）患者在点眼之前，应用消毒棉签擦净患眼的分泌物、眼泪，以提高疗效。

（4）可取坐位或仰卧位，头稍向后仰，用左手拇指及食指轻轻分开上下眼睑。

（5）眼睛向上看，右手持眼药水，按处方剂量挤出眼药水于下穹隆结膜，再将上眼睑轻轻提起，使药液充分分布于结膜囊内，并以手指轻轻按压内眼角处（眼皮与鼻梁接触之处）的泪小管，闭眼 1～2min 即可，切勿用力闭眼，以防将药液挤出。

2．注意事项

（1）当滴两种以上的眼药水时，务必区分药品标明名称、浓度、剂量。使用时，要严格查对药名，以防差错发生。在使用两种或两种以上的药物同时滴一只眼时，每种药液使用要间隔 5min。

（2）滴眼药时还应注意不要直接将药液滴在角膜上。因为药液刺激角膜后，眨眼次数增多，会使药液外流而降低疗效。

（3）防止眼药水瓶嘴接触眼睛或眼睫毛，以免划伤眼部或使病菌混进造成药液污染；也不要与他人共用眼药水，以降低传染机会。

（4）使用眼药要严格按照医嘱，定时定量。因正常的结膜囊容量约为 0.02ml，所以，每次滴药水时每只眼只需 1 至 2 滴。

（5）为孩子滴眼药水时要耐心说服孩子，消除孩子的恐惧心理，让孩子积极配合用药。有的孩子在滴药时紧闭双眼，以至于大人把药液滴在眼周围，使眼内病变部位接触不到药液，达不到治疗效果。若大人未掌握正确的用药方法，滴药后未及时指压泪囊区，使得眼药水随鼻泪管流入鼻咽部，孩子会感觉到苦味而引起其反感，以后会不再与大人配合。

（6）患儿点完眼药后，不要哭闹，以防止泪水稀释了药液而起不到治疗作用。

（7）眼药在开瓶后，应在短期内用完。开瓶后药液与外界接触，会影响药液质量，药液也容易受污染。如氯霉素眼药水、利福平眼药水，在开瓶一周及半月后就不能再使用。

正确使用眼药膏

眼药膏在结膜囊内保留时间较长，药物可被充分地吸收，可减轻眼睑对角膜、结膜的摩擦，并可预防睑球粘连的发生，一般常在临睡前使用。

1．操作方法

一手向下轻轻拉患眼下睑，暴露出下穹隆部结膜，另一手持眼药膏挤出少量置于穹隆部，将上睑轻轻提起下压，使眼药膏置于结膜囊内。然后可用棉花球在闭合的眼睑上轻轻按摩数次，使药膏能均匀分布在角膜表面及结膜各部位。

2.注意事项

(1)在使用前先挤出一点抛弃不用,然后再挤出眼药膏涂于结膜囊内。

(2)每次所涂眼药膏只需绿豆粒大小即可,不宜太多,以免黏稠不适,影响视力。

第四节　听觉器官结构与功能

听觉器官——耳,包括感受头部位置的位觉器以及感受声波刺激的听觉器两个部分,所以又称前庭蜗器。

一、耳的结构及其功能

耳包括外耳、中耳及内耳三部分(图 15-6)。其中外耳、中耳是声波的传导装置,耳蜗是接受声波刺激的感受器所在部位,存在于内耳的前庭及半规管中。

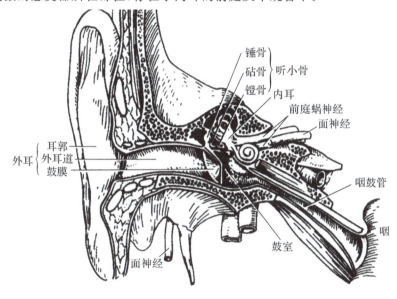

图 15-6　外、中、内耳

(一)外耳

外耳包括耳郭、外耳道及鼓膜三部分,具有聚集和传导声波的功能。以下主要介绍前两种结构。

1.耳郭

耳郭以弹性软骨为支架,外覆皮肤,皮下组织较少,但血管神经丰富。耳郭皮肤较薄且血管位置较浅,对寒冷的防御能力较差,因此,在寒冬容易发生冻疮。下方耳垂部分无软骨,仅有结缔组织及脂肪。耳郭形态类似喇叭,作用主要是聚集声波。

2.外耳道

外耳道为一弯曲的管道,自外耳门向内延伸至鼓膜部位,成人长度为 2.5～3.5cm,是声波传导的重要通路,作用类似共鸣腔。经过外耳的传导和放大作用,一定频率范围内声音的强度在到达鼓膜时可以增加约 10 倍。整个外耳道覆盖有皮肤,仅软骨部的皮下组织分布有毛囊、皮脂腺及耵聍腺，故容易感染而患耳疖。因皮肤与软骨附着较紧，故疖肿疼痛剧烈。

(二)中耳

中耳是声波传导的主要部分，包括鼓室、咽鼓管及乳突窦及乳突小房。

1.鼓室

位于颞骨岩部内部，为不规则的含气腔洞，内表面有黏膜，是从咽黏膜经咽鼓管延续而来的。鼓室内有听小骨及附着在其上面的肌肉、血管及神经等。在鼓室外侧大部分是鼓膜，鼓膜为8mm×9mm的半透明、椭圆形的薄膜，是外耳道与中耳的分界，呈浅漏斗状，凸面向内。听小骨共有三块，分别为锤骨、砧骨及镫骨，三者通过关节及韧带连接，构成链状的杠杆系统。当有声波振动鼓膜时，经听小骨的连串运动，将声波的振动传入内耳，此过程声波强度将放大22倍。

 知识链接

中耳炎

感染或创伤可引起鼓膜破裂。儿童感冒或患扁桃体炎时，病原体经咽鼓管进入中耳，常引起中耳感染（急性化脓性中耳炎）。剧烈的耳痛是中耳感染的常见症状。脓液引起压力不断增大，进而导致鼓膜破裂，脓液排出。感染或巨大声响可引起鼓膜自发性穿孔，通常情况下愈合得很快，但是形成的疤痕组织降低了对声波振动的敏感性。

2.咽鼓管

咽鼓管亦称耳咽管，指的是中耳鼓室与鼻咽部相连的管，成人长为3.5～4.0cm，可分为软骨部及骨部。骨部在鼓室前壁开口，软骨部开口于鼻咽部侧壁附近，约与下鼻甲的后端平齐，称为咽鼓管咽口。通常通过咽鼓管可以平衡鼓室内空气以及大气压之间的压力差，对于维持鼓膜正常的位置、形状及振动性能有着重要意义。在正常情况下，咽鼓管鼻咽部开口常处于闭合状态，当吞咽、打呵欠或喷嚏时因为肌肉的收缩，可使管口处暂时开放，有利于气压平衡。

当咽鼓管阻塞时，鼓室气体将被吸收，使得鼓室内的压力下降，引起鼓膜内陷。暂时性鼓膜内外压力差常发生在外耳道内的压力首先发生改变而鼓室内压仍处于起初的状态时。此时如不能通过咽鼓管使鼓室内压力与外耳道压力实现平衡，就会在鼓膜两侧出现压力差。当压力差达到9.33～10.76kPa(70～80mmHg)时，将引起鼓膜强烈疼痛；当压力差超过24kPa(180mmHg)时，会造成鼓膜破裂。咽鼓管是中耳感染的主要途径，因成人咽鼓管的鼻咽端开口处较鼓室口低15～25mm，婴儿及儿童的咽鼓管较成人短、平、直、口径大，当鼻及鼻咽部感染时较成人更易患中耳炎。

3.乳突窦及乳突小房

乳突窦及乳突小房是鼓室伸延至乳突内的含气腔洞。这些腔洞内均衬以黏膜，该黏膜与鼓室黏膜、咽鼓管黏膜及咽黏膜相连接，故中耳炎时常发展成为乳突窦炎。

(三)内耳

内耳位于颞骨岩部，居鼓室内侧壁及内耳道底之间，由骨密质构成的迷路管道系统组成（图15-7）。分为骨迷路及膜迷路，骨迷路包裹膜迷路。膜迷路内充满淋巴液，叫作内淋巴。

膜迷路与骨迷路之间的间隙内有淋巴液,叫外淋巴。内、外淋巴液互不相通。骨迷路由三个互相垂直的半规管、前庭及耳蜗组成。膜迷路主要分为前庭内的椭圆囊及球囊、膜半规管及膜性耳蜗管。

耳蜗管横切面呈三角形,共有三个壁:下壁即蜗管鼓壁又称基底膜,与鼓阶相隔,在基底膜上有螺旋器又称 Corti 器(图 15-8),是听觉感受器,它能将声音转换成神经冲动(电能)。外侧壁为螺旋管内表面骨膜增厚部分,有丰富的毛细血管,与内淋巴液的产生有关。上壁即前庭壁,是一层薄膜,位于前庭阶与蜗管之间。

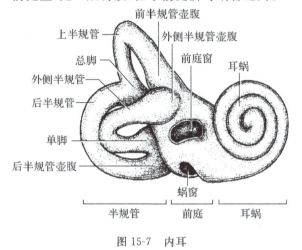

图 15-7　内耳

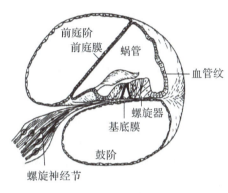

图 15-8　蜗管横切面

二维码 15-7 耳的外形及其内部结构图片

二、耳的生理功能

耳的生理功能主要是听觉功能和平衡功能。

1. 听觉功能

耳是听觉器官,声音感受装置位于耳蜗管内的螺旋器内部,螺旋器中的内外毛细胞为感音细胞。适宜刺激经空气振动而形成声波。通常人耳能感受的声波范围为 20~20000Hz,但对语言频率为 500~3000Hz 的声波最敏感。声音强度常以分贝(dB)计算。能引起听觉的最小声音强度,称为某人对该频率声波的听阈。声音传入内耳的路径有:空气传导、骨传导。通常以空气传导为主。

(1)空气传导　主要有两种情况:一种是声波经过外耳道振动鼓膜→听骨链的运动→前庭窗→前庭阶外淋巴液振动→前庭膜振动→内淋巴液振动→Corti 器感音→蜗神经→大脑听觉中枢。这是最主要的传导通路。另一种途径是声波→鼓阶→蜗窗→鼓阶外淋巴液的振动→基底膜→蜗管内淋巴液的振动→Corti 器感音→蜗神经→大脑听觉中枢。此通路仅在空气传导的途径发生障碍,如鼓膜穿孔、有中耳疾患时才起一定的作用。因正常经鼓膜听骨链推动前庭窗的声波强度比鼓室空气推动蜗窗要大 1000 倍。

(2)骨传导　声波经颅骨(骨迷路)传入内耳,进而振动耳蜗内淋巴,出入中枢。传音的效能与正常空气传导相比较小。

2. 平衡功能

前庭的器官包括椭圆囊、球囊及三个半规管。前庭位于颞骨岩部的骨迷路中,是感受人体旋转运动和直线运动时速度变化及头在空间位置变化中的感受器官。

前庭器官的感受细胞都称为毛细胞,具有类似的结构及功能,毛细胞的顶部有 60～100 条纤毛,其排列有规律,其中最长的纤毛位于细胞顶端一侧边缘处,称为动毛;其余的纤毛按长短阶梯状排列,称为静毛。毛细胞的底部分布有前庭神经感受纤维。引起毛细胞兴奋的刺激是使纤毛弯曲的机械力。当动毛及静毛都处于自然的状态时有中等频率的持续的放电,当静毛倒向动毛侧时,细胞去极化,传入的冲动频率增加;当动毛倒向静毛一侧时,毛细胞超极化,传入的冲动频率减少。机体在变速运动及位置改变时就会刺激毛细胞,使得纤毛倒向一侧,通过传入神经将信息传到中枢,引起相应的感觉。

椭圆囊及球囊能感受到头部位置改变以及直线变速运动的刺激。半规管感受头部旋转及加速运动的刺激。当信息传到中枢后产生不同的运动感觉及位置感觉,同时引起姿势的反射,以保持身体平衡。

三、耳部常用检查法

1.耳镜检查

受检者侧坐,耳朝向检查者。将额镜的反光焦点对准外耳道口,一手将耳郭向外后上方牵拉(婴幼儿向后下方牵拉),另一手食指向前方推压耳屏,以使得外耳道变直。若有耳毛阻挡而看不清楚,可选用大小适宜的耳镜轻轻旋转进入,并向上、下、左、右转动,以观察外耳道并看清整个鼓膜的形态。置入的耳镜不宜超过软骨部分,以免骨部受压迫引起疼痛。亦可利用鼓气耳镜观察鼓膜的细微病变,如微小的穿孔、粘连、液面等,并可挤压橡皮球对外耳道实现加压、减压,观察鼓膜的活动度,吸出鼓室的分泌物或试验有无迷路瘘管等。

2.听力检查

目的是了解听力损失的程度、性质及病变的部位。检查的方法较多,一类是观察患者主观判断后做出的反应,称为主观测听法,如耳语检查、秒表检查、音叉检查、听力计的检查等。此法的不足之处是常可因年龄过小、精神心理状态的失常等多方面因素而影响正确的测听结论。另一类是不需要患者对声的刺激做出主观判断的反应,可以客观地测定听力功能情况,称客观测听法,其结果较精确可靠,主要有以下几种:

(1)通过观察声刺激引起的非条件反射情况来了解听力(如转头、肢体活动等)。

(2)通过建立条件反射或习惯性反应来检查听力(如皮肤的电阻测听、西洋镜测听等)。

(3)利用生物物理学方法来检查听力(如声阻的抗-导纳测听)。

(4)利用神经生物学的方法检查听力(如耳蜗电图、听性脑干反应)。

四、耳聋

(一)定义及类型

一般认为语言频率(0.5～1.2Hz)平均听阈在 26dB 以上,即有听力障碍;听力损失在 70dB 以内者称重听;在 70dB 以上者为聋。耳聋分为传导性聋、感音神经性聋、混合性聋三种。以下主要介绍前两种。

二维码 15-8
课件

1.传导性聋

(1)先天性畸形　包括外耳、中耳的畸形,如先天性外耳道闭锁,或鼓膜、听骨、蜗窗、前庭窗发育不全等。

(2)后天性　外耳道发生阻塞,如耵聍栓塞、骨疣、异物、肿瘤、炎症等。中耳化脓或非化脓性炎症使中耳传导障碍,或耳部外伤使听骨链受损,如中耳良性、恶性肿瘤或耳硬化症等。

2.感音神经性聋

(1)先天性　常由内耳听神经发育不全所致。由妊娠期受病毒感染,服用耳毒性药物,或分娩时受伤等引起。

(2)后天性　可见于传染病源性聋、药物中毒性聋、老年性聋、外伤性聋、噪声性聋。

(二)诊断要点

(1)应仔细询问病史及检查外耳道及鼓膜。

(2)音叉检查及纯音听阈测听,可明确耳聋的性质及程度。

(3)对儿童及不合作的成人,可进行客观测听,如声阻抗测听、听性脑干反应测听及耳蜗电图等。

(三)防治要点

(1)传导性耳聋的防治　早期积极治疗急、慢性化脓性中耳炎及分泌性中耳炎是防治传导性聋的重要措施。传音结构修建术(鼓室成形术)对提高传导性聋的听力有一定效果,如能早期施行鼓室探查及鼓室成形术,可保存及恢复听力。对传导性聋较重者,可佩戴助听器,以提高听力。

(2)感音神经性聋的防治　感音神经性聋的疗效目前尚不理想,因此,关键在于预防发病,严格掌握耳毒性药物适应证,及早治疗。根据不同的病因及病理变化的不同阶段可采取不同药物综合治疗,如增进神经营养及改善耳蜗微循环的药物、各种血管扩张剂、促进代谢的生物制品等。

知识链接

正确使用滴耳药

1.操作方法

(1)患者头颈向一侧偏斜,也可以采用侧卧位,尽量使患耳开口正对上方,用药者首先用左手食、拇二指捏住患者耳朵牵拉;遇婴幼儿患者则应将耳朵向患儿头颅后下方牵拉;对其他年龄的患者则向头颅后上方提拉(此举作用在于矫正外耳道的生理弯曲并扩大外耳道口,以利于药液顺利滴入及分布到耳道深处)。

(2)向患耳道后壁滴入3~4滴药液,待其自行流向耳道深处。

(3)用左手食指将滴药耳的耳屏(小耳朵)向耳道方向做一按一放的操按动作,同时叮要求患者做吞咽动作,这类做法均有利于药液流向耳道深处,并在耳道内均匀分布。

(4)一侧耳道滴药后须保持头部侧体位5~10min,过后可在外耳道口处松松地安放一个小棉球,以吸取由耳内流出的药液。

2.注意事项

(1)凡滴药前耳道内积有脓液等分泌物者,必须先予清除,方法为:侧头使患耳向上,按滴药法牵拉耳朵并滴3%的双氧水5~6滴,没有双氧水时,可自己用食盐配成0.9%左右浓度的生理盐水(开水冲入,放温后使用)代替,1~2min后用消毒棉签在左手保持牵拉患耳的状态下缓缓探入耳道,将异物泡沫卷蘸干净,直到探入棉签上蘸取不到异物为止。

(2)冬冷季节,若直接将冰凉的药液多量滴入耳道常可因低温药液对鼓膜的刺激而引起眩晕、恶心等反应，为此，宜先将药液在手心或内衣袋中捂温后再使用。

（3）滴加耳药时，不可将药瓶深入耳道，更忌直接将药液滴加到鼓膜上，以免引起耳内轰响等不适反应。正确的滴药方法应是将药液滴加到耳道后壁，然后待其自行流向鼓膜。

（4）滴加耳药后在耳道口安置一小棉球的目的，只在于防止耳内脓液等流出后污染周围环境，而不是意在堵住耳道口不让异物流出，尤其在鼓膜穿孔的化脓性中耳炎等耳疾，必须禁止堵塞耳道，以免因毒物外排不畅转而流向深处，引起更严重症状。

（5）尽量不要使用有色滴耳液，以免有色液体使鼓膜模糊，影响医生检查。对于外伤性鼓膜穿孔急性期患者，禁止一切水样液体滴耳，以免影响鼓膜创口的愈合。外耳道炎及耳真菌病患者，应找专科医生检查，取外耳道分泌物做细菌培养及药敏试验，根据检验结果选择合适的药物，做到对症用药。

第五节　鼻炎（选学）

鼻炎指的是鼻腔的黏膜及黏膜下组织的炎症。鼻炎的表现多种多样；从鼻腔黏膜的病理学改变来说，有慢性单纯性鼻炎、肥厚性鼻炎、萎缩性鼻炎、过敏性鼻炎等；从发病的急缓及病程的长短来说，可分为急性鼻炎及慢性鼻炎。

以下简要介绍鼻炎常见类型及特点。

一、急性鼻炎

1. 定义

急性鼻炎是由病毒感染引起的鼻黏膜急性炎症的统称，俗称"伤风"或"感冒"。常见的病毒有鼻病毒、腺病毒、流感及副流感病毒、冠状病毒等。

2. 诱因

全身的因素包括受凉、过劳、烟酒过度、维生素缺乏、内分泌失调及全身慢性疾病等。局部的因素包括鼻中隔的偏曲、鼻腔慢性疾病、邻近器官组织的感染病灶等。

3. 临床表现

临床表现主要包括鼻痒、打喷嚏、流清涕、鼻塞、嗅觉减退。继发性感染则为脓性的分泌物，全身性不同程度的发热、头胀、头痛等。可并发急性化脓性鼻窦炎、急性中耳炎、咽鼓管炎、感染向下扩散可发生咽喉炎、气管炎及肺炎等。

二、慢性鼻炎

指鼻腔黏膜及黏膜下层的慢性炎症。主要表现为鼻黏膜的慢性充血肿胀（单纯性鼻炎），可发展为鼻黏膜及鼻甲骨的增生性肥厚（肥厚性鼻炎）。病因复杂，可由局部的因素、全身因素及环境的因素导致，如急性转变而来、慢性鼻窦炎、内分泌失调、维生素缺乏、环境污染等。临床表现有鼻塞、黏液性或黏脓性的鼻涕，慢性肥厚性的鼻炎则鼻塞较重。慢性干燥性的鼻炎一般认为是长期受外界的物理或化学物质的刺激所致，如长期粉尘的机械性刺激，空气过热、过干等。临床的表现有鼻内发干，分泌物的减少，发痒、灼热感等。

三、萎缩性鼻炎

指鼻腔黏膜缓慢萎缩性炎症。病因不明，初步认为是一种免疫性的疾病。临床表现为鼻及鼻咽部的干燥感、鼻塞、鼻的分泌物常呈脓痂、嗅觉多减退或消失、呼气恶臭(称臭鼻症),可伴有头痛头昏等。

四、过敏性鼻炎

过敏性鼻炎是鼻腔黏膜的变应性疾病。病因有吸入性的变应原(如尘埃、真菌、皮毛、羽毛等),食物性的变应原(如鱼虾、鸡蛋、牛奶等),某些药品的原因(如磺胺类药物、奎宁、抗生素等),接触物(如化妆品、汽油、油漆、酒精等)。典型的症状为鼻痒、阵发性的喷嚏连续发作、大量水样鼻涕及鼻塞等。

五、治疗

1.口服药物

口服药物主要是对鼻炎的原发性病因进行治疗,不同的鼻炎用药有所区别。过敏性鼻炎需要抗过敏治疗,如阿司咪唑、氯苯那敏等。一般的慢性鼻炎可以服用霍胆丸、鼻炎片等。萎缩性鼻炎则需要服用维生素类药物。

2.局部滴鼻的药物

滴鼻的药物一般只能暂时缓解鼻炎的症状,无法根治。鼻油可以缓解干燥性鼻炎的症状,呋麻合剂可以缓解鼻腔阻塞,激素类滴鼻液有利于减轻过敏性鼻炎的打喷嚏、流清水涕等症状。

3.中医中药治疗

中医治疗如穴位按摩、理疗等;中药治疗选择苍耳子、防风、川芎、金银花、连翘等。

4.手术治疗

手术主要用于药物治疗后效果不明显或无法治疗的鼻炎。适用于鼻甲过于肥大导致的鼻腔阻塞,或者鼻腔极度干燥导致的萎缩性鼻炎等。近年来由于手术不当造成的医疗事故较多,术前应充分检查并遵医嘱。

5.激光或微波疗法

该法适用于鼻腔阻塞,对打喷嚏有一定的效果。一般不解决流鼻涕的问题。

6.低温等离子射频治疗

适应证同激光及微波,但损伤及副作用比较小。

 知识链接

正确使用滴鼻药

(1)当鼻腔分泌物过多时,滴药前应先将分泌物轻轻擤出,则滴入的药液能直接与鼻黏膜接触。否则,药液的作用会明显减弱。

(2)滴药时应取鼻部低于口及咽喉部的位置。患者取仰卧位于床上,头向后伸,悬于床缘下,使鼻部低于口腔及咽喉部;亦可嘱患者仰卧后将其肩下垫高,使鼻部能达到上述位置。采取这种位置,不会使药液流入咽而引起不适。高血压的患者应避免上述位置,改用半卧位,滴右侧鼻腔时头向右肩倒,滴左侧鼻腔时向左肩倒,同时,高血压鼻病患者应忌用血管收缩剂(如麻黄素、肾上腺素类等滴鼻,因此类药可使血压升高)。

（3）取滴管（或眼药瓶）置于前鼻孔上方，将药滴入鼻腔内，避免使滴管或眼药瓶头触及鼻部，以免污染药液。

（4）药水滴入鼻腔后应静卧3～5min，使得药液停留在鼻腔内，与鼻黏膜多接触一些时间，然后坐起，多余药液自前鼻孔流出。

（5）滴鼻药的用量应遵医嘱，一般应每日3次，每次每侧3～4滴为宜。

新型眼保健操

又称为多维的视觉眼保健操，时长5min，由远近点的视觉运动、左右圆线的视觉运动、多方向的视觉运动、明暗交替的视觉运动4节组成。做眼保健操时，眼睛始终盯着手指，随着手指的运动调整目光。

耳部按摩

可增强耳部气血的流通，增强机体对疾病的抵抗力，提高新陈代谢的能力。能润泽外耳的肤色，抗耳膜的老化，预防冻耳，防治耳病。按摩耳部可以不拘时间、地点、体位。按摩的力量要适中，开始时的动作要慢，时间宜短；随着耳部对搓揉的适应，逐渐加快搓揉的速度及延长搓揉的时间，以增强保健的效果。

本章小结

1.眼球由眼球壁及其内容物（包括房水、晶状体及玻璃体）组成。眼球壁由外膜（角膜、巩膜、角膜缘）、中膜（虹膜、睫状体及脉络膜）、内膜（色素部及神经部）共三层组成。

2.角膜反射可作为判断昏迷程度的依据之一。

3.视网膜的神经细胞有两种：一种是视锥细胞，主要集中在黄斑区，起辨色的作用，能感受强光，有精细的辨别力，形成中心的视力。另外一种是视杆细胞，是分布在黄斑区以外的视网膜，无辨色功能，能感受弱光，形成暗视觉及周边视力（视野）。

4.眼部常用的检查法：视功能的检查（中心视力检查、视野及暗点检查、色觉检查、暗适应检查）及眼部的检查（泪道检查、角膜知觉检查、裂隙灯显微镜检查、前房角镜检查、检眼镜检查、眼压检查、眼底荧光血管的造影，眼A超、B超检查）。

5.结膜炎分传染性及非传染性两种，结膜炎的主要体征是睑、结膜均充血。治疗以控制炎症，防止蔓延扩散，以局部的用药为主。

6.屈光不正包括近视、远视及散光。轻中度近视，可选择配适度凹透镜片以矫正视力。远视眼，如果视力正常，又无自觉的症状，则不需处理。如果有视力疲劳症状或视力已受影响，应适当佩戴合适的凸透镜片来矫正。高度散光应配柱镜矫正。

7.耳包括外耳、中耳及内耳共三部分。

8.在正常情况下咽鼓管鼻咽部的开口常处于闭合状态，在吞咽、打呵欠或喷嚏的时候由于肌肉的收缩，可使管口暂时开放，有利于气压的平衡。

9.耳的生理功能主要有听觉功能和平衡功能。

10.耳部常用的检查法：耳镜检查、听力检查。

11.耳聋分为传导性聋、感音神经性聋、混合性聋3种。

思考题

1.眼球壁的组成包括哪些？

2.外耳的组成包括哪些？

3.耳的生理功能有哪些？

4.结膜炎的治疗原则是什么？

5.如何预防近视？

二维码 15-9
测一测

（梅新路　郭　芹　刘玉新）

参考文献

Kent M. Van De Graaff. 人体解剖与生理学. 高秀来,等,译. 北京:科学出版社,2002.

Sylvia S. Mader. 人体解剖与生理学(影印版). 北京:高等教育出版社,2002.

陈灏珠,钟南山,陆再英,等. 内科学. 8 版. 北京:人民卫生出版社,2013.

丁丰,李宏伟. 实用药物学基础. 2 版. 北京:人民卫生出版社,2013.

李宏伟,刘玉新. 实用医药基础. 北京:中国医药科技出版社,2008.

李洁. 医学基础实用教程. 北京:中国医药科技出版社,2012.

李宗芳,狄文. 临床医学 PBL 教学案例集. 北京:人民卫生出版社,2013.

廖华. 系统解剖学. 第 4 版. 北京:高等教育出版社,2018.

刘虹. 医学概述. 北京:北京大学医学出版社,2006.

刘玉新. 医学基础概论. 北京:中国医药科技出版社,2000.

秦川. 常见人类疾病动物模型的制备方法. 北京:北京大学医学出版社,2007.

石玉秀. 组织学与胚胎学彩色图谱. 上海:上海科技出版社,2002.

孙志军,李宏伟. 医学基础. 3 版. 北京:人民卫生出版社,2018.

王恩华. 病理学. 北京:高等教育出版社,2003.

王建国,米会婷. 白内障与青光眼. 北京:中国医药科技出版社,2014.

王建枝,殷莲华. 病理生理学. 第 8 版. 北京:人民卫生出版社,2013.

徐国成. 病理学彩色图谱. 沈阳:辽宁科技出版社,2004.

杨宝峰. 药理学. 8 版. 北京:人民卫生出版社,2013.

俞小瑞. 基础医学导论. 北京:人民卫生出版社,2015.

张桂英. 诊断学. 北京:高等教育出版社,2003.

郑树森. 外科学. 2 版. 北京:高等教育出版社,2011.

钟世镇. 系统解剖学. 北京:高等教育出版社,2003.

朱大年,王庭槐. 生理学. 8 版. 北京:人民卫生出版社,2013.

附录　医学基础实验指导

实验室规则

一、实验前应预习本实验指导,明确实验目的,掌握实验原理和实验方法。

二、实验开始前做好准备工作,准时到实验室,穿白大褂,不得无故迟到、缺席,不得穿拖鞋。

三、实验开始前,每位同学必须检查所用的实验器材,若有问题及时报告。

四、实验过程中保持严肃、认真、仔细的态度,如实记录实验结果,并做出分析,写出结论。

五、实验结束后需要整理、清洗仪器,妥善处理实验动物,未经教师许可,不得擅自离开实验室。

六、仪器损坏,要报告老师,做好破损登记,并做适当赔偿。

实验须知

一、实验课的目的

实验课是教学过程的重要组成部分,是理论课的加强、延伸和补充。通过实际动手操作可使学生熟悉实验的基本方法,掌握实验的基本技术,使学生巩固对理论知识的理解;还可培养学生对科学工作严谨和实事求是的态度,训练学生动手操作、使用仪器的能力,观察和分析客观事物的能力,独立思考和解决实际问题的能力,为学好医学基础课程奠定基础。因此,必须强调实验课的实践性,认真操作,才有最大的收获。

二、实验课的规则

实验课包括课前准备、课中实验操作、整理实验结果、书写实验报告等环节,为了提高实验课效果,必须注意以下几个方面。

1.实验前

实验前必须仔细阅读实验指导,学习课程相关理论,明确实验目的、原理、预测结果、操作方法及注意事项等。

2.实验过程中

(1)进实验室要按规定着装,遵守纪律,不迟到、不早退、不无故缺席。

(2)保持实验室安静,不高声谈话,禁止吸烟、喝水和吃零食,无事不得乱走动。

(3)在教师或实验技术人员指导下,熟悉仪器的构造、性能及操作规程。

(4)实验器材按规定摆放整齐,装置正确。

(5)严格按照实验指导上的步骤操作,准确计算,注意爱护标本、仪器、实验动物,节约实验材料、药品及试剂。

(6)独立完成实验,有疑问时,请求带教教师或实验技术人员帮助。

(7)实验过程中要严肃认真,实事求是,注意观察实验过程中出现的现象,随时记录出现反应的时间,如实记录实验结果,不随意更改实验数据。结果不良时,必须重复实验。

(8)注意防火、防电、防中毒和防动物咬伤等。

3.实验结束

(1)整理实验结果,书写实验报告,按时上交给指导教师评阅。

(2)实验结束后,整理实验台面,洗净实验器材,妥善安放,按规定办理仪器保养手续。

(3)做好实验室清洁工作,关闭水、气阀门,切断电源,关好门窗,确保安全。

4.仪器保管及清洁方面

(1)所用仪器要进行清点,若有缺损及时到实验准备室更换,实验中如有仪器破损必须登记,实验完毕要如数归还。

(2)实验后必须把仪器清洗干净,按要求放好,以提高工作效率并防止破损。

(3)贵重仪器若非本次实验使用,未经老师允许不得乱动。所用仪器,在使用前要了解使用方法,严格遵守操作规程。

(4)不得独自占用公用仪器,以免妨碍他组同学。

5.试剂使用规则方面

(1)使用试剂前应仔细确认标签,看清名称及浓度,以免出现差错。

(2)取出试剂后,立即将瓶盖盖好,放回原处,未用完的试剂不得倒回瓶内。

(3)使用有毒试剂及强酸、强碱时,尽可能用量筒量取,若用吸管时只能用吸耳球吸取,以免造成意外。

6.安全注意事项

(1)应用易燃物品时,不可直接在火上加热。应禁明火,远离火源。

(2)凡会发烟或产生有毒气体的化学实验,均应在通风柜内进行,以免对人造成危害。

(3)若发生酸碱灼烧事故,先用大量自来水冲洗,然后按化学性质不同分别处理。

(4)若发生起火事件,根据起火性质,分别采用沙、水、CO_2 或灭火器扑灭。

(5)离开实验室前必须关好窗户,切断电源、水源,关好气阀,以确保安全。

7.废弃物处理

(1)固体废弃物,如用过的滤纸等,必须弃于垃圾桶中。

(2)液体废弃物,如浓酸、强碱必须弃于小钵中,用水冲淡后倒入水槽中。

(3)实验动物,活的动物应送还动物室,已处死的动物应深埋。

8.实验室清洁

(1)实验室必须保持清洁,不得随地吐痰、乱丢纸屑。

(2)实验结束要清扫实验台面、地面。由值日生轮流打扫,经老师检查后方能离开。

三、实验报告的内容及形式

实验报告是实验结果的科学总结,书写实验报告与做实验同样重要。通过及时总结,可使感性认识上升到理性认识,明确已经取得的成果、尚未解决的问题以及工作中的优缺点,也是向他人介绍研究经验及供本人日后查阅的重要资料。

1. 实验结果的整理

实验结束以后,应对原始记录进行分析和整理。实验结果有计量资料(如血压值、心率、体温、生化测定数据等)、计数资料(如阳性反应或阴性反应数、死亡或存活数等)、描记曲线、心电图、脑电图、照片和现象记录等。计量资料和计数资料,应如实记录并写入单位,应尽可能将有关数据分类归纳,制作成表格和统计图,以便阅读和分析。这里需要特别注意的是必须以绝对客观的态度记录。不论结果是预期的或非预期的,均应留样。

2. 实验报告的写作

每次实验后应撰写报告,交指导教师评阅。实验报告要求文字简练、书写工整、措辞有逻辑性。

完整的实验报告应包括以下内容:

(1)实验名称 是对整个实验工作的高度概括,应仔细体会教材中的各个实验项目命名的含义。

(2)实验目的 相当于论文的引言,主要说明做本实验的原因及其意义。

(3)实验方法 按照实验指导上的步骤进行。如果实验仪器或方法临时有所变动,或因操作技术影响观察的可靠性时,可做简短说明,重要实验步骤应特别加以记录。

(4)实验结果 这是实验报告中最重要的部分。应如实正确记述实验过程观察到的现象。实验中的每项观察都应随时先在草稿本上加以记录,实验告一段落后立即加以整理,不可搁置长时间后再做整理,否则容易发生错误或遗漏。在统计处理后,可以用文字、列表和绘图加以表述。实验报告上一般只列出归纳、整理的结果。但草稿本的原始记录应予保存备查。

(5)讨论 根据实验中所观察到的现象与结果,联系教材的理论知识,进行结果分析和讨论,并判断实验结果是否为预期的。若实验出现非预期结果,应综合考虑,分析可能的原因并讨论。

(6)结论 实验结论是从实验结果归纳得出的概括性判断,是这一实验所能说明的问题,所验证的概念、原则或理论的简要总结。结论中一般不再写具体结果。凡未能获得充分证据的理论分析不应写入结论。

四、学生实验守则

1. 预习

实验前要认真预习实验内容,了解实验目的、原理和方法,遵守上课纪律,不迟到、不早退。

2. 服从教师指导

进入实验后,服从教师指导,在指定位置进行实验。在实验室内保持安静,不得大声喧哗、打闹,不得吸烟、随地吐痰、乱扔纸屑及其他杂物等。

3. 遵守操作规程

实验时,必须遵守操作规程,不得乱用乱动仪器设备,尤其是贵重实验仪器,必须认真严谨地按实验方法进行操作。实验结果交带教老师审查,不合格者应重复实验。

4.发生故障及时处理

实验过程中,若仪器设备发生故障或损坏,首先应切断电源,并报告指导教师,及时处理。

5.仪器保养和清还

做完实验后,按规定办理仪器保养和清还手续,经教师检查合格后,方可离开实验室。

6.检查后离开

值日生和最后离开实验室的人员,应检查并关闭水源、气阀门,切断电源。

二维码附1
课件

实验一　人体结构模型的观察

【实验目的】

通过实验,使学生对人体各系统的结构、功能、疾病等基本概念、基本理论有更深刻的理解和认识,学会人体结构观察辨认规律,培养严谨的科学实验态度。

【实验原理】

通过人体结构模型,按照人体各系统顺序以及器官位置、构造、功能进行观察和辨认,注重各器官、系统之间的联系。

【实验器材】

人体结构模型。

【实验方法】

一、教师讲授

教师讲授运动系统、呼吸系统、循环系统、消化系统、泌尿系统、生殖系统、神经系统等各系统的人体结构及功能的理论知识,布置实验任务,学生分组观察辨认各系统主要器官。

二、学生观察

学生先以小组为单位学习,互相交流和探索,观察辨认模型,教师随堂指导。

三、随堂考核

分组考核并给出成绩。

【注意事项】

对器官位置、构造进行观察和辨认,结合功能,注意各系统、器官之间的联系。

【实验结果】

根据观察记录结果,逐一分析并撰写实验报告。

【思考题】

1.骨按照形态可以分为哪些类型?分别举例。

2.根据模型观察,大脑可以分为哪几部分?

二维码附2
课件

实验二　反射弧的分析

【实验目的】

通过观察脊髓躯体运动反射及特点,分析并讨论反射弧完整性与反射活动的关系。

【实验原理】

反射是在中枢神经系统参与下,机体对刺激产生的有规律的应答活动。反射活动的结构基础是反射弧。完整的反射弧包括感受器、传入神经、神经中枢、传出神经和效应器五个部分组成。其中任何一个环节的功能障碍或结构被破坏,反射活动就无法进行。

【实验器材】

蟾蜍(或牛蛙)、蛙类手术器械一套、铁支架、铁夹、平皿、烧杯、滤纸、纱布、1%硫酸溶液、探针。

【实验方法】

一、标本制备

先用一块纱布包住蟾蜍(或蛙)的躯干,露出头部,再用解剖剪的一侧刀口插进蛙的上颌与下颌之间,在头部齐鼓膜后缘剪去头部(留下颌),制成脊蟾蜍,用棉球压迫止血。然后把蛙放在解剖盘中,使它仰卧,观察它能否翻身。如果它不能翻身,则脊蛙制备成功。如果它能翻过身来,说明脑还未除尽,则需进一步再向下剪去一部分,以便把脑除尽(或用探针再破坏残留的脑)。将动物以俯卧位固定在蛙板上,从右侧大腿背侧纵行剪开皮肤,在股二头肌和半膜肌之间的沟内找到坐骨神经干,在神经干下穿两条线备用。手术完后,用铁夹夹住蟾蜍的下颌,悬挂在铁支架上。

二、观察项目

(1)培养皿盛1%硫酸溶液,将蟾蜍左后趾端(两三个趾节)浸入硫酸溶液,观察有无屈肌反射。随即用清水洗净皮肤上硫酸,用纱布擦干。

(2)左小腿下部做一环形切口,剥除切口以下皮肤,重复步骤1,观察实验结果。

(3)培养皿盛1%硫酸溶液,将蟾蜍右后趾端(两三个趾节)浸入硫酸溶液,观察有无屈肌反射。随即用清水洗净皮肤上硫酸,用纱布擦干。

(4)在右坐骨神经上用两条线结扎,在两条线结扎之间剪断右坐骨神经,重复步骤3,观察实验结果。

(5)重复电刺激右侧切断的坐骨神经的中枢端,观察左、右腿的反应。

(6)用金属探针捣毁脑髓,重复步骤3,观察实验结果。

【注意事项】

(1)离断颅脑部位要适当,位置太高可能保留部分脑组织而出现自主活动,位置太低也会影响反射的传出。

(2)每次用硫酸溶液或纸片处理后,应迅速用烧杯中清水洗净皮肤上残存的硫酸,并用纱布擦干才能进行下一项实验。

【实验结果】

根据观察所得记录实验结果,逐一分析并撰写实验报告。

【思考题】

1.在右侧坐骨神经剪断后,动物的反射活动发生了什么变化? 这是损伤了反射弧的哪一部分?

2.剥去趾关节以下皮肤,如不再出现原有反应,是损伤了反射弧的哪一部分?

实验三　红细胞渗透脆性实验

二维码附3
课件

【实验目的】

通过观察不同浓度的低渗盐溶液对红细胞的影响,进一步理解血浆渗透压相对恒定的生理意义和红细胞的渗透脆性。

【实验原理】

当红细胞处于低渗溶液中时,细胞膜具有一定的抗低渗溶液的能力,即抗张力强度。红细胞膜抵抗张力的大小可反映其脆性大小。抵抗力越大,脆性越小;反之亦然。红细胞在低渗溶液中出现溶血的特性,称为"红细胞渗透脆性"。

【实验器材】

小试管10支、试管架、滴管、吸管两支。

【实验药品】

1‰NaCl溶液、蒸馏水、抗凝血液。

【实验方法】

(1)取小试管10支,分别编号1,2,3……9,10,按顺序排放在试管架上。

(2)按附表1所列数据向各试管内依次加入1‰NaCl溶液和蒸馏水,总体积均为2ml,充分混匀。制备的不同浓度的低渗盐溶液从0.70%直到0.25%,共10种。

附表1　溶液配置表

项目	1	2	3	4	5	6	7	8	9	10
1‰NaCl/ml	1.40	1.30	1.20	l.10	1.00	0.90	0.80	0.70	0.60	0.50
蒸馏水/ml	0.60	0.70	0.80	0.90	1.00	1.10	1.20	1.30	1.40	1.50
NaCl浓度/%	0.70	0.65	0.60	0.55	0.50	0.45	0.40	0.35	0.30	0.25
总体积/ml	2.00	2.00	2.00	2.00	2.00	2.00	2.00	2.00	2.00	2.00
结果										

(3)用滴管依次向10支试管内滴加抗凝血液,每管1滴,轻轻摇匀,室温下静置于试管架上1h。

(4)观察结果,试管内出现的现象大致可分为3种:

①试管内的液体分为上下两层,上层呈无色或极淡的红色,下层呈混浊红色,表示无红细胞溶解,说明不溶血。②试管内的液体分为上下两层,上层呈透明红色,下层呈混浊红色,说明有部分红细胞溶解,但为不完全溶血。记录最早开始出现该现象时的盐溶液浓度,表示

红细胞的最大脆性。③试管内的液体完全变成透明红色,表示红细胞已全部破坏溶解,说明完全溶血。记录最早开始出现该现象时的盐溶液浓度,表示红细胞的最小脆性。

【注意事项】
配置不同浓度的低渗盐溶液切勿弄错。混匀时忌用力过猛,防止红细胞破裂。

【实验结果】
根据观察所得现象将结果填入表格内,逐一分析并撰写实验报告。

【思考题】
(1)红细胞在低渗盐溶液中为什么会发生溶血?
(2)临床上常用的糖、盐溶液的等渗浓度分别是多少?

实验四　血型的鉴定

二维码附 4
课件

【实验目的】
学习鉴别血型的实验方法,观察红细胞的凝集现象,掌握 ABO 血型鉴定的实验原理和实验方法。

【实验原理】
ABO 血型鉴定的实验原理是:红细胞表面存在由先天遗传所决定的特异性抗原,又称凝集原,血清中含有相应的抗体或凝集素,能与红细胞相应的抗原发生反应,产生凝集,从而发生溶血。临床上,输血前必须鉴定血型,确保输血的安全。

【实验对象】
人。

【实验器材】
一次性采血针、牙签、玻片、记号笔、标准 A 型和 B 型血清、75%酒精棉球。

【实验方法】
(1)用记号笔在玻片两端标记 A、B,将已知的标准 A 型和 B 型血清左右各滴一滴,分别滴在玻片的两侧。

(2)用 75%酒精棉球消毒指尖或耳垂,消毒后用一次性采血针刺破皮肤,拭去第一滴血,当第二滴血流出时用牙签蘸取少许血液涂在 A 型血清内并均匀搅拌;取第二根牙签再次蘸取少许血液,同法涂在 B 型血清内并搅拌。

(3)计时 10min 后肉眼观察,判断有无凝集现象。若如无凝集现象,可再次用清洁的牙签轻轻混合。待 30min 后,置于显微镜下观察,根据有无凝集现象判定受试者血型。若有疑问,可重新检测一次。

【注意事项】
(1)牙签蘸取血液少许即可,切勿过多,以防在血清中形成团块,影响判断。
(2)切忌用牙签的同一端同时在 A 型和 B 型血清中搅拌,以免影响实验结果。
(3)肉眼看不清无法判断有无凝集现象时,可置于显微镜下观察。

【实验结果】
根据观察所得,记录结果,逐一判断和分析,并撰写实验报告。

二维码附5
血型的鉴定

【思考题】

(1)输血有哪些原则?

(2)AB型血型的人是万能受血者吗?

实验五　血、尿、便常规化验单的阅读

二维码附6
课件

一、血常规化验单的阅读

【实验目的】

掌握正确阅读血常规化验单并分析化验结果的实验方法。

【实验原理】

血常规是最基本的血液检验。血液由血浆和血细胞两大部分组成,血常规检验的就是血液的有形细胞部分,包括三种不同功能的细胞——红细胞(俗称红血球)、白细胞(俗称白血球)、血小板。血液在机体内不停流动,对维持机体内外环境平衡、新陈代谢及功能调节具有重要的作用。当机体处于疾病状态或身体受到各种不良刺激和创伤时,机体内环境与外环境的平衡条件被破坏,细胞的数量及形态分布会发生变化,可提示某种病变。因此,血常规检查是临床上诊断病情的常用辅助检查手段之一。

目前大部分医院都采用自动化血液分析仪做血常规检验。每次检查只需要检查者2～4ml的抗凝血,经30s至1min的仪器自动化分析,就能打印出20多项检查结果。与传统的人工方法相比,更加快速、精确。

【实验材料】

血常规化验单。

案例1:患者,男,51岁,呕吐、腹痛、腹泻5h,入院就诊,血常规检查,检查结果报告如附表2所示。

附表2　检查结果

项目名称	结果	判定	单位	参考范围
1.白细胞数	16.7	↑	$\times 10^9/L$	4.0～10.0
2.中性粒细胞百分数	90.5	↑	%	46～76.5
3.淋巴细胞百分数	3.6	↓	%	18.7～47
4.单核细胞百分数	5.4		%	3.5～10
5.嗜酸粒百分数	0.3		%	0～5
6.嗜碱粒百分数	0.2		%	0～0.5
7.中性粒细胞计数	15.1	↑	$\times 10^9/L$	1.8～6.4
8.淋巴细胞计数	0.6	↓	$\times 10^9/L$	1～3.3
9.单核细胞计数	0.9	↑	$\times 10^9/L$	0.2～0.7
10.嗜酸细胞计数	0.0		$\times 10^9/L$	0.05～0.3

项目名称	结果	判定	单位	参考范围
11.嗜碱细胞计数	0.0		$\times 10^9$/L	0～0.05
12.红细胞数	4.79		$\times 10^{12}$/L	4～5.5
13.血红蛋白	17.9	↑	g/dl	12～16
14.红细胞压积	46.5		％	40～50
15.平均红细胞体积	98.1	↑	fl	82～95
16.平均红细胞血红蛋白含量	36.3	↑	pg	27～31
17.平均红细胞血红蛋白	37.3	↑	g/dl	32～36
18.红细胞分布宽度	12.0		％	0～15
19.血小板数	241.0		$\times 10^9$/L	100～300
20.平均血小板体积	6.0	↓	fl	6.5～13.0
21.血小板压积	0.16		％	0.11～0.27
22.血小板分布宽度	16.8		％	15.5～18.1

案例2:患者,女70岁,皮肤黏膜有广泛出血点,入院就诊,血常规检查,检查结果报告如附表3所示。

附表3　检查结果

项目名称	结果	判定	单位	参考范围
1.白细胞数	1.4	↓	$\times 10^9$/L	4.0～10.0
2.中性粒细胞百分数	7.1	↓	％	46～76.5
3.淋巴细胞百分数	35.7		％	18.7～47
4.单核细胞百分数	50.0	↑	％	3.5～10
5.嗜酸粒百分数	4.3		％	0～5
6.嗜碱粒百分数	2.9		％	0～0.5
7.中性粒细胞计数	0.1	↓	$\times 10^9$/L	1.8～6.4
8.淋巴细胞计数	0.5	↓	$\times 10^9$/L	1～3.3
9.单核细胞计数	0.7		$\times 10^9$/L	0.2～0.7
10.嗜酸细胞计数	0.0		$\times 10^9$/L	0.05～0.3
11.嗜碱细胞计数	0.0		$\times 10^9$/L	0～0.05
12.红细胞数	2.08	↓	$\times 10^{12}$/L	4～5.5
13.血红蛋白	7.6	↓	g/dl	12～16
14.红细胞压积	20.5	↓	％	40～50
15.平均红细胞体积	98.8	↑	fl	82～95

续表

项目名称	结果	判定	单位	参考范围
16.平均红细胞血红蛋白含量	35.5	↑	pg	27～31
17.平均红细胞血红蛋白	36.2	↑	g/dl	32～36
18.红细胞分布宽度	18.0	↑	％	0～15
19.血小板数	42.0	↓	$\times 10^9/L$	100～300
20.平均血小板体积	8.3		fl	6.5～13.0
21.血小板压积	0.05	↓	％	0.11～0.27
22.血小板分布宽度	17.6		％	15.5～18.1

【实验方法】

(1)阅读血常规化验单,将多个数据划分为3块,分别是红细胞与血红蛋白、白细胞以及血小板。

(2)一般医院的化验单都会列出每个指标的正常参考值范围以及实际所测得的结果,如标注过高(↑)的箭头提示结果高于参考值,过低(↓)的箭头提示结果低于参考值,有助于病情的分析判定。

【注意事项】

(1)患者性别、年龄不同,正常值参考范围也不同。

(2)病情的诊断还需结合患者的既往史、临床表现等进行综合分析。

(3)做血常规一般采用末梢血(指尖血)或静脉血,采血前避免剧烈运动。

【实验结果】

通过化验单,逐一判断和分析结果,并撰写实验报告(附表4)。

附表4 结果分析

分析项目	判定结果	结果分析
红细胞与血红蛋白		
白细胞		
血小板		

【思考题】

(1)如何通过血常规化验单,判断患者是细菌感染还是病毒感染?

(2)嗜酸细胞绝对值和百分率明显增高,可能的原因是什么?

二、尿常规化验单的阅读

【实验目的】

掌握正确阅读尿常规化验单并分析化验结果的实验方法。

【实验原理】

尿常规检查包括尿液的一般性状检查、化学检查以及尿沉渣镜检。对于一些全身性病变、身体其他脏器病变影响尿液改变的疾病,如糖尿病、血液病、肝胆疾患等的诊断具有重要的参考价值。同时,通过尿液的化验检查能反映一些疾病的治疗效果及预后。

【实验器材】

尿常规化验单

案例1 患者,女,有糖尿病史多年,近日出现尿频等不适症状就诊,行尿常规检查,检查结果报告如附表5所示。

附表5 检查结果

项目名称	结果	单位	参考范围	项目名称	结果	单位	参考范围
1.白细胞	16874.9	/μl	0~39.0	13.上皮细胞	14.0	/μl	0~45.6
2.红细胞	101.7	/μl	0~30.7	14.透明管型	3.76	/μl	0~2.4
3.白细胞	+++		阴性	15.细菌	1494.6	/μl	0~385.8
4.潜血	++		阴性	16.结晶数量	0.0	/μl	0~10
5.胆红素	阴性		阴性	17.小圆上皮细胞	1.0	/μl	0~3
6.尿胆原	阴性		阴性或±	18.红细胞信息	混合性红细胞		
7.酮体	阴性		阴性				
8.蛋白	++		阴性	19.电导率	7.7		
9.亚硝酸盐	++		阴性	20.病理管型	3.08		
10.葡萄糖	阴性		阴性	21.RBC镜检	+	/HP	0~7
11.pH	6.00		4.6~8.0	22.WBC镜检	+++	/HP	0~14
12.比重	1.015		1.003~1.035	23.管型镜检	未见	/LP	未见

【实验方法】

(1)阅读尿常规化验单的内容包括:一般性状检查(尿量、颜色、气味、酸碱反应、尿比重)、化学检查(尿蛋白、尿糖、酮体、胆红素、尿胆原、尿亚硝酸盐)、显微镜检查(红细胞、白细胞、上皮细胞、管型)。

(2)对于糖尿病患者,观察尿液pH、比重、蛋白、糖、酮体等;对于泌尿系统感染患者,观察尿液白细胞、细菌、亚硝酸盐、颜色和浊度等;对于肾脏有疾病患者,观察尿液的颜色、pH、比重、蛋白、隐血(红细胞),对于肝病患者,注意观察尿液的胆红素、尿胆原。

【注意事项】

(1)应注意被检测的尿液保持新鲜,陈旧的尿液由于尿素的分解使尿液呈碱性导致假阳性。

(2)注意标本的留取方法是否正确。留取中段尿,尿量要足够,一般留取10ml以上。最好是晨尿。一般是前一天21:00以后禁止任何饮料和食物,第二天早晨起床的第一次尿。

(3)女性在月经来潮期间和月经前后3~5d最好不做尿液标本留取,要注意清洁外阴,防止白带混入尿液影响检查结果。

【实验结果】

通过尿常规化验单,逐一判断和分析结果(附表6),并撰写实验报告。

附表6　结果分析

分析项目	观察内容	结果
肾脏		
肝脏		
糖尿病		
泌尿系统感染		

【思考题】

(1)尿液常规检查中有哪些化学检查项目?

(2)尿液检查中可发现哪些管型,分别具有什么临床意义?

三、便常规化验单的阅读

【实验目的】

掌握正确阅读便常规化验单并分析化验结果的实验方法。

【实验原理】

便常规检查是临床常规化验检查项目之一,包括一般性状检查、化学检查以及镜下检查。通过便常规检查可较直观地了解胃肠道一些病理现象,间接地判断消化道、胰腺、肝胆的功能状况,对疾病的诊断具有重要的参考价值。

【实验器材】

便常规化验单。

案例1　患者,男,6个月,腹泻1d,大便稀,有黏液脓血就诊,便常规检查,检查结果报告如附表7。

附表7　检查结果

颜色	硬度	黏液	血液
绿色	软	++	

钩虫卵	蛔虫卵	鞭虫卵	白细胞	红细胞	吞噬细胞
+				+	++

【实验方法】

阅读粪常规化验单的内容包括:一般性状检查(形状、颜色)、化学检查(隐血试验、粪胆素定性试验、粪胆原)、显微镜检查(细胞、食物残渣、肠道酵母菌、寄生虫)。

【注意事项】

(1)应注意被检测的粪便标本应保持新鲜,采取标本后应迅速送检,不能超过1h。标本滞留时间过久,粪便中的细胞成分会因pH、消化酶等因素分解破坏。

(2)应注意被检测的粪便标本不可混入尿液、水以及其他物质,不可从尿壶、便盆或尿布上采取粪便标本,因尿液可导致粪中原虫致死,破坏有形成分,会使粪中的胰蛋白酶活性检查结果增高,影响检测结果。

(3)粪便隐血试验时,应注意被检测者留取标本前 3d 避免服用维生素 C、铁剂、铋剂,禁食肉类、血类食物、大量绿色蔬菜,避免假阳性结果。应连续送检 3d。

【实验结果】

通过粪常规化验单,逐一判断和分析结果(附表 8),并撰写实验报告。

附表 8　结果及分析

分析项目	判定结果	结果分析
一般性状		
显微镜检查		
潜血试验		

【思考题】

(1)粪便镜下检查中可发现哪些有形成分,分别具有什么临床意义?

(2)哪些因素可能影响粪便隐血实验的结果,如何有效避免?

实验六　人体主要生命体征的观察测量和评估

生命体征是用来判断患者病情轻重和危急程度的指征,受大脑皮层控制,是机体内在活动的一种客观反映。人体的生命体征主要有脉搏、体温、呼吸、血压、心率、疼痛、血氧、瞳孔和角膜反射的改变等,其中体温、脉搏、呼吸、血压被统称为机体的四大生命体征,是维持机体各项活动的支柱。正常情况下,人体的生命体征在一定的范围内波动,保持相对稳定,而在病理状态下,这些体征的变化非常敏感。

二维码附 7
课件

因此,通过观察生命体征,可获得患者生理状态的基本资料,了解重要脏器的功能活动状态,熟悉疾病的发生、发展及转归,是判断机体健康状态的基本依据和指标,可以为预防、诊断、治疗疾病及相关护理措施提供客观依据。

【实验目的】

掌握人体四大生命体征:体温、脉搏、呼吸、血压的测量方法,学会对测量值结果进行分析和判断。

【实验器材】

体温计、血压计、听诊器、秒表。

一、体温测量方法

【实验原理】

1. 水银体温计

水银体温计(玻璃体温计),分为口表、肛表、腋表三种(附图-1),是一根真空毛细管外带有刻度的玻璃管,口表、肛表的玻璃管类似三棱镜状,腋表则呈扁平状。玻璃管的末端球部有贮液槽,装有水银,口表、腋表的球部较细长,测温时可扩大与体表接触面;肛表的球部较粗较短,可防止插入肛门后意外折断或损伤局部的黏膜组织。

体温计的毛细管下端与球部之间有一狭窄的凹缩处,使水银遇冷后不能自动下降回缩,从而保证了体温测量值的准确性。体温计的外部玻璃管上带有刻度,一般摄氏体温计的刻度范围是 35.0℃～42.0℃,每 1℃之间又分成 10 个小格,即每一个小格代表 0.1℃,在每 0.5℃和 1℃处均采用较粗长的线标记,其中 37.0℃刻度处染以红色,用于醒目的作用。

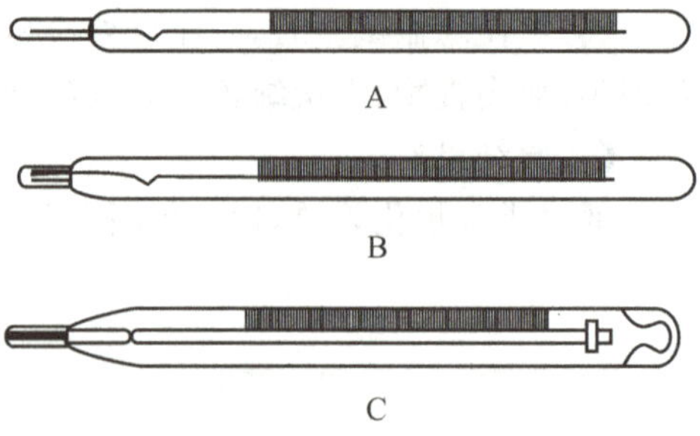

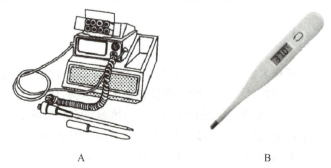

A.口表　B.肛表　C.腋表

附图 1　水银体温计

2.电子体温计

运用电子感温探头测量温度,测得的体温直接显示为数字,数据直观,测量准确,具有较高的灵敏度。分为医院用电子体温计和个人用电子体温计两种(附图 2)。医院用电子体温计使用时需将探头放入外套内,外套为一次性用物,使用后即丢弃可防止交叉感染。探头须插入外套的顶端,置探头于测量的部位并维持 60s,即可读取数据。个人用电子体温计形状类似钢笔,携带方便。

A　　　　　　　　　　　B

A.医院用电子体温计　　B.个人用电子体温计

附图 2　电子体温计

3.可弃式体温计

该体温表单次使用后即丢弃,可防止交叉感染。体温计内部含有若干化学单位,在 45s 内能根据体温而变色(附图 3)。当点状薄片颜色从白色变为绿色或蓝色时,即为所测的体温。

【实验方法】测量前,首先检查体温计是否完好,水银柱是否保持在 35℃以下。

(1)口温测量　测量体温的常用方法,适用于成人、清醒状态、能合作,无口、鼻疾病的患者。方法:将口表体温计的水银端斜放于舌下热窝下,嘱患者闭紧

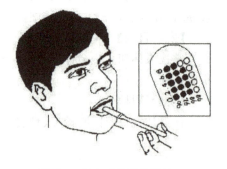

附图 3　可弃式化学体温计

口唇,用鼻呼吸,勿用牙咬体温计(附图 4),计时 3min 后取出,用消毒棉球擦拭,读数并记录结果。

(2)腋温测量　适用于婴幼儿、昏迷、精神异常、口鼻手术、不能合作患者和肛门手术者。腋下出汗较多、腋下有创伤、手术、炎症、体型消瘦者不宜使用。方法:解开患者衣扣,轻轻擦拭腋窝处汗液,将腋表体温计的水银端紧贴皮肤,嘱患者屈臂过胸并夹紧,必要时托扶患者

的手臂(附图 5)。计时 10min 后取出,用消毒棉球擦拭,读数并记录结果。

(3)肛温测量　适用于不能用口腔或腋下测量体温者,腹泻、近期直肠或肛门手术患者禁忌测肛温。有心肌梗死的患者不宜使用该方法,因肛周受到刺激后,可引起迷走神经反射,导致心动过缓。方法:嘱患者侧卧、俯卧或屈膝仰卧位,充分暴露出臀部,润滑体温计水银端,

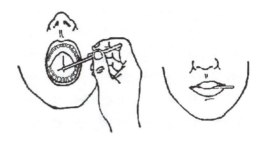

附图 4　口温的测量

将体温计插入肛门 3～4cm,握住肛表并轻轻捏拢双臂部加以固定。计时 3min 后取出,用消毒棉球擦拭,读数并记录结果。

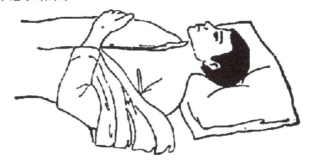

附图 5　腋温的测量

【注意事项】

(1)体温计的清洁与消毒　可先用肥皂水或清水冲洗干净,擦拭干后浸入消毒容器内消毒,可用 3％碘附、1％过氧乙酸、1％消毒灵等消毒液浸泡。计时 5min 后取出,放入另一个装有消毒液的容器内,计时 30min 后取出,冷开水冲洗后用消毒纱布擦干,置于清洁容器内备用。

(2)当体温计不慎打破或患者误吞水银时,马上口服大量牛奶或蛋白,促进汞和蛋白的结合,延缓汞的吸收。可多吃含有丰富粗纤维的食物促进肠道蠕动,加速汞的排出,如芹菜、韭菜等。

(3)患者进冷热饮食、面颊冷热敷、蒸汽吸入等在 30min 后,方可测量口温;患者有沐浴、酒精擦浴等在 30min 后方可测量腋温;患者灌肠、坐浴等在 30min 后方可测量肛温。

【实验结果】

记录体温计读数,判断和分析结果,并撰写实验报告。

二、脉搏测量方法

【实验原理】

脉搏即体表可触摸到的动脉搏动。当心脏收缩,血液由主动脉传到全身动脉,动脉管壁随之扩张。当心脏舒张时,动脉管壁随之回缩。动脉管壁随着心脏收缩和舒张表现为周期性起伏搏动,即为动脉脉搏。一般情况下,正常人的脉搏和心跳是一致的。

【实验方法】

1. 测量部位

身体浅表、靠近骨骼的大动脉,均可用以测量脉搏。测量部位如附图6,最常用的有桡动脉,其次有颈动脉、肱动脉、颞浅动脉、腘动脉、股动脉、足背动脉、胫后动脉等。

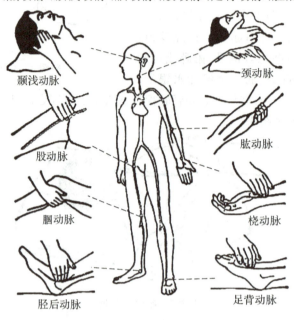

颞浅动脉　颈动脉　肱动脉　股动脉　腘动脉　桡动脉　胫后动脉　足背动脉

附图6　常用诊脉部位

2. 测量方法

(1)以桡动脉为例,患者采用坐位或卧位,伸展手腕,放置手臂于舒适位置。

(2)诊脉者的食、中、无名指三指并拢,指端轻轻按压于桡动脉处,力量大小应适中,不宜过大,以清楚触到搏动为宜。一般患者正常脉搏计数30s,所得数值乘以2即为每分钟的脉搏数。异常脉搏患者,如有心血管疾病、危重患者等应测量1min。有脉搏短促患者,应一人测脉率,一人听心率,两人同时测量。测量后记录脉率。

【注意事项】

(1)勿用拇指诊脉,因拇指小动脉的搏动较强,易与患者脉搏相混淆。

(2)情绪激动或活动后,至少休息20min后再测量。

(3)脉搏异常患者应测量1min。

【实验结果】

记录读数,判断和分析结果,并撰写实验报告。

三、呼吸的测量方法

【实验原理】

患者的呼吸次数,是了解其身体状况的常用指标。正常人的呼吸规律、均匀,成年人16~20次/min,小孩30次/min。当情绪激动或运动后可使呼吸暂时增快。

【实验方法】

(1)测量前嘱患者心情放松,保持安静,自然呼吸。测量患者呼吸最好与测量脉搏两者同时进行。一般通过观察患者胸、腹部起伏次数,一吸一呼即为一次,观察 1min 并计数。

(2)对于病情危重患者,可将少许棉絮放在鼻孔前,通过棉絮飘动次数记录呼吸次数,观察 1min 并计数。

【注意事项】

(1)正常呼吸的次数是随年龄而改变的,年龄越小呼吸越快。

(2)测量时,要注意观察呼吸节律、深浅,是否存在呼吸困难。若呼吸停止,应立即采用口对口人工呼吸进行急救。

(3)高热、肺部有疾病、心脏有疾病患者可发生呼吸增快。药物中毒时,可发生呼吸减慢。若出现双吸气、鼻翼扇动、点头呼吸或呼气时胸廓下陷,提示患者病情严重。

【实验结果】

记录读数,判断和分析结果,并撰写实验报告。

二维码附 8
血压的测量

四、血压的测量

血压是指血管内流动的血液对单位面积血管壁的侧压力。不同的血管内,血压分别被称为动脉血压、静脉血压、毛细血管压。一般常说的血压指动脉血压,常以肱动脉为标准。正常人在安静状态下血压较稳定,收缩压 90～140mmHg,舒张压 60～90mmHg,脉压 30～40mmHg。

(一)血压计的种类

(1)水银血压计,有台式、立式两种,立式血压计可任意调节高度(附图 7)。

(2)压力表式血压计如附图 8 所示。

(3)电子血压计如附图 9 所示。

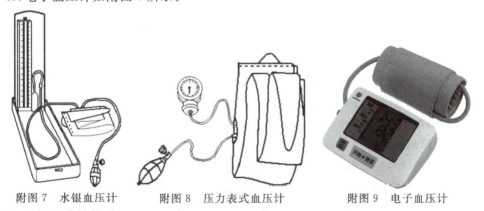

附图 7　水银血压计　　　附图 8　压力表式血压计　　　附图 9　电子血压计

(二)血压计的构造

由加压气球和压力活门、袖带、血压计三部分组成。

1.加压气球和压力活门

加压气球可向气囊内充气,压力活门可以调节压力的大小。

2.袖带

由外层套布和内层橡胶气囊组成。橡胶气囊长:宽至少 2:1,最好 2.5:1。袖带长为 30～35cm,宽为 13～15cm。袖带上有 2 根橡胶管,分别连接加压气球和压力表。

3.血压计

(1)水银血压计　水银血压计是最早用于临床的血压测量工具,是评价血压的标准工具。目前在临床上使用也非常广泛。血压计的检压计是标有刻度的玻璃管,标记 0～300mmHg(0～40kPa),上端和大气相通,空气可自由出入。下端和水银槽相通,使用时打开开关,槽内水银进入玻璃管,使用完后关紧开关,可防止水银溢出。

(2)压力表式血压计　外观呈圆盘状,正面盘上有刻度。盘中央有指针指示血压数值的变化。压力表式血压计虽方便携带,但精确度较差。

(3)电子血压计　内置换能器,能自动取样,用电脑控制数字运算,自动放气。短时间内直接在液晶屏幕显示收缩压、舒张压和脉搏三个数值。具有操作简便的优点,可排除噪声干扰、听觉不灵敏等误差,但准确性较差。

【实验原理】

水银血压计是最常用的测量血压的工具。常用的部位是上臂肱动脉,用袖带加压压迫血管,再用听诊器听取"血管音"。当血液在血管内顺畅流动时,没有声音。向袖带内打气,压力上升,血液流过时撞击血管壁,发出"血管音",听诊器听到第一声搏动音时,汞柱上所指的刻度,即为收缩压。继续向袖带内打气,当压力超过动脉收缩压时,开始缓慢放气,降低袖带内压力。当压力和心脏舒张压力相等时,血液又恢复为连续的流动,听诊器听到血管搏动声突然减弱或者消失,此时汞柱上所指的刻度,即为舒张压。

【实验方法】

1.水银血压计测量法(附图 10)

(1)以测量上肢肱动脉血压为例。测量前,评估患者有无吸烟、运动、情绪变化等,若有则嘱患者休息 15～30min 后再测量,以免影响血压值。

(2)嘱患者采取坐位或仰卧位,手臂位置(肱动脉)与心脏保持在同一水平。卷袖至肩部,不可过紧以防压迫血管,造成测量误差。充分暴露上臂,手掌向上,肘部伸直。

(3)垂直放置血压计,打开水银槽开关。挤压驱尽袖带内的空气,将袖带平整缠绕于上臂的中部,下缘距离肘窝 2～3cm,以能插入一

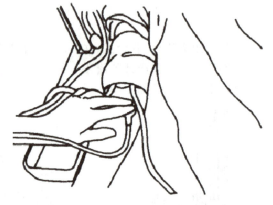

附图 10　上肢血压测量法

指最佳。缠绕的袖带应松紧适宜,若太紧,袖带未充气前血管已经受压,实际测得血压值偏低。若过松,袖带充气后有效面积变窄,实际测得血压值偏高。

(4)触诊肱动脉搏动点,将听诊器放于此处,听诊器的胸件应紧贴皮肤,不宜塞在袖带内。

(5)一手固定听诊器的胸件,另一手加压打气,听诊"血管音",当血液撞击血管壁的声音消失时,再继续加压,使水银柱上升 20～30mmHg。缓慢旋松加压气门,视线关注水银柱的下降过程。当听诊器听到第一声"崩、崩、崩"的搏动音时,汞柱上所指的刻度,即为收缩压。此时袖带内压力与心脏收缩压相等,血流能通过受阻的动脉。之后水银柱下降过程中,血管搏动声突然减弱或者消失,此时汞柱上所指的刻度,即为舒张压。

(6)整理测压装置,驱尽袖带内空气,旋紧加压气门,血压计向右倾斜 45°,水银全部流入水银槽后关闭开关,将折叠整齐的袖带放回血压盒,盖上盖子。

(7)记录实验数据,血压值书写按照收缩压/舒张压 mmHg(kPa),如 110/82mmHg。如

需换算成 kPa 单位,则 100mmHg＝13.33kPa。

2.电子血压计测量法(附图 11)

(1)打开血压计电源开关,选择项目,接上充气插头。

(2)卷袖至肩部,充分暴露上臂,手掌向上,肘部伸直,将换能器置于肱动脉搏动处,系紧袖带。按下充气按钮,开始加压,10～15s 液晶屏幕上的数值停止跳动,显示收缩压、舒张压和脉搏三个数值。操作十分便捷快速,可排除听觉不灵敏、外界噪声等造成的误差,但容易受袖带移动、摩擦等影响,使血压波动范围较大,影响准确性。因此,需定期和水银血压计校准,规范操作过程。

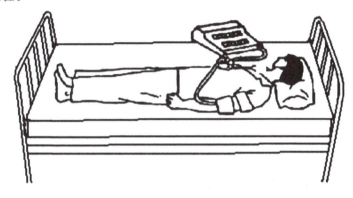

附图 11　电子血压计测量法

【注意事项】

(1)定期检测和校对血压计。检查玻璃管是否完好,水银有无漏出,橡胶管和加压气囊有无损坏、漏气等。加压打气时不宜过猛,防止水银外溢。

(2)注意测量时,血压计零点、心脏以及肱动脉应保持在同一水平位上。

(3)对需要密切观察血压的患者应"四定",定血压计、定部位、定体位、定时间,以提高血压测量的准确性。

(4)注意测试环境、测试者、受检者、血压计、听诊器等的影响,以提高血压测量的准确性。

(5)测量时未听清或血压异常的情况,应重新测量。驱尽袖带内空气,水银柱降到零点休息片刻后再重新测量。

【实验结果】

记录读数,判断和分析结果(附表 9),并撰写实验报告。

附表 9　结果与分析

	心率/(次/min)	收缩压/舒张压/mmHg
安静状态下		
运动后即刻		
运动后 3min		
运动后 5min		
运动后 10min		

【思考题】

(1)什么是收缩压和舒张压? 正常值范围是多少?

(2)用血压计测量收缩压和舒张压的实验原理是怎么样的?

二维码附9
课件

实验七 心肺复苏术

【实验目的】

掌握心肺复苏的正确判断和实施步骤。

【实验原理】

心脏骤停是指心脏突然丧失有效的排血能力,大动脉搏动与心音消失,重要器官(如脑)严重缺血、缺氧,也就意味着临床死亡的开始。针对心跳停止所采取的一切抢救措施,称为心肺复苏(cardiopulmonary resuscitation,CPR),目的是快速有效地恢复患者生命器官的血氧灌注。心肺复苏能否成功的关键是——是否及时有效。

【实验器材】

模拟人。

【实验方法】

整个操作按照"叫、叫、CAB"步骤,依次进行。

一、正确判断

疑似呼吸、心跳停止患者,轻拍其肩膀,第一叫,大声叫唤患者,若患者未应答,即意识消失。可同时查看其他生命体征,检查是否有颈动脉搏动、听呼吸音等。第二叫,高声呼救,寻求医务人员或他人的帮助,尽快拨打120急救电话,并将患者置于仰卧位。

二、实施心肺复苏

C(circulation):指建立有效的人工循环;A(air way):指保持呼吸道顺畅;B(breathing):指进行有效的人工呼吸。

胸外心脏按压如附图12所示。

人工呼吸,包括口对口人工呼吸法(附图13),口对鼻人工呼吸法,口对口鼻人工呼吸法。

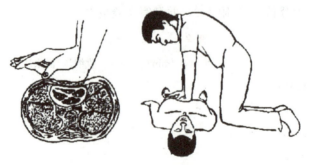

附图12　胸外心脏按压

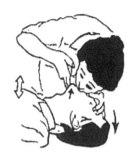
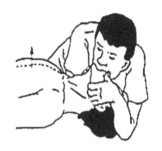
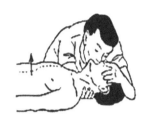

附图 13 口对口人工呼吸

(1)机制 心泵机制和胸泵机制。

(2)要领 ①患者平卧于地板或木板上。②按压点在胸骨上 2/3 与下 1/3 的交接处(附图 14),具体按压方法见附图 15。③开放气道时,如仰面举颏法,可一只手按压住患者前额,使头部后仰,另一只手食指、中指将下颏托起。④口对口人工呼吸要注意鼻孔封闭,不要漏气。手臂在托举下颏时注意不要压迫气管。吹气量不宜过大,一般不超过 1200ml,观察胸廓稍起伏即可。吹气时间不宜过长,过长可能会引起急性胃扩张、胃胀气和呕吐。吹气过程中要注意患者气道是否保持通畅。

(3)按压频率 至少保持在 100 次/min(成人),按压深度至少下压 5.0cm。

(4)按压有效的标准 可触及大动脉的搏动;收缩压在 8.0kPa(60mmHg)以上;口唇、颜面逐渐转红润;自主呼吸恢复,神志恢复,有知觉反应及呻吟声等。瞳孔缩小,出现对光反射等。

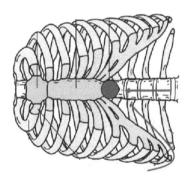
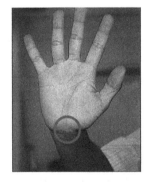

附图 14 按压的部位

【注意事项】

(1)按要求的标准实验方法操作,注意按压频率要达至少 100 次/min。严格按吹气和按压以 30∶2 的比例操作,吹气和按压的次数过多和过少均会影响复苏的成功率。

(2)胸外心脏按压的位置必须准确,否则可能损伤胸腹部其他的脏器。按压力度要适宜,过大容易导致胸骨骨折,引起气胸、血胸;力度过小,因胸腔压力不足难以推动血液的循环。

(3)实施心肺复苏术时应将患者的衣扣及裤带解松,以免引起内脏损伤。

【实验结果】

根据观察记录结果,分析并撰写实验报告。

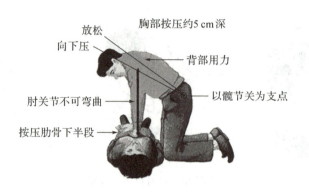

附图 15　胸外心脏按压的实验方法

二维码附 10
心肺复苏术

【思考题】

(1)当发现疑似昏迷的患者,如何进行现场评估及检查患者的情况?

(2)当呼吸心搏骤停时,复苏的最佳时间是何时?

实验八　神经干动作电位引导

二维码附 11
课件

【实验目的】

通过电刺激蛙的坐骨神经腓肠肌,观察组织反应与不同刺激强度之间的关系,加深对阈值、阈下刺激及动作电位"全或无"的理解。观察组织反应与不同刺激频率之间的关系,加深对单收缩、不完全强直收缩和完全强直收缩的理解。

【实验原理】

坐骨神经和腓肠肌是多细胞组织,由兴奋性不同的神经纤维组成。当保持足够的刺激刚好引起兴奋性较高的神经纤维兴奋时,肌肉产生最微弱的收缩(只有兴奋性高的肌纤维收缩)。此时的刺激强度即这些神经纤维的阈强度,该强度的刺激称为阈刺激。当刺激强度逐渐增大到某一值,所有神经纤维均产生兴奋,肌肉发生最大的收缩。此时使肌肉发生最大收缩反应的最小刺激强度称为最适强度,具有最适强度的刺激称为最大刺激。继续增大刺激强度,肌肉收缩不再加强。在一定范围内,骨骼肌收缩力大小决定于刺激的强度。

在一定刺激强度下,改变刺激神经的电脉频率,可使肌肉产生不同的收缩反应。当刺激频率较低时,每次刺激时间间隔大于肌肉收缩期与舒张期之和,肌肉表现为一连串单收缩。当刺激频率增加,刺激的间隔时间缩短,若刺激间隔时间大于收缩期,但小于肌肉收缩期与舒张期之和,肌肉表现为不完全强直收缩。若刺激间隔时间小于收缩期,那么后一刺激引起的肌肉收缩落在前一次引起的收缩期内,表现为完全强直收缩。

【实验器材】

蟾蜍或牛蛙、蛙类手术器械、计算机、BL-420 生物机能实验系统、生物张力传感器、神经标本屏蔽盒、铁架台、肌动器、任氏液、滴管、平皿。

【实验方法】

(1)制作标本。制备蟾蜍或牛蛙的坐骨神经腓肠肌标本,浸泡在任氏液中 10~15min。

(2)连接实验标本与所有实验仪器。将坐骨神经腓肠肌标本和肌动器、生物张力传感器以及计算机相连接,连接好刺激电极。

（3）打开计算机，进入 BL-420 生物机能实验系统，采集实验数据。在"输入信号"菜单中选择"通道"1，选择子菜单"张力"，通过改变强度寻找阈值。

（4）研究刺激强度与反应的关系。在"实验项目"菜单中，选择"肌肉神经实验"，再选择"刺激强度与反应的关系"。在跳出的参数对话框中，起始刺激强度根据阈值来设置，点击确定，保存实验结果。

（5）研究刺激频率与反应的关系。在"实验项目"菜单中，选择"肌肉神经实验"，再选择"刺激频率与反应的关系"。在跳出的参数对话框设置相应动参数，点击实验，保存实验结果。

【注意事项】

（1）每次给予刺激后无论有无收缩，只要有刺激都需要记录。每次刺激后给标本适当的休息时间，防止标本产生疲劳。

（2）整个实验过程中要保持标本处于湿润状态，以维持其兴奋性，可用任氏液湿润。

【实验结果】

根据观察记录结果，分析并撰写实验报告。

【思考题】

（1）在未达到最大刺激之前，为什么骨骼肌的收缩会随着刺激强度增大而加大收缩幅度？

（2）刺激强度不变时，刺激频率与肌肉收缩是怎样的关系？

实验九　生化检查单的阅读（选学，开放实验）

【实验目的】

学习阅读、分析生化检验单的方法。

【实验原理】

当机体患病或受到某种不良刺激和创伤时，机体内环境平衡受到破坏，其体液中成分就会发生变化。这些变化与正常人体比较，可提示某种病变。大生化检查项目可以因各个医院开展新项目的能力和临床使用能力不同而不同。一般包括：肝功能（9～15 项）、肾功能（2～6 项）、血糖（1 项）、血脂（4～7 项）、电解质（5～7 项）、心肌酶谱分析（4～5 项）和各种特种蛋白定量等。血尿素与肌酐就是尿毒素，两者同时由肾小球滤过排出，是用来评价肾功能的主要指标，数值越高代表肾功能越差。由于肾脏储备功能很大，通常肾功能下降一半时，尿素与肌酐才会明显上升，所以早期肾衰竭不易被发现。另外，年龄、身材、营养状况及其他疾病，如心功能衰竭、肝病、败血症等，也会影响尿素及肌酐数值的变化。

【实验类型】

综合应用。

【实验器材】

生化检查单。

案例 1：患者，男，70 岁，食欲缺乏、食减、恶心、腹胀、腹泻、间有上腹部隐痛就诊，进行了生化检查，结果如附表 10 所示。

附表10 检查结果

项目名称	结果	单位	参考范围	项目名称	结果	单位	参考范围
1.谷丙转氨酶	20	IU/L	2~45	20.果糖胺	1.57	mmol/L	1.10~2.14
2.谷草转氨酶	129↑	IU/L	2~45	21.甘油三酯	1.38	mmol/L	0.1~1.8
3.谷草/谷丙	6.45			22.总胆固醇	4.38	mmol/L	2.8~5.67
4.谷氨酰转肽酶	99↑	IU/L	0~50	23.高密度脂蛋白胆固醇	0.49↓	mmol/L	0.8~1.92
5.碱性磷酸酶	116	IU/L	15~120	24.低密度脂蛋白胆固醇	2.51	mmol/L	2.1~3.3
6.总胆红素	16.40	μmol/L	3.4~22.5	25.载脂蛋白A1	0.64↓	g/L	1~2
7.直接胆红素	9.60↑	μmol/L	0~8	26.载脂蛋白B	1.09	g/L	0.45~1.19
8.间接胆红素	6.80	μmol/L	2~17	27.脂蛋白a	19.34	mg/L	0~30
9.总蛋白	56.70↓	g/L	60~83	28.钾	4.90	mmol/L	3.5~5.5
10.白蛋白	28.20↓	g/L	35~55	29.钠	136.2	mmol/L	135~145
11.球蛋白	28.50	g/L	20~38	30.氯	110.2↑	mmol/L	96~108
12.白球比值	0.99↓		1.2~2.5	31.总钙	2.2	mmol/L	2.0~2.5
13.总胆汁酸	20.7↑	μmol/L	0~12	32.镁	0.7	mmol/L	0.7~1.1
14.腺苷脱氨酶	58.90↑	IU/L	0~15	33.磷	1.0	mmol/L	0.83~1.48
15.尿素氮	18.61↑	mmol/L	1.79~7.14	34.肌酸激酶	102.0	IU/L	25~174
16.肌酐	136.9↑	μmol/L	40~104	35.肌酸激酶同工酶	18	IU/L	0~25
17.尿素/肌酐	0.14			36.乳酸脱氢酶	1042↑	IU/L	100~240
18.尿酸	384.0	μmol/L	155~428	37.胆碱酯酶	3309↓	IU/L	4000~15000
19.葡萄糖	6.91↑	mmol/L	3.89~6.11	38.脂肪酶	23.8	IU/L	13~60

案例2:患者,男,67岁,乏力、食欲缺乏、腹胀、贫血、高血压、浮肿、蛋白尿5年,生化检查结果如附表11所示。

附表11 检查结果

项目名称	结果	单位	参考范围	项目名称	结果	单位	参考范围
1.谷丙转氨酶	2	IU/L	2~45	11.球蛋白	35.40	g/L	20~38
2.谷草转氨酶	12	IU/L	2~45	12.白球比值	1.02↓		1.2~2.5
3.谷草/谷丙	6.00			13.尿素氮	19.31↑	mmol/L	1.79~7.14
4.谷氨酰转肽酶	20	IU/L	0~50	14.肌酐	603.7↑	μmol/L	40~104
5.碱性磷酸酶	57	IU/L	15~120	15.尿素/肌酐	0.03		

续表

项目名称	结果	单位	参考范围	项目名称	结果	单位	参考范围
6.总胆红素	5.70	μmol/L	3.4～22.5	16.尿酸	495.0↑	μmol/L	155～428
7.直接胆红素	2.00	μmol/L	0～8	17.钾	4.40	mmol/L	3.5～5.5
8.间接胆红素	3.70	μmol/L	2～17	18.钠	139.2	mmol/L	135～145
9.总蛋白	71.40	g/L	60～83	19.氯	111.2↑	mmol/L	96～108
10.白蛋白	36.00	g/L	35～55	20.β微球蛋白	10.90↑	mg/L	1～3

【实验方法】

(1)阅读生化检查单。

(2)主要按六部分进行分析:

第一部分:肝功能,包括总蛋白、白蛋白、球蛋白、天门冬氨酸转移酶(AST)、丙氨酸氨基转移酶(ALT)、r-谷氨酰转移酶或转肽酶、碱性磷酸酶、腺苷脱氨酶、总胆汁酸、总胆红素、直接胆红素、间接胆红素等;

第二部分:肾功能,包括血尿素氮(BUN)、血肌酐(Scr)、血尿酸;

第三部分:空腹血糖;

第四部分:血脂,包括总胆固醇(TCHO)、甘油三酯(TG)、高密度脂蛋白(HDL-c)、低密度脂蛋白(LDL-c)、载脂蛋白 A、载脂蛋白 B、脂蛋白 a;

第五部分:电解质,包括钠、钾、氯、钙、磷、镁;

第六部分:心肌酶,包括肌酸磷酸激酶(CK)及同工酶、乳酸脱氢酶(LDH)、谷草转氨酶(AST);

其他:二氧化碳结合力(酸碱平衡失调)、胆碱酯酶、淀粉酶及脂肪酶(胰腺炎)等。

【注意事项】

(1)应注意患者的饮食和服药情况,以便排除非疾病因素。应空腹采血。

(2)结合病史、临床表现综合分析以确诊。

【实验结果及分析】

根据化验单,分析判断结果(附表 12),写出报告。

附表 12　结果与分析

分析项目	观察内容	结果
肝功能		
肾功能		
血糖		
血脂		
电解质		
心肌酶		

【思考题】

(1)肝功能异常可由哪些疾病引起?

(2)肾功能异常可由哪些疾病引起?

(3)血糖升高常见于哪些疾病?

实验十　家兔呼吸运动的观察(选学,开放实验)

【实验目的要求】

观察 CO_2 过多、缺 O_2、药物对呼吸运动的影响。

【实验基本原理】

人及高等动物的呼吸运动能持续地节律性地进行,是由于体内调节机制的存在。体内、外的各种刺激,可直接作用于中枢或不同的感受器,反射性地影响呼吸运动,以适应机体代谢的需要。肺牵张反射是保证呼吸运动节律的机制之一。血液中 CO_2 分压的改变对中枢性与外周性化学感受器的刺激及反射性调节,是保证血液中气体分压稳定的重要机制。

【实验器材】

兔体手术台,常用手术器械,气囊,含 CO_2 气囊,记纹鼓或记录仪,万能杠杆或张力换能器,刺激器,刺激电极,气管插管,20ml 及 1ml 注射器、橡皮管长 1m、内径 0.7cm。

【实验药品】

20%氨基甲酸乙酯、3%乳酸溶液、生理盐水、1%盐酸吗啡、10%尼可刹米溶液。

【实验动物】

家兔。

【实验类型】

验证型。

【实验方法】

一、实验准备

1.麻醉和固定动物

取家兔一只称重,从耳缘静脉注射氨基甲酸乙酯溶液,1g/kg,动物麻醉后,背位固定于兔解剖台。

2.手术

用粗剪刀剪去动物颈部毛,沿正中线切开颈部皮肤,以止血钳分离出气管,在气管下穿一棉线,在喉头下方将气管横向剪开一 T 形切口,插入气管插管,以备用的棉线结扎。再在两侧分离出迷走神经,在其下方穿线备用。

3.仪器装置

将描记气鼓上的橡皮管同气管插管一侧开口连接,气管插管的另一侧口连接短橡皮管一端并用止血钳夹闭其一小部分,调节其口径以描记气鼓的薄膜波动大小适宜。再调整描笔与鼓面良好接触,描笔下方装两个电磁标,供刺激标记和计时用,使呼吸、标记和计时三个笔尖位于同一垂直线上。

二、实验观察

1. **正常呼吸运动**

开动记纹鼓及计时器描记一段正常呼吸运动曲线,注意所描记的曲线与呼气、吸气动作的关系。

2. **增加吸入气中 CO_2**

用一小烧杯罩住气管开口端,把气囊内 CO_2 慢慢通入烧杯中,同时做标记,观察呼吸运动的变化。

3. **增大无效腔(长管呼吸)**

将气管开口端对接一根长约50cm 的橡皮管,使无效腔增大,观察呼吸运动的变化。

4. **缺氧**

将气管插管的开口侧通过一钠石灰瓶与有一定容量空气的气囊相连,使动物呼吸气囊中的空气。此时动物呼出的 CO_2 可被钠石灰吸收,故随着呼吸的进行,气囊的 CO_2 将越来越少,观察呼吸运动有何变化。

5. **耳缘静脉注射**

由耳缘静脉注射 1‰ 盐酸吗啡 2～3mg/kg,观察呼吸运动的变化。

6. **耳缘静脉注射**

由耳缘静脉注射 1‰ 尼可刹米 0.5mg/kg,观察呼吸运动的变化。

7. **改变血液 pH**

由耳缘静脉注入 3‰ 乳酸溶液 2ml/g,观察呼吸运动的变化。

8. **肺牵张反射**

在气管插管的一个侧管上,借细乳胶管连以 20ml 的注射器。记录一段对照呼吸运动曲线之后,准确地于吸气之末,将注射器内约 20ml 的空气迅速注入肺内,并在推注空气的同时,夹闭气管插管的另一侧管。注意:在注入空气以后呼吸运动暂时停止于何种状态? 为什么? 在呼吸运动恢复之后,于呼气之末,用注射器由肺内抽取气体,呼吸运动暂停于何种状态? 为什么?

9. **切断迷走神经**

结扎颈部一侧迷走神经后切断,观察并记录呼吸运动的变化。再切断另一侧,对比切断迷走神经前后呼吸频率与深度的变化。然后重复上述实验(向肺内注入空气与由肺内抽取气体),观察并记录呼吸运动是否改变,与迷走神经完整时有何异同。注意:哪些是肺牵张反射的效应? 哪些属于机械因素引起的后果? 如隔肌呼吸运动曲线的变化,除了由隔肌的收缩和舒张所造成外,尚有向肺内推注空气与抽取气体所引起的隔肌被动位移。

10. **分别刺激迷走神经中枢端与外周端**

观察并记录呼吸运动。注意是否都有变化,为什么?

【注意事项】

(1)尼可刹米需要准备好,当呼吸明显受抑制后,立即注入,但速度不宜过快,以免引起惊厥。

(2)兔与转换器之间的连线不宜过松或过紧,否则影响记录。

【结果及分析】

将实验结果逐项填入附表13,并分析结果,写出实验报告。

附表 13　结果及分析

实验观察项目	呼吸情况	
	次/min	振幅

【思考题】

(1)血液中 CO_2 增多或缺 O_2 时,呼吸运动有何改变?

(2)根据实验结果分析肺牵张反射,包括迷走神经吸气抑制反射与迷走神经吸气兴奋反射的反射途径以及对维持正常呼吸节律的意义。

(3)双侧切断迷走神经以后,呼吸运动的变化说明什么问题?

实验十一　家兔胃肠运动的观察(选学,开放实验)

【实验目的】

观察正常情况下胃肠运动的形式以及神经和某些药物对胃肠运动的影响。

【实验原理】

消化道平滑肌具有一定的紧张性和节律性运动,神经和体液因素的影响可以使其运动发生变化。

【实验器材】

哺乳动物手术器械、保护电极、电刺激器、恒温水浴箱、滴管、注射器。

【实验药品】

乐氏液、20%氨基甲酸乙酯、阿托品注射液、新斯的明注射液、0.01%乙酰胆碱、0.01%肾上腺素、生理盐水。

【实验对象】

家兔。

【实验类型】

验证型。

【实验方法】

一、手术

(1)用氨基甲酸乙酯溶液(1g/kg)将兔麻醉,并仰卧位固定于手术台上,剪去颈部毛,沿颈部正中线切开皮肤,分离出气管,插入气管插管。

(2)将腹部毛剪掉,自剑突沿腹中线切开腹壁,打开腹腔露出胃和肠,在膈下食管的末端找出迷走神经前支,套以保护电极。在左侧腹后壁肾上腺的上方,找出左侧内脏大神经,套以保护电极。

二、观察项目

(1)观察正常情况下的胃肠运动,注意其紧张度,可用手指触胃以测知其紧张度。

(2)用连续电脉冲刺激左侧内脏大神经,观察胃肠运动的变化。

(3)用连续电脉冲刺激膈下迷走神经,观察胃肠运动的变化。

(4)在一段肠管上滴加0.01%乙酰胆碱5~10滴,观察胃肠运动的变化。

(5)在一段肠管上滴加0.01%肾上腺素5~10滴,观察胃肠运动的变化。

(6)由耳缘静脉注射新斯的明0.2~0.3mg,观察胃肠运动的变化。

(7)在新斯的明作用的基础上,由耳缘静脉注射阿托品0.5mg,观察胃肠运动的变化。

【结果及分析】

将实验所得结果逐项填入自制表格,并分析结果,写出实验报告。

【思考题】

(1)胃肠运动的形式各有哪些?

(2)促进及抑制胃肠运动的神经和药物各有哪些?

(岑丹维　李　洁　李宏伟　陈　磊　曹伟娟)

微课视频资源目录

资源标题	章	页码
走近医学	1	2
医学的起源与发展	1	3
医学模式的转变	1	4
中西医的区别	1	6
奇妙的细胞之旅（上）	3	18
奇妙的细胞之旅（下）	3	19
炎症探析	5	53
肿瘤浅析	5	61
骨质疏松症是怎么一回事	6	74
脑血管疾病概述	7	83
脑血管疾病的危险因素	7	84
脑与脑血管解剖探析	7	92
脑梗死	7	96
短暂性脑缺血发作	7	96
血液的组成与功能	8	106
缺铁性贫血是怎么一回事	8	116
心脏、血管的构造和功能	9	141
心肺复苏术	9	163
上呼吸道感染是怎么一回事	10	181
社区获得性肺炎	10	183
医院获得性肺炎	10	185
消化性溃疡（上）	11	227
消化性溃疡（下）	11	228
尿路感染是怎么一回事	12	254
尿路结石解析	12	257
阴道炎	13	282
前列腺炎解析	13	286
内分泌腺结构和功能	14	295
甲状腺功能亢进	14	308
糖尿病解析	14	310